国家卫生和计划生育委员会“十三五”规划教材
全国高等中医药教育教材
供护理学等专业用

# 健康评估

第2版

主　编　张雅丽

副主编　孙志岭　朱光泽　李壮苗　彭正禄

编　委（按姓氏笔画为序）

朱光泽（长春中医药大学）
刘丽艳（上海中医药大学）
孙志岭（南京中医药大学）
李　玲（浙江中医药大学）
李壮苗（福建中医药大学）
吴素清（重庆市北碚区中医院）
张玉芳（山东中医药大学）
张明辉（山东中医药大学）
张雅丽（上海中医药大学）
武学润（天津中医药大学）
周秀玲（长春中医药大学）
秦莉花（湖南中医药大学）
高燕鲁（山东中医药大学）
郭丽梅（齐齐哈尔医学院）
彭正禄（成都中医药大学）

人民卫生出版社

图书在版编目（CIP）数据

健康评估 / 张雅丽主编 . —2 版 . —北京：人民卫生出版社，2016

ISBN 978-7-117-22490-1

Ⅰ. ①健…　Ⅱ. ①张…　Ⅲ. ①健康－评估－中医学院－教材　Ⅳ. ①R471

中国版本图书馆 CIP 数据核字（2016）第 084382 号

| | | |
|---|---|---|
| 人卫智网 | www.ipmph.com | 医学教育、学术、考试、健康，购书智慧智能综合服务平台 |
| 人卫官网 | www.pmph.com | 人卫官方资讯发布平台 |



健 康 评 估

第 2 版

主　　编：张雅丽
出版发行：人民卫生出版社（中继线 010-59780011）
地　　址：北京市朝阳区潘家园南里 19 号
邮　　编：100021
E - mail：pmph @ pmph.com
购书热线：010-59787592　010-59787584　010-65264830
印　　刷：三河市君旺印务有限公司
经　　销：新华书店
开　　本：787 × 1092　1/16　　印张：25
字　　数：576 千字
版　　次：2012 年 6 月第 1 版　　2016 年 6 月第 2 版
2019 年10月第 2 版第 5 次印刷（总第 8 次印刷）
标准书号：ISBN 978-7-117-22490-1/R · 22491
定　　价：52.00 元
**打击盗版举报电话：010-59787491　E-mail：WQ @ pmph.com**
（凡属印装质量问题请与本社市场营销中心联系退换）

# 《健康评估》网络增值服务编委会


主　编　张雅丽

副主编　孙志岭　朱光泽　李壮苗　彭正禄

编　委（按姓氏笔画为序）

朱光泽（长春中医药大学）

刘丽艳（上海中医药大学）

孙志岭（南京中医药大学）

李　玲（浙江中医药大学）

李壮苗（福建中医药大学）

吴素清（重庆市北碚区中医院）

张玉芳（山东中医药大学）

张明辉（山东中医药大学）

张雅丽（上海中医药大学）

武学润（天津中医药大学）

周秀玲（长春中医药大学）

秦莉花（湖南中医药大学）

高燕鲁（山东中医药大学）

郭丽梅（齐齐哈尔医学院）

彭正禄（成都中医药大学）

# 修订说明

为了更好地贯彻落实《国家中长期教育改革和发展规划纲要(2010-2020)》《医药卫生中长期人才发展规划(2011-2020)》《中医药发展战略规划纲要(2016-2030年)》和《国务院办公厅关于深化高等学校创新创业教育改革的实施意见》精神,做好新一轮全国高等中医药教育教材建设工作,全国高等医药教材建设研究会、人民卫生出版社在教育部、国家卫生和计划生育委员会、国家中医药管理局的领导下,在上一轮教材建设的基础上,组织和规划了全国高等中医药教育本科国家卫生和计划生育委员会“十三五”规划教材的编写和修订工作。

本轮教材修订之时,正值我国高等中医药教育制度迎来60周年之际,为做好新一轮教材的出版工作,全国高等医药教材建设研究会、人民卫生出版社在教育部高等中医学本科教学指导委员会和第二届全国高等中医药教育教材建设指导委员会的大力支持下,先后成立了第三届全国高等中医药教育教材建设指导委员会、首届全国高等中医药教育数字教材建设指导委员会和相应的教材评审委员会,以指导和组织教材的遴选、评审和修订工作,确保教材编写质量。

根据“十三五”期间高等中医药教育教学改革和高等中医药人才培养目标,在上述工作的基础上,全国高等医药教材建设研究会和人民卫生出版社规划、确定了首批中医学(含骨伤方向)、针灸推拿学、中药学、护理学4个专业(方向)89种国家卫生和计划生育委员会“十三五”规划教材。教材主编、副主编和编委的遴选按照公开、公平、公正的原则,在全国50所高等院校2400余位专家和学者申报的基础上,2200位申报者经教材建设指导委员会、教材评审委员会审定和全国高等医药教材建设研究会批准,聘任为主审、主编、副主编、编委。

本套教材主要特色包括以下九个方面:

**1. 定位准确,面向实际** 教材的深度和广度符合各专业教学大纲的要求和特定学制、特定对象、特定层次的培养目标,紧扣教学活动和知识结构,以解决目前各院校教材使用中的突出问题为出发点和落脚点,对人才培养体系、课程体系、教材体系进行充分调研和论证,使之更加符合教改实际、适应中医药人才培养要求和市场需求。

**2. 夯实基础,整体优化** 以培养高素质、复合型、创新型中医药人才为宗旨,以体现中医药基本理论、基本知识、基本思维、基本技能为指导,对课程体系进行充分调研和认真分析,以科学严谨的治学态度,对教材体系进行科学设计、整体优化,教材编写综合考虑学科的分化、交叉,既要充分体现不同学科自身特点,又应当注意各学科之间有机衔接;确保理论体系完善,知识点结合完备,内容精练、完整,概念准确,切合教学实际。

**3. 注重衔接,详略得当** 严格界定本科教材与职业教育教材、研究生教材、毕业后教育教材的知识范畴,认真总结、详细讨论现阶段中医药本科各课程的知识和理论框架,使其在教材中得以凸显,既要相互联系,又要在编写思路、框架设计、内容取舍等方面有一定的区分度。

**4. 注重传承，突出特色** 本套教材是培养复合型、创新型中医药人才的重要工具，是中医药文明传承的重要载体，传统的中医药文化是国家软实力的重要体现。因此，教材既要反映原汁原味的中医药知识，培养学生的中医思维，又要使学生中西医学融会贯通，既要传承经典，又要创新发挥，体现本版教材“重传承、厚基础、强人文、宽应用”的特点。

**5. 纸质数字，融合发展** 教材编写充分体现与时代融合、与现代科技融合、与现代医学融合的特色和理念，适度增加新进展、新技术、新方法，充分培养学生的探索精神、创新精神；同时，将移动互联、网络增值、慕课、翻转课堂等新的教学理念和教学技术、学习方式融入教材建设之中，开发多媒体教材、数字教材等新媒体形式教材。

**6. 创新形式，提高效用** 教材仍将传承上版模块化编写的设计思路，同时图文并茂、版式精美；内容方面注重提高效用，将大量应用问题导入、案例教学、探究教学等教材编写理念，以提高学生的学习兴趣和学习效果。

**7. 突出实用，注重技能** 增设技能教材、实验实训内容及相关栏目，适当增加实践教学学时数，增强学生综合运用所学知识的能力和动手能力，体现医学生早临床、多临床、反复临床的特点，使教师好教、学生好学、临床好用。

**8. 立足精品，树立标准** 始终坚持中国特色的教材建设的机制和模式；编委会精心编写，出版社精心审校，全程全员坚持质量控制体系，把打造精品教材作为崇高的历史使命，严把各个环节质量关，力保教材的精品属性，通过教材建设推动和深化高等中医药教育教学改革，力争打造国内外高等中医药教育标准化教材。

**9. 三点兼顾，有机结合** 以基本知识点作为主体内容，适度增加新进展、新技术、新方法，并与劳动部门颁发的职业资格证书或技能鉴定标准和国家医师资格考试有效衔接，使知识点、创新点、执业点三点结合；紧密联系临床和科研实际情况，避免理论与实践脱节、教学与临床脱节。

本轮教材的修订编写，教育部、国家卫生和计划生育委员会、国家中医药管理局有关领导和教育部全国高等学校本科中医学教学指导委员会、中药学教学指导委员会等相关专家给予了大力支持和指导，得到了全国50所院校和部分医院、科研机构领导、专家和教师的积极支持和参与，在此，对有关单位和个人表示衷心的感谢！希望各院校在教学使用中以及在探索课程体系、课程标准和教材建设与改革的进程中，及时提出宝贵意见或建议，以便不断修订和完善，为下一轮教材的修订工作奠定坚实的基础。

全国高等医药教材建设研究会
人民卫生出版社有限公司
2016年3月

# 全国高等中医药教育本科
# 国家卫生和计划生育委员会“十三五”规划教材
# 教材目录

| | | |
|---|---|---|
| 1 | 中国医学史(第2版) | 主编　梁永宣 |
| 2 | 中医各家学说(第2版) | 主编　刘桂荣 |
| 3 | *中医基础理论(第3版) | 主编　高思华　王　键 |
| 4 | 中医诊断学(第3版) | 主编　陈家旭　邹小娟 |
| 5 | 中药学(第3版) | 主编　唐德才　吴庆光 |
| 6 | 方剂学(第3版) | 主编　谢　鸣 |
| 7 | *内经讲义(第3版) | 主编　贺　娟　苏　颖 |
| 8 | *伤寒论讲义(第3版) | 主编　李赛美　李宇航 |
| 9 | 金匮要略讲义(第3版) | 主编　张　琦　林昌松 |
| 10 | 温病学(第3版) | 主编　谷晓红　冯全生 |
| 11 | *针灸学(第3版) | 主编　赵吉平　李　瑛 |
| 12 | *推拿学(第2版) | 主编　刘明军　孙武权 |
| 13 | *中医内科学(第3版) | 主编　薛博瑜　吴　伟 |
| 14 | *中医外科学(第3版) | 主编　何清湖　秦国政 |
| 15 | *中医妇科学(第3版) | 主编　罗颂平　刘雁峰 |
| 16 | *中医儿科学(第3版) | 主编　韩新民　熊　磊 |
| 17 | *中医眼科学(第2版) | 主编　段俊国 |
| 18 | 中医骨伤科学(第2版) | 主编　詹红生　何　伟 |
| 19 | 中医耳鼻咽喉科学(第2版) | 主编　阮　岩 |
| 20 | 中医养生康复学(第2版) | 主编　章文春　郭海英 |
| 21 | 中医英语 | 主编　吴　青 |
| 22 | 医学统计学(第2版) | 主编　史周华 |
| 23 | 医学生物学(第2版) | 主编　高碧珍 |
| 24 | 生物化学(第3版) | 主编　郑晓珂 |
| 25 | 正常人体解剖学(第2版) | 主编　申国明 |

| | | |
|---|---|---|
| 61 | 实验针灸学(第2版) | 主编　余曙光　徐　斌 |
| 62 | 推拿手法学(第3版) | 主编　王之虹 |
| 63 | *刺法灸法学(第2版) | 主编　方剑乔　吴焕淦 |
| 64 | 推拿功法学(第2版) | 主编　吕　明　顾一煌 |
| 65 | 针灸治疗学(第2版) | 主编　杜元灏　董　勤 |
| 66 | *推拿治疗学(第3版) | 主编　宋柏林　于天源 |
| 67 | 小儿推拿学(第2版) | 主编　廖品东 |
| 68 | 正常人体学(第2版) | 主编　孙红梅　包怡敏 |
| 69 | 医用化学与生物化学(第2版) | 主编　柯尊记 |
| 70 | 疾病学基础(第2版) | 主编　王　易 |
| 71 | 护理学导论(第2版) | 主编　杨巧菊 |
| 72 | 护理学基础(第2版) | 主编　马小琴 |
| 73 | 健康评估(第2版) | 主编　张雅丽 |
| 74 | 护理人文修养与沟通技术(第2版) | 主编　张翠娣 |
| 75 | 护理心理学(第2版) | 主编　李丽萍 |
| 76 | 中医护理学基础 | 主编　孙秋华　陈莉军 |
| 77 | 中医临床护理学 | 主编　胡　慧 |
| 78 | 内科护理学(第2版) | 主编　沈翠珍　高　静 |
| 79 | 外科护理学(第2版) | 主编　彭晓玲 |
| 80 | 妇产科护理学(第2版) | 主编　单伟颖 |
| 81 | 儿科护理学(第2版) | 主编　段红梅 |
| 82 | *急救护理学(第2版) | 主编　许　虹 |
| 83 | 传染病护理学(第2版) | 主编　陈　璇 |
| 84 | 精神科护理学(第2版) | 主编　余雨枫 |
| 85 | 护理管理学(第2版) | 主编　胡艳宁 |
| 86 | 社区护理学(第2版) | 主编　张先庚 |
| 87 | 康复护理学(第2版) | 主编　陈锦秀 |
| 88 | 老年护理学 | 主编　徐桂华 |
| 89 | 护理综合技能 | 主编　陈　燕 |

注:①本套教材均配网络增值服务;②教材名称左上角标有"*"者为"十二五"普通高等教育本科国家级规划教材。

# 第三届全国高等中医药教育教材建设指导委员会名单

# 全国高等中医药教育本科
# 护理学专业教材评审委员会名单

# 前言

为适应当前教学改革和人才培养目标要求，根据全国中医药行业高等教育“十三五”期间教育教学的需要，秉承“转变思想、质量为本，能力为重、尊重规律”的指导思想，本版教材从体系到内容的设计进行了改革和创新。采用案例与思考的启发式、导向性问题的独特新构架，强调以人为本，促使每一个学生能够成为学习、实践、科研及创新等方面全面发展的人才，在培养和提升健康评估水准方面，发挥着越来越重要的指导作用。

护理程序始于健康评估，健康评估是护理专业必修课程，衔接护理基础课程和专科课程。本教材共十章，内容包括绪论、健康评估的内容与方法、护理诊断与思维、常见症状评估、体格检查、心理与社会评估、临床常用的实验室检查、心电图检查、影像学检查、健康评估记录等，从身体、心理、社会等方面全面阐述了健康评估的原理、方法和技能，体现了现代护理实践以人为中心的要求，以期培养学生通过身心整体评估，发现被评估者现存的或潜在的健康问题，从而作出正确护理诊断，并拥有监测与判断病情变化的能力。本教材适合各中（西）高等院校护理本科生全日制和成人教育，也可作为国家护士执业资格考试参考书、其他各级医院不同层次护理人员继续教育及临床带教老师教学指导用书。

本教材由上海中医药大学、南京中医药大学、福建中医药大学、长春中医药大学、成都中医药大学、齐齐哈尔医学院、浙江中医药大学、天津中医药大学、山东中医药大学、湖南中医药大学等 11 所高等院校的 15 位老师编写而成。全书在编写过程中得到了卫生和计划生育委员会“十三五”规划教材护理专业评审委员会以及编者单位的大力支持与指导，在此表示衷心感谢！本书在编写过程中参考了《健康评估》《诊断学》等书籍，在此对被引用内容的相关书籍作者和主编谨表敬意。

尽管我们在本教材的编写过程中付出了许多辛苦和努力，但由于能力和学识水平有限，疏漏不足之处在所难免。诚挚希望使用本教材的师生和读者批评指正，特致谢意！

编者

2016 年 3 月

# 目　录

# 第一章

# 绪 论

## 学习目的

通过学习健康评估的概念、性质和内容，引导学生认识健康评估在护理教育环节中的地位和临床护理工作中的重要性。

## 学习要点

健康评估的概念，发展简史，主要内容。

## 案例导入

患者，男，23岁。主诉：发热、腹泻4次、腹痛1天。体格检查：T 38.1℃，P 86次/分，R 20次/分，BP 110/85mmHg；两肺呼吸音略粗，轻微咳嗽，见咳出少量铁锈色黏痰；听诊肠鸣音亢进，未见解大便。护士将制订的护理计划全部围绕着“急性胃肠炎”和“发热”，采取了一系列护理措施，而忽视了患者“咳嗽、咳痰”的症状、体征。

分析：该护士收集病例资料时存在什么问题？分析资料缺乏何种思维？

健康评估（health assessment）是运用现代护理基本理论和基本技能，有目的、有计划、系统地收集患者的主观和客观健康资料，通过临床思辨的方法，分析和判断资料的价值，研究和诊断个体、家庭及社会因素与疾病间的相互作用和相互影响，识别和解决现存或潜在的生理、心理及其环境适应等方面的健康问题或生命过程反应的一门应用学科。健康评估的目的在于：①了解个体在健康和生命过程中的经历，包括健康、疾病和康复。②寻找促进健康或增进最佳身体功能的有利因素。③识别护理需要或临床问题，并作出护理诊断，作为选择护理干预方案的基础。④评价治疗和护理的效果。

> **重点提示**
>
> 试从临床护理诊断与思维方面进行思考。

健康评估突出了护理的特色，体现了专业的独立性，是护理程序的第一步，它既是执行护理程序的基础，又贯穿于整个护理过程的始终，是连接医学基础课程和专业课程的桥梁。通过健康评估寻找促进健康或增进最佳身体功能的有利因素；识别护理需要或临床问题，为制定护理计划和实施护理方案及评价护理效果提供依据。因

笔记

此，健康评估是学习各临床护理专业课程教学的起点，需要反复实践才能为临床各科课程学习打下基础。

## 一、健康评估的历史渊源

### （一）萌芽阶段

健康评估的萌芽始于克里米亚战争（1853—1856年）期间的护理实践，现代护理学的创始人南丁格尔（Florence Nightingale）很快意识到健康评估在护理实践中的重要作用，将评估视为对患者的观察，她在《护理札记》中强调了观察的重要性，她认为护士所具备的素质之一“必须是一个仔细的、彻底的、迅速的观察者”，同时与医生不同，护士将花费更多的时间服务于患者的床边，需要收集、分析、记录和解释患者的资料，需要具备护理评估技能，如观察和记录生命体征的能力。此外，她还强调通过与患者交谈获取有关健康和疾病相关信息的重要性。

### （二）初级阶段

20世纪50年代以前，现代护理学一直沿用医学概念及术语来评估患者病情、组织护士的思维、语言和描述患者的疾病。20世纪50年代以后，护士开始认识到临床护理学的重要性，创建了护理科学和护理实践的概念、理论和分类系统，促进了护理知识结构的发展。1955年，美国护理学家Lydia Hall首次提出了护理程序（nursing process）的概念，她认为护理工作是“按程序进行的工作”。1960年前后，Johnson、Orlando等专家也提出“护理程序是由一系列步骤组成的”，当时的护理程序仅包括评估、计划、评价三个步骤。

1967年，Yara和Walsh将护理程序进一步发展而成为四个步骤，即在计划之后增加了实施。此后，护理程序在护理作为拥有自己知识体系的独立学科的背景下迅速发展起来。同年，Black在有关护理程序的国际会议上提出：患者的需要包括生理、心理、社会和精神方面，但临床上缺少对患者评估的具体方式与方法，护理应该重点评估患者的身心需求，护理教育需要增加更多的专业相关的评估技能。Black提议采用Maslow的“人的需要理论”作为评估框架，指导护理评估工作。国际护理程序学术会议最终确立了护理评估的原则：①护理评估是护理程序的第一步。②护理评估是一个系统的、有目的的护患互动过程。③护理评估的重点在于个体的功能能力和日常生活能力。④护理评估过程包括收集资料和临床判断。由于当时护理诊断一直是护理程序第一步评估中的一个部分，直到1973年北美护理诊断协会第一次会议之后，许多专家提出应将护理诊断作为护理程序中一个独立的步骤，评估被进一步分为评估和诊断两个部分。自此，护理程序由以往的四个步骤衍变成为目前的评估、诊断、计划、实施、评价五个步骤。

### （三）发展阶段

20世纪70年代早期，美国即开始重视在护理教学计划中增加培养护士收集资料的方法和技巧，包括全面的体格检查，大部分护理学士学位的课程使用标准化的医疗诊断模式培养护生健康评估的能力，重点在于评估人体系统状况、疾病对身体的影响、并发症以及治疗的效果，包括主诉、现病史、过去史、家族史、系统回顾、体格检查等。尽管医学的评估模式使护士能够辨认和监测疾病的全过程，并在当今的护理教育和护理实践中仍占着主导的地位，但并不能为评估个性化的护理需要提供系统的

笔记

工具。随着护理学的发展，护理工作内涵和外延不断得到完善和拓展，尤其是在家庭和社区从事独立工作的护士的出现，对护士的评估技能提出了更高的要求，护士开始在收集患者资料的基础上提供护理。护士能否有效地实施全面、系统的体格检查，收集的资料是否有助于实现护理的安全目标，促使了具有护理特征的评估系统建立。

1977 年美国医学家恩格尔(G.I.Engel)提出“生物 - 心理 - 社会”这一现代医学模式，强调护理是一门专业，护理本质应当以患者为中心，按护理程序的工作方法对患者实施整体护理。同年，第 30 届世界卫生大会提出了各国政府和世界卫生组织在未来数十年中的卫生战略目标：“2000 年人人享有卫生保健”。此阶段护理学有了突破性发展，护士在护理工作中系统化地贯彻护理程序，工作更有独立性和自主性——具备诊断和处理人类对现存的或潜在的健康问题反应的责任和义务；工作场所由医院扩展到社区及其他部门；服务范围不仅涉及对患者患病时段的护理和病愈之后的调摄、康复，而且其外延也涉及养生保健和亚健康状态的防治，甚至所有人的生命各阶段。

20 世纪 90 年代中期以来，在护理界及各医药院校从事护理教育的同仁们的共同努力下，健康评估课程在我国高等护理教育课程体系中已逐步替代了传统的临床医学专业《诊断学》课程，定位为护理专业主干课程。全面的护理评估不仅要求护理人员能够熟练运用问诊的技巧，还需要科学的理论框架做指导。马乔里·戈登(Marjory Gordon)于 1982 年提出的带有明显护理特征的、收集和组织资料框架的功能性健康型态(functional health patterns，FHPs)分类模式，具有明显护理特征的、系统的、标准化的资料收集和分析方法成为可能，进一步强化了护理程序和临床护理推理。FHPs 分类模式涉及人类健康和生命过程的 11 个型态：

1. 健康感知与健康管理(health perception and health management) 个体对自身健康水平的认定及其维持健康的行为。

2. 营养与代谢(nutrition and metabolism) 包括营养、体液平衡、组织完整性和体温调节等与新陈代谢和营养过程有关的问题。

3. 排泄(elimination) 主要指排便和排尿的功能和模式。

4. 活动与运动(activity and exercise) 个体从事日常生活活动及进行这些活动所需的能力、耐力和身体调适反应。

5. 睡眠与休息(sleep and rest) 个体睡眠、休息和放松的模式。

6. 认知与感知(cognition and perception) 包括感官经历和认知功能。

7. 自我感知与自我感念(self-perception and self-concept) 个体对自我的态度，涉及其身份、身体意象和对自身的评价。

8. 角色与关系(roles and relationship) 个体在生活中的角色及与他人关系的性质。

9. 性与生殖(sexuality and reproduction) 包括性别认同、性角色行为、性功能和生育能力。

10. 压力与压力应对(coping and stress tolerance) 个体对压力的感知及其处理方式。

11. 价值与信念(values and beliefs) 个人的价值观和信仰。

1998 年，北美护理诊断协会(North American Nursing Diagnosis Association，NANDA)分类法委员会将 Marjory Gordon 的 FHPs 构架进行了一些修订，对原框架中的某些领域

笔记

进一步分类，减少其中的分类错误和多余、重复内容，并对有些领域进行了重新命名，使其更加确切地反映该领域中的护理诊断内容，而后对结构中的所有领域和级别加以定义，将每个诊断的定义与其所属的级别和领域的定义进行比较，并对诊断的归属进行了修改和调整，使领域、级别和诊断之间达到最大程度的匹配，形成 NANDA 护理诊断分类Ⅰ。护理诊断学分类系统的发展为护士提供了一种用于临床实践的语言，以更好地描述护理在患者照顾中的侧重点。与此同时，确定护理诊断标准的工作也在发展之中，这些标准被称为诊断依据（defining characteristics），诊断依据是构成护理诊断的基础。

在 2000 年 4 月 NANDA 的大会上修改并通过了这套护理诊断分类系统——多轴系健康型态分类（a multi-axial health patterns framework），又称为 NANDA 护理诊断分类Ⅱ。它分 6 个轴系（axes）：诊断概念；剧烈度（从急性到慢性）；护理单元（个人、家庭和社区）；发展阶段（从婴儿到老年人）；可能性（现存的、危险的、机会或能增强的潜力等）；特性描述（如改变、减弱、增加、缺陷、紊乱、障碍、有效、无效等）。其结构（Taxonomy Ⅱ）的框架为 4 级结构：领域（domains）、类别（classes）、诊断性概念（diagnostic concept）、护理诊断，涉及人类健康和生命过程的 13 个领域，46 个类别，104 个诊断性概念，155 个护理诊断。发展到 2005 年，共有 172 项护理诊断，分类学Ⅱ包括 13 个领域和 47 个类别（NANDA International）。

护理诊断分类Ⅱ作为护理评估的形式和内容强调了护理程序和临床护理推理，分类分级更加清楚，使健康资料收集和分析更加系统化、标准化，顺应了当今科学技术高速发展和信息网络迅速增长的需要。虽然该分类系统目前临床应用程度尚没有传统的生理 - 心理 - 社会评估模式那么普遍。但已被逐渐地用于临床护理评估，以确定个体、整体健康状态及其护理需要的程度。

**课堂讨论互动**

NANDA 护理诊断分类Ⅱ能否作为健康评估常规的形式和内容进行推广？为什么？

护理诊断学分类系统的发展为护士提供了一种用于临床实践的语言，以更好地描述对患者评估的侧重点。这一时期的工作意味着护理已能明确表达其独立的、与医疗不同的定义而趋于成熟。

**知识拓展**

**护理诊断最新信息**

NANDA 每隔两年针对护理诊断进行修订，2012 年由 NANDA International 组织编写，Wiley 出版社出版的《Nursing Diagnoses：Definitions And Classification 2012-2014》（第 9 版）（ISBN 978-11-19-97931-9）新增 16 个、修订了 11 个护理诊断。最新版本为 2014 年的第 10 版《Nursing Diagnoses 2015-2017：Definitions and Classification》（ISBN 978-11-18-91492-2），通过护理诊断专家、研究人员和教育工作者基于全球最新证据，参考了自 2009 年以来所提交和修改的护理诊断，严格更新和修订，新增了 25 个、修正了 13 个，共涵盖有 235 个护理诊断。

来源：http://www.nanda.org/nanda-international-nursing-diagnoses-definitions-and-classification.html.

笔记

### （四）我国健康评估现状

我国健康评估的发展，在相当程度上是受西方的影响。国内健康评估课程的开设始于20世纪90年代中期，以往在临床实践中，护士不知道如何通过系统询问和交谈获取患者的病史资料，以及与之相关的心理和社会资料，不能熟练地运用自己的感官或借助简便的听诊器、血压表、体温计等检查工具，了解和评估患者的身体健康状况，缺乏对健康资料进行综合、分析、解释和诊断性推理的能力，不能在制订护理计划之前确认患者的护理问题/护理诊断，其护理干预的行为也随之失去了有效性和科学性。

1980年，护理程序经由美国波士顿大学的护理专家介绍到中国大陆。20世纪80年初，北京等地的少数医院试行按护理程序进行护理操作。1994年后，在国家卫生部主持下，提出了我国的整体护理工作模式，并在一些医院建立了整体护理模式病房。1998年由复旦大学护理学院带领出版了我国第一本《健康评估》教材，《健康评估》课程建设迈出了第一步。此后，在护理界及各医药院校从事护理教育的同仁们的共同努力下，健康评估课程在我国高等护理教育课程体系中逐步替代了传统的临床医学专业《诊断学》，建立了符合我国护理专业需要的、与护理专业培养目标相一致的适合教材，并逐步成为护理专业的主干课程。目前，健康评估课程已在各高等院校全面开展，聘请有临床护理实践经验的护理人员参与到教学工作中，强化基本技能培训，注重现代科学技术在教学中的应用，为过渡到临床护理专业课程的学习打下坚实的基础。

## 二、健康评估的主要内涵

正确的健康评估是护理患者并预防问题发生的先决条件和重要依据。评估是否准确、迅速、全面，最能反映护理工作的质量。爱因斯坦曾说："如果人体的某一部分出了毛病，那么，只有很好地了解整个复杂机体的人，才能医好它；在复杂的情况下，只有这样的人才能正确地理解病因"。

患者存在的护理问题种类繁多，变化多端，同一病种的患者可有多种不同的反应形态，如急性心肌梗死的患者多数表现为典型的心前区疼痛，但有的可以表现为上腹部绞痛，也可以表现为肩背部疼痛，容易与胆结石和肩背部损伤混淆；而另一方面，一种反应形态又可见于多种不同的患者，如皮肤巩膜黄染可见于胆管阻塞性疾病，可见于肝炎后肝硬化，也可见于溶血性疾病等。因此，临床护士必须熟练掌握健康评估的基础理论、基本知识和基本技能，重视对患者的评估判断，并在护理实践中不断加以充实和提高，从而准确、及时地对患者作出正确的护理诊断，制订有效的护理计划和措施，帮助患者早日恢复健康。

健康评估的内容涉及基本理论和基本方法两个方面。由于本教材主要针对的是患者健康状况的评估，因而基本理论主要是研究疾病的症状、体征及其发生发展的规律和机制，疾病对个体生理、心理和社会适应等方面的影响及患者的反应，以及建立护理诊断的思维程序，从而认识患者与健康问题有关的生理、心理和社会适应等方面反应所致的问题。基本方法包括通过询问病史收集主观资料（subjective data），通过体格检查（采用视、触、叩、听、嗅等方法）、实验室检查及影像学检查收集客观资料（objective data）。通过护士与患者之间有目的和有序的交谈、细致的体格检查以及必

笔记

要的实验室检查或器械检查，可以评估患者现存或潜在的健康问题以及对疾病的反应，并进一步作出初步的护理诊断。具体内容如下：

### (一) 资料信息采集(health information collection)

基本方法包括询问病史、体格检查、实验室检查及影像学检查。其中通过问诊所获得的健康资料被称为主观资料，经体格检查、实验室或其他辅助检查所获得的健康资料被称为客观资料。基本内容包括：

1. 一般资料 包括患者的姓名、性别、年龄、职业、民族、籍贯、婚姻状况、文化程度、宗教信仰、家庭地址及电话号码、资料来源的可靠性及收集资料的时间。这些资料有助于了解患者健康信息、对健康的态度及价值观。

2. 疾病的医疗诊断、过去的健康状况、家族史、生长发育史、预防接种史、过敏史、外伤手术史、输血史等的评估。

3. 日常生活型态的评估 包括饮食习惯、排泄习惯、活动及休息型态、嗜好等。根据收集资料的方法和时间不同，将健康资料进行分类。健康评估主要目的是可以发现现存或潜在健康问题的危险因素，为制定相应的护理干预措施提供依据。

在资料信息采集的过程中，还应注重循证思维方法在实际工作中的应用。循证思维是慎重、准确、明智地应用当前所获得的最可靠的科学证据，根据护理人员的个人技能和临床经验，考虑患者的价值、愿望和实际情况，三者结合，制订出完整的护理方案。它是一种提高护理实践科学性和有效性的方法，在临床上已被广泛运用。在健康资料的收集中，评估者要善于运用循证思维模式，每一项所收集的内容与患者健康都有着密切联系，应当予以重视。例如一个宫外孕妊娠破裂的女性患者就诊时仅有腹痛腹泻主诉，如果忽视了婚姻史和月经史，就很容易被当作胃肠道炎症而不利于正确的诊断，且提供的护理措施也会出现偏差。为了采集完整、准确的资料，还要耐心听取患者、家属(或照顾者)和医生对病史的介绍，全面了解产生健康问题的过程，才能获得完整、可靠的评估资料。

### (二) 护理诊断(nursing diagnosis)

健康评估的最后阶段是进行诊断性推理。诊断性推理涉及对评估过程、临床观察、分析判断的结果作出准确护理反应的能力，使学生能够在护理诊断与思维的整个过程中运用比较与分类、分析与综合、归纳与演绎等思维方法，形成清晰、科学的思维路径，从而有目的、有重点的完成从实践到理论，再由理论到实践的认识过程，最终形成一个客观、准确的护理诊断。运用辩证思维教会学生：

1. 注意资料收集的全面性和系统性 临床上，患者叙述的病史可能显得凌乱和片面，如果评估者收集这些资料时带有主观性，那么所收集到的病史就难免有片面性和表面性。同时，要认识到所述症状的发展过程和相互联系，注意进行深入询问；在进行体格检查时，要注意体征和症状之间的关系，全面而有重点的进行必要的检查，以保证资料的系统性。临床上某些症状和体征有时可能只是健康问题的部分表现，不能反映出全貌或本质，因而不能根据个别、短暂出现的症状和体征就轻易判定患者存在的护理问题，应根据症状、体征提示的线索，收集器械检查、实验室检查和功能检查的结果，借以了解患者的整体情况。只有这样从整体出发，全面系统地分析所收集的资料，才能作出正确的护理诊断。

笔记

2. 注重资料的真实性 对于患者叙述的健康史和进行各项检查时，必须从其自觉症状和客观体征出发，实事求是，严肃认真。只有客观、真实、可靠的资料，才能真正反映健康问题的本质，作出符合实际的护理诊断。因此，不可主观臆断，对具体事实随心所欲、任意取舍。要对采集的资料运用护理学理论知识进行辩证分析，是否真实，有无夸大、含糊、隐瞒、虚报，去伪存真，以作出正确的判断。

### （三）常见症状评估（common symptom assessment）

症状是个体对疾病过程中机体内的一系列功能、代谢和形态结构异常变化所引起的主观上异常的感觉或体验，如发热、疼痛、头晕、恶心呕吐等。症状的发生、发展和演变以及由此而发生的患者生理、心理和社会适应等方面的反应，对形成护理诊断、指导临床护理监测起着主导作用。对患者各种症状以及症状出现的部位、性质、持续时间和程度、缓解或加剧的因素等方面的评估，有利于指导临床护理监测，形成临床护理问题；不仅能加深学生对疾病常见症状的理解，又能使学生通过对症状不同表现的认识，准确地提出护理诊断，为后续临床专科疾病的学习奠定基础。

### （四）体格检查（physical examination）

体格检查又称身体评估，是评估者运用自己的感官或借助听诊器、血压计、体温表等简单的检查工具，按照视诊、触诊、叩诊、听诊、嗅诊等方法对被评估者的身体状况进行细致的观察和系统的检查，从而收集客观资料，发现异常的体征（signs），如心脏杂音、肺部啰音等，以揭示机体正常和异常征象的评估方法。体格检查以解剖、生理和病理学等知识为基础，具有很强的技术性，需要通过系统训练并反复实践才能掌握。体格检查所发现的征象是健康问题的客观表现，许多护理问题是通过体征的发现而作出初步判断，甚至确立护理诊断。有效的体格检查可以及早发现患者的异常，既为医生提供病情和诊疗依据，又为护理诊断提供客观依据，并指导护士制定合理的护理措施。因此，体格检查要全面、系统，对各种客观检查不能有所偏废或忽视。

### （五）心理与社会评估（psychological and social assessment）

心理与社会评估是依据“生物 - 心理 - 社会”这种新的生物医学模式和 WHO 对健康概念的最新阐述，贯彻“以人为中心”和整体护理理念而增设的且有别于诊断学内容的特色部分。心理评估主要涵盖心理活动与心理特征的内容，即从人的自我概念、认知水平、情感和情绪、压力与应对、角色与角色适应、文化以及家庭和环境等方面全面获取患者的心理和社会资料。通过心理评估，可以发现被评估者现存或潜在的健康问题，为心理护理和选择护患沟通方式提供依据。社会评估主要包括对被评估者的社会角色、文化、所属家庭及所处环境等方面的评估。角色评估可了解有无角色冲突、角色模糊或其他角色适应不良；文化背景的评估有益于提供符合需求的护理，避免在护理过程中发生文化冲突；家庭评估可以找出影响被评估者健康的家庭因素，制定有针对性的家庭护理计划；环境评估可明确现存或潜在的环境危险因素，以指导制定环境干预措施。

### （六）实验室检查（laboratory examination）

实验室检查是通过物理学、化学和生物学等实验方法，对患者的血液、体液、分泌物、排泄物、组织标本和细胞成分取样等进行检查，从而获得疾病的组织病理形态或

笔记

器官功能状态、病原体、机体内环境改变等资料，再结合临床表现进行分析的检查方法。实验室检查与临床护理有着十分密切的关系，大部分实验室检查的标本由护士采集，一般实验室检查结果返回报告第一手资料最初也由护士整理，且实验室检查的结果是临床客观资料的重要组成部分，护士可以通过分析资料，结合病情判断预后，作出护理诊断并制订护理措施。

### (七) 其他辅助检查

心电图（electrocardiogram，ECG）是用心电图机记录心脏在每个心动周期中，由起搏点、心房、心室相继兴奋所产生的生物电变化在体表引出曲线形式的电位变化图形。它是临床最常见的检查项目之一。熟悉和掌握心电图的操作技能、正常心电图和常见异常心电图的图形特点，不仅对心血管疾病，而且对其他疾病的病情判断，以及重症监护均有重要作用。影像学检查（imaging examination）包括 X 线、CT、磁共振、核医学检查、超声检查，检查结果可协助护理诊断。很多项目检查前准备和检查后的注意事项与护理密切相关，学生通过初步了解为今后的临床实习打下一定的基础。

### (八) 健康评估记录（health assessment record）

健康评估记录是将健康评估所获得的资料，也就是通过问诊、体格检查、实验室检查及其他辅助检查所获得的资料，经过护理学辩证思维后分析整理而形成的书面记录，是护理病历的一部分，是护士为患者解决健康问题、提供护理服务全过程的记录。健康评估记录是护理活动的重要文件，也是患者病情的法律文件，其格式和内容有严格而具体的要求，学生应按要求认真学习和实践。

## 三、学习目标、方法与要求

《健康评估》课程的学习是为培养护理学生系统、全面评估的临床护理思维。作为护理程序的首要环节，它是一门实践性很强的课程，学习方法与基础课程有很大的不同，除课堂教学外，更注重学生的动手和辩证思维能力。在完成课堂理论学习的同时，不仅要通过观看录像、在示教室内进行各种技能训练，还要进入医院在病房、患者床边进行临床实践，以不断提高其理论知识和实践技能。

### (一) 学习目标

1. 将课堂所学的知识转化为从事临床护理实践的能力。

2. 培养系统收集患者在生理、心理和社会等方面现存的或潜在的与健康相关资料的能力。

3. 学会以整体评估的思维模式判断被评估者的健康问题和护理需求，监测和正确判断病情变化情况。

4. 正确认识自身价值，建立积极的专业情感和态度，重视自身素质和综合实力的提高，在护患沟通、倾听、肢体动作中，观察细节变化，掌握第一手健康评估资料。

### (二) 学习方法

1. 学会以整体评估的思维模式确认患者的健康问题与护理需求。

2. 注重自身素质的培养，无论是在技能训练时，还是在临床实践教学环境中，学会与患者沟通和交流，体现对患者的尊重和关爱。

3. 认真对待课堂上辩证思维模式的训练，记录要点、主动参与问题讨论，并模拟操作训练。

笔记

4. 预习教材的基本内容，尤其是体格检查的解剖、生理和病理概要。通过积极思考和独立的学习活动，明确质疑。

5. 重视临床实践，提高动手能力。以准护士角色到临床实践求证，学会用整体观和辩证思维观，逐步培养提出问题、分析问题和解决问题的能力。

6. 温故而知新。课后复习重点、难点，善于总结，反复操练各项评估技能，以达到基本理论与临床实践相结合的目的。

7. 利用课余时间拓展教材学习内容，养成主动学习的习惯。

### （三）学习要求

1. 体现"以人为中心"的护理理念，明确学习目的，端正学习态度，关心、爱护、体贴患者，建立良好护患关系。

2. 基本概念要清晰，基础知识要扎实，基本技能要掌握。

3. 注重理论联系实际，善于思考，勤学苦练。

4. 能独立进行系统而有针对性的问诊，熟练掌握主诉、症状、体征之间的内在联系和临床意义，发现异常征象。

5. 能以规范化的方法进行系统、全面、重点、有序的体格检查，并达到熟练、准确的程度。

6. 熟悉常用实验室检查标本采集方法、注意事项，熟悉临床上常用项目的实验室检查结果参考值及异常改变的临床意义。

7. 掌握心电图仪、心电监护仪操作和影像学检查前患者的准备，熟悉心电图正常波形、常见异常心电图及临床意义，了解影像学常见异常值报告的临床意义。

8. 能根据病史、体格检查、实验室检查和其他器械检查所提供的资料，进行分析，提出初步的护理诊断。

9. 能将问诊、体格检查及其他检查结果进行系统整理，书写完整的护理病历，要求格式正确、文字通顺、表达清楚、字体规范。

**知识拓展**

#### 世界中医药学会联合会护理专业委员会简介

世界中医药学会联合会护理专业委员会成立于2013年11月9日，是在中华人民共和国民政部登记注册的国际性学术组织。目前已经拥有中国、美国、比利时、澳大利亚、蒙古、坦桑尼亚、韩国、日本、中国香港、中国台湾、中国澳门等10多个国家和地区的400余名会员。南京中医药大学徐桂华教授当选世界中医药学会联合会护理专业委员会会长，上海中医药大学附属曙光医院张雅丽教授任副会长兼秘书长。

来源：世界中医药学会联合会护理专业委员会：http://sjzlhl.njutcm.edu.cn/info803.htm

笔记

## 学习小结

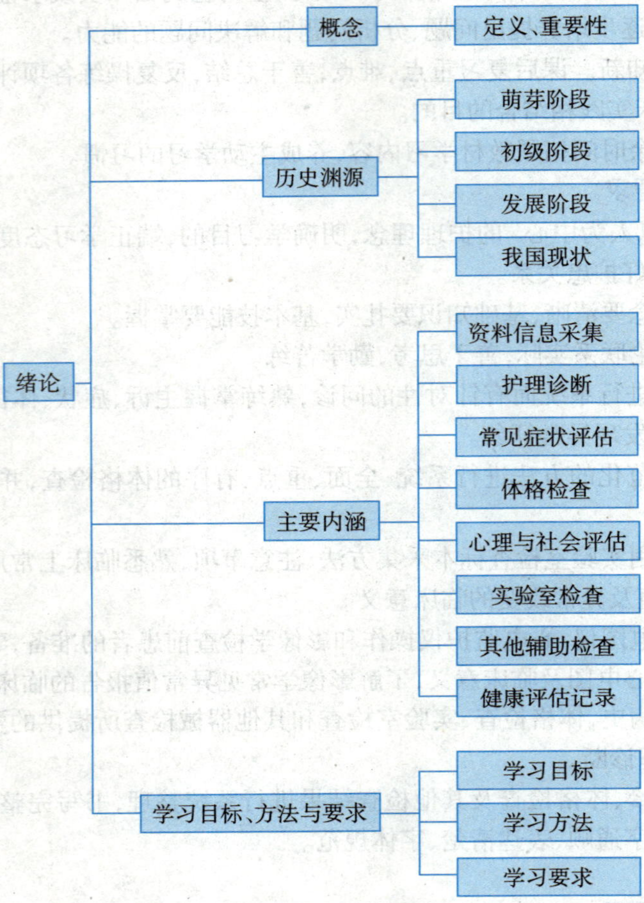


（张雅丽）

## 复习思考题

1. 如何理解健康评估是学习临床护理课程的基础？
2. 学习健康评估应掌握哪些护理技巧与要点？

# 第二章

# 健康评估的内容与方法

## 学习目的

通过学习健康资料的来源、类型，内容及评估方法，掌握健康评估的基本技能。

## 学习要点

健康资料的来源、类型，问诊的内容、方法与技巧，以及视诊、触诊、叩诊、听诊和嗅诊等体格检查的基本方法。

## 案例导入

患者，男性，75 岁，慢性咳喘 20 余年，因咳黄痰、咳嗽、喘息加重 3 天入院。查体：T 38.5℃，P 104 次 / 分，R 25 次 / 分，BP 148/95mmHg，口唇发绀，桶状胸，两肺叩诊过清音，可闻及散在干、湿性啰音。拟诊为“慢性阻塞性肺疾病、肺部感染”。

请问对该患者如何进行护理评估？评估的方法包括哪些方面？

## 重点提示

试从病史采集、体格检查、实验室及其他检查等方面进行思考。

## 第一节　概　述

健康评估是一个有计划、系统地收集患者的健康资料，并对健康资料进行整理、分析、判断的过程。为使所收集的资料全面、准确和客观，护士必须熟练掌握健康评估的方法和技巧。

### 一、健康资料的来源

健康资料的来源可分为以下两类：

#### （一）主要来源

即患者本人。患者本人所提供的资料大多很难从其他人员那里获取，如患病后

笔记

的感受、对治疗及护理的期望、对健康的认识及需求等，只有患者本人最清楚、最能准确地表述，因此也是最可靠的资料来源。

### （二）次要来源

除了患者以外，护士还可从其他人员或健康记录中获得所需资料。通过这些资料可进一步证实或充实从患者那里直接得来的资料。主要包括：

1. 患者的家庭成员或与之关系密切者　如父母、夫妻、儿女、兄弟姐妹、朋友、同事、邻居、师生、保姆等，他们与患者一起生活或工作，对其目前及既往的健康状况、生活习惯、工作环境以及对疾病或健康的态度等有较全面的了解，这些信息对获得全面的健康资料、确定护理诊断及制定护理措施有重要的参考价值。

2. 目击者　指目睹患者发病或受伤过程的人员，他们可提供相关的发病原因、现场状况及病情进展等资料。

3. 卫生保健人员　包括有关的医护人员、营养师、理疗师、心理医生、陪护等，可提供其有关的诊断及治疗措施等。

4. 目前或以往的健康记录　如出生记录、预防接种记录、体检记录、病历记录等，这些资料对了解既往健康状况及对目前健康的影响有很大的帮助。

## 二、健康资料的类型

经评估所收集的资料可以是患者或有关人员的主观描述，也可以是体格检查、实验室或其他辅助检查的结果等。根据收集资料的方法不同，临床上将健康资料分为主观资料和客观资料。

1. 主观资料　指通过问诊获得的资料，包括患者的主诉、亲属的代诉，如患者在疾病状态下的身体不适感、对身体状况的评价、个人经历、心理压力、求医目的等。其中患者患病后对机体生理功能异常的自身体验和感受如恶心、疼痛等，称为症状(symptom)。主观资料一般不能被医护人员直接观察或检查所获得。

2. 客观资料　指经体格检查（视、触、叩、听、嗅等）及实验室或其他检查方法所获得的患者健康状况的资料。其中患者患病后机体的体表或内部结构发生了可以观察到或感触到的改变，如肝大、心脏杂音等，称为体征(sign)。体征是形成护理诊断的重要依据。

多数情况下，主观资料与客观资料是相互支持的，主观资料可指导客观资料的收集，而客观资料则可进一步证实或补充所获得的主观资料。对于一份全面、完整的健康资料来说，主观资料和客观资料同等重要，两者都是形成护理诊断的重要来源和依据。

## 三、健康资料的内容

### （一）健康史

健康史是关于患者目前及既往的健康状况、影响健康状况的有关因素及对自己健康状况的认识与反应等的主观资料。与医疗病史不同的是，护士更关注患者对其健康状况以及生活方式改变所作出的反应。健康史主要包括以下内容：

1. 一般资料　一般资料(general data)包括姓名、性别、年龄、职业、民族、籍贯、婚姻状况、文化程度、宗教信仰、医疗费用支付形式、家庭地址、电话号码、入院日期、入院诊断、资料的来源、可靠程度、收集资料的时间等。这些资料可为某些健康状况提

笔记

供有用的信息，并有助于了解患者对健康的态度及价值观，为进一步收集资料和制定护理计划提供依据。如许多问题的发生与性别、年龄、婚姻状况、职业等有关；不同的民族有不同的饮食习惯、宗教信仰等；不同文化程度可帮助我们选择适合的健康教育方式；医疗费的支付形式则有助于了解患者的经济承受能力，从而为其选择合理的治疗方案和护理措施。

2. 主诉　主诉(chief complaints)为患者感觉最主要、最明显的症状或体征及其持续时间，也是本次就诊的主要原因。记录主诉应突出重点、简短扼要、高度概括，并同时注明主诉自发生到就诊的时间，一般不超过20个字。主要的伴随症状可以写上，同时存在的并发症或伴发病则不必写入主诉，而应放在现病史或既往史中去描述。如“发热、咽痛1天”，“咳嗽、咳痰2天，伴喘息1天”。主诉要准确反映患者的主要矛盾，并尽可能用患者自己的语言进行描述，不要使用诊断名词，如“糖尿病5年”应记述为“多食、多饮、多尿5年”。对当前无症状而诊断与入院目的明确的患者，可以用诸如“患白血病3年，经检验复发5天”的方式表达主诉。

3. 现病史　现病史(history of present illness)是围绕主诉详细描述患者自患病以来疾病的发生、发展、诊断、治疗、护理的全过程，是健康史的主体部分。其主要内容包括：

(1) 起病情况及患病时间：起病情况包括起病的时间、在何种情况下发生及其发生的急缓等。如脑栓塞、急性胃肠穿孔多起病急骤；肿瘤、慢性阻塞性肺疾病则起病缓慢。患病时间指从起病到就诊或入院的时间。起病急骤者，患病时间可按小时、分钟计算；起病缓慢者，患病时间可按数日、数月或数年计算。不同疾病，其起病也有各自的特点，如脑出血常见于情绪激动时，而脑血栓形成则多发于睡眠时。

(2) 主要症状及其特点：包括主要症状出现的部位、性质、发作频率、持续时间、严重程度、加剧或缓解的因素等。

(3) 病因与诱因：主要询问与本次发病有关的病因(如感染、外伤、中毒等)和诱因(如气候变化、环境改变、情绪变化、饮食失调等)，了解这些有助于明确患者的健康问题，并有利于采取针对性的护理措施。

(4) 病情的发展与演变：包括最主要症状的变化及有无新的病情出现。如消化性溃疡患者出现呕血、黑便，则可能并发上消化道出血。

(5) 伴随症状：是指与主要症状同时或随后出现的其他症状。伴随症状对确定病因和判断有无并发症具有重要意义。问诊时需问清伴随症状与主要症状之间的关系及演变过程。

(6) 诊断、治疗与护理经过：患者对健康问题是如何看待和处理的，曾接受过哪些诊疗和护理，效果如何，有无副作用等。目前所用药物名称、时间、用法、剂量、效果与不良反应。

(7) 健康问题对患者的影响：包括生理、心理、社会各方面的影响，患者对目前健康状况的自我评价，以及患病后的精神状态、体力状态、食欲、睡眠、大小便的情况等。

4. 既往史(past history)　既往史包括患者既往的健康状况和曾经患过的疾病(包括各种传染病或地方病)、住院史、外伤与手术史、预防接种史及过敏史等，特别是与现病史有密切关系的疾病。主要内容包括：①对自己既往健康状况的评价；②有无患病、手术、外伤史，以及名称、时间、诊疗与护理经过及转归；③预防接种史，包括预防接种

笔记

时间及疫苗类型；④有无过敏史，包括食物、药物、环境因素中已知的过敏物质等；⑤有无急、慢性传染病史、地方病史，如居住地或生活地区是否存在主要传染病或地方病。

5. 个人史（personal history）　包括出生地、居住地区和居留时间（尤其是疫源地和地方病流行区）、受教育程度、经济生活和业余爱好等社会经历；工种、工作环境、接触有害毒物的情况及劳动保护措施；生活起居、饮食规律与卫生习惯等生活方式；烟酒嗜好的时间与摄入量，及其他不良嗜好；有无不洁性交史，是否患过性病等。

6. 婚姻史（history of marriage）　包括已婚或未婚、结婚年龄、婚姻状况、配偶健康状况、性生活情况、夫妻关系等。

7. 月经史（menstrual history）与生育史（reproductive history）　月经史包括月经初潮的年龄、月经周期和经期天数，经血的量和颜色，经期症状，有无白带与痛经，末次月经日期（last menstrual period，LMP），闭经日期，或绝经年龄等。生育史包括妊娠与生育次数，自然或人工流产的次数，有无死产、手术产、围生期感染，以及计划生育状况、避孕措施等。对男性患者也应询问是否患过影响生育的疾病。

8. 家族史（family history）　主要是对患者直系亲属健康状况的了解，包括双亲、兄弟、姐妹及子女的健康及患病情况，特别应注意询问有无与其相同的疾病及遗传相关疾病，如血友病、糖尿病、高血压、遗传性球形红细胞增多症、心脏病、肿瘤、精神病、哮喘等。

9. 系统回顾（review of systems）　即通过回顾患者各系统或各功能性健康型态及其特点，全面系统地评估以往已发生的健康问题及其与本次健康问题的关系。通过系统回顾可以避免遗漏重要的信息。系统回顾的组织与安排可根据需要采用不同的系统模式，如身体-心理-社会模式、Gordon的功能性健康型态模式等。

（1）身体-心理-社会系统回顾

1）身体方面

一般状态：有无疲乏无力、全身不适、发热、盗汗、有无体重增加或减轻，睡眠情况如何等。

皮肤：有无温度、湿度、颜色的改变，有无瘙痒、干燥，有无水肿、皮疹、皮肤破溃、感染，毛发的分布与色泽，指甲的颜色及光泽等。

眼：有无畏光、流泪、结膜充血、发红、疼痛或痒，分泌物增多，有无白内障、青光眼等疾患，是否佩戴眼镜等。

耳：有无眩晕、耳鸣、耳痛、耳内流脓，听力减退或耳聋等，是否使用助听器。

鼻：有无鼻塞、流涕、出血或鼻过敏，有无嗅觉改变。

口：有无口腔黏膜干燥或溃疡、颜色改变、齿龈肿胀、溢脓或出血，有无龋齿、义齿，有无味觉改变等。

乳房：乳房及乳头外形，有无疼痛、异常分泌物、肿块及患者自我检查的情况。

呼吸系统：有无咳嗽、咳痰、咯血、喘息、胸痛或呼吸困难等。注意咳嗽发生的时间、频率、性质、程度，与气候变化及体位的关系；痰的颜色、性状、量和气味；咯血的颜色及量；胸痛的部位、性质及与咳嗽及体位的关系；呼吸困难发生的时间、性质和程度；有无可能引起喘鸣的因素，包括食物、药物等过敏原。既往有无呼吸系统疾病。

循环系统：有无心悸、心前区疼痛、呼吸困难、晕厥、水肿。注意心悸发生的时间与诱因；心前区疼痛的部位、性质、程度、持续时间、缓解方式；呼吸困难的诱因和程度、

笔记

有无阵发性呼吸困难、与体力活动、体位的关系，是否伴有咳嗽、咯血或咳粉红色泡沫样痰；晕厥发生前是否伴有心悸；水肿的部位、与尿量的关系，有无腹胀、肝痛，利尿剂使用的情况。既往有无心血管疾病的病史。

消化系统：有无恶心、呕吐、吞咽困难、腹痛、腹泻、腹胀、便秘、呕血、黑便、黄疸等。注意上述症状发生的缓急及其演变、持续的时间、与进食的关系等；呕吐的方式、次数、时间、性质，呕吐物的量、性状、颜色和气味；腹泻、呕血、黑便的量、次数、颜色、性状，腹泻有无伴里急后重，有无脱水的表现；腹痛的部位、性质、程度，有无疼痛的规律性及转移性疼痛等。

泌尿系统：有无尿频、尿急、尿痛、排尿困难、尿潴留、尿失禁、腹痛或水肿。注意腹痛的部位、有无放射痛，尿量、颜色、性质的变化，既往有无高血压、糖尿病、过敏性紫癜等疾病的病史，有无长期使用肾毒性药物史。

血液系统：有无头晕、眼花、耳鸣、乏力、心悸、记忆力下降、吞咽困难、皮肤瘀点、瘀斑、黄疸及肝、脾、淋巴结肿大，有无输血或输血反应史。

内分泌及免疫系统：有无怕热、乏力、多汗、口渴多饮、多食、肥胖或消瘦，有无性格的改变及智力、体格、性器官发育的异常，有无体重、骨骼、毛发、甲状腺的改变等。既往有无肿瘤、精神创伤、自身免疫性疾病的病史。

神经系统及精神状态：有无头痛、头晕、记忆力减退，有无抽搐、瘫痪，有无意识障碍，有无睡眠障碍，有无感觉或运动障碍，有无焦虑、紧张、抑郁等精神状态的改变。

骨骼及肌肉系统：有无肌肉疼痛、痉挛、萎缩、瘫痪，有无关节脱位、肿胀、畸形、运动障碍，有无外伤、骨折等。

2）心理方面：①认知能力：如有无定向力、记忆力、注意力、语言能力等障碍。②感知能力：如视、听、触、嗅等感觉功能有无异常，有无错觉、幻觉等。③情绪状态：如有无焦虑、抑郁、失望、沮丧、恐惧、愤怒等情绪。④自我概念：对自己充满信心、有价值感，或觉得自己无能为力、毫无希望，成为别人的累赘等。⑤对健康和疾病的理解与反应。⑥压力反应及应对方式等。

3）社会方面：①价值观与信仰。②受教育情况：包括曾接受过的各种专业教育、培训或函授等，以及所取得的成绩或成果。③职业及工作环境：所从事过的工种、有无影响正常的生活规律等，还有工作环境中的卫生状况、有无噪音、工业毒物接触等。④生活与居住环境：包括卫生状况、居民素质等，注意有无饮水、饮食、空气污染及各种噪音等威胁健康的因素。⑤家庭：包括家庭人口构成、家庭关系是否融洽、患者在家庭中的地位、家人对患者的态度、病后对家庭的影响等。⑥社交状况。⑦经济负担：家庭的经济状况如何，特别是有无因为检查、治疗费用等经济负担而给患者带来的心理压力。

(2) 功能性健康型态系统回顾：功能性健康型态（functional health patterns，FHPs）由马乔里·戈登（Marjory Gordon）于 1982 年提出的一种护理诊断分类方法，它以多家护理理论为基础，涵盖了个体生理、心理、社会、文化及生活行为等层面，护理工作中以 FHPs 为模式收集、分析健康资料，不仅能收集患者健康问题的资料，而且包含了正常活动能力或潜力以及处理自身健康问题的能力等资料，更能体现护理实践“以人为本”的特征，使临床思维更集中明确地指向护理诊断。该模式涉及人类健康和生命过程的 11 个方面：

笔记

1）健康感知与健康管理型态：自觉一般健康状况如何；为维护或促进健康所做的最重要的事情及其对健康的影响；有无烟、酒、毒品嗜好，每天的摄入量，有无药物成瘾或药物依赖、剂量及持续时间；是否经常进行乳房自检；平时能否服从医护人员的健康指导；是否知道所患疾病的原因，出现症状时采取的措施及其结果等。

2）营养与代谢型态：食欲及日常食物和水分摄入种类、性质、量，有无饮食限制或偏好；有无补充营养素；有无口腔溃疡；有无恶心、呕吐现象；有无咀嚼或吞咽困难及其程度、原因和进展情况；近期体重变化及其原因；有无自觉皮肤、黏膜、毛发的变化；牙齿是否正常。

3）排泄型态：每日排便与排尿的次数、量、颜色、性状、气味，有无异常改变及其类型、诱发或影响因素，是否应用药物；出汗的量、气味。

4）活动与运动型态：进食、转位、洗漱、如厕、洗澡、穿衣、行走、上下楼梯、做家务等日常活动能否自理及自理水平；日常活动与运动方式、活动量、活动耐力，有无医疗或疾病的限制，是否借助轮椅或义肢等辅助用具；有无呼吸困难、肢体疲倦或无力等阻滞运动与活动的因素。

5）睡眠与休息型态：日常睡眠状况，有无睡眠异常如入睡困难、多梦、早醒、失眠等，是否借助药物或其他方式辅助入睡；醒后是否自觉精神饱满，精力充沛。

6）认知与感知型态：有无视觉、听觉、味觉、嗅觉的改变，视、听觉是否借助辅助工具；有无记忆、思维过程、语言能力的改变；有无感觉异常，如有无疼痛，疼痛的部位、性质、程度、持续时间；学习方式及学习中有何困难等。

7）自我感知与自我概念型态：如何看待自己，多数情况下自我感觉良好抑或不良；有无导致愤怒、烦恼、焦虑、抑郁、恐惧、害怕、沮丧、绝望等情绪的因素，如何处理这些情绪反应。

8）角色与关系型态：就业情况、工作情况、社会交往情况；角色适应及有无角色适应不良；独居或与家人同住；家庭结构与功能，有无处理家庭问题方面的困难，家庭对患者患病或住院持何看法；是否参加社会团体；与朋友关系是否密切，是否经常感到孤独；工作是否顺利；经济收入能否满足个人生活所需。

9）性与生殖型态：性别认同和性别角色、性生活满意程度，有无改变或障碍；女性月经量、经期、周期、有无月经紊乱；是否怀孕、婚育，有无子女等。

10）压力与应对型态：是否经常感到紧张，所采取的措施（如药物、酗酒或其他）；近期生活中有无重大改变或危机，当生活中出现重大问题时如何解决，能否成功，此时对其帮助最大者是谁等；是否存在压力及其性质和程度，对压力的反应如何。

11）价值与信念型态：能否在生活中得到自己所需要的，如何理解生活的意义；有无宗教信仰；有无相互矛盾的价值观等。

### （二）体格检查

1. 一般状态评估　包括性别、年龄、生命体征、发育与体型、营养状态、意识状态、面容与表情、体位、步态、皮肤和浅表淋巴结等。

2. 头、颈部评估　包括头颅、颜面及其器官、颈部外形与运动、颈部血管、甲状腺及气管的评估结果。

3. 胸部评估　包括胸壁、胸廓、乳房、肺脏、心脏及血管的检查结果。

4. 腹部评估　包括腹壁、腹腔内各脏器的检查结果，判断有无腹水及腹部肿块等。

5. 肛门、直肠和生殖器评估。

6. 脊柱与四肢评估 脊柱有无前后凸、侧凸、压痛、叩击痛，脊柱活动度等；四肢及关节有无畸形、杵状指（趾）、静脉曲张、水肿、肌肉萎缩、肌张力等。

7. 神经系统评估 包括脑神经、运动功能、感觉功能、神经反射（各种浅反射、深反射，病理反射）等。必要时作其他特殊检查。

### （三）其他评估

详细记录所作各项检查，尤其是与本次疾病密切相关的检查结果。若为外院检查，可予以注明时间及“院外”字样。若为入院前所做的检查，应注明检查日期及地点。另外，根据病情需要，进行实验室检查或其他有关检查（如心电图、X 线、超声波、内镜等）结果也须进行记录。若未做门诊检查，可记录为“阙如”。

## 第二节　健康资料采集

收集健康资料的方法很多，如问诊、体格检查以及查阅病历或有关辅助检查结果等，其中问诊和体格检查是最常用和最基本的方法。

### 一、健康史采集

健康史采集是健康评估的第一步，其目的是于体格检查前获得患者完整的健康状况的基本资料，为进一步体格检查提供线索，为确立护理诊断提供重要的依据。只有正确地运用健康史的采集方法和技巧，才能全面、准确和客观地收集健康史资料，明确患者的护理需要。健康史采集主要通过问诊来完成。

#### （一）问诊的目的

问诊（inquiry）是发生在护士与患者之间的一种目标明确的、复杂的、正式的和有序的问诊过程，又称为病史采集。问诊的目的是为了获取有关患者对健康问题在生理、心理、社会适应等方面的反应和感受，为临床判断和诊断性推理提供基础，同时也为体格检查及其他评估方法提供重要线索。有时仅仅通过深入细致的问诊就能提出准确的护理诊断。问诊贯穿于患者从入院到出院的整个过程，既包括对患者入院时的评估，也包括在护理活动中与患者的自然交流。根据具体情况采用正确的问诊方式，运用恰当的问诊技巧，可以提高效率，达到收集完整、准确健康资料的目的，友善、信任、同情和关切是良好的护患关系的特征，这种关系可为患者在病痛或焦虑中寻求希望和理解提供情感和精神支持。

**知识拓展**

**微　问　诊**

平台利用移动互联网技术、音视频编解码技术为用户提供更便捷、更实惠的、更适用的药学和医学服务。微问诊用户通过手机，随时联系后台的执业药师和医生，对如何科学用药、小病的自我治疗以及慢性病的科学护理等方面进行视频咨询。由后台专家进行一对一的专业指导，保证用户安全的用药。

来源：http://www.cdfortis.com/about-wwz.htm

笔记

## (二)问诊的方法与技巧

1. 创造良好的问诊环境　问诊的环境必须安静、舒适,具有私密性,以缓解患者因环境生疏或对疾病的恐惧而产生的紧张情绪,使其能平静地陈述与自己健康状况有关的感受及经历。问诊过程中注意保护患者的隐私,最好不要当着陌生人的面谈论病史。

2. 建立良好的护患关系　护士在问诊开始前应先向患者作自我介绍,说明问诊的目的是采集其有关的健康信息以便提供全面的护理,向患者解释除收集其身体、心理的健康资料外,还需要获得有关个人和社会背景的资料,以使护理个性化,并向患者作病史内容保密的承诺。整个问诊中,护士应对患者的回答表示出感兴趣和关心的态度,对患者的陈述应表示理解、同情和认可,对患者的谈话适时地回应。问诊过程中还应注意非语言的沟通,如与患者保持合适的距离,适时的点头和微笑,必要的手势、触摸和沉默等,从而有利于问诊双方建立良好的关系。

3. 选择合适的问诊时间　问诊是一种情感交流,正确地把握问诊时机可以提高问诊效果,并可避免患者产生疲劳或厌倦的情绪。病情许可时,在患者入院后应尽早地采集健康史,尽可能以患者为直接问诊的对象。当患者处于痛苦或抢救状态时,应避免过多地问诊,在简要询问和重点检查之后,应立即实施抢救,详细健康史可稍后补充或从其亲属处获得。

4. 围绕主诉问诊　问诊一般从主诉开始,有目的、有顺序地进行,提问应选择一般性易于回答的开放性问题,比如"您感到哪儿不舒服?",然后耐心倾听患者的陈述。之后,护士可根据患者的陈述,采用适当的提问方式追溯其首发症状开始的时间,确定疾病发展的顺序,使问诊逐步深入。如患者诉说腹痛,可以询问:"您腹痛有多长时间了?部位在哪里?怎么痛?都在什么情况下痛?哪些因素可使疼痛加重或减轻?疼痛发作时还有其他症状吗?到哪里看过病?接受过哪些治疗?治疗的效果如何?"等。如患者陈述时滔滔不绝或离题太远时,可用恰当的语言将其引导到健康史的线索上来,如"您前面谈的问题我知道了,下面能不能具体谈一下您以往患病的情况?"

5. 选择提问方式

(1) 开放性问题:从主诉开始提问应先选择开放性问题,如"您今天来,是哪儿不舒服?""您是什么原因来看病的?"开放性问题是以患者为中心,以了解其完整背景和信息为目的。因此,可使患者陈述的病史更全面、更客观。开放性问题的优点是易于回答,容易获取有价值的信息。其缺点是患者的回答可能与评估目的无关,占用较多的时间,急症情况下不宜采用。

(2) 闭合性问题:为证实或确认患者叙述病史的细节,可以直接提问。如"您头痛有多长时间了?""请告诉我,您做胆囊切除术是什么时候?"等。直接提问的另一种方式是直接选择性提问,即要求患者回答"是"或"否",如"您曾经有过类似的疼痛吗?",或让患者对提供的选择作出回答,如"您腹痛时疼痛是锐痛、钝痛、绞痛、烧灼痛或别的什么?"直接提问应避免诱导或套问,如"您的粪便发黑吗?"、"您呕吐是喷射样的吗?"、"您是不是在下午发热?",以免患者在带有倾向性特定答案的问题引导下随声附和,导致资料失真。更恰当的提问是"你的粪便是什么颜色?"、"您呕吐时是怎样吐的?"、"您一般在什么时候发热?"。

笔记

6. 启发与赞扬　当患者回答不确切时，要注意耐心启发，如“您再想一想，能不能再详细些”等，并给患者充分的时间回答。责怪性的语言常常使患者产生防御心理，如“您为什么吸那么多烟呢？”，导致患者不回答问题或只是简单地应付。恰当地使用一些鼓励与赞扬的语言，可以提高患者提供真实信息的积极性。如“您不舒服时能够及时去看病，这很好”、“您已经戒烟了？真有毅力”等。但对精神障碍的患者，不可随意使用赞扬性的语言。

7. 避免医学术语　提问时避免使用有特定含义的医学术语，如“心悸”、“发绀”、“黄疸”、“里急后重”、“端坐呼吸”等，以免患者顺口称是，或产生错误的理解，以致病史资料不确切，从而影响健康史的真实性。

8. 避免重复提问　问诊时要注意提问的目的性、系统性和侧重性，要全神贯注地倾听患者的回答，对同一问题不应再次或重复询问，以免降低患者对护士的期望与信心。

9. 使用过渡语言　在由一个项目的提问转向另一个项目时，应向患者说明要讨论的新话题及理由，使患者不感到谈话的唐突。如由询问身体状况过渡到询问心理状况时，向患者说明心理因素对健康有重要的影响，然后开始询问患者的心理状况。

10. 核实资料　为确保所获病史资料的准确性，在问诊过程中必须对那些存有疑问、含糊不清或矛盾的内容进行核实。常用的核实方法有：①澄清：要求患者对模糊不清或模棱两可的内容做进一步的解释和说明，如“您说您心情特别不好，请具体说一下是怎么情况”。②复述：以不同的表达方式重复患者所说的内容，如“您说您的胸痛是在情绪激动时发作，是这样吗”。③反问：以询问的口气重复患者的话，但不加入自己的观点，并鼓励患者能够提供更多的信息，如患者说：“我昨天夜里没有睡好”，护士可以问：“您说您昨天夜里没有睡好”。④质疑：用于患者前后所说的情况不一致，或患者所陈述的情况与护士所见不一致时，如“您告诉我您的胃很痛，您却一直在微笑，能告诉我这是为什么吗”。⑤解析：对患者所提供的信息进行分析和推论，并与其交流，如“您的父母同时死于车祸，您一定觉得很伤心”，患者可以对你的解析加以确定、否认或提供另外的解释等，如：“我是非常伤心，但我从小就与祖父母生活在一起，所以我的感受可能没有您想象的那么严重”。

### （三）特殊情况问诊

特殊情况系指当问诊涉及患者敏感的话题而使其不愿意回答，或因病情危重、意识障碍、情绪异常而难以回答，或因不同的文化背景而可能发生的各种问诊过程中的困难，护士都应予以特别的关注。

1. 文化背景　不同文化背景的人在人际交流方式及对疾病的反应方面存在明显的文化差异，这种差异是显而易见的。在实际生活中，人们也总是沉浸在自己的文化中，习惯于以自己的方式为人处世。这种以自我文化为中心的情况如果发生在问诊过程中，必将影响问诊的结果。因此，问诊时护士必须理解不同的文化信仰和价值观，注意自己与他人文化间的差异，理解和尊重他人的文化，尤其在涉及双方问诊距离和触摸等文化背景行为时。同时问诊中尽可能避免使用俚语或医学术语尤其是医学缩略语，以保证问诊的有效进行。

2. 愤怒与敌意　部分患者因疾病困扰或缺乏安全感而迁怒于人，有些患者则自认为医护人员态度生硬或操作粗鲁而心怀敌意，对医生、护士或医疗护理过程不合

笔记

作，病情加重或家庭、经济问题的不良刺激会进一步加重患者上述的情绪。与此类患者问诊时，护士应采取平静、温和、理解与克制的态度，尽量发现患者发怒的原因并予以针对性地解释说明。询问病史应缓慢而清晰，内容主要限于现病史，对心理社会及家族史等敏感的问题，应谨慎询问或分次进行，以免触怒患者。

3. 焦虑与抑郁　焦虑和抑郁是患者常见的负性情绪。焦虑者无论是接收还是表达信息都很困难，常有许多主诉，且混淆不清，语速快，易激惹。因此，问诊时护士应先说明问诊的目的，所提的问题应尽可能简单而有条理，同时注意鼓励患者平静、缓慢地叙述自己的感受，以免情绪激动使思维过于涣散，并注意收集其语言和非语言的各种异常信息。抑郁者多有孤独、行动迟缓、情绪低落、自尊低下、自杀等表现，患者一般不会积极参与问诊，也不愿意提供有关自己的信息，问诊时采用开放式的提问较难获得信息，应以直接提问为宜，如"请告诉我腹痛是什么时候发生的？以前有过类似的情况吗？"。

4. 病情危重者　病情危重者反应缓慢、迟钝，问诊时不能催促患者，应给予理解。在对患者作扼要的询问和重点检查后，应立即实施抢救。经初步处理，病情稳定后，方可详细询问病史。

5. 临终患者　临终患者常因对治疗无望而有孤独、拒绝、违拗、懊丧、抑郁等情绪，问诊时应特别关心，引导其作出反应。护士在与患者问诊的过程中常因刻意回避与"死亡"相关的问题而使问诊显得过于谨慎与沉重。临床上有相当部分患者知道其预后，部分患者虽不知情，但有可能从其他患者处察觉到自己的预后。故在与临终患者问诊前，护士应了解其是否已被告知或知晓自己的病情及预后。当患者需要了解并讨论其真实病情时，护士应给予患者感情支持，同时可根据患者的具体情况予以回答，回答问题应恰当中肯，避免对患者造成伤害，必要时可建议患者向主管医生咨询。

6. 儿童与老年人　不同年龄的患者，由于所处的生理心理发展阶段不同，参与问诊的能力也不同。如对于婴幼儿或较小的儿童，护士可通过观察或对其家长问诊而获取信息。5~6 岁以上的儿童，已经具备了问诊的能力，可让儿童本人参与问诊。老年人可能存在听力、视力、记忆力等功能的减退，问诊时应注意提高音量、减慢语速，采取面对面交流的方式，使其能看清你的口型及表情，说话简单、清楚，问题应限于确实需要询问的方面。

7. 认知障碍者　认知障碍者因不能回答问题或不能正确地回答问题而使问诊难以进行，护士可通过询问患者的家属、目击者或其他了解患者情况的相关人员以获取病史信息。

## 二、体格检查的基本方法

体格检查(physical examination)是指护士运用自己的感观或借助于体温表、血压计、叩诊锤、听诊器等简便的检查工具(图 2-1)，客观地评估患者身体状况的一组最基本的评估方法。体格检查一般在采集护理病史后进行，目的是为

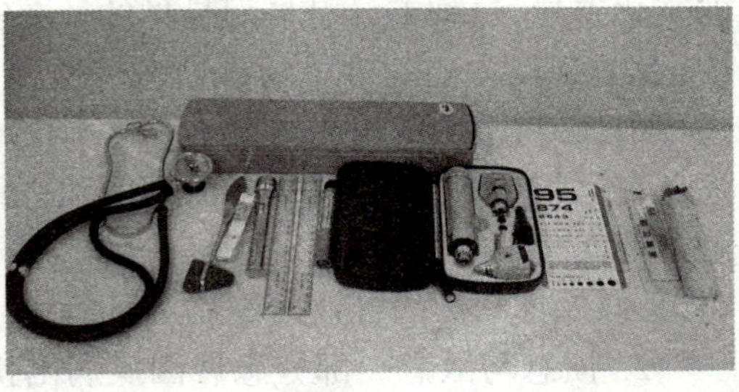

图 2-1　体格检查常用物品和器具

笔记

了进一步验证问诊过程中所获得的有意义的临床症状，发现患者存在的体征，为确立护理诊断提供客观依据。

知识链接

**体格检查常用物品和器具**

体温计、血压计、听诊器、叩诊锤、压舌板、手电筒、检眼镜、大头针或别针、直尺或卷尺、棉签、检耳镜、检鼻镜、鹅颈灯、音叉、近视力表、胶布、手套、纱布垫、润滑油、便携血氧脉搏仪等。

体格检查的基本方法有五种：视诊、触诊、叩诊、听诊和嗅诊。要达到熟练掌握和运用这些方法对患者进行全面、正确、规范、重点而有序的评估，不但需要扎实的医学与护理知识的指导，还须经过长期、反复的技能训练和临床实践。

体格检查时应注意：

1. 检查时环境应安静，室内应温暖，光线应适当，最好以自然光线为宜。

2. 护士应仪表端庄，举止大方，态度和蔼诚恳，关心、体贴患者，要以患者为中心，体现对其的关爱。

3. 检查前有礼貌地对患者作自我介绍，并说明体格检查的原因、目的和要求，以取得患者的密切配合。

4. 尽可能在患者面前洗净双手，避免交叉感染。护士应站在患者右侧，一般以右手进行评估。

5. 检查应按一定顺序进行，避免重复和遗漏。通常先观察一般状况，依次检查头、颈、胸、腹、脊柱与四肢及神经系统，必要时进行肛门、生殖器和直肠检查。

6. 检查手法应规范轻柔，被检查部位应充分暴露。应做到全面、正确、规范、重点和有序。

7. 根据病情变化及时进行复查，不断补充、修正检查的结果，以调整护理诊断和护理措施。

### (一) 视诊

视诊(inspection)是护士用视觉来观察患者全身或局部表现的检查方法。视诊可用于全身一般状态和部分体征的检查，如年龄、性别、发育、营养、意识状态、面容、表情、体位、姿势、步态等；局部视诊可用于了解身体各部分的改变，如皮肤、黏膜、头颅、胸廓、腹形、肌肉、骨骼、关节外形等。特殊部位如眼、耳、鼻的视诊还需借助于耳镜、鼻镜、检眼镜等进行检查。

视诊的方法简单，适用的范围广泛，不同部位的视诊其方法和内容不同。视诊可为评估提供重要的资料和线索，但必须有丰富的医学知识和临床经验，才能减少和避免“视而不见”的现象；只有深入、细致的观察，反复的临床实践，才能发现有意义的临床征象。

### (二) 触诊

触诊(palpation)是护士通过手接触被检查部位时的感觉，或观察患者的反应来判断身体某部有无异常的检查方法。通过触诊可以进一步明确视诊所不能明确的异常体征，如皮肤的温度和湿度、压痛、震颤、波动感、摩擦感以及包块的部位、大小、轮廓、表面性质、压痛、硬度、移动度等。触诊的适用范围很广，可遍及全身，尤以腹部

笔记

检查更为重要。手的不同部位对触觉的敏感度不同，由于指腹对触觉较为敏感，掌指关节的掌面皮肤对震动较为敏感，手背皮肤对温度较为敏感，因此触诊时多采用上述部位。

1. 触诊方法　触诊时，由于检查目的不同而施加不同的压力，据此可分为浅部触诊和深部触诊法。

(1) 浅部触诊法(light palpation)：是指将一手轻置于被检查部位，利用掌指关节和腕关节的协同动作，以旋转或滑动方式轻柔地进行触摸。浅部触诊可触及身体的深度为1~2cm，主要用于表浅部位(软组织、关节、浅部动脉、静脉、神经、阴囊、精索等)的检查，还有如皮肤温度、脉搏、震颤、心尖搏动、肌肉紧张度、触痛、浅表包块等的检查。另外，浅部触诊一般不引起患者痛苦，先以浅部触诊开始使患者逐渐适应，可为接受深部触诊做好心理准备(图2-2)。

(2) 深部触诊法(deep palpation)：检查时可用单手或两手重叠，由浅入深，逐渐加压以达到深部触诊的目的(图2-3)。深部触诊法触及的深度常常在2cm以上，有时可达4~5cm，主要用于检查腹腔脏器或病变的状态。根据检查目的和手法不同，可分为以下几种：

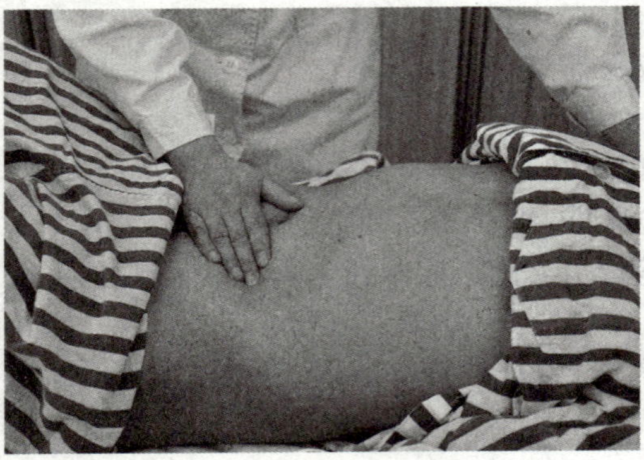

图2-2　浅部触诊法

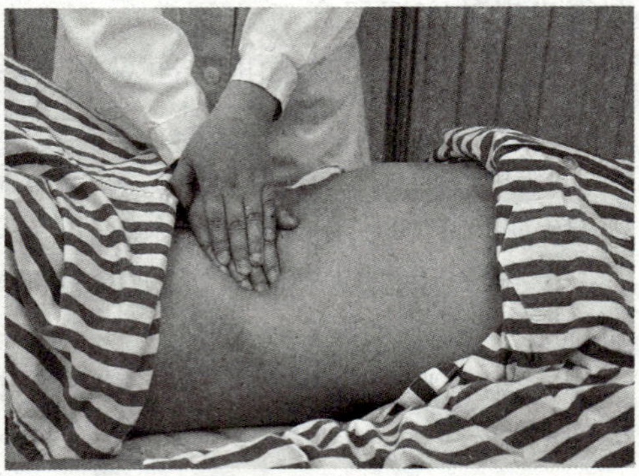

图2-3　深部触诊法

1) 深部滑行触诊法(deep slipping palpation)：检查时嘱患者张口呼吸，或与患者谈话以转移其注意力，使腹肌尽量放松。护士用右手以并拢的二、三、四手指末端逐渐触向腹腔的脏器或包块，在被触及的脏器或包块上做上下左右的滑动触摸。如为肠管或条索状包块，应沿其长轴向垂直的方向进行滑动触诊。该触诊法主要用于腹腔深部包块和胃肠病变的检查。

2) 双手触诊法(bimanual palpation)：将左手掌置于被检查脏器或包块的背后部，将被检查部位向右手方向托起，同时右手中间三指并拢平置于腹壁被检查的部位，以使被检查的脏器或包块位于两手之间，并能更接近于体表，有利于右手的触诊。此法多用于肝、脾、肾和腹腔肿物的检查。

3) 深压触诊法(deep press palpation)：用一个或两个并拢的手指逐渐深压腹壁被检查的部位，用于探测腹腔深在病变的部位或确定腹部压痛点，如阑尾压痛点、胆囊压痛点、输尿管压痛点等。检查反跳痛时，则是在手指深压的基础上迅速将手抬起，

笔记

并询问患者是否疼痛加重或观察面部是否出现痛苦的表情。

4）冲击触诊法（ballottement）：又称为浮沉触诊法。检查时右手并拢的示、中、环三个手指取70°~90°角，放置于腹壁被检查的部位，做数次急速而有力的冲击动作，在冲击腹壁时可出现腹腔脏器或包块在指端浮沉的感觉。冲击触诊法会使患者感到不适，一般只用于大量腹水时肝、脾及腹腔包块难以触及者（图2-4）。

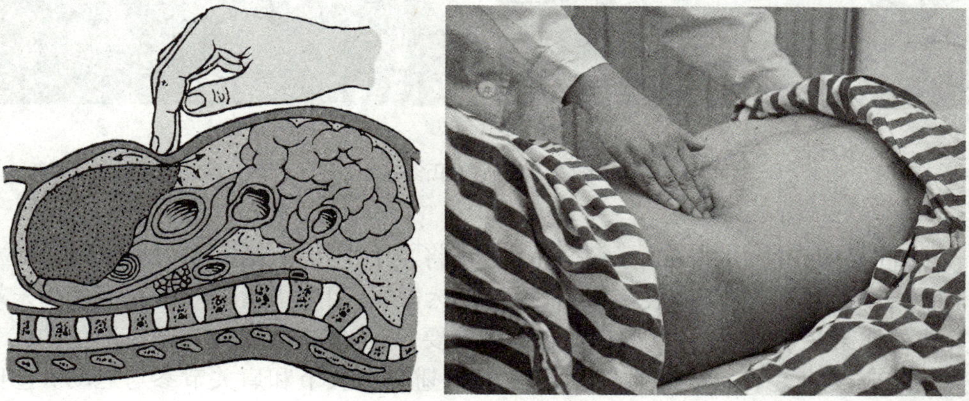

a　　b

图2-4　冲击触诊法

2. 注意事项

（1）触诊前应向患者解释触诊的目的，消除患者的紧张情绪，以取得密切配合。

（2）触诊的手应温暖，手法应轻柔，以免引起腹肌紧张，影响触诊效果。

（3）患者应采取适当体位，通常取仰卧位，双手置于体侧，双腿稍屈，腹肌尽可能放松。检查肝、脾、肾时可嘱患者取侧卧位。触诊下腹部时，应嘱患者排尿，必要时还须排便。

（4）触诊时应从健侧开始，逐渐触及疑有病变处，动作由浅入深，注意手下的感觉，随时观察患者的表情。

（5）触诊时护士应手脑并用，注意病变的部位、特点及解剖毗邻关系，以明确病变的来源和性质。

### （三）叩诊

叩诊（percussion）是指用手指叩击或手掌拍击体表的某一部位，使之震动而产生音响，根据震动和声响的特点来判断被检查部位的脏器有无异常的检查方法。叩诊多用于分辨被检查部位器官或组织的位置、大小、形状及其密度，如确定肺下缘位置、肺部病变大小与性质、心界大小与形状、腹水的有无与量等。在胸、腹部检查方面尤其重要。

1. 叩诊方法　根据叩诊的目的和手法的不同，可分为直接叩诊法和间接叩诊法。

（1）直接叩诊法（direct percussion）：护士右手中间三手指并拢，用其掌面直接拍击被检查的部位，根据拍击的反响和指下的震动感来判断病变情况的方法（图2-5）。适用于胸部、腹部范围较广泛的病变，如胸膜粘连或增厚、大量胸水或腹水、气胸等。

笔记

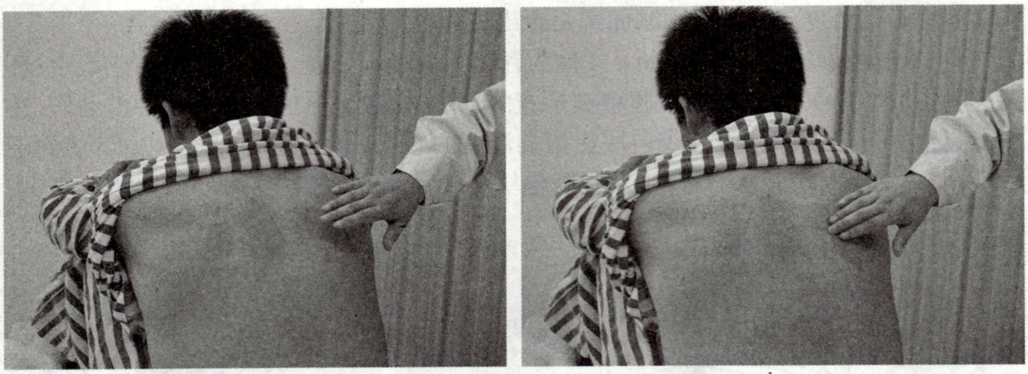

a　　　　　　　　b

图 2-5　直接叩诊法

(2) 间接叩诊法(indirect percussion):护士将左手中指第二指节紧贴于叩诊部位,其他手指稍微抬起,勿与体表接触;右手指自然弯屈,用中指指端叩击左手中指末端指关节处或第二节指骨的远端(图 2-6)。叩诊要领:①叩击方向应与叩诊部位的体表垂直。②应以腕关节与掌指关节的活动为主,避免肘关节和肩关节参与运动。③叩击动作要灵活、短促、富有弹性。④叩击后右手中指应立即抬起,以免影响对叩诊音的判断。⑤在同一部位叩诊可连续叩击 2~3 下,应避免不间断、连续地快速叩击,影响对叩诊音的分辨(图 2-7)。

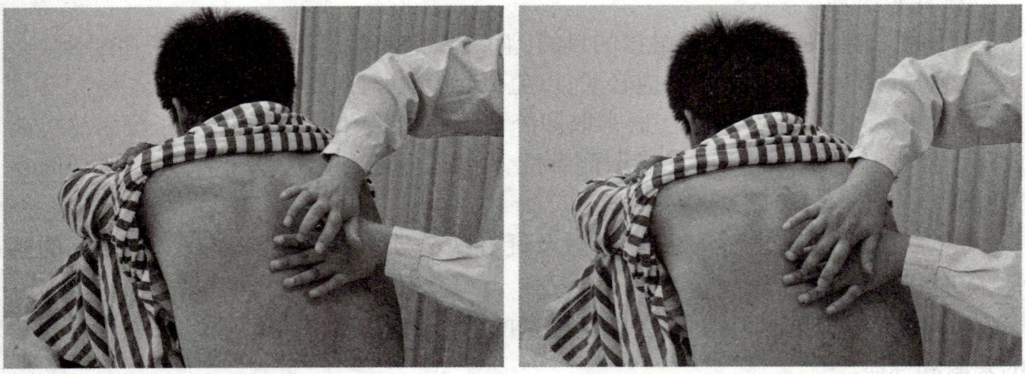

a　　　　　　　　b

图 2-6　间接叩诊法

此外,检查患者肝区或肾区有无叩击痛,护士可将左手手掌平置于被检查部位,右手握拳,用其尺侧叩击左手手背,询问或观察患者有无疼痛,此亦属于间接叩诊法。

2. 叩诊音　叩诊音(percussion sound)是指叩诊时被叩击部位产生的反响。叩诊音的不同取决于被叩击器官或组织的密度、弹性、含气量及与体表的间距。临床上根据叩诊音音响的频率、振幅和是否乐音的不同,分为清音、浊音、实音、鼓音、过清音五种。

(1) 清音(resonance):是一种音调较低、音响较强、振动时间较长的听诊音。为正常肺部的叩诊音,提示肺组织的弹性、含气量、致密度正常。

(2) 浊音(dullness):是一种音调较高,音响较弱,振动持续时间较短的叩诊音。正常见于叩击被少量含气组织覆盖的实质脏器时,如叩击心脏或肝脏被肺段边缘所覆盖的部分;在病理状态下肺组织含气量减少如肺部炎症时的叩诊音。

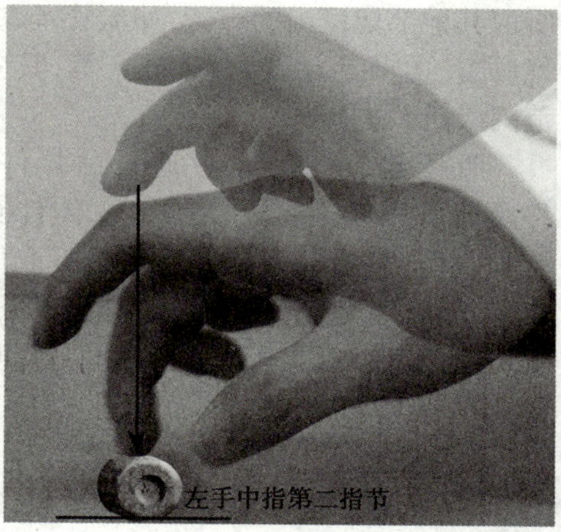

图 2-7 间接叩诊法示意图

(3) 实音(flatness):是一种音调较浊音更高,音响更弱,振动持续时间更短的叩诊音。正常情况下,见于叩击心脏和肝脏等实质脏器无肺组织覆盖时;在病理状态下可见于大量胸腔积液或肺实变等。

(4) 鼓音(tympany):是一种和谐的乐音,如同击鼓声,音响比清音更强,振动持续时间也较长,在叩击含有大量气体的空腔脏器时产生。正常情况下可见于胃泡区和腹部;病理情况下可见于肺内浅表大空洞、气胸、气腹等。

(5) 过清音(hyperresonance):介于鼓音与清音之间属于鼓音范畴的一种变音,音调较清音低,音响较清音强。临床上常见于肺组织含气量增多、弹性减弱时,如肺气肿。正常儿童亦可叩出相对过清音。

3. 注意事项

(1) 环境应安静,以免噪音影响叩诊音的判断。

(2) 根据叩诊部位不同,患者应采取适当体位,如叩诊胸部可取坐位或卧位,叩诊腹部时常取仰卧位。

(3) 叩诊时应充分暴露检查部位,注意对称部位的比较与鉴别。

(4) 叩诊时不仅要注意叩诊音的变化,还要注意不同病灶震动感的差异。

(5) 叩诊操作应规范,用力要均匀适当,叩诊力量应视不同的检查部位、病变组织范围大小、位置深浅或性质等情况而定。

### (四) 听诊

听诊(auscultation)是护士用耳直接或借助听诊器听取患者身体各部分活动时发出的声音判断其正常与否的一种检查方法。广义的听诊还包括听取患者发出的任何声音,如语声、咳嗽、呃逆、嗳气、呻吟、啼哭、呼吸音、呼叫声、肠鸣音、关节活动音及骨擦音等。听诊是体格检查的重要手段,在心、肺检查中尤其重要,如用于听诊呼吸音、心音、杂音、心律失常等。

1. 听诊方法 根据使用听诊器与否,听诊可分为直接听诊和间接听诊两种方法。

(1) 直接听诊法(direct auscultation):是将耳直接贴附于患者的体表上进行听诊。因此法所能听到的体内声音很弱,目前仅在某些特殊和紧急情况下采用。

(2) 间接听诊法(indirect auscultation):是借用听诊器进行听诊的检查方法。此法方便,可在任何体位听诊时应用。因听诊器对器官活动的声音有放大作用,且能减少环境中噪音的干扰,所以听诊效果好。间接听诊法除用于心、肺、腹部的听诊外,还可

笔记

听取其他部位发出的声音，如血管音、皮下气肿音、关节活动音、骨摩擦音等，其应用范围广泛。

听诊器（stethoscope）通常由耳件、体件及软管3部分组成（图2-8）。体件有钟型和膜型两种，钟型体件适用于听取低调声音，如二尖瓣狭窄的舒张期隆隆样杂音；膜型体件适于听取高调声音，如心音、呼吸音、肠鸣音等。

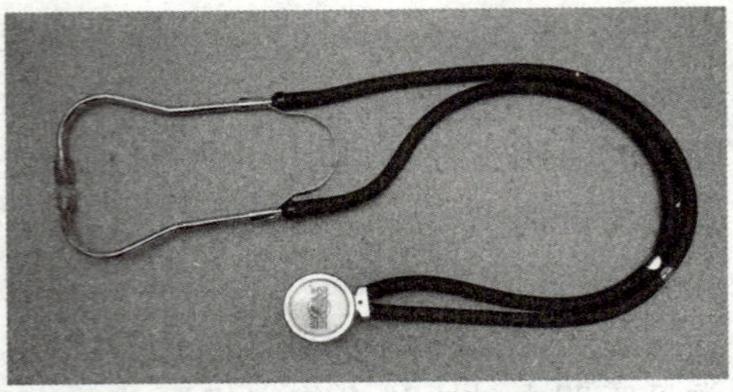

图2-8　听诊器

2. 注意事项

(1) 听诊环境要安静、温暖、避风，以避免噪音及因寒冷引起的肌束颤动所产生的附加音影响听诊效果。

(2) 应根据病情和听诊的需要，嘱患者采取适当、舒适的体位。

(3) 要正确使用听诊器。听诊前应注意检查耳件弯曲的方向是否正确；硬管、软管的管腔是否通畅；钟型体件使用时应轻触体表被检部位，但应避免体件与皮肤摩擦而产生的附加音；膜型体件使用时应紧触体表被检查部位的皮肤。

(4) 切忌隔着衣服听诊，体件要直接接触并紧贴皮肤，以获取确切的听诊结果。

(5) 听诊时注意力要集中，听诊肺部时要摒除心音的干扰，而听诊心音时要摒除呼吸音的干扰，必要时嘱患者调控呼吸配合听诊。

### (五) 嗅诊

嗅诊（olfactory examination）是通过嗅觉来分辨发自患者的异常气味与疾病之间关系的检查方法。这些来自患者皮肤、黏膜、呼吸道、胃肠道、呕吐物、排泄物、分泌物、血液或脓液等的异常气味，可为临床护理提供有价值的线索。常见的异常气味及临床意义如下：

1. 汗液味　正常人的汗液无强烈的刺激性气味。如闻到酸性汗味，常见于风湿热等发热性疾病或长期服用阿司匹林等解热镇痛药物者；特殊的狐臭味见于腋臭患者；脚臭味可见于脚癣合并感染者。

2. 呼气味　浓烈的酒味见于酒后；刺激性蒜味见于有机磷中毒；烂苹果味见于糖尿病酮症酸中毒者；氨味见于尿毒症者；肝腥味见于肝性脑病。

3. 呕吐物　单纯食物性胃内容物略带酸味。若呕吐物呈酸臭味提示食物在胃内滞留时间过长；呕吐物呈粪臭味则见于低位肠梗阻。

4. 痰液味　正常痰液无特殊气味。如闻及血腥味见于大量咯血者；若呈恶臭味提示可能为厌氧菌感染，见于支气管扩张或肺脓肿。

5. 脓液味　脓液有恶臭者提示可能有气性坏疽或厌氧菌感染。

6. 粪便味　粪便有腐败性臭味多为消化不良导致；腥臭味见于细菌性痢疾；肝腥味则见于阿米巴痢疾。

7. 尿液味　尿液有浓烈的氨味见于膀胱炎，由于尿液在膀胱内被细菌发酵所致。

笔记

## 学习小结

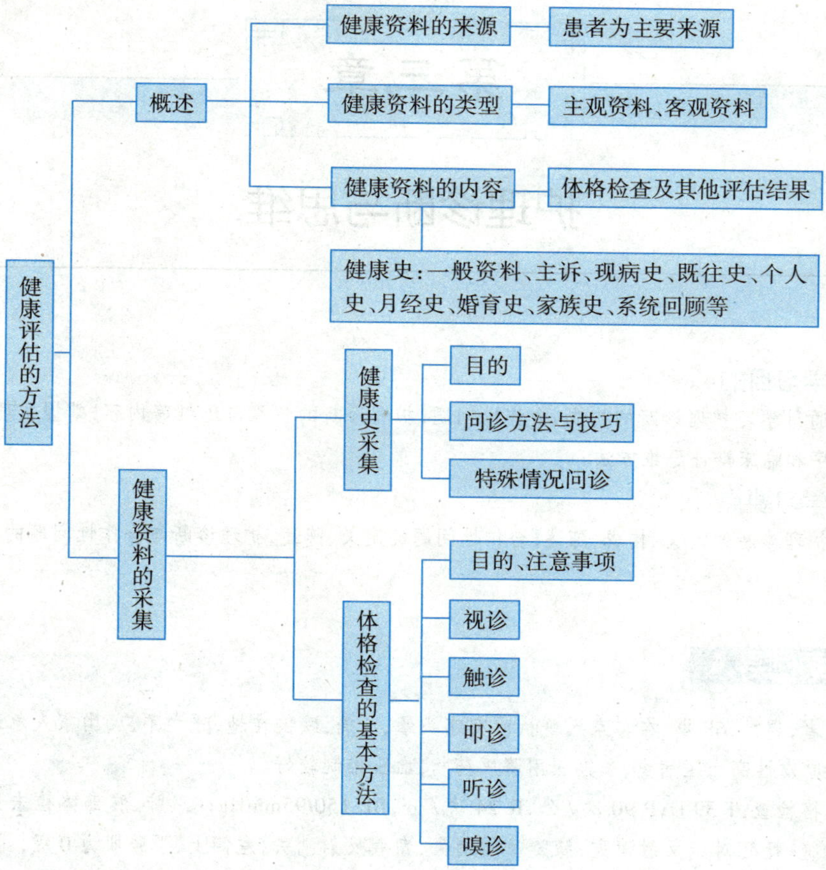


（李壮苗）

## 复习思考题

1. 健康资料的完整收集应包括哪些方面？
2. 如何合理有序地组织问诊过程及根据不同情况应用问诊技巧？
3. 正常情况下胸部可获得的叩诊音有哪些？

# 第三章

# 护理诊断与思维

**学习目的**

通过学习护理诊断的构成、合作性问题，护理诊断的步骤与思维等内容，掌握护理诊断的程序和临床辩证思维方法。

**学习要点**

护理诊断的定义、构成、陈述，合作性问题的定义、陈述，护理诊断与合作性问题的区别。

**案例导入**

患者，男性，68岁，在与家人争执时突感头晕、头痛，跌倒在地，呼之不应，由家人急送入院。患者有原发性高血压病史，长期服用降压药物，血压控制较好。

体格检查：T 39℃，P 90次/分，R 24次/分，BP 150/95mmHg；心、肺、腹部体检未见异常；神经系统：瞳孔对光反射消失，膝腱反射消失，角膜反射消失，左侧上、下肢肌力0级，排便排尿失禁。

1. 根据上述资料，该患者可能发生了什么问题？
2. 根据现有评估资料，列举该患者的主要护理诊断与相关因素。

**重点提示**

结合案例从护理诊断构成、类型、陈述等方面进行思考。

## 第一节 护理诊断

### 一、护理诊断的定义

护理诊断（nursing diagnosis）是护士针对个体、家庭、社区对现存的或潜在的健康问题/生命过程的反应所作的临床判断。护理诊断为选择护理措施以达到护士可负责的结局提供了依据。该定义于1990年由北美护理诊断协会（North American

笔记

Nursing Diagnoses Association, NANDA)提出并通过。

护理诊断的定义表明护理的内涵与实质是诊断和处理人类对现存的和潜在健康问题的反应。护理的对象包括患者、健康人;护理的范围也从个体扩展到家庭及社区。此外,护理诊断不仅关注患者现有的健康问题,同时还关注潜在的健康问题,体现护理的预见性。

## 二、护理诊断的构成

NANDA 将护理诊断分为现存性、危险性、健康促进护理诊断和综合征。

### (一) 现存性护理诊断

现存的护理诊断(actual nursing diagnoses)是对患者已出现的对健康状况或生命过程的反应所作的临床判断。现存性护理诊断由名称、定义、诊断依据和相关因素 4 部分组成。

1. 诊断名称(label) 名称是对患者健康状态或疾病反应的概括性描述,以简明扼要的术语表达诊断的意义。按照 NANDA 分类法Ⅱ规定护理诊断名称可由 7 个部分组成,包括诊断概念、时间、护理单位、年龄、健康状态、部位和修饰语,但这 7 个组成部分可以不要求同时出现在一个护理诊断中。

2. 定义(definition) 即对护理诊断名称清晰、准确的描述,并以此与其他诊断相鉴别。每个护理诊断都有与之相应的特征性的定义。即使部分护理诊断的名称相似,但仍可从其各自的定义上发现彼此的差别。如"便秘"是指个体处于一种正常排便习惯发生改变的状态,主要特征为排便次数减少和(或)排出干、硬便;"感知性便秘"是指个体自我诊断为便秘,并通过应用缓泻剂、灌肠和栓剂以保证每天排便 1 次;"结肠性便秘"则指个体处于因食物残渣通过停滞,以致其排便型态以干、硬便为特征的状态。

3. 诊断依据(defining characteristics) 即作出护理诊断的临床判断标准,多来自经健康评估后所获得的有关患者健康状况的主观和客观资料,或者是危险因素。诊断依据可分为:①主要依据:为作出某一护理诊断必须具备的依据。②次要依据:是指作出某一护理诊断时有支持作用的依据,但不一定每次作出该诊断时都存在的依据。例如,护理诊断"体温过高"的主要诊断依据是:体温高于正常范围;次要依据是:皮肤发红,触之有热感;呼吸频率增快;心动过速;痉挛或惊厥等。

4. 相关因素(related factors) 即指可能造成或影响患者健康状况或个人处境的因素,为促成护理诊断成立和维持的原因或情境。相关因素主要来自以下四个方面。

(1) 病理生理因素:如"体温过高"的相关因素可能是体温调节障碍、脱水、排汗能力下降或不能排汗。

(2) 治疗因素:如患者接受肾上腺皮质激素治疗时出现的库欣综合征,恶性肿瘤患者接受化疗出现脱发,可引起"身体意象紊乱"等护理问题。

(3) 心理因素:如"营养失调:低于机体需要量"可以是心理因素引起摄入减少,或消化吸收营养障碍所致;如"便秘"也可因应激事件引起患者情绪波动所致。

(4) 情境因素:即涉及环境、有关人员、生活习惯、生活经历、角色等方面的因素。如"睡眠型态紊乱"的相关因素可以是心情焦虑、环境改变、工作压力过大等;如"营养失调:高于机体需要量"的相关因素可以是不良的饮食习惯、缺乏运动或饮食结构不

笔记

合理等。

(5) 成熟发展因素：指与年龄相关的各个方面发展情况，包括认知、生理、心理、社会、情感等的发展状况，比单纯年龄因素所包含的内容更广泛。如老年人“躯体活动障碍”的相关因素可以是机体老化带来的活动或运动能力减退所致。

护理诊断的相关因素往往涉及多个方面，一个护理诊断通常不只与单一方面的相关因素有关。如“睡眠型态紊乱”的相关因素可以是伤口疼痛、心情焦虑、连续输液、住院环境改变等各种因素所致。

### (二) 危险性护理诊断

危险性护理诊断(risk nursing diagnoses)是护士对易感的个体、家庭、社区对健康状况或生命过程可能出现反应所作出的临床判断。作出此类诊断，必须要有“危险因素”作为依据。如长期卧床患者存在“有皮肤完整性受损的危险”；白血病患者血小板计数减少存在“有出血的危险”；患者免疫能力低下则存在“有感染的危险”。因此，这一类型的护理诊断要求护理人员具有预见性，当患者存在导致易感性增加的危险因素时，要能够预测到可能会出现的健康问题。其护理诊断由名称、定义和危险因素 3 部分组成。

1. 名称　即患者对健康状况或疾病可能出现的反应的描述，以“有……危险”表述，如“有皮肤完整性受损的危险”、“有受伤的危险”。

2. 定义　与现存性诊断相同，应清楚、准确地表明某一诊断的定义。

3. 危险因素　即指导致患者健康状况改变发生可能性增加的因素，是确认有危险的护理诊断的依据。其来源与现存性护理诊断的相关因素相同。

### (三) 健康促进护理诊断

健康促进护理诊断(health-promotion nursing diagnoses)是护士对个体、家庭或社区增进健康、实现人的健康潜力的动机和愿望作出的临床判断。如“母乳喂养有效”、“有增进精神健康的趋势”、“执行治疗方案有效”等。健康促进护理诊断仅包含名称而无相关因素。

### (四) 综合征

综合征(syndrome)是对一组由特定且同时发生的，最好采用相似的措施进行干预的、现存的或潜在的护理诊断。如“强暴创伤综合征”、“有废用综合征的危险”等。综合征的表述也仅有名称。

## 三、护理诊断的陈述

护理诊断的陈述是对个体或整体健康状态的反应及相关因素或危险因素的描述，可有 3 种陈述方式：三部分陈述、两部分陈述和一部分陈述。

### (一) 陈述分类

1. 三部分陈述　即 PES 公式。其中 P 代表问题(problem)，即护理诊断名称；E 代表原因(etiology)，即相关因素；S 为症状和体征(signs and symptoms)，也包括实验室检查与辅助检查的结果。如“活动无耐力(P)：活动后心悸、气促(S)：与心功能不全所致心输出量减少有关(E)。”三部分陈述多用于现存的护理诊断，在护士熟练应用时可省略 S 部分。

2. 二部分陈述　即 PE 公式。包含诊断名称和相关因素，常用于有危险的和可能

笔记

的护理诊断。如“有皮肤完整性受损的危险:与患者长期卧床有关”;“有感染的危险:与营养不良有关”。

3. 一部分陈述 仅包含诊断名称(P),如“寻求健康行为”,常用于健康的护理诊断。对于健康的护理诊断来说,相关因素是不必要的,因其均具有共同的提高健康水平的意愿。

## (二)陈述护理诊断的注意事项

1. 规范使用NANDA认可的护理诊断名称,而不是医疗诊断、某一症状、护理目标或护理措施,不可随意创造护理诊断。如NANDA认可的护理诊断名称为“体温过高”,不应写成“体温升高”或者“体温上升”等臆造的护理诊断名称。

2. 相关因素的陈述,应使用“与……有关”的方式。必须明确每个护理诊断的相关因素,为每一个护理诊断找出明确的相关因素非常重要,相关因素应是导致此护理诊断出现的最直接原因。确定病因必须是护理人员职责范围内可以独立处理的。如“清理呼吸道无效:与体弱、咳嗽无力有关”比“清理呼吸道无效:与肺气肿伴感染有关”更具针对性,明确导致清理呼吸道无效的直接原因是患者体弱和咳嗽无力。

### 课堂讨论互动

患者,男性,50岁,上消化道出血伴柏油样便,两位护士在收集、分析和归纳资料的基础上分别作出与之相关的护理诊断。现将所作的护理诊断陈述如下。

护士A:上消化道出血 与十二指肠球部溃疡有关。

护士B:排便异常:柏油样便 与进食不规则所致消化性溃疡有关。

请分析并判断上述两位护士的陈述是正确的吗?为什么?

3. 在陈述护理诊断时,应明确每个护理诊断只能解决一个实际的护理问题,但允许一个问题包含多个病因。同一护理诊断可因相关因素不同而具有不同的护理措施,例如“清理呼吸道无效:与术后伤口疼痛有关”、“清理呼吸道无效:与痰液黏稠有关”,均是“清理呼吸道无效”的问题,但前者的护理措施是帮助患者在保护伤口、不加重疼痛的前提下将痰咳出,后者是使痰液稀释而易于咳出。因此,只有相关因素正确,才能选择有效的护理措施。

4. “知识缺乏”这一护理诊断的陈述方式是“知识缺乏(具体的):缺乏……的知识”。在陈述时应注意描述具体的知识,而不应写得太笼统,或者直接写上医疗诊断的名称。如“知识缺乏:缺乏冠心病方面的知识”应改为“知识缺乏:缺乏冠心病饮食方面的知识”,后者更为具体而有利于护理人员实施护理措施和评价护理目标的达成。同时不要书写成“知识缺乏:与……有关”的陈述结构,会使得整个结构缺乏逻辑。

5. 陈述护理诊断时,应避免将临床表现误认为是相关因素。如“疼痛:胸痛:与心绞痛有关”应改成“疼痛:胸痛:与心肌缺血缺氧有关”。再如“睡眠型态紊乱:与醒后不易入睡有关”,醒后不易入睡是其临床表现,而非相关因素。

6. 在书写护理诊断时要避免引起法律纠纷的护理诊断陈述方式。

7. 相关因素有时从已有的资料分析中无法确定,则可以写成“与未知因素有关”,护理人员需进一步收集资料,明确相关因素。

### 四、护理诊断与医疗诊断的区别

医疗诊断是医生使用的名词，用于确定一个具体疾病或病理状态，以指导治疗。护理诊断是护士使用的名词，用于判断个体或群体对健康问题的现存的、潜在的、健康的、综合的反应，以指导护理。医疗诊断的侧重点在于对患者的健康状态及疾病的本质作出判断，特别是要对疾病作出病因诊断、病理解剖诊断和病理生理诊断，而护理诊断则侧重于对患者现存的或潜在的健康问题或疾病的反应作出判断。每个患者的医疗诊断数目较少且在疾病发展过程中相对稳定，护理诊断数目较多，并可随着患者病情发展的不同阶段和不同反应而随时发生变化。

## 第二节　合作性问题

### 一、合作性问题的定义

在临床护理实践中存在某些虽未被包含在现有护理诊断体系中，但确实需要护理干预的情况。鉴此，1983 年 Carpenito 提出了合作性问题（collaborative problems）的概念，又可称为潜在并发症（potential complications）。由此，可以将护理人员需要提供护理的情况分为两大类：一类是护士可以通过护理措施独立预防和处理的，属于护理诊断；另一类是需要与其他医务人员，尤其是与医生合作方可解决的，属于合作性问题。

合作性问题是指不能通过护理措施独立解决的由疾病、治疗、检查所引起的并发症。对于合作性问题，护士的职责在于通过观察监测，及时发现和预防问题的发生和发展，并协助医生共同处理，以减少并发症的出现。但并非所有的并发症都是合作性问题，如果是护士能独立处理和预防的并发症，属于护理诊断；护士不能预防和独立处理的并发症才是合作性问题。

### 二、合作性问题的陈述

合作性问题往往不用 PES 公式来陈述，它有其独特的表达方式，即“潜在并发症：×××”或“PC：×××”，如“潜在并发症：心力衰竭”、“潜在并发症：出血性休克”、“潜在并发症：胎儿窘迫”。在书写合作性问题时，应注意在之前写上“潜在并发症”，一旦被护士诊断为潜在并发症，就说明患者可能发生或正在发生某种并发症，护士应注意病情监测，及时发现并发症的发生，及早与医生配合共同处理。在书写合作性问题时，护士应确保不要漏写“潜在并发症”，以表明与之相关的是护理措施，以此与医疗诊断相区别。

### 三、护理诊断与合作性问题的区别

护理诊断是有关个人、家庭或社会对现存的或潜在的健康问题和生命过程的一种临床判断。这些反应属于护士职责范围内的，并能通过护理手段解决的。如“体温过高”时护士可以通过给予患者冰袋、物理降温等护理措施来达到降温的目的。再如患者长期卧床导致皮肤受压相关的“有皮肤完整性受损的危险”，肌肉、骨骼疾病不能

笔记

活动导致的"有废用综合征的危险"等均为护理诊断。合作性问题则是需要医生、护士、技师多方面的协作来解决，对于合作性问题护士的作用重点在于监测，护士运用医嘱和护理措施来共同处理以减少或解决并发症的发生。如急性广泛前壁心肌梗死的患者于发病后 24 小时内最易出现频发期前收缩、室性心动过速，甚至室颤等严重的心律失常，由于护士无法通过护理措施预防心律失常并发症的发生，护士的职责是通过连续的心电监测，及时发现严重的心律失常，此时应提出"潜在并发症：心律失常"这一合作性问题。再如"潜在并发症：脑出血"，护士只能通过连续心电监护和瞳孔的检查来发现术后有无发生脑出血，同时在制定护理目标时也需要注意这一点。护理诊断与合作性问题的区别见表 3-1。

表 3-1 护理诊断与合作性问题的区别

| 护理诊断 | 合作性问题 |
|---|---|
| 描述各种类型的人类反应 | 包含人类反应：主要指疾病、治疗和检查所产生的生理并发症 |
| 护士能作出诊断 | 护士能作出诊断 |
| 护士独立治疗和预防（需要护嘱） | 护士协助医生治疗和预防（需要医嘱） |
| 护理焦点：预防和治疗，独立性的护理活动 | 护理焦点：预防、监测疾病发生和情况变化；有时是独立性护理活动，更多的是监测和预防 |
| 变化慢 | 变化快 |

# 第三节 护理诊断程序

护理诊断的形成包括 4 个步骤：资料的收集、资料的整理、资料的分析、选择并确定护理诊断，整个过程需要临床辩证思维方法，而后尚需动态地观察和验证护理诊断。

## 一、收集、整理资料

### （一）资料的收集

收集资料是作出护理诊断的基础，护士收集到的有关患者的资料是否全面、正确将直接影响护理诊断及护理计划的准确性。收集资料的重点在于确认患者目前和既往的健康状况、对治疗和护理的反应、潜在健康问题的危险因素、对更高健康水平的期望等。

### （二）资料的整理

1. 资料的核实　为保证资料的全面、真实与准确，在完成收集资料后首先要做的就是对资料进行核实。

（1）资料的全面性：根据收集资料的不同组织形式的要求，逐项检查是否遗漏。所收集的资料不仅包括患者的身体健康和功能状况，还包括心理健康和社会适应情况；不仅要获取有关患者健康状况的主观资料，还要获取客观资料。这些资料除了经

笔记

体检获得,还包括实验室及其他检查的结果。

(2)资料的真实性和准确性:在收集资料的过程中,可能因护士、患者及辅助检查器械等因素的干扰,从而影响所收集资料的真实性和准确性。为此,护士应根据具体情况对资料的真实性和准确性作出恰当的判断,确认是否存在上述情况导致资料的相互矛盾和不真实。一旦发现,护士一定要采取适当的方式及时予以纠正。

2. 资料的分类 在将经问诊、体格检查、实验室和特殊检查所获得的资料进行综合归纳的基础上,将相关资料组合在一起进行分类。常用的分类方法如下:

(1)生理-心理-社会系统模式:将资料按生理系统、心理系统和社会系统进行分类组织。该系统模式源于传统的身体系统模式,随着医学模式的转变,又增加了心理、社会内容,便形成了目前国内护理评估较常用的系统模式。

(2)功能健康型态模式:按照 Marjory Gordon 的 11 项功能性健康型态对资料进行分类。该分类方法与临床上常用的护理诊断分类法能够相对应,从而帮助护士顺利找出护理诊断,并作为护士收集、整理、分析资料的框架,目前已得到越来越广泛的应用。

(3)Maslow 需要层次模式:按需要层次将资料分为生理需要、安全需要、爱与归属的需要、尊重与被尊重的需要及自我实现的需要 5 个方面。

(4)人类反应型态模式:2001 年 NANDA 在分类法Ⅰ的基础上提出了新的护理诊断分类系统,即分类法Ⅱ。这一分类系统是在马乔里·戈登(Marjory Gordon)功能性健康型态基础上进行的改进和发展,更具有可操作性。

## 二、分析、归纳资料

资料的分析是对所收集的资料及其相互关系进行解释和推理,以作出尽可能合理的解释,提出护理诊断及相关因素。

1. 寻找有意义的资料和线索 护士利用所学的基础医学知识、护理学知识、人文社会学科知识及自己的临床经验,根据不同年龄阶段、家庭、社会、文化背景等,对所收集到的资料与评估模式进行全面比较,以发现异常所在。

2. 找出可能的护理诊断及其相关因素 根据所找到的有意义资料及其相互关系,作出可能的合理解释,并形成诊断假设。再经进一步的分析和推理,提出可能的护理诊断及相关因素。然后再根据所提出的护理诊断及相关因素,寻找其他可能支持或否定的资料与线索。

## 三、确定护理诊断

护士经过反复综合、分析、推理,对所提出的护理诊断进行评价和筛选,并对照相应的护理诊断依据以确认这些资料与假设的一个或几个护理诊断的主要诊断依据及次要诊断依据之间的匹配关系,确定符合该护理诊断的定义特征,即作出恰当的初步护理诊断,并找出明确的相关因素。

1. 护理诊断的名称应规范 护理诊断同医疗诊断一样,具有严谨性、科学性。应使用 NANDA 认可的护理诊断,不可随意编造护理诊断。护理诊断名称的统一与标准化有利于护士之间的探讨与交流,有利于与国际接轨,有利于护理教学的规范,也有

笔记

利于护理学科的发展。

2. 选择护理诊断必须恰当、准确　护理诊断是制定护理计划的依据，这就要求提出的护理诊断要恰当、准确。在NANDA护理诊断中，有些护理诊断的概念非常接近，需要根据定义和诊断依据仔细加以甄别。

3. 严格依照诊断依据　诊断依据是作出护理诊断的判断标准。护士必须熟知每一个护理诊断的依据，并在临床工作中不断实践提高。

4. 遵循"一元化"原则　即在护理诊断中尽量用一个护理诊断名称解释多种健康问题的原则。"一元化"的主要适用情况是由一种原因造成的多种结果，而这多种结果可用一个适用范围大的护理诊断涵盖。

5. 验证和修订诊断　初步护理诊断是否正确，应在临床护理实践中进一步验证。护士需要进一步收集资料或核实数据，以确认或否定诊断性假设。客观、细致地观察病情变化，随时提出问题，查阅文献寻找证据，对新的发现、新的检查结果不断进行反思，予以解释，是进一步验证和修订护理诊断的方法。此外，随着患者健康状况的改变，其对健康问题的反应也在改变。因此，还要通过动态的评估以维持护理诊断的有效性。

6. 护理诊断的排序　护理诊断确立后，若同时存在多个护理诊断和合作性问题时，还需要将这些护理诊断或合作性问题按其重要性和紧迫性排出主次顺序。通常按优先诊断、次优诊断、其他诊断的顺序排列，同时还应注意排序的可变性。

(1) 优先诊断的确定：优先诊断是指威胁患者生命的紧急情况，需要护士立即采取措施处理的护理诊断。如气道(airway)、呼吸(breathing)、心脏或循环(cardiac/circulation)等的问题，以及生命体征(如体温、血压、脉搏等)异常的问题等。

(2) 次优诊断的确定：次优诊断是指虽然尚未处于威胁生命的紧急状态，但需要护士及早采取措施，以避免情况的进一步恶化。如意识改变、急性疼痛、急性排尿障碍、感染的危险、受伤的危险、实验室检查异常(如高钾血症等)，以及需要及时处理的医疗问题(如糖尿病患者未注射胰岛素)等。

(3) 其他诊断的确定：其他诊断对患者的健康同样重要，但对护理措施的必要性和及时性的要求并不严格。如知识缺乏、家庭应对障碍、活动耐力下降等。

(4) 排序的可变性：根据问题的严重程度及问题之间的相互关系，护理诊断的排序可相应发生变化。如某患者因急性疼痛(次优诊断)而发生呼吸受限(诊断问题)，但由于疼痛是引起呼吸受限的原因，此时疼痛应为优先诊断，应排在呼吸受限之前。

所确立的护理诊断是否全面、准确与资料的收集、整理和分析过程密切相关，需要在临床实践中培养发现问题、分析问题及解决问题的能力，并需反复实践，才能逐渐熟练掌握、运用。

## 第四节　临床辩证思维方法

辩证思维是指以变化发展的视角认识事物的思维方式，是唯物辩证法在思维中的运用，是科学认识论的基础。辩证思维有三种方法：对立统一、量变质变、否定之否定。对立统一规律是反映存在特点的规律，量变质变规律和否定之否定规律则为反

笔记

映运动特点的规律。在健康评估过程中，护士分析患者疾病，不仅要分析患者的病症表现，还要分析其产生的原因（相关因素），更要注意变化发展趋势（潜在并发症），判断可能导致的严重后果；要善于抓住主要矛盾，更要注意矛盾地位、性质的变化，把看似独立的病症放到更大的生理 - 心理 - 社会系统中去认识、去把握。

1. 应用认识论观点，强调临床实践的重要性 临床护理实践不只是简单的技术操作。每个患者都有各自不同的情况，患者病情不同，经济条件不同，存在问题不同，因此每个患者的评估方法都具有个性或特殊性。同时每个患者的护理过程都有旧矛盾的解决和新矛盾的产生，需要不断地对护理方案进行调整和修正，这就需要护士对患者存在的问题有正确清晰的认识，而正确的认识来源于实践。

2. 坚持系统论观点，提高健康评估的整体性 在护理诊断的思维过程中，要有系统论整体化的观念，在健康评估时不仅仅从生理、病理、心理层面，还要从社会、精神和文化等多层面去评估，根据之间的相互关系，全面地反映健康问题的身心反应，找出健康问题的相关因素，针对性地制订护理措施，从而为服务对象提供包含生理、心理、社会等要素在内的整体性护理照顾。

3. 借助矛盾论观点，突出护理问题的主次性 矛盾是指事物内部或者外部关系互相对立、互相依存的辩证关系。在临床护理中也存在主要矛盾和次要矛盾的关系。因患者的病情不同，疾病发展或康复治疗的阶段不同，主要矛盾（健康问题）也发生变化，因此必须对患者进行个体化的评估分析，坚决抓住主要矛盾，恰当处理次要矛盾，统筹兼顾，确定个体化的护理诊断与计划，这是临床护理的艺术体现。

4. 培养评判性思维，探究诊断思维的科学性 评判性思维是具有一定目标的思维过程，以客观证据作为作出判断的依据，具有逻辑推理、深思熟虑、质疑、自主思维等特点。在评估过程中运用评判性思维能使收集的资料更具相关性、更有深度；确定护理诊断时，不仅能发现现存的护理问题，而且能预测其潜在问题，还能确定有助于健康的各种因素；能够深入地思考问题，对于患者即将发生的问题及时采取有效的措施，并能根据患者的需要调整措施；在评价效果时能分析护理诊断的正确性、目标的适当性，以及促进或阻碍目标实现的相关因素等，从而改进护理工作。

**课堂讨论互动**

评判性思维在护理实践应用中的重要性有哪些？

因此，护士应学习和掌握临床辩证思维方法，自觉将这些方法内化为自己的思维方式和思维习惯，灵活应用比较、分类、分析、归纳、演绎、综合等多种思维活动，对具体的护理问题进行综合比较、逻辑联系、判断推理，并能够运用在临床护理实践中，最终提高护理服务水平。

## 学习小结

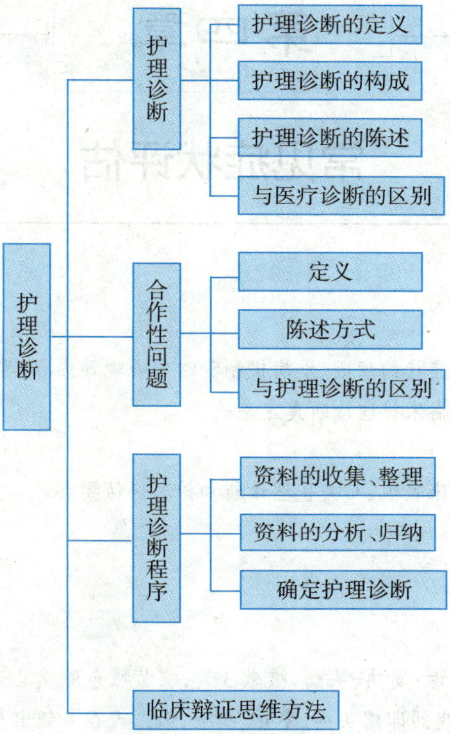


（李壮苗）

## 复习思考题

1. 护理诊断的陈述方法有几种？分别用于描述哪种护理诊断？请举例说明。

2. 患者，男性，59岁。以“间断呼吸困难2年，加重伴乏力3天”为主诉就诊，护士经评估得出“气体交换受损　与左心衰竭致肺淤血有关”、“活动无耐力　与心排血量下降有关”。请问该患者的护理诊断应如何排序？相关因素属于什么因素？

# 第四章

# 常见症状评估

**学习目的**

通过学习临床常见症状的病因、发病机制和临床表现等内容，学会常见症状的护理评估方法，熟悉评估要点，为临床护理诊断奠定基础。

**学习要点**

临床常见症状的临床表现、相关护理诊断和护理评估要点。

**案例导入**

患者，男性，18岁，主诉：发热、头痛、咳嗽3天，咳黄绿色脓痰2天。现病史：3天前与同学相邀前往村前小河游泳，夜间即感头痛、发热、咳嗽，第二天在乡镇卫生院测T 39.8℃，予以酚氨咖敏口服，每日3次，每次1粒。昨晨起咳咯黄绿色脓性痰，量较多，每日体温维持在39℃以上。既往无特殊病史。体格检查：T 39.2℃，P 104次/分，R 22次/分，BP 120/78mmHg。精神萎靡，两肺可闻及痰鸣音。实验室检查：血常规：WBC $25.1\times10^9$/L，N 82%，L 15%，RBC $4.82\times10^{12}$/L，HGB 135g/L；CRP 73mg/L；胸片X线示：双肺纹理明显增粗。

分析：1. 分析该患者的发热原因、发病机制，并区分热型。

2. 针对该患者的评估要注意哪些方面？另外还应关注什么问题？

**重点提示**

试从临床常见症状的概念、表现特点、评估内容、评估要点及护理诊断方面进行思考。

症状（symptom）是护士健康评估的主要内容，也是反映病情的重要指标之一。疾病的症状很多，同一疾病可有不同的症状，不同的疾病又可有某些相同的症状。本章仅对临床上较为常见的症状加以阐述。

## 第一节 发　热

发热（fever）是机体在致热原作用下或各种原因引起体温调节中枢的调节点

笔记

(setpoint,SP)上移,致使体温超过正常范围。发热是机体对致病因子的一种防御反应,人体的正常体温主要受体温调节中枢的调控,通过一系列的神经、体液反应,调节机体的产热和散热过程,从而使体温维持在一个动态恒定的范围,以保证内环境的相对稳定。一般口温为36.3~37.2℃,腋温为36.0~37.0℃,肛温为36.5~37.7℃。正常情况下,人体体温受机体内外许多因素的影响,如季节、环境、运动、时间、女性月经周期等,一般体温清晨2~5点略低,午后2~5点体温略高;剧烈运动、劳动或进餐后也可稍升高,但波动范围不会超过1℃。

近几年世界范围内大流行疾病常以发热为早期出现的体征,如传染性非典型肺炎(SARS)、$H_7N_9$禽流感、季节性流感(含甲型$H_1N_1$流感)、登革热、埃博拉出血热、中东呼吸综合征(Middle East respiratory syndrome,MERS)等。

## 一、病因与发病机制

### (一)病因

1. 感染性发热(infectious fever)　细菌感染如结核、伤寒、丹毒、肺炎、心内膜炎、细菌性痢疾、肺脓肿、肝脓肿等;病毒感染如流感、麻疹、肠道病毒感染、乙型脑炎、传染性肝炎、传染性非典型肺炎(SARS)、$H_7N_9$禽流感、登革热、埃博拉出血热、中东呼吸综合征(MERS)等;原虫感染如疟疾、阿米巴病;其他如支原体、立克次体、螺旋体、真菌、寄生虫等感染。不论是急性、亚急性或慢性,局部性或全身性,均可出现发热。

2. 非感染性发热(noninfective fever)

(1)无菌性组织坏死物质的吸收:如手术、大面积烧伤等组织蛋白分解释放出内生性致热原引起的吸收热。

(2)免疫性疾病:免疫系统攻击自身组织,造成炎性反应,如结缔组织病、风湿热、血清病等。

(3)体温调节中枢功能失常:致热因素直接作用于体温调节中枢,使体温调定点上移后发出调节冲动,使产热大于散热,中枢性发热(centric fever)见于脑出血、中暑、颅脑损伤等。

(4)自主神经功能紊乱:夏季高温、精神紧张、剧烈运动后、月经前及妊娠初期都可有低热现象。

### (二)发病机制

1. 致热原性　致热原发热包括四个作用环节:①外源性致热原(exogenous pyrogen);②内源性致热原(endogenous pyrogen);③体温中枢"调定点"上升;④调定点上移后引起调温效应器的反应。外源性致热原,又称发热激活物(pyrogenic activator),病原体及其产物、抗原-抗体复合物、炎性渗出物及无菌性坏死组织、致热性类固醇等通过激活血液中的中性粒细胞、嗜酸性粒细胞、单核巨噬细胞系统,使其产生并释放内源性致热原,又称白细胞致热原(leukocytic pyrogen),如白细胞介素、肿瘤坏死因子、干扰素等通过血脑屏障直接作用于体温调节中枢的体温调定点(setpoint),使之上移,体温调节中枢发出调温指令,一方面通过垂体分泌激素使代谢增加或通过运动神经使骨骼肌收缩(寒战)而产热增多,另一方面通过交感神经使皮肤血管及竖毛肌收缩,停止排汗,散热减少,以上综合作用促使体温升高。

笔记

2. 非致热原性

(1) 体温调节中枢直接受损，如颅脑外伤、出血、炎症等。

(2) 产热过多：如癫痫大发作、全身肌肉剧烈抽搐、甲状腺功能亢进、代谢增加。

(3) 散热减少：如先天性汗腺缺陷症、皮肤广泛鱼鳞病等。

## 二、临床表现

### (一) 热型

热型（fever type）是指将发热患者在不同时间测得的体温数值分别记录在体温单上，将各体温数值点连接起来成体温曲线，该曲线的不同形状称为热型。根据体温波动情况，临床上分为稽留热、弛张热、间歇热、回归热、波状热、不规则热等。

1. 稽留热（continued fever）　稽留热是指体温明显升高在39.0~40.0℃及以上，持续数天或数周，24小时内体温波动相差不超过1℃。常见于大叶性肺炎、$H_7N_9$禽流感、中东呼吸综合征（MERS）、斑疹伤寒及伤寒高热期（图4-1）。

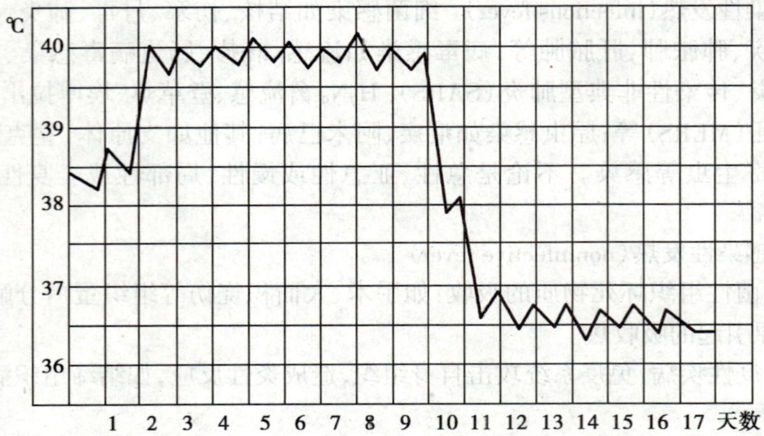


图4-1　稽留热

2. 弛张热（remittent fever）　弛张热又称败血症热型，体温常在39.0℃以上，波动幅度大，24小时内波动范围超过2℃，但最低点仍在正常水平以上的体温曲线类型（图4-2）。常见于败血症、风湿热、重症肺结核及化脓性感染等。

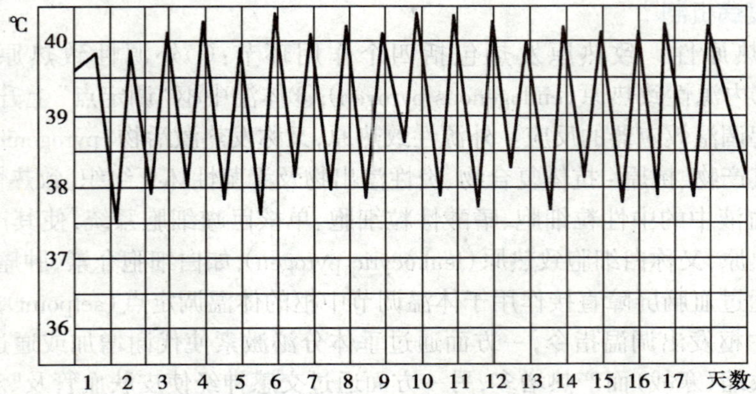


图4-2　弛张热

笔记

3. 间歇热（intermittent fever）　体温骤然升达高峰，持续数小时，又迅速降至正常水平，无热期可持续 1 天至数天，如此高热期与无热期反复交替出现（图 4-3）。常见于疟疾、急性肾盂肾炎等。

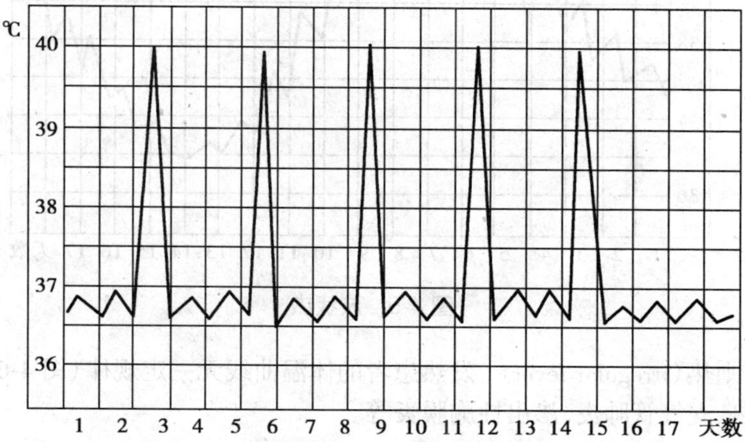


图 4-3　间歇热

4. 回归热（recurrent fever）　体温急剧上升至 39~40℃及以上，持续数天后骤降到正常水平，高温期和无热期各持续若干天后规律性交替一次的体温曲线类型（图 4-4）。可见于回归热、霍奇金（Hodgkin）病等。部分病例体温急剧上升至 39~40℃及以上，于第 3~5 天体温降至正常，但是若干日后体温又再升高，称为双峰热（double peak fever）或鞍型热。可见于脊髓灰质炎、登革热等。

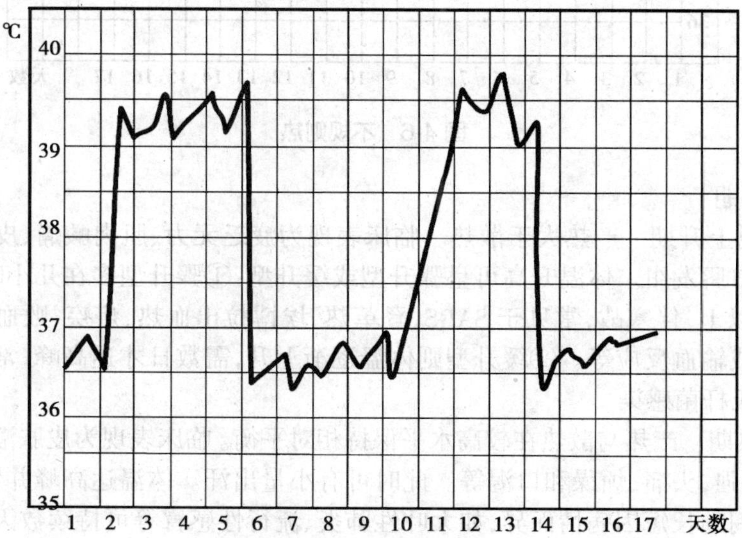


图 4-4　回归热

5. 波状热（undulant fever）　体温逐渐上升达 39℃或以上，发热数日后逐渐下降至正常水平，持续数日后又再逐渐升高，如此反复多次。常见于布氏杆菌病（图 4-5）。

笔记

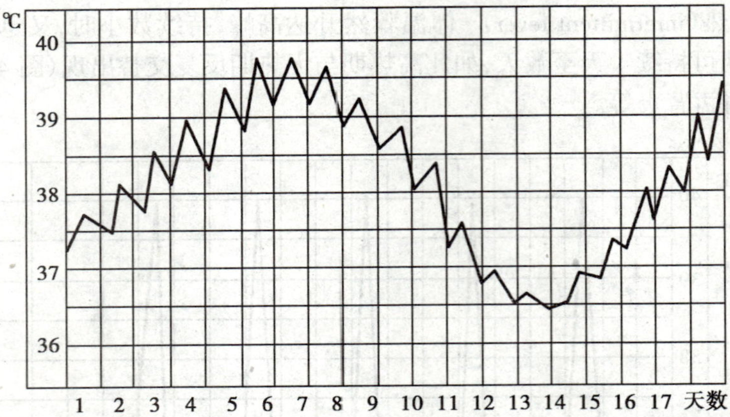


图 4-5　波状热

6. 不规则热（irregular fever）　发热患者的体温曲线无一定规律（图 4-6），可见于结核病、风湿热、支气管肺炎、渗出性胸膜炎等。

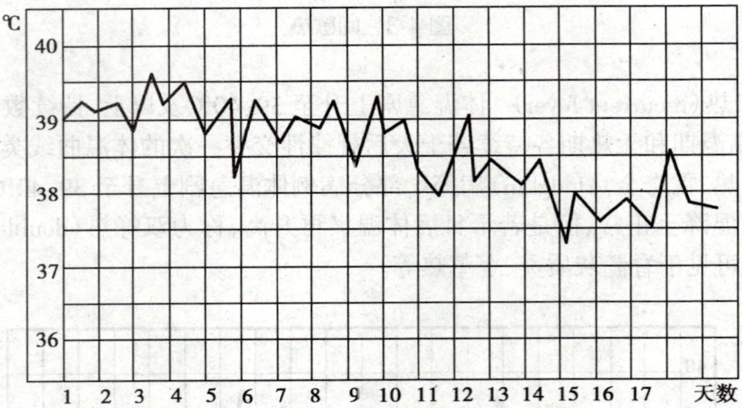


图 4-6　不规则热

### （二）热期

1. 体温上升期　产热大于散热。临床表现为疲乏无力、肌肉酸痛、皮肤苍白、畏寒或寒战，口唇发绀。体温升高可呈骤升型或缓升型：①骤升型多在几小时内体温升39~40℃或以上，伴寒战，常见于SARS、登革热、埃博拉出血热、疟疾、败血症、大叶性肺炎、输液或输血反应等。②缓升型则体温逐渐上升，需数日才达高峰，常见于伤寒、结核病、布氏杆菌感染。

2. 高热期　产热与散热在较高水平保持相对平衡。临床表现为皮肤潮红而灼热，呼吸加速加强，头痛，烦躁和口渴等。此时可有小量出汗。体温达高峰并保持一段时间，持续时间的长短因病情而异，如大叶性肺炎、流行性感冒等可持续数天，疟疾可持续数小时。

3. 体温下降期　散热大于产热。体温下降可呈骤降型或渐降型：

（1）骤降型是指体温于数小时内骤然降至正常水平，伴大量出汗，较易虚脱或休克，常见于疟疾、大叶性肺炎、恙虫病、输液反应等。

(2) 渐降型是指体温于数日内逐渐降至正常水平,如风湿热、伤寒等。

## 三、评估要点

### (一) 病史

询问患者有无受凉、进不洁饮食;有无服药、输血、输液,有无肺炎、疟疾、败血症等有关病史。此外,还要注意发热的流行病学情况,如是否到过瘟疫流行地区,有无传染病患者接触史,对流行性出血热、乙型脑炎、流行性脑脊髓炎的诊断有重要意义。

### (二) 发热特点

1. 起病情况　询问患者起病的时间、季节;起病缓急,是突然发热(如大叶性肺炎)还是体温逐渐增高(如伤寒)。

2. 发热程度、热期、热型　测量患者体温值,判断是高热还是低热,根据患者的体温变化,评估其体温值波动范围;发热是持续性还是间歇性,同时观察伴随的症状与体征。

3. 退热情况　评估患者发热是骤退或渐退,自动退热或用药后退热,并注意用药名称、剂量、用法、疗效等。

### (三) 伴随症状

1. 寒战　常见于SARS、登革热、埃博拉出血热、MERS、大叶性肺炎、败血症、疟疾、输液反应、输血反应等。

2. 咳嗽、咳痰、胸闷、胸痛　提示肺部感染,如SARS、MERS支气管肺炎、肺脓肿、胸膜炎等。

3. 腹痛、腹泻　见于消化系统感染,如急性胃肠炎、阑尾炎、急性胰腺炎等。

4. 头痛、恶心、呕吐　尤其是喷射性呕吐提示中枢系统感染,如脑膜炎、脑炎、脑脓肿、结核性脑膜炎。

5. 皮疹　见于水痘、猩红热、天花、麻疹、斑疹伤寒、伤寒、风湿热、红斑狼疮等。

6. 出血倾向　多见登革热、埃博拉出血热、流行性出血热、钩端螺旋体病、血液系统疾病、过敏性紫癜等。

7. 淋巴结肿大　如传染性单核细胞增多症、急性淋巴细胞白血病。

8. 脾肿大　见于黑热病、疟疾、伤寒。

### (四) 对人体功能性健康型态的影响

体温下降期患者,尤其是应用退热药物或年老体弱的患者,观察患者有无食欲与体重的下降,记录24小时出入液量,观察并判断有无口渴、皮肤黏膜干燥及弹性下降、双侧眼球凹陷、谵妄等脱水表现,以上都属于营养与代谢型态方面的评估内容;此外,评估患者有无认知与感知型态(精神状态、意识情况等)的改变;发热是否影响睡眠型态、排泄型态(便秘、腹泻、少尿)等。

### (五) 诊断、治疗与护理经过

发热后是否用药,包括药物种类、剂量与疗效如何;是否进行血、痰、粪、尿常规等细菌学检查等,其结果如何;有无相关护理干预措施,效果如何。

## 四、护理诊断

1. 体温过高　与致热原有关;与体温调节中枢功能障碍有关。

笔记

2. 体液不足　与体温下降期出汗过多和(或)液体摄入量不足有关。
3. 营养失调:低于机体需要量　与长期发热代谢率增高及营养物质摄入不足有关。
4. 口腔黏膜改变　与发热所致的口腔黏膜干燥有关。
5. 舒适度改变　与高热引起的全身肌肉酸痛有关。
6. 潜在并发症　惊厥;意识障碍。

**知识拓展**

**埃博拉出血热**

埃博拉出血热是由埃博拉病毒引起的一种急性出血性传染病。主要通过接触患者或感染动物的血液、体液、分泌物和排泄物等而感染,临床表现主要为突起发热、出血和多脏器损害。本病潜伏期为2~21天,一般为8~10天。尚未发现潜伏期有传染性。埃博拉出血热病死率高,可达50%~90%。埃博拉病毒对热有中度抵抗力,60℃灭活病毒需要1小时,100℃ 5分钟即可灭活。目前尚无预防埃博拉出血热的疫苗,严格隔离控制传染源、密切接触者,追踪、管理和加强个人防护是防控埃博拉出血热的关键措施。

来源:中华人民共和国国家卫生和计划生育委员会:埃博拉出血热防控方案(第二版)

(张雅丽　刘丽艳)

## 第二节　咳嗽与咳痰

咳嗽(cough)是呼吸道黏膜受到刺激后引发的紧跟在短暂吸气后的一种保护性反射动作,其反射受大脑皮质的控制,是呼吸道系统疾病常见症状。但是咳嗽也有不利的一面,例如咳嗽可使呼吸道内感染扩散,剧烈的咳嗽可导致呼吸道出血,甚至诱发自发性气胸等。痰是气管、支气管的分泌物或肺泡内的渗出液,借助咳嗽将呼吸道内过多分泌物排出体外的动作称为咳痰(expectoration)。

**知识链接**

**中东呼吸综合征**

中东呼吸综合征是一种由新型冠状病毒(中东呼吸综合征冠状病毒)引起的病毒性呼吸道疾病。冠状病毒为一类大型家族病毒,可引起从感冒到严重急性呼吸综合征等一系列疾病。该病毒于2012年首次在沙特阿拉伯得到确认。其典型症状包括:咳嗽、发热和气短。肺炎较为常见,但并非总会出现。

来源:世界卫生组织 http://www.who.int/mediacentre/factsheets/mers-cov/zh/

### 一、病因与发病机制

#### (一) 病因

1. 呼吸系统疾病　为引起咳嗽与咳痰最常见的病因。从咽喉到小支气管的黏膜受到刺激均可引起咳嗽。刺激以喉部杓状间腔和气管分叉部的黏膜最为敏感。包括:①呼吸道异物的吸入。②刺激性气体的吸入。③感染:各种病原体引起的急性上呼吸

笔记

道感染、肺炎、慢性支气管炎、支气管扩张、中东呼吸综合征、肺结核。④出血。⑤肿瘤：支气管肺癌等。⑥变态反应性疾病：支气管哮喘。

2. 胸膜疾病　胸膜炎或胸膜受刺激，如自发性气胸、胸膜腔穿刺等。

3. 心血管系统疾病　二尖瓣狭窄或左心衰竭引起的肺淤血与肺水肿时，肺泡和支气管内含有浆液性或血性漏出物，刺激支气管黏膜，引起咳嗽；或因右心及体循环静脉栓子脱落引起肺栓塞等也可引起咳嗽。

4. 中枢神经系统疾病　中枢神经病变如脑炎、脑膜炎等刺激大脑皮质与延髓的咳嗽中枢。

5. 其他 习惯性咳嗽、胃食管反流疾病（gastroesophageal reflux disease，GERD），以及药物因素如血管紧张素转换酶抑制剂引起的慢性咳嗽等。

## （二）发病机制

1. 咳嗽　由于延髓咳嗽中枢受到刺激所引起。刺激主要来自呼吸道黏膜、肺泡和胸膜，经迷走神经、舌咽神经和三叉神经的感觉神经纤维传入脑干的咳嗽中枢，再经喉下神经、膈神经、肋间神经及脊神经等传出神经分别将冲动传至喉头肌、膈肌、肋间肌及其他呼吸肌，引起咳嗽动作，同时把异物排出。

反射途径如下：

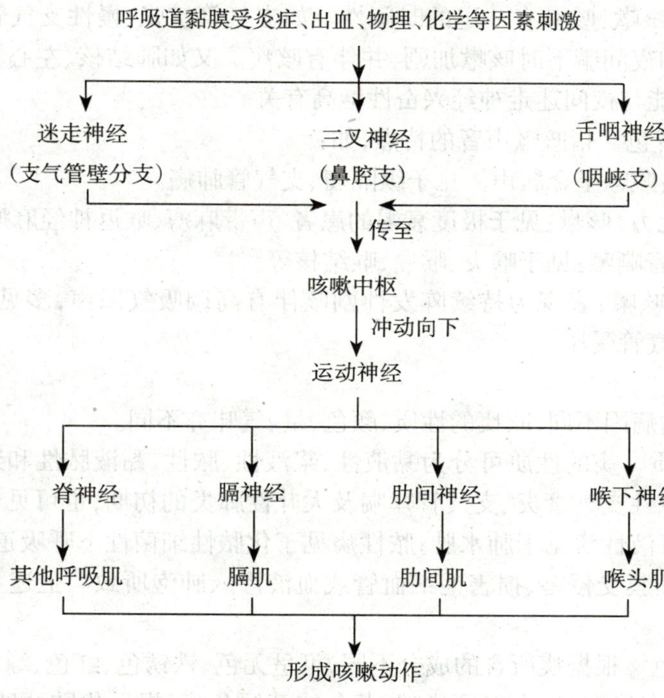


2. 咳痰　正常支气管黏液腺和杯状细胞只分泌少量黏液，保持呼吸道湿润，当咽、喉、气管、支气管和肺受到生物性、物理性、化学性、过敏性等因素刺激时，组织充血、水肿，毛细血管壁通透性增高，腺体分泌增加，渗出物与黏液、吸入的尘埃和组织坏死物等混合形成痰液，借支气管黏膜上皮细胞的纤毛运动，支气管肌肉收缩及咳嗽的冲力将其排出体外。

笔记

## 二、临床表现

### (一) 咳嗽

咳嗽的病因不同,临床表现也不同。根据咳嗽的性质、节律、音色、出现时间及其伴随症状等临床表现有助于疾病的诊断及鉴别诊断,咳嗽时间小于3周称急性咳嗽,咳嗽时间大于3周小于8周称为亚急性咳嗽,大于8周为慢性咳嗽。

1. 咳嗽的性质

(1) 干咳:咳嗽无痰或痰量甚少称干咳,其特点为咳嗽短促、断续、音调高,可呈单发、散发或阵发性咳嗽,常见于急性咽喉炎、急性支气管炎早期、胸膜炎、肺结核和肺癌等。

(2) 湿咳:咳嗽伴痰液称湿咳,多为连续性,见于慢性支气管炎、肺炎、支气管扩张和肺脓肿等。

2. 咳嗽出现的时间与节律

(1) 经常性咳嗽(长期慢性咳嗽):咳嗽的时间长达数年、数十年。见于慢性呼吸道及肺疾病,如慢性咽炎、慢性喉炎、慢性支气管炎、支气管扩张、慢性肺脓肿、肺结核、硅肺病等。

(2) 发作性咳嗽:见于气管异物、百日咳、气管受压(肿大淋巴结、肿瘤压迫)等。

(3) 周期性咳嗽:咳嗽有一定的时间性。如支气管扩张、慢性支气管炎与肺脓肿常在早晨起床和夜间躺下时咳嗽加剧,并伴有咳痰。又如肺结核、左心功能不全夜间咳嗽加重,这可能与夜间迷走神经兴奋性增高有关。

3. 咳嗽的音色　指咳嗽声音的特点,如:

(1) 金属调:咳嗽呈金属声。见于纵隔瘤、支气管肺癌。

(2) 无声(无力)咳嗽:见于极度衰竭的患者、声带麻痹、喉返神经麻痹等。

(3) 咳嗽声音嘶哑:见于喉炎、喉癌、喉结核等。

(4) 鸡鸣样咳嗽:表现为持续阵发性剧咳伴有高调吸气回声,多见于百日咳、会厌、喉部疾患或气管受压。

### (二) 咳痰

引起咳痰的病因不同,咳痰的性质、颜色、量、气味亦不同。

1. 痰的性质　痰的性质可分为黏液性、浆液性、脓性、黏液脓性和浆液血性。黏液性痰多见于急性支气管炎、支气管哮喘及大叶性肺炎的初期,也可见于慢性支气管炎、肺结核等;浆液性痰见于肺水肿;脓性痰见于化脓性细菌性下呼吸道感染;血性痰是由于呼吸道黏膜受侵害、损害毛细血管或血液渗入肺泡所致。上述各种痰液均可带血。

2. 痰的颜色　根据痰所含的成分不同,可呈无色、铁锈色、红色、绿色等。无色透明痰,见于急性支气管炎、支气管哮喘;黄色或黄绿色痰,提示化脓菌感染;铁锈色或褐色见于肺炎球菌肺炎;咳红色、粉红色泡沫样痰见于肺水肿。

3. 痰量　痰量少者仅数毫升,见于呼吸道炎症初期;痰量多者可达数百毫升,见于支气管扩张、肺脓肿等。

4. 痰的气味　正常人痰液无气味,当肺组织坏死或感染时有臭味,厌氧菌感染有特殊的恶臭味,见于支气管扩张、肺脓肿。

笔记

## 三、评估要点

### (一) 病史

在询问时要注意有无呼吸系统、耳鼻咽喉、心血管系统的病史。是否接触职业粉尘、尘螨、花粉、化学试剂、化学制品等；儿童呛咳是否有异物吸入或支气管淋巴结肿大，阵发性痉挛性咳嗽伴蝉鸣音是否有百日咳患儿接触史；成年人是否有吸烟史等。

### (二) 症状特点

1. 咳嗽的特点　评估患者咳嗽、咳痰是突发性还是渐进性，是持续性还是间歇性；咳嗽程度是轻是重，是单声还是连续性咳，或者发作性剧咳；在何种体位时咳嗽、咳痰加剧；咳嗽与睡眠的关系，是昼夜间的咳嗽还是晨起时加剧及咳痰有无变化；病程的长短，是急性还是慢性。

2. 痰液的性状　包括痰量、颜色、气味、黏稠度。痰量一般以24小时为准，痰量减少提示病情好转，痰量增多提示支气管和肺的炎症加重。但应注意当有支气管阻塞时，痰不能顺利排出，临床上虽然表现为痰量减少，实际上病情仍在发展。

### (三) 伴随症状

1. 发热　多见于呼吸系统感染、胸膜炎、肺结核等。

2. 胸痛　多见于各种肺炎、胸膜炎、支气管肺癌、肺梗死和自发性气胸等。

3. 大量脓痰　将痰收集静置后出现明显分层现象，多见于支气管扩张症和肺脓肿患者。

4. 呼吸困难　见于喉水肿、喉肿瘤、支气管哮喘、慢性阻塞性肺疾病、重症肺炎、肺结核、大量胸腔积液、气胸、肺淤血、肺水肿、气管及支气管异物等。

5. 咯血　见于肺结核、支气管扩张症、肺脓肿、支气管肺癌、二尖瓣狭窄等。

6. 杵状指(趾)　主要见于支气管扩张症、肺脓肿、支气管肺癌和脓胸等。

7. 哮鸣音　见于支气管哮喘、心源性哮喘、气管与支气管异物；也可见于支气管肺癌引起支气管与大支气管不完全阻塞，此时，喘鸣音为局限性分布呈吸气性。

### (四) 对人体功能性健康型态的影响

有无食欲下降、明显消瘦等营养与代谢型态的改变；有无日常生活活动受限等活动与运动型态的改变；有无因夜间咳嗽、咳痰引起失眠等睡眠与休息型态的改变。

### (五) 诊断、治疗及护理经过

评估患者是否做过X线检查、痰脱落细胞学检查、纤维支气管镜检查等，以判断患者是否有支气管癌可能。此外，询问患者是否服用过止咳、祛痰药，药物的种类、剂量及疗效。有无采用促进排痰的护理干预措施，效果如何等。

## 四、护理诊断

1. 清理呼吸道无效　与痰液黏稠有关；与极度衰竭、无力咳嗽有关；与胸、腹部手术后引起的无效咳嗽有关。

2. 营养失调：低于机体需要量　与长期频繁咳嗽所致能量消耗增加、营养摄入不足有关。

3. 睡眠型态紊乱　与夜间频繁咳嗽有关。

4. 潜在并发症　自发性气胸。

（吴素清）

## 第三节　咯　血

咯血（hemoptysis）是指喉及喉部以下呼吸道及肺部的出血经口腔咯出者，是呼吸系统常见症状之一，包括大量咯血、血痰或痰中带血。大咯血时血液从口鼻涌出，常可阻塞呼吸道，造成窒息死亡。

### 一、病因与发病机制

#### （一）病因

咯血原因很多，主要见于呼吸系统疾病和心血管疾病。

1. 呼吸系统疾病　为咯血常见病因。

(1) 支气管疾病：常见有支气管扩张症、支气管肺癌等。少见的有支气管静脉曲张、支气管非特异性溃疡。

(2) 肺部疾病：常见有肺结核、肺脓肿等。少见的有肺梗死、转移性肺癌等。在我国，肺结核为咯血的首要原因。

2. 循环系统疾病

(1) 肺淤血：常见于二尖瓣狭窄致左心功能不全肺淤血，表现为痰中带血丝、小量咯血或咯粉红色泡沫样痰。

(2) 肺梗死：因心房内或体循环静脉血栓脱落到肺动脉及其分支，形成肺梗死。见于细菌性心内膜炎、血栓性静脉炎。表现为咳嗽、胸痛、咯血、呼吸困难。

(3) 肺动脉高压：某些先天性心脏病，如原发性肺动脉高压症、房间隔缺损、室间隔缺损、动脉导管未闭等引起肺动脉高压时，可引起咯血。

3. 全身性疾病

(1) 血液病：白血病、血小板减少性紫癜、再生障碍性贫血等。

(2) 急性传染病：流行性出血热、肺出血型钩端螺旋体病等。

(3) 风湿性疾病：系统性红斑狼疮，结节性多动脉炎等。

4. 子宫内膜异位症(替代性月经)　成年女性发生与月经周期相应的周期性咯血。

5. 特发性咯血　通过各种检查未能发现病变、找到病因的咯血，称为特发性咯血。常呈一次或反复咯血。

#### （二）发病机制

1. 呼吸系统疾病

(1) 支气管疾病：因炎症、肿瘤等损伤支气管黏膜或病灶处毛细血管，使其通透性增加或黏膜下血管破裂所致。

(2) 肺部疾病：多因病变处毛细血管通透性增高，血液渗出，致痰中带血丝或小血块；若小血管因病变侵蚀破裂，可引起中等量咯血；空洞壁小动脉瘤破裂，或继发的支气管扩张形成的动静脉瘘破裂，则可引起大量咯血。

2. 循环系统疾病　出血多由肺淤血致肺泡壁或支气管内膜毛细血管破裂所致，为小量咯血或血丝痰；支气管黏膜下层支气管静脉曲张破裂，常为大咯血；急性肺水

笔记

肿或急性左心衰时，咯浆液性粉红色泡沫样血痰。

## 二、临床表现

1. 年龄　青壮年咯血常见于肺结核、支气管扩张、二尖瓣狭窄等。40 岁以上有长期大量吸烟史者，应高度注意支气管肺癌的可能性。儿童慢性咳嗽伴少量咯血与低色素贫血，须注意特发性含铁血黄素沉着症的可能。

2. 咯血量　咯血量的多少与受损血管的性质及数量有直接关系，与病情的严重程度不完全一致。

(1) 少量咯血：表现为痰中带血，每日咯血量在 100ml 以内。

(2) 中等量咯血：每日咯血量 100~500ml。

(3) 大咯血：表现为咯出满口血或短时内咯血不止，每日咯血量达 500ml 以上，或一次咯血 100~500ml，常伴呛咳、脉搏细速、出冷汗、呼吸急促、面色苍白、紧张不安和恐惧感。主要见于空洞型肺结核、支气管扩张和慢性肺脓肿。

**课堂讨论互动**

临床患者口鼻腔大量出血时，如何判断出血部位和出血量？

3. 咯血的颜色　咯血颜色与性状则因不同病因而异。

(1) 肺结核、支气管扩张等所致的咯血，颜色多鲜红。

(2) 铁锈色血痰主要见于肺炎球菌肺炎。

(3) 左心衰竭肺水肿所致的咯血为浆液性粉红色泡沫样痰。

(4) 肺梗死引起的咯血为黏稠暗红色血痰。

4. 并发症　大咯血可产生的并发症，常见的如下：

(1) 窒息：为咯血直接致死的重要原因。表现为大咯血过程中咯血突然减少或中止，继之气促、胸闷、烦躁不安或紧张、大汗淋漓、颜面青紫，重者意识障碍。常发生于急性大咯血、极度衰竭无力咳嗽者。

(2) 肺不张：多因血块堵塞支气管所致。表现为咯血后出现呼吸困难、胸闷、气急、发绀，呼吸音减弱或消失。

(3) 继发感染：因咯血后血液滞留于支气管所致。表现为咯血后发热、体温持续不退、咳嗽加剧，伴局部干、湿啰音。

(4) 失血性休克：表现为大咯血后出现脉搏增快、血压下降、四肢湿冷、烦躁不安、少尿等。

## 三、评估要点

### (一) 病史

询问患者有无结核病接触史、多年吸烟史、职业性粉尘接触史、生食海鲜史及月经史，咯血前有无恶心等症状。青壮年咯血常见于肺结核、支气管扩张症、二尖瓣狭窄等；40 岁以上的有长期吸烟史者，应高度注意支气管肺癌的可能性；儿童慢性咳嗽伴少量咯血与低色素贫血，需注意特发性含铁血黄素沉着症的可能。

笔记

### (二) 确认是否为咯血

经口腔吐出的血液并非都是咯血,应与口、鼻腔出血或上消化道呕血相鉴别。口腔黏膜、舌或牙龈出血一般不伴随咳嗽,在闭口吸吮时吐出血液,常与唾液相混,因此,在鉴别时应检查口腔有无局部损伤或出血。鼻腔出血时血液自前鼻孔流出,若后鼻孔出血则血液可沿咽壁下流入呼吸道再行咳出,易被误认为咯血。上消化道出血经口腔呕出称为呕血,出血灶多位于食管、胃及十二指肠。要确定是否为咯血,必须仔细询问患者咯血前有无恶心,血与痰混合还是与食物混合等。咯血与呕血的区别,具体见表4-1。

表4-1 咯血与呕血的鉴别

| | 咯血 | 呕血 |
|---|---|---|
| 病史 | 肺结核、肺癌、支气管扩张、肺炎、心脏病等 | 消化性溃疡、肝硬化等 |
| 出血前症状 | 喉部痒感、胸闷、咳嗽等 | 上腹部不适、恶心、呕吐等 |
| 出血方式 | 咯出 | 呕出,可呈喷射状 |
| 出血颜色 | 鲜红色 | 棕黑色或暗红色,有时鲜红色 |
| 血内混有物 | 泡沫和(或)痰 | 食物残渣、胃液 |
| 酸碱反应 | 碱性 | 酸性 |
| 便血 | 无(如咽下血液时可有) | 有,可在呕血停止后仍持续数日 |
| 出血后痰性状 | 痰中带血,多持续数日 | 无痰 |

### (三) 伴随症状

1. 发热 见于肺结核、肺炎、肺脓肿、流行性出血热等。
2. 胸痛 见于大叶性肺炎、肺结核、肺梗死、支气管肺癌等。
3. 呛咳 见于支气管肺癌、支原体肺炎。
4. 脓痰 见于支气管扩张症、肺脓肿、肺结核空洞及肺囊肿并发感染等。
5. 皮肤黏膜出血 多为血液病、流行性出血热等。
6. 黄疸 多见于大叶性肺炎、肺栓塞、钩端螺旋体病。

### (四) 对人体功能性健康型态的影响

有无咯血引发焦虑、恐惧等压力与压力应对型态的改变。进行性肺结核与肺癌患者有无明显的体重减轻等营养与代谢型态的改变。

### (五) 诊断、治疗及护理经过

有无进行X线检查、支气管检查、痰检查等,其结果如何。是否接受护理干预措施,效果如何。

## 四、护理诊断

1. 焦虑 与咯血不止有关。
2. 恐惧 与大量咯血有关。
3. 潜在并发症 窒息、肺不张、肺部继发感染、失血性休克。

(吴素清)

笔记

# 第四节　发　绀

发绀（cyanosis）亦称紫绀，是指血液中脱氧血红蛋白（旧称还原血红蛋白）增多或血中含有异常血红蛋白衍生物所致的皮肤和黏膜青紫，在皮肤较薄、色素较少和毛细血管丰富的末梢部位，如舌、口唇、鼻尖、颊部、耳垂和甲床等处较明显。

## 一、病因与发病机制

### （一）病因

1. 血液中脱氧血红蛋白增多

（1）中心性发绀：系由于心、肺疾病导致动脉血氧饱和度降低引起的发绀。其病因包括：①肺性发绀：常见于呼吸道阻塞、肺淤血、肺水肿、肺炎、肺气肿、肺纤维化、胸腔大量积液、积气等，导致肺内气体交换障碍。②心性发绀：见于心力衰竭和发绀型先天性心脏病，如法洛四联症。主要是因心脏与大血管间有异常通道，部分静脉血未经肺部氧合即经异常通道分流入体循环动脉血中，当分流量超过心排出量的1/3时，即可引起发绀。

（2）周围性发绀：由于周围循环障碍或周围血管收缩、组织缺氧所致。包括：①淤血性周围性发绀：因体循环淤血，周围血流缓慢，组织内氧被过多摄取，致脱氧血红蛋白增多所致。②缺血性周围性发绀：常见于严重休克，因循环血量不足、心排出量减少与周围血管痉挛性收缩，血流缓慢，周围组织缺血、缺氧导致发绀。③周围毛细血管收缩：最常见于寒冷或接触低温水。

（3）混合性发绀：为中心性与周围性发绀并存，常见于左心、右心和全心衰竭或心肺疾病合并周围循环衰竭者。

2. 血液中存在异常血红蛋白衍生物

（1）高铁血红蛋白血症：包括先天性和后天获得性。先天性高铁血红蛋白血症是指自幼即有发绀，而无心、肺疾病及引起异常血红蛋白的其他原因所致，通常有家族史，身体一般状况较好；后天获得性高铁血红蛋白血症最常见于各种化学物质或药物中毒引起血红蛋白分子中二价铁被三价铁所取代，致使失去与氧结合的能力，当血中高铁血红蛋白量达到30g/L（3g/dl）时可出现发绀，常见于苯胺、硝基苯、伯氨喹、亚硝酸盐、磺胺类等中毒所致发绀。由于大量进食含亚硝酸盐的变质蔬菜而引起的中毒性高铁血红蛋白血症，也可出现发绀，称"肠源性青紫症"。

（2）硫化血红蛋白血症：为后天获得性。服用某些含硫药物或化学品后，使血液中硫化血红蛋白达到5g/L（0.5g/dl）即可发生发绀。但一般认为本病患者须同时有便秘或服用含硫药物在肠内形成大量硫化氢为先决条件。

### （二）发病机制

发绀是由于血液中血红蛋白氧合不全，当毛细血管内血液的脱氧血红蛋白绝对量超过50g/L时，即可出现发绀；或由于血液中含有高铁血红蛋白、硫化血红蛋白等异常血红蛋白，使部分血红蛋白丧失携氧能力，当血液中高铁血红蛋白达30g/L，硫化血红蛋白达5g/L时，也可出现发绀。但临床所见发绀，有时并不一定能确切反应动脉血氧下降情况，如严重贫血（Hb<60g/L）的患者，虽动脉血氧明显降低，但常不能显示发

笔记

绀。休克患者发绀较轻，易被忽视。

## 二、临床表现

### (一) 中心性发绀

为全身性发绀，除四肢与颜面外还累及黏膜与躯干皮肤，肢端皮肤温暖。

### (二) 周围性发绀

当接触寒冷的水或空气或心搏出量不足时，就会出现发绀；发绀常出现在肢体的末端部位与下垂部位，如肢端、耳垂与口唇，这些部位皮肤是冰冷的，若按摩或加温，使发绀的耳垂或肢端皮肤温暖后，发绀即消退。中心性发绀和周围性发绀的区别见表 4-2。

表 4-2　中心性发绀与周围性发绀的临床表现

| 分类 | 部位 | 皮肤温暖 | 加温或按摩 |
|---|---|---|---|
| 中心性发绀 | 全身性，除四肢及颜面部外，也累及躯干和黏膜的皮肤(包括舌及口腔黏膜) | 温暖 | 不消失 |
| 周围性发绀 | 常出现于肢体的末端与下垂部位，如肢端、耳垂、鼻尖等 | 冷 | 可减轻或消失 |

### (三) 高铁血红蛋白血症发绀

起病急剧，静脉血抽出可见深棕色，虽给予氧疗但发绀不能改善，只有给予静脉注射亚甲蓝或大量维生素 C，发绀方可消退，用分光镜检查可证实血中高铁血红蛋白存在。还有极少数高铁血红蛋白血症患者是先天性的，自幼即有发绀，有家族史，身体健康状况较好，无心肺疾病及引起异常血红蛋白的其他原因。

### (四) 硫化血红蛋白血症

有致高铁血红蛋白血症的化学物质存在，同时有便秘或服用含硫药物者，可在肠内形成大量硫化氢，作用于血红蛋白，产生硫化血红蛋白，当血中硫化血红蛋白含量达 5g/L 时，即可出现发绀。持续时间长，可达数月以上，血液呈蓝褐色，分光镜检查可证明有硫化血红蛋白的存在。

## 三、评估要点

### (一) 病史

确定为发绀者，应进一步询问发病诱因及相关病史。新生儿在出生时或出生后不久就有呼吸困难，随后出现发绀，可考虑呼吸窘迫综合征。幼年即出现发绀者，常见于发绀型先天性心脏病，先天性高铁血红蛋白症。特发性阵发性高铁血红蛋白血症可见于育龄女性，且发绀出现多与月经周期有关。急性起病又无心肺疾病表现的发绀，应考虑变异血红蛋白血症的可能，须进一步询问有无摄入相关药物、化学物品、变质蔬菜，有无进食腌制的咸菜以及在有便秘情况下服用含硫化物病史等。

### (二) 发绀的性质

1. 发绀分布　观察患者发绀的分布范围，是全身性还是局部性；注意发绀部位皮

笔记

肤的温度，经按摩或加温后发绀能否消退。若发绀仅限于末梢部位如鼻尖、耳垂、手指、足趾等处，而温暖部位并无青紫，加温后发绀消失或减轻者为周围性发绀；反之，身体温暖部位也出现发绀，加温后不消失为中枢性发绀。肢端发绀症与雷诺病都是以双侧手指发绀为主，双足或足趾较轻；血管痉挛性病变引起的发绀多呈对称性分布。

2. 发绀程度　观察患者青紫的程度、色泽。发绀病程长者，多伴有红细胞增多症，发绀程度也会增加；而伴有休克或贫血者，发绀程度大多较轻，皮肤黏膜多呈青灰色。

### （三）伴随症状

1. 头晕、头痛　多为缺氧所致，如慢性阻塞性肺气肿并发肺性脑病。

2. 晕厥、抽搐　多见于发绀型先天性心脏病缺氧发作时，因肺动脉瓣狭窄、痉挛使脑组织缺氧而引起，包括慢性阻塞性肺疾病所致的呼吸衰竭。

3. 严重呼吸困难　多见于气管哮喘持续状态等疾病。

4. 心率增快　多见于先天性心脏病、呼吸衰竭、充血性心力衰竭。

5. 血压下降、皮肤湿冷　常为周围循环衰竭并发休克的表现。

6. 意识障碍　多见于某些药物及化学药品的急性中毒。

7. 杵状指（趾）　见于发绀型先天性心脏病、慢性肺部疾病。

8. 蹲踞位　多见法洛四联症的患儿，因活动或久站后往往出现因缺氧而主动采取的蹲踞位，以增加回心血量。

### （四）对人体功能性健康型态的影响

评估有无呼吸困难引起的活动与运动型态改变；有无焦虑、恐惧等压力与压力应对型态的改变。

### （五）诊断、治疗及护理经过

询问患者是否进行动脉血氧饱和度测定、血气分析等检测，结果如何；有无使用药物，其种类、剂量及疗效；有无采取氧气疗法，给氧方式、浓度、流量、时间及效果如何。

## 四、护理诊断

1. 活动无耐力　与心肺功能不全所致机体缺氧有关。

2. 气体交换受损　与心肺功能不全所致肺淤血有关。

3. 低效性呼吸型态　与肺泡通气、换气、弥散功能障碍有关。

4. 焦虑/恐惧　与缺氧所致呼吸费力有关。

（吴素清）

# 第五节　呼吸困难

呼吸困难（dyspnea）是指患者主观上感觉空气不足、呼吸费力，客观上用力呼吸，可伴有呼吸频率、深度与节律的异常。重者可出现鼻翼扇动、张口呼吸、端坐呼吸，甚至发绀、辅助呼吸肌也参与呼吸运动。

## 一、病因与发病机制

### (一) 病因

呼吸困难主要见于呼吸系统和循环系统的疾病,其次为中毒、血液系统疾病和神经精神因素。

1. 呼吸系统疾病

(1) 气道阻塞:由于炎症、痉挛、异物、肿瘤等引起通气障碍,如急性喉炎、喉癌、喉与气管异物、慢性阻塞性肺气肿、支气管哮喘等。

(2) 肺部疾病:由于肺部的炎症、结核、肿瘤、水肿等。

(3) 胸廓及胸膜腔疾病:严重胸廓畸形、肋骨骨折、大量胸腔积液等。

(4) 神经肌肉疾病:如感染性多发性周围神经炎、重症肌无力等。

(5) 膈运动障碍:如膈麻痹、大量腹腔积液、腹腔巨大肿瘤等。

2. 循环系统疾病　各种原因所致的心力衰竭、心包积液、原发性肺动脉高压和肺栓塞等。

3. 中毒　尿毒症、糖尿病酮症酸中毒、感染性中毒、有机磷杀虫剂中毒等。

4. 神经精神性因素　颅脑外伤、脑肿瘤、脑炎、脑膜炎、脑脓肿等颅脑疾病引起呼吸中枢功能障碍和精神因素所致的癔症性呼吸困难等。

5. 血液系统疾病　重度贫血、高铁血红蛋白症等。

### (二) 发病机制

1. 肺源性呼吸困难　因呼吸系统疾病使肺脏功能和血液循环障碍,通气换气功能不良,肺活量降低,血中缺氧与二氧化碳浓度增高,刺激呼吸中枢引起的呼吸困难。

2. 心源性呼吸困难　主要是由于左心和(或)右心衰竭引起,尤其是左心衰竭时呼吸困难更为严重。

(1) 左心功能不全

1) 肺泡内张力增高,刺激肺牵张感受器,通过迷走神经反射兴奋呼吸中枢。

2) 肺泡弹性减弱,妨碍其扩张与收缩,使肺活量减少。

3) 肺淤血使气体弥散功能降低。

4) 肺循环压力增高,对呼吸中枢的反射性刺激增强,使其兴奋性增高。

(2) 右心功能不全

1) 右心房与上腔静脉压力升高,刺激压力感受器反射性兴奋呼吸中枢。

2) 血氧含量减少,而乳酸、丙酮酸等酸性产物增多,刺激呼吸中枢。

3) 若并发胸水、腹水及肝脏增大,由于压迫使呼吸运动受限,肺交换面积减少。

3. 中毒性呼吸困难　代谢性酸中毒可导致血中代谢产物增多,刺激颈动脉窦、主动脉体化学受体或直接兴奋刺激呼吸中枢引起呼吸困难。

4. 血源性呼吸困难　由红细胞携氧量减少,血氧含量降低所致。

5. 神经精神性呼吸困难　神经性呼吸困难主要是由于呼吸中枢受增高的颅内压和供血减少的刺激,使呼吸变为慢而深,并常有呼吸节律的改变。精神性呼吸困难其发生机制多为过度通气而发生呼吸性碱中毒所致。

笔记

知识链接

### 喘　证

【概念】喘证是以呼吸困难，甚至张口抬肩，鼻翼扇动，不能平卧等为主要表现的病证，严重时喘促持续不解，甚则发为喘脱。西医学中的肺炎、喘息型支气管炎、慢性阻塞性肺疾病、肺气肿、肺结核、硅沉着病、成人呼吸窘迫综合征、心源性哮喘以及癔症等疾病，出现以呼吸困难为主要临床表现时，可参考喘证进行辨证论治。

【病因病机】本证多因外邪侵袭、饮食不当、情志失调、久病劳欲所致。喘证的病变部位主要在肺和肾，与肝、脾、心有关。肺主气，司呼吸，外合皮毛，为五脏之华盖，若外邪袭肺，或他脏病气犯肺，皆可使肺失宣降，呼吸不利，气逆而喘；久病肺虚，气失所主，亦可致喘。肾主纳气，为气之根。如肾元不固，摄纳失常，气不归元，则气逆于肺而为喘。而脾失健运，痰浊干肺及肝失疏泄，上逆侮肺等，均可致喘；心阳虚衰，不能下归于肾，可致阳虚水泛，凌心射肺之喘。

来源：张伯礼、薛博瑜．中医内科学[M]. 北京：人民卫生出版社，2012.

## 二、临床表现

### (一) 肺源性呼吸困难

1. 吸气性呼吸困难　发生时常伴干咳及高调吸气性哮鸣音，重者可出现“三凹征”(three depression sign)，即胸骨上窝、锁骨上窝和肋间隙出现明显凹陷。多见于喉、气管、大支气管的炎症、水肿、肿瘤或异物等引起狭窄或梗阻。

2. 呼气性呼吸困难　表现为呼气费力及呼气时间延长，常伴有哮鸣音，严重者呈端坐呼吸，甚至发绀，多见于慢性喘息型支气管炎、支气管哮喘、慢性阻塞性肺疾病、肺气肿等。

3. 混合性呼吸困难　吸气与呼气均感费力，呼吸频率增快，深度变浅，可伴有呼吸音异常或病理性呼吸音，见于大面积肺炎、弥漫性肺纤维化、大量胸腔积液和气胸等。

### (二) 心源性呼吸困难

1. 劳力性呼吸困难　在体力活动时发生或加重，休息后缓解或消失，常为左心衰竭最早出现的症状。

2. 夜间阵发性呼吸困难　是心源性呼吸困难的特征之一。即患者在夜间入睡后因突然胸闷、气急而憋醒，被迫坐起，呼吸深快。轻者数分钟至数十分钟后症状逐渐缓解，重者可伴有咳嗽、咳白色泡沫痰、气喘、发绀、肺部哮鸣音，称为“心源性哮喘”(cardiac asthma)。

3. 端坐呼吸　为严重肺淤血的表现，即静息状态下患者仍觉呼吸困难，不能平卧。依病情轻重依次可表现为被迫采取高枕卧位、半坐卧位、端坐位，甚至还需双下肢下垂。

课堂讨论互动

肺源性呼吸困难与心源性呼吸困难的临床症状有何不同？

笔记

### （三）中毒性呼吸困难

尿毒症、糖尿病酮症酸中毒表现为深长而规则的呼吸，可伴有鼾声，称为酸中毒大呼吸（Kussmaul 呼吸）。急性感染时，呼吸频率增快。吗啡、巴比妥类等药物中毒时，呼吸浅表、缓慢，也可有节律异常，如 Cheyne-Stokes 呼吸、Biots 呼吸。亚硝酸盐或急性一氧化碳中毒时呼吸深而慢。

### （四）血源性呼吸困难

重度贫血、高铁血红蛋白血症等，表现为呼吸急促、心率加快。急性大出血或休克时，引起呼吸增快。

### （五）神经精神性呼吸困难

重症颅脑疾病引起呼吸变慢变深，常伴有鼾声和呼吸节律异常如呼吸遏止（吸气突然终止）、双吸气（抽泣样呼吸）。癔症患者可有发作性呼吸困难，其特点为呼吸快而浅，伴有叹息样呼吸或出现口周、肢体麻木及手足抽搦等呼吸性碱中毒的表现，严重时也可出现意识障碍。

## 三、评估要点

### （一）病史

1. 年龄与既往史　儿童的呼吸困难应评估是否有异物吸入或肺部急性感染。青壮年的呼吸困难应询问是否有肺结核、气胸、胸腔积液、风湿性心瓣膜病等病史。老年人的呼吸困难多考虑肺气肿、肺癌、慢性支气管肺炎、冠心病等，长期卧床的老年患者注意是否发生坠积性肺炎。

2. 职业环境　是否从事接触各种粉尘刺激的工作，是否接触毒气或毒物、霉草。饲鸽者、种蘑菇者发生呼吸困难多见于外源性过敏性肺泡炎的表现；登山运动员登山时突发呼吸困难可能是高山性肺水肿。

### （二）症状特点

呼吸困难起病缓急，是突发性、还是渐进性；呼吸困难与活动、体位有无关系，昼夜是否一致等，临床上常以完成日常活动能力水平判定呼吸困难程度（表 4-3）。

表 4-3　呼吸困难程度与日常生活活动能力水平的关系

| 分度 | 呼吸困难程度 | 日常活动能力水平 |
|---|---|---|
| Ⅰ度 | 日常活动无不适，中、重体力活动时出现气促 | 正常，无气促 |
| Ⅱ度 | 与同龄健康人平地行走无气促，登高或上楼时出现气促 | 满意，有轻度气促，但日常生活可自理，不需要帮助或中间停顿 |
| Ⅲ度 | 与同龄健康人同等速度行走时即有呼吸困难 | 尚可，有中度气促，日常生活可自理，但费时、费力，必须停下来喘气休息 |
| Ⅳ度 | 以自己的步速平地行走 100m 或数分钟即有呼吸困难 | 差，有显著呼吸困难，日常生活自理能力下降，需要部分帮助 |
| Ⅴ度 | 洗脸、穿衣，甚至休息时也有呼吸困难 | 困难，日常生活不能自理，完全需要帮助 |

### （三）伴随症状

1. 哮鸣音　见于支气管哮喘、心源性哮喘、急性喉水肿、气管异物等。

笔记

2. 胸痛　常见于大叶性肺炎、急性胸膜炎、自发性气胸等。

3. 发热　见于感染性疾病如肺炎、肺脓肿、胸膜炎、咽后壁脓肿等。

4. 咳嗽、咳痰　见于慢性支气管炎、急性左心衰、有机磷药中毒等。

5. 意识障碍　见于脑出血、脑膜炎、尿毒症、糖尿病酮症酸中毒、肺性脑病等。

### (四) 对人体功能性健康型态的影响

呼吸困难与心理反应可以相互作用、相互影响，如焦虑不安、极度紧张等可使呼吸困难加重；严重的呼吸困难，也可加剧恐惧或濒死感。评估患者有无语言障碍、意识障碍、烦躁不安等认知与感知型态的改变；有无因发绀呼吸困难引起日常生活自理能力部分减退或完全丧失等活动与运动型态的改变。

### (五) 诊断、治疗、护理经过

是否接受血常规检查及其结果；是否使用氧疗，其浓度、流量、疗效如何。

## 四、护理诊断

1. 低效性呼吸型态　与上呼吸道阻塞有关；与心肺功能不全有关。

2. 活动无耐力　与呼吸困难所致能量消耗增加和缺氧有关。

3. 气体交换受损　与心肺功能不全、肺部感染等引起有效肺组织减少、肺弹性减退有关。

4. 自理能力缺陷　与呼吸困难有关。

5. 语言沟通障碍　与严重喘息有关。

（吴素清）

# 第六节　恶心与呕吐

恶心与呕吐(nausea and vomiting)是临床常见的症状。恶心为上腹部不适、紧迫欲吐的感觉，可伴皮肤苍白、出汗、流涎、血压降低及心动过缓等迷走神经兴奋的症状，常为呕吐的前奏。呕吐是通过膈肌、肋间肌及腹部肌肉的收缩，呼吸运动停止，胃或部分小肠的内容物通过食管逆流经口腔排出体外的现象。恶心与呕吐属于机体的一种保护性功能，有助于人体排出有害物质，并提示某些严重疾病，但严重的恶心与呕吐会影响人的健康功能。

## 一、病因与发病机制

### (一) 病因

1. 反射性呕吐　指组织器官病变发出神经冲动，反射性地通过迷走神经与副交感神经的内脏传入神经，将末梢神经刺激传入呕吐中枢引起的呕吐，如咽部受到刺激、消化系统疾病、青光眼、急性肾盂肾炎、急性心肌梗死等。

2. 中枢性呕吐　指来自中枢神经系统或化学感受器的冲动，刺激呕吐中枢引起的呕吐。如颅内感染、脑血管疾病、颅脑损伤、癫痫、尿毒症、甲状腺危象、低血糖、糖尿病酮症酸中毒等，也可由精神因素引起。

3. 前庭功能障碍性呕吐　如内耳前庭迷路病变、梅尼埃病(meniere's disease)、晕动症等。

4. 神经性呕吐 如神经性厌食、胃肠神经官能症、癔症等。

### (二) 发病机制

呕吐中枢位于延髓，包括两个不同功能的机构：一是化学感受器触发带(chemoreceptor trigger zone)，位于延髓第四脑室的底面，接受各种外来的化学物质或药物(如吗啡、洋地黄、依米丁等)或内生代谢产物(如感染、酮中毒、尿毒症等)的刺激，并由此引发出神经冲动，传至呕吐中枢引起呕吐；二是神经反射中枢，即呕吐中枢(vomiting center)，位于延髓外侧网状结构的背部，接受来自消化道、大脑皮质、内耳前庭、冠状动脉以及化学感受器触发带的传入冲动，直接支配呕吐的动作。整个呕吐过程可分为恶心、干呕和呕吐三个阶段。

## 二、临床表现

恶心多伴皮肤苍白、出汗、流涎、血压降低及心动过缓等迷走神经兴奋症状，常为呕吐的前驱表现。持久而剧烈的呕吐，可引起水、电解质紊乱、代谢性碱中毒及营养不良，甚至发生食管贲门黏膜撕裂伤(Mallory-Weiss 综合征)并发症。婴幼儿、老人、病情危重和意识障碍者，呕吐时易发生误吸而致肺部感染或窒息。呕吐的临床特点因病因不同而异，反射性呕吐常有恶心先兆，且胃排空后仍干呕不止；中枢性呕吐多无恶心先兆，呕吐呈喷射状、吐后不感轻松，可伴有剧烈头痛和不同程度的意识障碍。具体如下：

### (一) 呕吐的时间

育龄妇女晨起呕吐见于早期妊娠，与雌激素有关。晨间呕吐也可见于尿毒症、慢性酒精中毒或功能性消化不良；鼻窦炎患者因起床后脓液经鼻后孔刺激咽部，亦可致晨起恶心、干呕。晚上或夜间呕吐见于幽门梗阻，这是由于日间多次进餐，致大量胃潴留，入夜时胃平滑肌已受明显牵伸而构成较强的传入神经冲动，兴奋呕吐中枢，引起呕吐。

### (二) 与进食的关系

活动性消化性溃疡位于幽门，因该处有水肿、充血、痉挛等，常导致进食过程中或餐后即刻呕吐；精神性呕吐多在餐后即刻呕吐；餐后 1 小时以上呕吐称延迟性呕吐，提示胃张力下降或胃排空延迟；餐后较久或数餐后呕吐，见于幽门梗阻；餐后近期呕吐，特别是集体发病者，多由食源性疾病导致。

### (三) 与运动的关系

前庭功能障碍引起的呕吐与头部位置改变有关，常有恶心先兆，并伴有眩晕、眼球震颤等，闭目平卧后呕吐可缓解。晕动症多发生在航空、乘船、乘汽车，由于反复的旋转、上下颠簸所致的迷路刺激，常表现为面色苍白、出汗、恶心、呕吐、流涎。

### (四) 呕吐的特点

精神性呕吐可无恶心先兆或仅有轻微恶心，呕吐不费力，看到厌恶的食物或闻到不愉快的味道立即呕吐，呕吐量少，吐后可再进食；恶性高血压或颅内高压性患者，无恶心先兆，以喷射状呕吐为其特点。

### (五) 呕吐物性质

呕吐物有发酵、腐败气味提示胃潴留；有粪臭味提示低位小肠梗阻；若呕吐物不含胆汁则梗阻平面多在十二指肠乳头以上，含多量胆汁则提示在此平面下；含有大量

笔记

酸性液体者多有胃泌素瘤或十二指肠溃疡，而无酸味者可能为贲门狭窄或贲门失弛缓症所致；有机磷中毒引起呕吐者常带有蒜味；化脓性胃炎或周围脓肿破入胃者，呕吐物中带有脓液；上消化道出血常呈咖啡渣样呕吐物；霍乱、副霍乱的呕吐物为米泔水样；大量呕吐见于病程较长的幽门梗阻或急性胃扩张，一次呕吐可超过1000ml。还应注意呕吐物中有无蛔虫、胆石或吞入的异物。

## 三、评估要点

### （一）病史

询问患者既往有无胃肠道疾病史、腹部手术史，有无中枢神经系统、内分泌代谢疾病等病史；有无饮酒史等；有无服药史，特别是化疗和阿片类药物，观察停药后恶心呕吐是否缓解；体位、情绪、运动、咽部刺激是否会诱发恶心呕吐；有无不洁饮食、毒物和传染病接触史；女性患者还要注意月经史，排除妊娠的可能。

### （二）症状特点

1. 发作情况　包括恶心呕吐的起病急或缓；恶心与呕吐的关系；呕吐的时间，晨起还是夜间，是间歇性发作还是持续性发作，病程持续时间长短，呕吐的频率；与饮食、活动等有无关系；呕吐是否喷射状；吐后是否感到轻松等。

2. 呕吐物性质　询问和观察患者呕吐物的特征，包括呕吐物颜色、量、性状及气味等，由此可以推测是否中毒、严重消化道器质性疾病或梗阻等，并估计液体丢失量。呕吐物呈腐败物的气味则表示有胃潴留；呈粪臭味则提示有低位肠梗阻的可能。

### （三）伴随症状

1. 腹痛、腹泻　多见于急性胃肠炎或细菌性食物中毒和各种原因的急性中毒。
2. 右上腹痛及发热、寒战或有黄疸　则可能为胆囊炎或胆石症。
3. 喷射状呕吐者伴头痛　可能为颅内高压或青光眼。
4. 耳鸣、眩晕、眼球震颤　提示内耳前庭疾患如梅尼埃病。
5. 应用阿司匹林、某些抗生素及抗癌药物　呕吐可能与药物副作用有关。
6. 已婚育龄妇女早晨呕吐　应注意早孕。

### （四）对人体功能性健康型态的影响

有无焦虑、不安、恐惧等压力与压力应对型态的改变；有无乏力、头晕、面色苍白等活动与运动型态的改变。有无体重变化、水电解质紊乱、酸碱平衡失调等营养与代谢型态的改变。对婴幼儿、老人、病情危重和意识障碍者，还要评估是否存在与误吸相关的危险因素，如体位等。

### （五）诊断、治疗与护理经过

是否已作X线钡餐、胃镜、腹部B超、血糖、尿素氮等检查及其结果；是否已做过呕吐物毒物分析；是否已采取相应的治疗，使用的药物种类、剂量、疗效；护理措施及其效果如何等。

## 四、护理诊断

1. 体液不足/有体液不足的危险　与呕吐所致体液丢失过多及摄入量不足有关。
2. 营养失调：低于机体需要量　与长期频繁呕吐和食物摄入量不足有关。
3. 有误吸的危险　与呕吐物吸入气道有关。

笔记

4. 潜在并发症 水、电解质平衡紊乱；低血容量性休克。

（张雅丽 刘丽艳）

## 第七节 腹 泻

腹泻（diarrhea）是指排便次数增多，粪质稀薄或带有黏液、脓血或未消化的食物。正常人一般每日排便一次，个别每日排便2~3次或每2~3日一次，粪便成形，色黄，每日排出粪便的平均重量为150~200g，含水分约为100~200ml。如排便次数增多（每日3次以上），或每天粪便增加（总量大于200g），粪质稀薄（其中粪便含水量大于80%），或带有未消化的食物、黏液、脓血及脱落的肠黏膜，则可认为是腹泻。腹泻时常伴有腹痛及里急后重。腹泻可分为急性与慢性两种，超过2个月者属慢性腹泻。

### 一、病因与发病机制

#### （一）病因

人体每日进入肠道的水分有两个来源：其一为体外摄入（包括饮水约1500ml及食物含水约1000ml）；另一来源为消化器官分泌进入肠道的消化液，共约7000ml（包括唾液1000ml、胃液2000ml、胆汁1000ml、胰液2000ml、小肠液1000ml、大肠液60ml），二者合计9000ml。其中水分绝大部分被肠道重吸收，空肠每日约4500ml，回肠约3500ml，结肠约900ml。因此，每日从粪便排出的水分约为100~200ml。当某些病因引起胃肠分泌增加、吸收障碍，或肠蠕动亢进时，均可致腹泻。常见病因有以下几种：

1. 急性腹泻 多为感染或食物中毒所致，如由病毒、细菌、霉菌、原虫、蠕虫等感染引起的肠炎及急性出血性坏死性肠炎等肠道疾病；如进食受霍乱弧菌污染的食物或水及毒蕈、河豚、鱼胆等引起的急性中毒性腹泻；如败血症全身性感染性腹泻或变态反应性肠炎、过敏性紫癜等引起的腹泻。

2. 慢性腹泻

(1) 消化系统疾病：①慢性萎缩性胃炎、胃大部切除后胃酸缺乏。②肠道感染。③溃疡性结肠炎、结肠多发性息肉、原发性小肠吸收不良综合征。④肠道肿瘤。⑤胰腺疾病。⑥肝胆疾病等。

(2) 全身性疾病：①内分泌及代谢障碍疾病：如甲状腺功能亢进、肾上腺皮质功能减退等。②其他系统疾病：系统性红斑狼疮、硬皮病、尿毒症、放射性肠炎等。③药物副作用：如利血平、甲状腺素、洋地黄类药物、消胆胺等。④神经功能紊乱：如肠易激综合征等。

#### （二）发病机制

可分成5种类型：分泌性腹泻、渗透性腹泻、渗出性腹泻、动力性腹泻、吸收不良性腹泻。分泌性腹泻是由胃肠黏膜分泌过多的液体所引起；渗透性腹泻是因肠内容物渗透压增高，阻碍肠内水分与电解质的吸收，如服用大量高渗性泻剂（甘露醇）迅速由胃排空入空肠；渗出性腹泻是由黏膜炎症、溃疡或浸润性病变致血浆、黏液、脓血渗出所致；动力性腹泻是因肠蠕动亢进致肠内食糜停留时间缩短，不能充分吸收所致；吸收不良性腹泻是因肠黏膜的吸收面积减少或吸收障碍所致，如小肠大部分切除、吸收不良综合征等。

笔记

## 二、临床表现

### （一）病程

1. 急性腹泻　多为感染或食物中毒所致，起病骤然，病程较短，每天排便次数可达10次以上，粪便量多而稀薄，由于排便频繁及粪便刺激，可使肛门周围皮肤红肿、糜烂及破损。严重腹泻可因短时间丢失大量水分、电解质而引起脱水、电解质紊乱及代谢性酸中毒，甚至出现低血容量性休克。

2. 慢性腹泻　起病缓慢，病程较长，可致营养障碍、维生素缺乏、体重下降，甚至发生营养不良性水肿。由于排泄频繁及粪便刺激，可使肛门周围皮肤糜烂及破损。长期腹泻可干扰患者休息等日常生活和工作。

### （二）性质

1. 感染性腹泻　腹痛、腹泻、里急后重，每天大便十余次不等，可见黏液和（或）脓血便。感染控制则腹泻缓解。

2. 分泌性腹泻　多为水样便，排便量每天大于1000ml，粪便无脓血及黏液，与进食无关，粪便的pH值多为中性或碱性，禁食48小时后腹泻仍持续存在，大便量仍大于500ml/24h。分泌性腹泻伴有或不伴有腹痛。

3. 渗透性腹泻　粪便常有不消化食物、泡沫及恶臭，多不伴有腹痛，禁食后腹泻可在24~48小时后缓解。

4. 渗出性腹泻　粪便含水量增加，可伴渗出液和血液，左半结肠病变多有肉眼脓血便。渗出性腹泻多伴有腹痛及发热。

5. 动力性腹泻　多不伴有腹痛，粪便较稀，无脓血及黏液。

6. 吸收不良性腹泻　粪便内含有大量脂肪及泡沫，量多而臭，不伴有腹痛，禁食后可缓解。

**课堂讨论互动**

如何鉴别感染性腹泻、渗透性腹泻和渗出性腹泻？

### （三）部位

1. 小肠病变　疼痛常在脐周，便后腹痛缓解不明显，粪便色淡、量多、水样、恶臭，无肉眼脓血，无里急后重，大便次数2~10次/天，体重减轻较常见。

2. 结肠病　疼痛多在下腹，且便后疼痛常可缓解，粪便量少，可有黏液、脓血。大便次数多，可有里急后重。

## 三、评估要点

### （一）病史

注意患者发病季节、时间、地点、接触人群、饮食情况；注意患者有无腹泻加重、缓解的因素，如有无饮食过于油腻、不洁饮食或刺激性饮食；有无情绪紧张、焦虑、过劳、受凉等；有无服用番泻叶、硫酸镁、抗生素等药物史等。

### （二）腹泻特点

1. 病程　起病急骤、病程短者多为肠道感染或食物中毒所致。起病缓慢、病程长

笔记

者多见于溃疡性结肠炎、肠易激综合征、吸收不良综合征等引起的腹泻，其病程可长达数年至数十年之久，且常呈间歇性发作。

2. 便量　询问患者腹泻的次数及大便量，有助于判断腹泻的类型及病变的部位，如分泌性腹泻粪便量常超过每日 1L，而渗出性腹泻粪便远少于此量。

3. 性状　注意患者所述腹泻的情况，是稀便还是水样便，大便中是否含有未消化的食物，大便有无血、黏液和脓液，大便颜色如何，是否为陶土样，是否浮在水面上（如脂肪泻）。询问患者大便的臭味，奇臭多有消化吸收障碍，无臭多为分泌性水泻。

### （三）伴随症状

1. 发热　多见于急性细菌性痢疾、伤寒或副伤寒、肠结核、肠道恶性淋巴瘤、溃疡性结肠炎急性发作期、败血症等。

2. 里急后重　多见于急性痢疾、直肠炎症或肿瘤等。

3. 明显消瘦　多见于胃肠道恶性肿瘤、肠结核及吸收不良综合征。

4. 皮疹或皮下出血　多见于败血症、伤寒或副伤寒、麻疹、过敏性紫癜等。

5. 重度失水　常见于分泌性腹泻，如霍乱、细菌性食物中毒或尿毒症等。

### （四）对人体功能性健康型态的影响

有无焦虑、不安、恐惧等压力与压力应对型态的改变；有无乏力、头晕、面色苍白、活动后心悸气促等活动与运动型态的改变；有无皮肤弹性下降、消瘦、肛周皮肤破损等营养与代谢型态的改变；有无排便过于频繁而导致的睡眠与休息型态的改变。

### （五）治疗、诊断、护理经过

粪便检查及其结果、血生化指标有无改变；补液的成分、液体量及补液速度；用药的种类、剂量及疗效；采取的护理干预措施及效果。

## 四、护理诊断

1. 腹泻　与疾病所致肠道功能紊乱有关。
2. 有皮肤完整性受损的危险　与排便次数多及排泄物对肛周皮肤的刺激有关。
3. 体液不足 / 有体液不足的危险　与急性腹泻所致体液丢失过多有关。
4. 营养失调：低于机体需要量　与长期腹泻有关。
5. 焦虑　与慢性腹泻迁延不愈有关。

（张雅丽　刘丽艳）

# 第八节　便　秘

**案例导入**

患者，男性，35 岁，主诉：1 个月前因感冒后出现咳嗽，久治不愈，现大便秘结，5 日未解，时欲大便而不得，左下腹有块状物移动疼痛，时向左侧腰部冲击，痛苦万分，曾服用大承气汤无效，伴咳嗽，痰少而黏，小便黄，口舌干燥。体格检查：T 37.0℃，P 104 次 / 分，R 22 次 / 分，BP 120/78mmHg。神志清醒，腹部可触及块状物，有压痛。实验室检查：血常规：正常；尿常规：正常。

分析：1. 分析该患者便秘的原因及发病机制。

2. 针对该患者进行评估应注意哪些方面？

笔记

**重点提示**

试从便秘的原因、发病机制、评估内容方面进行思考。

便秘(constipation)是指大便次数减少，一般每周少于3次，伴排便困难，粪便干结。便秘影响生活质量，用力排便可导致急性心肌梗死、脑血管意外。

## 一、病因与发病机制

### (一) 病因

便秘病因多样，以肠道疾病最为常见，可分为原发性便秘和继发性便秘两种。原发性便秘见于肠道动力性疾病，如肠易激综合征；继发性便秘多是排便无力或腹腔或盆腔内肿瘤的压迫(如子宫肌瘤)，各种原因的肠梗阻、肠粘连、克罗恩(Crohn)病、先天性巨结肠症等；应用吗啡类药、抗胆碱能药、钙通道阻滞药、神经阻滞药、镇静剂、抗抑郁药以及含钙、铝的制酸剂等使肠肌松弛等。非器质性病因或非药物因素引起的长期便秘(参考罗马Ⅲ诊断标准)，是慢性便秘中最常见的类型。

### (二) 发病机制

食物在消化道经消化与吸收后，剩余的食糜残渣自小肠运至结肠，在结肠内大部分水分和电解质被吸收后形成粪团。粪团进入直肠，产生机械性刺激，引起便意和排便动作的各个环节，均可因神经系统活动异常、肠平滑肌病变及肛门括约肌功能异常而发生便秘。常见的因素有：

1. 摄入食物过少或纤维素及水分不足，致肠内的食糜和粪团的量不足以刺激肠道的正常蠕动。

2. 各种原因引起的肠道内肌肉张力减低和肠蠕动减弱。

3. 排便过程的神经及肌肉活动障碍，如排便反射减弱或消失，肛门括约肌痉挛，腹肌及膈肌收缩力减弱等。

## 二、临床表现

### (一) 慢传输型便秘(slow transit constipation，STC)

慢传输型便秘常有排便次数减少，少便意，粪质坚硬，因而排便困难；直肠指检时无粪便或触及坚硬的粪块，而肛门外括约肌的缩肛和用力排便功能正常；全胃肠或结肠通过时间延长。

### (二) 出口梗阻型便秘(outlet obstructive constipation，OOC)

排便费力、不尽感或下坠感、排便量少，有便意或缺乏便意，肛直肠指检时直肠内存有不少泥样粪便，用力排便时肛门外括约肌呈矛盾性收缩；全胃肠或结肠通过时间显示正常，多数标志物可储留在直肠内。

### (三) 混合型便秘

混合型便秘同时具备慢传输型便秘和出口梗阻型便秘的特点。

知识链接

**便 秘**

【概念】便秘是燥热内结、气机郁滞、津液不足和脾肾虚寒所致。

【证候分析】本证多因外感热邪，或寒邪化里化热，或七情过激，郁而化热，或饮食不节，蓄积为热，或房室劳伤，劫夺阴精，阴虚内热等所致。

热证以阳热亢盛或阴虚内热为主要病机。发热，恶热喜冷，面红耳赤，口渴喜冷饮，烦躁不宁，痰、涕黄稠，大便干结，小便短赤，或吐血、衄血，为阳热偏盛，伤津动血；五心烦热，盗汗，为阴虚内热之象；舌红苔黄而干，脉数为热象。

来源：何建成，潘毅．中医学基础[M]．北京：人民卫生出版社，2012.

## 三、评估要点

### (一) 病史

询问便秘的起病和病程，是否于腹泻之后发生，是否因精神紧张，工作压力诱发；了解年龄、职业、生活习惯、进餐及食物是否含有足量纤维素、有无偏食等；是否长期服用泻药，药物种类及疗程；是否有腹部，盆腔手术史；有无服用引起便秘的药物史，如吗啡、阿片类药物、可待因、肠道吸收剂等。

### (二) 排便情况

1. 便秘特点 了解有无便意、排便的频度、粪便性状、软硬度和粪便量、排便是否费力或不畅，并与既往排便情况相比较。粪便性状可根据Bristol大便性状图谱分型让患者描述，该图谱分型有7种大便性状：1型为分离的硬团，2型为团块组成的香肠状，3型为有裂隙的香肠状，4型为柔软的香肠状，5型为软的团块，6型为泥浆样，7型为水样便。其中3、4型为正常(图4-7)。

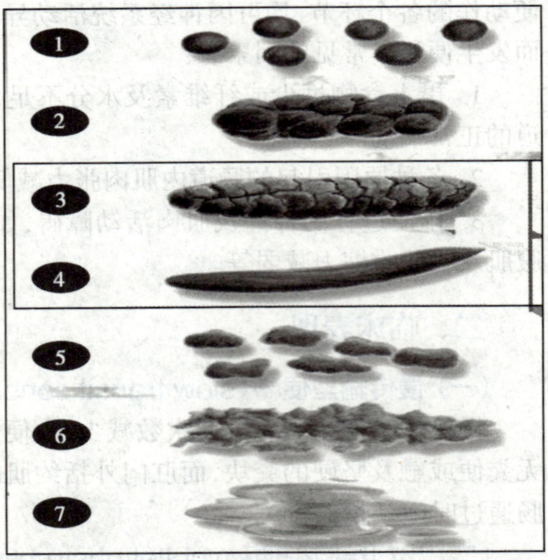

图4-7 Bristol大便性状图谱分型

2. 便秘程度 对于慢性便秘，要评估其严重程度，慢性便秘可分为轻、中、重度：轻度指症状较轻，不影响生活，经一般处理能好转，无需用药或少用药；重度指便秘症状持续，患者异常痛苦，严重影响生活，不能停药或治疗无效；中度则介于两者之间。

3. 便秘类型 评估患者是慢传输型便秘、出口梗阻型便秘还是混合型便秘，有助于制定治疗、护理方案。如患者粪便排出异常艰难，使用膨松剂和渗透剂，使粪便软化后依然难以排出时，则提示为出口梗阻型便秘；糖尿病、硬皮病合并的便秘以及药物引起的便秘多是慢传输型便秘。

笔记

### (三) 伴随症状

1. 呕吐、腹胀、肠绞痛　可能为各种原因引起肠梗阻。

2. 腹部包块　应注意结肠肿瘤、肠结核及克罗恩病。

3. 与腹泻交替　应注意肠结核、溃疡性结肠炎、肠易激综合征。

4. 随生活环境改变、精神紧张出现　多为功能性便秘。

### (四) 对人体功能性健康型态的影响

主要是有无焦虑、紧张等压力与压力应对型态的改变；有无肛周疼痛、缺乏预防便秘知识等认知与感知型态的改变。

### (五) 诊断、治疗、护理经过

检查肛门及其周围皮肤是否有异常；是否通过直肠指诊了解肛门括约肌的紧张度及其直肠内有无粪便嵌顿、肿块或触痛等；对可疑肛门、直肠病变者，是否进行了直肠镜或乙状结肠镜检查，或钡剂灌肠；是否接受促进排便的治疗和护理措施，进一步询问使用的是轻泻剂、肛栓、还是灌肠通便，详细了解所用通便剂的类型、剂量、使用频率，判断是否合理，并询问治疗效果如何。

## 四、护理诊断

1. 便秘　与饮食中纤维素量过少有关；与运动量过少有关；与排便环境改变有关；与精神紧张有关；与排便疼痛有关。

2. 组织完整性受损 / 有组织完整性受损的危险　与粪便过于干硬致肛周组织损伤有关。

3. 舒适度改变　与粪便干硬、排便困难、排便疼痛有关。

4. 知识缺乏　缺乏预防便秘的知识。

（张雅丽　刘丽艳）

# 第九节　呕血与便血

呕血与便血是消化道出血最主要的症状之一。呕血(hematemesis)是指上消化道(指屈氏韧带以上的消化器官，包括食管、胃、十二指肠、肝、胆、胰及胃空肠吻合术后的空肠上段疾病)或全身性疾病导致上消化道出血时，所致的经口腔呕出血液的现象。便血(hematochezia)是指消化道出血，血液从肛门流出或排出，可为全血便或大便带血。便血的颜色取决于出血的部位、出血量及血液在肠道内停留的时间。便血因在肠道内停留的时间不同，颜色可呈鲜红，暗红或黑色，少量出血不造成粪便颜色改变，须经隐血试验才能确定者，称为隐血(occult blood)。上消化道出血量超过50ml即可出现便血，便血患者不一定有呕血。

## 一、病因与发病机制

### (一) 消化系统疾病

包括食管疾病，如食管静脉曲张破裂、反流性食管炎等；胃及十二指肠疾病，最常见为消化性溃疡(称胃及十二指肠溃疡)，其次为慢性胃炎及由服用非甾体消炎药(如阿司匹林、吲哚美辛等)和应激所引起的急性胃十二指肠黏膜病变；肝胆疾病，如肝硬

笔记

化门静脉高压可引起食管和胃底静脉曲张破裂出血等；大肠、小肠肿瘤、血管瘤，瘤细胞浸润肠壁，引起肠壁坏死，血管破溃出血或小肠血管瘤直接破裂出血；其他肠道疾病，如息肉、梗阻、肛门疾病等都可以导致血管直接或间接损伤导致便血。其中，呕血与便血的主要原因是消化性溃疡，其次是食管或胃底静脉曲张破裂，再次是急性胃黏膜病变。

### (二) 全身性疾病

血液疾病如血小板减少性紫癜、过敏性紫癜、白血病等；感染性疾病如流行性出血热、钩端螺旋体病等；结缔组织病如系统性红斑狼疮累及上消化道等；急性传染病如登革热、暴发型肝炎等，其他如尿毒症、呼吸功能衰竭、肝功能衰竭等。

### (三) 口腔、鼻咽部疾病出血，吞咽血液后亦可见呕血、便血。

## 二、临床表现

### (一) 呕血与便血的关系

呕血前常有上腹不适和恶心，然后呕吐出血性胃内容物，继而排出血便。一般呕血都伴便血，而便血不一定都伴呕血。通常幽门以上部位出血以呕血为主伴有便血，但如果出血量较少、速度慢亦可无呕血；幽门以下消化道出血多以便血为主，但如果幽门以下出血量大、速度快，可因血液反流入胃引起恶心、呕吐转为呕血。上、下消化道出血的便血特征鉴别(表 4-4)，但需根据临床其他征象综合判断。

表 4-4　上、下消化道出血的便血特征

| 鉴别点 | 上消化道出血 | 下消化道出血 |
|---|---|---|
| 病史 | 呕血史，曾有溃疡病、肝、胆疾病史 | 常有下腹痛、排便异常、血便史 |
| 出血先兆 | 上腹痛、恶心、呕吐 | 中下腹不适、下坠感 |
| 便血特点 | 柏油样便，无血块 | 暗红或鲜红色，质稀，量多时可有血块 |
| 是否呕血 | 可有呕血 | 无呕血 |

### (二) 颜色与性状

呕血的颜色视出血量的多少、在胃内停留时间以及出血的部位而不同。出血量多、在胃内停留时间短而未与胃酸充分混合，或出血位于食管则血色鲜红，或混有凝血块，或为暗红色，如血管胃底静脉曲张破裂出血多呕鲜红色血、量大，可呈喷射状；当出血量较少或在胃内停留时间长，因血红蛋白与胃酸作用形成酸化正铁血红蛋白，呕吐物可呈咖啡渣样，为棕褐色，如胃癌呕血量一般不大，呕吐物呈上述特点，黑便持续时间可能比较长。便血的颜色与形状取决于出血量及肠蠕动的快慢。出血量大或肠蠕动快时，血液在肠道内停留时间短，形成鲜红色稀便；反之，血液在肠道内停留时间长，形成较稠厚的暗红色血便。

### (三) 失血性休克

上消化道出血患者出血量为血容量的 10%~15% 时，除头晕、畏寒外，多无血压、脉搏等变化；当出血量达到血容量的 20% 以上时，则有冷汗、四肢厥冷、心慌、脉搏增快等急性失血症状；若出血量在血容量的 30% 以上，则有急性周围循环衰竭的表现，显示脉搏频数微弱、血压下降、呼吸急促及休克等。

笔记

### （四）血液学改变

血液学改变最初可不明显，随组织液的回渗或输液等情况，血液被稀释，血红蛋白及红细胞逐渐降低，一般需至3~4小时以上才出现贫血，出血后24~72小时血液稀释到最大限度，患者出现乏力、头晕、面色苍白、活动后心悸气促等贫血表现。长期反复便血也可引起贫血。

**课堂讨论互动**

如何根据呕血、便血的量判断体内失血量？

### （五）导致便血的常见疾病

1. 肛门或肛管疾病出血

（1）内痔：内痔是便血最常见的原因，其特点是排便时或排便后滴出或喷出鲜红色血，血液不与粪便混合，出血量多少不等，一般为数毫升至数十毫升。

（2）肛裂：肛裂是肛管内全层皮肤的菱形裂口，一般为单发，出血量不多，排便时在粪便表面，或卫生纸上有血迹，有时可滴出少量鲜血。

2. 上消化道或小肠出血　上消化道或小肠出血在肠内停留时间较长，因红细胞破坏，血红蛋白在肠道内与硫化物结合形成硫化亚铁，使粪便呈黑色，也可由于附有黏液而发亮，类似柏油，故又称柏油便。急性出血性坏死性肠炎早期为黄色水样便，继而出现洗肉水样血便，并有特殊的腥臭味。

3. 其他　阿米巴肠病起病缓慢，大便次数增多伴有下腹痛，典型者大便呈暗红色果酱样有腐败腥臭味，也可为黏液脓血便或血便。急性细菌性痢疾患者，发病急，常见有发热、黏液脓性鲜血便，里急后重。右侧结肠出血粪便为暗红色或猪肝色，停留时间长可呈柏油样便，而结肠癌晚期癌肿破溃则出现鲜红色血便，或伴有黏液与脓液。肠套叠多见于2岁以下儿童，主要症状为腹痛、呕吐及果酱样血便。慢性非特异性直肠炎，主要表现为黏液脓血便，严重时呈血水便伴有腹痛和里急后重。

## 三、评估要点

### （一）病史

注意询问患者既往有无消化性溃疡、慢性肝炎病史，有无服用肾上腺皮质激素、吲哚美辛、水杨酸类等可能导致急性胃黏膜病变的药物史；有无服用使粪便发黑的特殊药物，如铋剂、铁剂、炭粉或某些中药，摄入量多少等；出血前有否进食粗硬或刺激性食物、大量饮酒、毒物。在剧烈呕吐后继而呕血，应注意食管贲门黏膜撕裂伤。

### （二）鉴别要点

呕血应注意排除口腔、鼻咽部出血和咯血。便血注意排除进食大量动物血、肝，服用铋剂、铁剂、炭粉或某些中药所致大便黑而无光泽，隐血试验为阴性。

### （三）出血部位的评估

呕血的颜色可帮助推测出血的部位和速度，如食管病变出血多为鲜红或暗红色；胃内病变的出血则多呈咖啡渣样。仅出现便血提示幽门以下部位出血，以呕血伴便血提示幽门以上部位出血。此外，注意患者呕血后的疼痛缓解情况，如消化性溃疡一

笔记

般在呕血后疼痛明显减轻或消失，而胃癌呕血后疼痛往往不见缓解。

### (四) 出血量的评估

呕血、便血持续时间、次数、量、颜色、性状变化可作为估计出血量的参考。一般粪便隐血试验阳性者提示每日出血量大于5ml；出现便血提示出血量在50~70ml以上；呕血提示胃内积血量达250~300ml。但由于部分出血滞留在胃肠道，仍未排出体外，且呕血与便血常混有呕吐物和粪便，难以精确估计失血量。末梢循环不良的临床表现对血容量减少敏感，要密切观察血压、心率、毛细血管充盈时间和指(趾)端温度。

### (五) 出血是否停止的判断

临床上不能单凭血红蛋白在下降或大便柏油样来判断出血是否继续。因为一次出血后，血红蛋白的下降有一定过程，所以要经过周密的病情观察，根据患者的一般情况、症状、体征，结合实验室检查及观察胃管引流物情况进行判断。消化道有活动性出血的表现如下：①心率增快，血压下降。②反复呕血或便血增多，稀薄便，甚至呕鲜红色血，解暗红色粪便。③虽经补液、输血等，但周围循环衰竭的表现未见明显改善，或虽暂时好转而又恶化。④血红蛋白浓度、红细胞计数与血细胞比容等持续下降，网织红细胞计数持续升高。⑤补液与尿量足够的情况下，血尿素氮持续或再次增高。⑥脾肿大，不见恢复。

### (六) 伴随症状

1. 上腹痛　中青年人，慢性反复发作的上腹痛，具有一定的周期性与节律性，多为消化性溃疡；中老年人，慢性上腹痛，疼痛无明显规律性并有厌食及消瘦者，有胃癌的可能。

2. 黄疸　有黄疸、寒战、发热并为右上腹绞痛而呕血者，可能由肝胆疾病引起。

3. 肝脾肿大　皮肤有蜘蛛痣、肝掌、腹壁静脉怒张或有腹水，化验有肝功能障碍，提示肝硬化；肝区疼痛、肝肿大、质地坚硬、表面凹凸不平或有结节者多为肝癌。

4. 皮肤黏膜出血　常与血液疾病及凝血功能障碍有关。

5. 头晕、黑蒙、口渴、冷汗　提示血容量不足，早期随体位变动而发生，肠鸣音亢进则提示活动性出血的可能。

6. 里急后重　多见于痢疾、直肠炎及直肠癌。

7. 便血伴发热　常见于败血症、流行性出血热或部分恶性肿瘤。

### (七) 对人体功能性健康型态的影响

主要是有无焦虑、不安、恐惧等压力与压力应对型态的改变；有无乏力、头晕、面色苍白、活动后心悸气促等活动与运动型态的改变。

### (八) 治疗、诊断及护理经过

患者是否经过粪便检查、血常规、血小板计数、出血与凝血检查等，结果如何；患者是否采用药物治疗，药名、剂量、用药途经、疗效如何；患者是否接受护理措施，效果如何。

## 四、护理诊断

1. 组织灌注量改变　与大量呕血所致循环血量不足有关。

2. 有误吸的危险　与呕吐物误吸入气道有关。

3. 活动无耐力　与呕血和便血所致贫血有关。

笔记

4. 有皮肤完整性受损的危险 与便血频繁、排泄物刺激肛周皮肤有关。

5. 恐惧 与大量呕血、便血有关。

6. 潜在并发症 休克。

（张雅丽 刘丽艳）

## 第十节 排尿异常

正常成人24小时尿量约为1000~2000ml，一般白天排尿4~6次，夜间0~2次，每次尿量约200~400ml。正常健康人尿量受饮食、饮水、气温、运动量等因素影响，如高温作业、剧烈运动、大量出汗时尿量减少。

### 一、尿量异常

成人24小时尿量若少于400ml，或每小时尿量少于17ml称为少尿（oliguria）；24小时尿量若少于100ml，12小时完全无尿，称为无尿或尿闭（anuria）；24小时尿量若超过2500ml则称为多尿（polyuria）。

#### （一）病因与发病机制

正常情况下，肾小球滤过率24小时可达170L，其中99%以上的水分被肾小管重吸收。

1. 少尿、无尿 各种原因导致的肾血流量急剧下降，肾脏严重灌注不足，或肾脏本身病变影响肾小球滤过功能，或下尿路梗阻都可导致少尿或无尿。

2. 多尿 ①暂时性多尿：是短时间内摄入过多水，饮料和含水分过多的食物，或使用利尿剂后而出现。②持续性多尿：由于抗利尿激素分泌减少或缺乏，或是肾小管上皮细胞对抗利尿激素的敏感性降低，以致远端肾小管及集合管对水分的重吸收能力大为降低影响尿液浓缩。

#### （二）临床表现

1. 少尿、无尿 ①肾前性：见于肾血流量减少、肾小球滤过率降低的休克、大出血、重度失水、心功能不全、肾动脉栓塞、肾病综合征、肝肾综合征、烧伤等。②肾性：多见肾实质病变所致肾小球和肾小管功能损害，如急性肾炎、急进性肾炎、急性间质性肾炎以及急性肾小管坏死等。③肾后性：由任何原因所致的尿路梗阻，如结石、血凝块、前列腺肥大、瘢痕形成、肿瘤压迫、神经源性膀胱等。

2. 多尿 引起肾小管浓缩功能不全的慢性肾炎、慢性肾盂肾炎、肾小球硬化症、肾小管性酸中毒、急性肾功能不全多尿期；内分泌代谢紊乱的尿崩症、糖尿病、原发性甲状旁腺功能亢进、原发性醛固酮增多症等。

#### （三）评估要点

1. 病史 询问患者每天排尿的次数、每次的尿量及24小时的总尿量；有无引起尿量异常的病史和诱发因素，是否服用对肾脏有毒的药物、化学物质或生鱼胆、毒蕈等；是否去过流行性出血热疫区或有无钩端螺旋体疫水接触史；注意检查患者膀胱充盈度。

2. 伴随症状

（1）少尿、无尿：①肾绞痛：见于肾动脉栓塞、肾结石。②心悸、胸闷不能平卧：见

笔记

于心功能不全。③大量蛋白尿、水肿、低蛋白血症：见于肾病综合征。④腹水、皮肤黄染见于肝肾综合征。⑤血尿、蛋白尿、高血压和水肿：见于急性肾炎，急进性肾炎。⑥排尿困难：见于前列腺肥大。

(2) 多尿：①烦渴多饮、低比重尿：见于尿崩症。②多饮多食和消瘦：见于糖尿病。③高血压、低血钾和周期性瘫痪：见于原发性醛固酮增多症。④少尿数天后出现多尿可见于急性肾小管坏死恢复期。

3. 对人体功能性健康型态的影响　尿量异常属于排泄型态紊乱，应评估患者是否存在疾病导致的焦虑、烦躁不安、恐惧等压力与压力应对型态的改变；是否有因排尿频率过多而导致的睡眠与休息型态的改变。

4. 诊断、治疗及护理经过　24 小时摄入水量与尿量，是否检测过尿比重、尿渗透压、肾功能（如内生肌酐清除率、尿素氮），检验结果如何；有无应用利尿药或其他药物，有无护理干预措施，其效果怎样等。

### （四）护理诊断

1. 体液过多　与水钠潴留、尿量减少有关。

2. 睡眠型态紊乱　与休息期间排尿频繁有关。

3. 焦虑　与预感受自身疾病威胁有关。

## 二、尿频、尿急与尿痛

尿频（frequent micturition）是指单位时间内排尿次数增多。尿急（urgent micturition）是指患者一有尿意即迫不及待需要排尿，难以控制。尿痛（odynuria）是指患者排尿时感觉耻骨上区、会阴部和尿道内疼痛或烧灼感。尿频、尿急和尿痛合称膀胱刺激征。

### （一）病因与发病机制

正常排尿过程是受意识和神经控制的反射性活动，并通过控制排尿肌肉来完成的。任何原因导致的排尿肌肉失控和神经调节障碍，均可影响正常的排尿功能，出现不适症状。

### （二）临床表现

1. 尿频　①多尿性尿频：排尿次数增多而且每次尿量不减少，24 小时总尿量增多，见于糖尿病，尿崩症，精神性多饮和急性肾衰竭的多尿期。②炎症性尿频：尿频而每次尿量少，多伴有尿急和尿痛，尿液镜检可见炎性细胞。③神经性尿频：尿频而每次尿量少，不伴有尿急和尿痛，尿液镜检无炎性细胞。④膀胱容量减少性尿频：见于膀胱占位性病变、妊娠子宫增大或卵巢囊肿等压迫膀胱。⑤尿道口周围病变：尿道口息肉、尿道旁腺囊肿等刺激尿道口引起尿频。

2. 尿急　如急性膀胱炎，尿道炎等泌尿系统炎症，特别是膀胱三角区和后尿道炎症。

3. 尿痛　见于尿道炎、膀胱炎、前列腺炎、晚期膀胱癌等，尿痛性质为灼痛或刺痛；前列腺炎除有尿痛外，耻骨上区、腰骶部或阴茎头亦觉疼痛；膀胱结石或异物多有尿流中断，而尿痛的疼痛部位多在耻骨上区，会阴部和尿道内，尿痛性质可为灼痛或刺痛。

笔记

### （三）评估要点

1. 病史　有无结核病、糖尿病、肾炎和尿路结石、尿路感染的反复发作史；有无诱发因素，如劳累、月经期、流产术，是否接受导尿、尿路器械检查等。

2. 症状特点　了解尿频程度，如每小时或每天排尿次数，每次排尿间隔时间和每次排尿量；尿频是否伴有尿急和尿痛，尿痛的部位和时间。

3. 伴随症状　①会阴部、腹股沟和睾丸胀痛：见于急性前列腺炎。②血尿、午后低热、盗汗：见于膀胱结核。③多饮、多尿、体重下降：见于糖尿病和尿崩症。④无痛性血尿：见于膀胱癌。⑤进行性排尿困难：见于前列腺增生。⑥尿流突然中断，见于膀胱结石堵住开口或后尿道结石嵌顿。

4. 对人体功能性健康型态的影响　焦虑、烦躁不安、恐惧等压力与压力应对型态的改变；因排尿频率过多而导致的睡眠与休息型态的改变。

5. 诊断、治疗及护理经过　是否做过尿培养，细菌种类有哪些，以及药物使用的种类和疗程；是否接受过护理干预措施，效果如何等。

### （四）护理诊断

1. 睡眠型态紊乱　与尿频、尿急等排尿规律改变有关。

2. 焦虑　与预感自身疾病威胁和身体舒适度改变有关。

3. 舒适度改变　与尿路结石、尿路感染导致的尿痛有关。

## 三、血尿

正常人尿液中无红细胞或偶见个别红细胞，若尿液在离心沉淀后，显微镜检查每高倍镜视野有红细胞 3 个以上，称为血尿（hematuria）。如尿液肉眼见色泽正常，而在显微镜下检查确定有红细胞 3 个以上，称为镜下血尿；若尿液肉眼即可见血色或呈洗肉水色，称为肉眼血尿。

### （一）病因与发病机制

1. 泌尿系统疾病　肾小球疾病、各种间质性肾炎、尿路感染、泌尿系统结石、结核、肿瘤等。

2. 全身性疾病　感染性疾病、血液病、免疫和自身免疫性疾病、心血管疾病等。

3. 尿路邻近器官疾病　急慢性前列腺炎、精囊炎、急性盆腔炎或脓肿、宫颈癌、输卵管炎、阴道炎、急性阑尾炎、直肠和结肠癌等。

4. 化学物品或药品对尿路的损害　如磺胺类、抗生素类、甘露醇、汞、铅、镉等重金属对肾小管的损害；环磷酰胺引起的出血性膀胱炎；抗凝剂如肝素过量也可出现血尿。

5. 功能性血尿　突然加大运动量活动可出现运动性血尿。

### （二）临床表现

1. 血尿　血尿的主要表现是尿液颜色的改变，除镜下血尿颜色正常外，肉眼血尿根据出血量多少和尿液酸碱度的不同而呈不同颜色。尿液酸性时，颜色深，呈棕色或暗黑色；尿液碱性时呈红色。尿呈淡红色像洗肉水样，提示每升尿含血量超过 1ml，如肾结核晚期累及整个泌尿系统，一般有镜下或肉眼血尿，呈洗肉水样尿；肾小球肾炎，其尿与血呈全程性均匀，且为暗红色，肾小球源性血尿患者伴有大量尿蛋白，有时可发现管型尿（特别是红细胞管型）；膀胱或膀胱颈部病变常有排尿不适，但肿瘤出血者

笔记

例外，血尿颜色较鲜红，可为终末血尿，无痛性全程血尿是肾癌的特点；前列腺、尿道病变引起的血尿颜色鲜红，前列腺及后尿道出血为终末血尿，前尿道出血可呈尿道滴血或初始血尿，多伴有膀胱刺激症状。

2. 分段尿异常　尿三杯试验，用三个清洁玻璃杯分别留起始段、中段和终末段尿观察，如起始段血尿提示病变在尿道；终末段血尿提示病变在膀胱颈部，三角区域或后尿道的前列腺和精囊腺；三段尿均呈红色即全程血尿，提示出血病变在肾脏或输尿管。

3. 镜下血尿　镜下红细胞大小不一、形态多样为肾小球血尿，见于肾小球肾炎；镜下红细胞形态单一，与外周血近似，为均一型血尿，提示血尿来源于肾后，见于肾盂肾盏、输尿管、膀胱和前列腺病变。

**课堂讨论互动**

如何根据血尿的特点和伴随症状初步判断泌尿系统结石的位置？

### （三）评估要点

1. 病史　有无血尿或其他影响泌尿系统的病史和诱发因素：如有无腰腹部新近外伤、泌尿道器械检查史、高血压和肾炎史；有无肾脏疾病家族史。尿的颜色如为红色应进一步了解是否服用大黄、利福平、氨基比林药物，是否为月经期间，以排除假性血尿。

2. 血尿特点 血尿出现在尿程的哪一段，是否全程血尿，有无血块；发作的时间是否有规律性，是间歇性发作还是持续性血尿。

3. 伴随症状　伴肾绞痛是肾或输尿管结石的特征；尿流中断或排尿困难见于膀胱和尿道结石；伴有腰痛、高热畏寒常为肾盂肾炎；伴有水肿、高血压、蛋白尿见于肾小球肾炎；伴有皮肤黏膜及其他部位出血，见于血液病和某些感染性疾病；血尿合并乳糜尿见于丝虫病、慢性肾盂肾炎。

4. 对人体功能性健康型态的影响　评估是否因多尿而导致焦虑、烦躁不安、恐惧等压力与压力应对型态的改变；是否有因排尿频率过多而导致的睡眠与休息型态的改变。

5. 诊断、治疗及护理经过　是否做过尿培养，细菌种类有哪些以及药物使用的种类和疗程；是否做过显微镜下细胞及管型计数等；是否接受过护理措施干预，效果如何等。

### （四）护理诊断

1. 恐惧　与肉眼血尿使患者预感自身疾病威胁有关。

2. 潜在并发症　感染。

## 四、尿失禁

尿失禁(incontinence of urine)是患者膀胱括约肌损伤或神经功能障碍而丧失排尿自控能力，膀胱内的尿液不能控制而自行流出的一种症状，以中老年女性患者居多。

笔记

## （一）病因与发病机制

1. 真性尿失禁 即完全性尿失禁。如截瘫、昏迷患者，由于脊髓初级排尿中枢与大脑皮质之间的联系受损，膀胱逼尿肌出现无抑制性收缩。如手术、分娩患者，因膀胱括约肌或支配括约肌的神经损伤出现尿失禁。

2. 压力性尿失禁 盆底支持结构因损伤、退化等原因导致其张力减低，子宫及其相邻的膀胱和直肠发生移位引起的，多见于阴道分娩、会阴部及尿道手术后、中老年妇女。

3. 假性尿失禁 即充溢性尿失禁。多见于前列腺增生、尿道狭窄，是由于脊髓初级排尿中枢受损或下尿路有较严重梗阻引起尿潴留，当膀胱内压上升到一定程度并超过尿道阻力时，尿液不断地自尿道中滴出。

## （二）临床表现

1. 真性尿失禁 膀胱稍有一些存尿便会不自主地流出，始终处于空虚状态，多因外伤、手术或先天性疾病引起的膀胱颈和尿道括约肌的损伤，导致逼尿肌持续性痉挛，或括约肌过分松弛，膀胱无法储尿。

2. 压力性尿失禁 即当咳嗽、打喷嚏、大笑、行走、突然站立或运动时腹肌收缩，腹内压升高，以致不自主地有少量尿液排出。起病初期患者平时活动无尿液溢出，仅在增加腹压时有尿液溢出，严重者在休息时也有尿液溢出。一般根据症状的轻重分为四度：Ⅰ度患者，咳嗽等腹内压增高时偶有尿失禁，可以正常参加社会活动；Ⅱ度患者，任何屏气及用力时都有尿失禁，内裤常为尿浸，需作更换；Ⅲ度患者，直立位时即有尿失禁，常浸湿外裤，有时尿液可能沿大腿流下，需用尿片；Ⅳ度患者，直立位或平卧位时均有尿失禁，完全失去控制，需持续用尿片。

3. 充溢性尿失禁 膀胱内的尿液充盈达到一定压力时，即可不自主溢出少量尿液，多见于下尿路梗阻（如良性前列腺增生）或逼尿肌无力，尿液潴留在膀胱内。当膀胱内压力降低时，排尿立即停止，但膀胱仍呈胀满状态尿液不能排空，因此，这类患者的膀胱呈膨胀状态。

4. 急迫性尿失禁 强烈的、不能控制的排尿感觉和尿频。常见于神经系统病变、膀胱炎性病变、萎缩性阴道炎等造成的膀胱无抑制性收缩。

## （三）评估要点

1. 病史 询问患者有无与尿失禁相关的尿路系统和神经系统患病史、尿路手术或器械操作史、外伤史等。在何种诱发因素下易出现尿失禁，既往的发病情况、治疗效果等。

2. 尿失禁的特点 评估患者膀胱充盈状态，呈膨胀状态多为充溢性尿失禁，呈空虚状态的多为真性尿失禁；而在咳嗽、喷嚏、提举重物或体位改变时引发尿失禁者多为压力性尿失禁。注意询问尿失禁发生的频度，提示病情的严重程度：轻度者偶尔发生（≤6 次 / 年）；中度者平均每月发生 1~4 次；重度者每周 >1 次。

3. 对人体功能性健康型态的影响 评估有无焦虑、不安、恐惧等压力与压力应对型态的改变；由于遗尿，身上有异味，要注意患者自我概念型态、角色关系型态的护理问题。有学者认为如不及时治疗尿失禁，患者会进入尿失禁 - 活动受限 - 智力衰退 - 加重尿失禁的恶性循环，因此，应评估患者的智力水平，判断是否存在认知 - 感知型态的改变。此外，注意评估尿失禁是否影响休息，导致睡眠与休息型态

笔记

的改变。

4. 诊断、治疗及护理经过 应询问既往的诊断、治疗，使用过的药物，是否有效；相关护理干预措施，其效果如何。

### (四) 护理诊断

1. 睡眠型态紊乱 与排尿规律改变有关。
2. 疼痛 与尿路结石、尿路感染有关。
3. 焦虑 与尿失禁不愈有关。
4. 自我形象紊乱 与不能自行控制排尿，身上有异味有关。

## 五、尿潴留

尿潴留(retention of urine)指膀胱内充满尿液而不能自行排出。

### (一) 病因与发病机制

分为机械性梗阻和动力性梗阻。机械性梗阻病变最多见，包括良性前列腺增生、前列腺肿瘤、膀胱颈挛缩、膀胱颈肿瘤、先天性尿道畸形、尿道结石等；动力性梗阻是指各种因素致膀胱逼尿肌或尿道括约肌功能障碍所引起，如产后尿潴留、脊髓麻醉等药物作用等。

### (二) 临床表现

急性尿潴留发病突然，膀胱内充满尿液不能排出，患者常胀痛难忍，有时部分尿液可从尿道溢出，但不能减轻下腹疼痛；长期尿潴留膀胱高度膨胀，压力增高，可引起双侧输尿管及肾积水，导致肾功能受损。慢性尿潴留多表现为排尿不畅、尿频、常有排尿不尽感，有时出现尿失禁现象。

### (三) 评估要点

1. 病史 询问患者有无尿路感染、尿石排出、前列腺疾病、尿道手术、脊柱外伤、神经精神疾病史；了解月经和妊娠情况，以确定是否因妇科和产科情况引起排尿困难；既往有无发病情况，有无诱因。

2. 症状特点 尿潴留发生的缓急和病程，如前列腺疾病患者起病缓慢而病程长，而后尿道出血则速度快病程短。了解尿潴留是否伴随血尿、尿急、尿痛等症状。

3. 对人体功能性健康型态的影响 有无焦虑、不安、恐惧等压力与压力应对型态的改变；有无睡眠与休息型态的改变等。

4. 诊断、治疗及护理经过 是否经过膀胱镜检查、肾功能检查及其结果；是否采取促进排尿的护理干预措施，如听水流声、按摩腹部等，效果如何。

### (四) 护理诊断

1. 舒适度改变 与尿潴留致腹胀腹痛有关。
2. 焦虑 与有尿意但不能排出有关。
3. 潜在并发症 继发感染。

(张雅丽 刘丽艳)

笔记

## 第十一节　水肿与脱水

### 案例导入

患者，女性，32岁。主诉：反复眼睑、双下肢浮肿3年余，加重伴发热5天。体格检查：腋温38.9℃，眼睑、双下肢明显浮肿，腹水征(+)，实验室检查：血常规：WBC $8.9\times10^9$/L，N 78%；尿常规：蛋白 ++++；电解质：血钾5.8mmol/L，血钠145mmol/L。门诊予以抗感染、激素、利尿治疗，但仍有发热，食欲差，恶心欲吐，排尿泡沫多，尿少，300~400ml/d。

分析：1. 综合评估患者的身心状况、治疗用药情况。

2. 此患者护理诊断有哪些？

### 重点提示

试从水肿的概念、表现特点、评估内容、评估要点及护理诊断方面进行思考。

人体内环境的平衡和稳定主要由体液、电解质及渗透压所决定，且是维持细胞和各脏器生理功能的基本保证。体液由细胞内液和细胞外液两部分组成。细胞外液中的主要阳离子为$Na^+$(正常血钠浓度为130~145mmol/L)，主要阴离子为$Cl^-$、$HCO_3^-$和蛋白质。细胞内液中的主要阳离子为$K^+$和$Mg^{2+}$，主要阴离子为$HPO_4^{2-}$和蛋白质。细胞内、外液的渗透压相似，正常为280~310mOsm/L。水肿和脱水是人体水和电解质代谢紊乱的常见症状。

### 一、水肿

人体组织间隙有过多的液体积聚使组织肿胀称为水肿(edema)。水肿按分布范围可分为全身性水肿(ana-sarca)和局部水肿(local edema)。当液体弥漫性分布于体内组织间隙时呈全身性水肿(常为凹陷性)；液体积聚在局部组织间隙时呈局部水肿；发生在体腔内称为积液，如胸腔积液、腹腔积液、心包积液。水肿常按其病因而命名，如心源性水肿、肾源性水肿、肝源性水肿、营养不良性水肿、淋巴性水肿、静脉阻塞性水肿、炎症性水肿等。水肿一般不包括内脏器官的水肿，如脑水肿、肺水肿等。

#### (一) 病因与发病机制

正常人体组织间隙液体的质和量，主要通过机体和血管内外液体不断地从毛细血管小动脉端滤出至组织间隙成为组织液，另一方面组织液又从毛细血管小静脉端不断地回吸入血管中，以保持体液的动态平衡。毛细血管内静水压、血浆胶体渗透压、组织液静水压和组织液胶体渗透压是维持血管内外液体交换平衡的因素。当各种原因引起血管内外液体交换障碍或肾小球滤过率下降、肾小管重吸收增强(球-管失衡)等体内外液体交换障碍时，导致组织间液形成量大于回流量，以致过多的体液在组织间隙或体腔内积聚，即产生水肿。这些因素包括：①水钠潴留，如继发性醛固酮增多症。②毛细血管滤过压升高，如右心衰竭。③毛细血管壁通透性增加，如急性肾炎。④血浆胶体渗透压降低，如血清清蛋白减少。⑤淋巴回流受阻，如丝虫病等。

笔记

1. 全身性水肿

(1) 心源性水肿：为心脏功能衰退而使心搏出量不足，主要是右心衰竭的表现。发病机制主要有两个因素：①心排血量减少，肾血流量减少，继发性醛固酮增多，致水钠潴留。②静脉回流障碍，毛细血管滤过压增高，组织液吸收减少，淋巴管压力增大。前者决定水肿程度，后者决定水肿部位。

(2) 肾源性水肿：可见于各型肾炎和肾病综合征。由多种因素引起肾排泄水钠减少，导致水钠潴留，细胞外液增多，毛细血管静水压升高，引起水肿；肾病综合征除了水钠潴留外，还有大量清蛋白从尿中丢失造成血浆胶体渗透压过低两种机制并存。

(3) 肝源性水肿：见于失代偿期肝硬化。肝脏是合成各种蛋白质的最大器官，肝硬化时，肝脏合成清蛋白的能力降低，使血中的清蛋白不足，血浆胶体渗透压下降，组织间隙液增加；肝硬化引起门静脉压增高，导致腹腔内的血浆和淋巴液渗入组织间隙而形成腹水；大量腹水会压迫下腔静脉，使下肢静脉回流变差，加重下肢的水肿。所以，门静脉高压、低蛋白血症、肝淋巴回流障碍、继发性醛固酮增多是水肿和腹水形成的主要机制。

(4) 营养不良性水肿：见于长期热量摄入不足、消化吸收障碍、慢性消耗性疾病等，长期营养缺乏、蛋白质丢失等所致低蛋白血症或维生素 $B_1$ 缺乏，使血管内胶体渗透压降低，继而导致水肿。其特点是水肿发生前常有消瘦、体重减轻等表现。皮下脂肪减少所致组织松弛，组织压降低，加重了水肿液的潴留。水肿常从足部开始逐渐蔓延全身。

(5) 其他

1) 黏液性水肿：可见于甲状腺功能减退患者，主要由于体内黏蛋白代谢障碍，积聚在组织间隙中，组织间液蛋白含量增高所致。

2) 孕期水肿、经前期水肿：与性激素失调有关。怀孕时，雌激素、黄体酮在血中浓度大幅提高，同时肾素 - 血管紧张素 - 醛固酮系统也被激活，促使水钠潴留水分及盐类潴留在机体内，而且怀孕伴随着子宫增大，压迫下腔静脉也会造成下肢水肿。

3) 药物性水肿：如长期应用肾上腺糖皮质激素、雄激素、雌激素、胰岛素等药物，与水钠潴留有关。

2. 局部性水肿

(1) 淋巴梗阻性水肿：常见于丝虫病所致的象皮肿，与淋巴回流障碍有关。

(2) 变态反应性水肿：常见于荨麻疹、接触性皮炎等。肥大细胞释放组胺，激活激肽生成系统释放激肽和促进前列腺素的合成和释放，引起动脉充血和微血管壁通透性增高，导致水肿的形成。

(3) 静脉梗阻性水肿：常见于静脉血栓形成、血栓性静脉炎。与局部静脉回流受阻，毛细血管通透性增加有关。

(4) 炎症性水肿：炎症性水肿常见于丹毒、蜂窝组织炎、疖肿等。

### (二) 临床表现

1. 心源性水肿　右心衰竭时出现下肢浮肿、肝脾肿大；左心衰竭时有肺水肿表现：呼吸困难、咳嗽、端坐呼吸等；大多数出现全心衰竭的症状。

2. 肾源性水肿　水肿多出现在颜面部(尤其是眼睑)、下肢，严重者还可出现腹水。心源性水肿与肾源性水肿的鉴别(表 4-5)。

3. 肝源性水肿　发展缓慢，以腹水为主要表现，先出现踝部水肿，逐渐向上蔓延，而头面部、上肢常无水肿。

4. 营养不良性水肿 发病前常有消瘦、体重减轻等表现。其分布一般是从组织疏松处开始,然后扩展到全身皮下,以低垂部位明显。

5. 孕期水肿与经前期水肿 孕期水肿最常出现在下肢,并随着子宫增大,下肢水肿加剧;经前期水肿多于经前 7~14 天出现眼睑、踝部及手部轻度水肿,月经后水肿逐渐消退。

表 4-5 心源性水肿与肾源性水肿的鉴别

| 鉴别点 | 心源性水肿 | 肾源性水肿 |
|---|---|---|
| 病因 | 常见于右心功能不全、渗出性或缩窄性心包炎 | 常见于原发性、继发性肾小球肾脏疾病 |
| 开始部位 | 从足部开始,向上延及全身,明显受体位影响 | 从眼睑、颜面开始而延及全身 |
| 发展快慢 | 发展缓慢 | 发展迅速 |
| 水肿性质 | 坚实,移动性较小 | 柔软,移动性大 |
| 伴随病征 | 心脏增大、心杂音、肝大、静脉压升高等 | 高血压、蛋白尿、血尿、管型尿、眼底改变等 |

## (三) 评估要点

1. 病史 询问有无感染、心脏病、肾脏病、肝脏病、营养不良、大出血、内分泌功能失调等病史;既往有无水肿,是持久性或间歇性,目前是趋向好转或恶化;最近有否接受过某些药物治疗,如大量生理盐水注射、肾上腺皮质激素、睾丸酮、雌激素等。此外,还应询问患者饮食习惯、营养条件、过敏现象、接触有毒物质、妇女月经史及生育史等。

2. 水肿的特点

(1) 水肿分布:注意是全身水肿还是局部水肿,包括水肿的起始部位,是否对称性及上下肢分布情况,并注意水肿部位与体位变化及活动关系。

(2) 水肿程度:采用指压法检查。用手指按压水肿部位 5 秒钟,然后放开后,此时根据凹陷深度来衡量水肿的程度:轻微压陷到几乎测量不到(+);轻微压陷到压下深度 <5mm(++);压下深度 5~10mm(+++);压下深度 >10mm(++++)。用手指按压水肿部位出现的凹陷,抬手后几秒钟内不消失者称凹陷性水肿,如肾脏疾病或心脏疾病所造成的水肿,经常发生在腿部、骶尾部及阴囊,呈对称性。而非凹陷性水肿少见,仅见于甲状腺功能低下所致的黏液性水肿及淋巴管阻塞所致的水肿,这些水肿液中含有大量蛋白,因而不表现指压性。

3. 体重变化 应用利尿剂的前后,称量体重,以了解患者对利尿剂的反应及患者水肿液积聚和消退的程度。在条件适当控制的情况下(如饮食、饮水、钠摄入量控制)多次检测体重,观察体重的增减,它比临床上应用指压观察体表凹陷的程度要敏感得多。

4. 皮肤状况 包括颜色、表面亮度、皮肤是否绷紧、皮肤温度。

5. 伴随症状 全身倦怠无力,腹胀、恶心、呕吐、便秘、腹泻、食欲不振等。心源性水肿有颈静脉怒张、端坐呼吸、呼吸困难、呼吸衰竭,心前区可听到奔马律,肺底可听到湿性啰音,胸部 X 光可看到扩大的心脏,腹部触诊有肝脾肿大。肾源性水肿伴重度蛋白尿,血中清蛋白下降,胆固醇、脂蛋白指标升高、血压升高。肝源性水肿伴有营养不良,甚至明显腹水。

6. 对人体功能性健康型态的影响 有无皮肤溃疡和继发性感染、体重下降等营

笔记

养与代谢型态的改变;有无因下肢水肿引起的日常活动受限等活动与运动型态的改变。

7. 诊断、治疗与护理经过 血、尿常规检查结果如何;是否用药,药物种类、剂量与疗效如何,有无不良反应,重点询问利尿剂的相关情况;有无采取护理干预措施、方法及其疗效。

### (四)护理诊断

1. 体液过多 与右心功能不全有关;与肾脏疾病导致的钠水潴留有关。

2. 营养失调:低于机体需要量 与蛋白丢失、饮食限制有关。

3. 活动无耐力 与心排出量减少、组织获氧减少、代谢产物排泄减慢有关。

4. 有皮肤完整性受损的危险 与组织水肿、细胞营养不良有关。

5. 有感染的危险 与低蛋白血症、用免疫抑制剂或细胞毒性药物致机体抵抗力下降有关。

6. 躯体移动障碍 与下肢水肿致活动受限有关。

## 二、脱水

脱水(dehydration)系指体液大量丢失或不足致细胞外液减少,继而引起的一组临床症候群。

### (一)病因与发病机制

正常情况下,机体通过渗透压依赖性和容量 - 压力依赖性两个调节机制,改变肾脏排水和口渴中枢兴奋性而维持水平衡。当有效循环血容量减少、体液高渗或口腔黏膜干燥时,刺激下丘脑的渴感中枢,引起口渴而增加水的摄入量;当摄入量达到一定程度后,渴感消失。水的排泄主要依赖于抗利尿激素、醛固酮和肾的调节。当某些原因使机体摄水量不足、水排出超过机体调节能力或水钠调节机制失调,即可出现脱水。

水钠代谢失常通常是相伴发生的,单纯性水或钠减少极为少见。根据血钠或渗透压的变化,脱水又分为3种:低渗性脱水、高渗性脱水和等渗性脱水,各种脱水发生的病因与机制如下:

1. 高渗性脱水(hypertonic dehydration) 高渗性脱水失水多于失钠,血清钠浓度 >150mmol/L、血浆渗透压 >310mOsm/L。常见病因包括水摄入不足和水丢失过多。如昏迷、创伤等高危患者补液不足、大量出汗、中枢性尿崩症等。由于细胞外容量减少而渗透压升高,反射性促使抗利尿激素分泌,水重吸收增加,引起少尿和尿比重增加;若因失水致循环血量减少,可使醛固酮分泌增多,导致钠潴留,血浆渗透压进一步升高;此外,当细胞外液渗透压显著增高时,细胞内液转移到细胞外,造成细胞内脱水。

2. 低渗性脱水(hypotonic dehydration) 低渗性脱水失钠多于失水,血清钠浓度 <130mmol/L,血浆渗透压 <280mOsm/L。当细胞外液渗透压降低,抗利尿激素分泌减少,尿量增加,细胞外液向细胞内转移,易发生周围循环衰竭,严重者可导致细胞水肿。肾脏失水失钠过多主要见于急性肾功能不全多尿期、肾小管中存在大量不被吸收的溶质(如尿素)抑制钠和水的重吸收、过度使用排钠利尿剂等。

3. 等渗性脱水(isotonic dehydration) 等渗性失水时,水与钠成比例丢失,血钠浓度 130~145mmol/L,渗透压 280~310mOsm/L。等渗性失水丢失的主要是细胞外液,可致有效循环血容量不足。可见于反复呕吐、腹泻、胃肠减压或肠梗阻等导致的消化液丢失、大面积烧伤或剥脱性皮炎等渗出性皮肤病变、反复大量放胸腹水等。

课堂讨论互动

如何从临床表现上来区分高渗性、等渗性、低渗性脱水？

### （二）临床表现

1. 高渗性脱水 高渗性脱水患者口渴明显；尿比重增加、尿少；血容量下降较轻，较少发生休克；脑细胞严重脱水可导致嗜睡、谵妄、昏迷。根据脱水程度可将高渗性脱水分为轻度、中度和重度3级。

（1）轻度脱水：失水量相当于体重的2%~3%，表现为黏膜干燥、汗少、直立性低血压、疲乏、尿量减少、尿比重增高。如同时伴有多饮，一般不造成细胞外液容量不足和渗透压异常，如伴渴感减退，可因缺乏渴感而发生高渗性脱水。

（2）中度脱水：失水量相当于体重的4%~6%。患者此时组织间液和血容量明显减少，醛固酮分泌增加和血浆渗透压升高，患者感到明显口渴，有效循环血容量不足、血压下降、心率加快、心悸等；患者皮肤干燥、皮肤弹性下降、眼窝稍有下陷、静脉下陷。严重者因为细胞内失水，感到乏力、头晕、烦躁、工作效率下降。

（3）重度脱水：失水量相当于体重的7%~14%时，患者常出现循环衰竭表现，如少尿或无尿、血压下降、脉搏细弱；此外，因为脑细胞严重脱水，出现中枢神经系统功能障碍，如神志不清、嗜睡、躁狂、谵妄、定向力失常、幻觉等。当失水量超过15%时，可出现高渗性昏迷、低血容量性休克等情况。

2. 等渗性脱水　等渗性脱水患者可无明显口渴，血容量不足表现较早。

3. 低渗性脱水　早期有手足麻木、肌肉痉挛、恶心、呕吐等低钠血症表现，口渴不明显，尿比重下降；血容量不足出现早且明显，严重者脑细胞水肿可致意识障碍。

### （三）评估要点

1. 病史　有无造成体液丢失的各种可能如腹泻、呕吐、出汗、失血、烧伤等；有无引起脱水的环境，如高温闷热环境；有无使用高浓度葡萄糖溶液、甘露醇等脱水性药物，尤其是低渗性脱水应仔细询问病史，多数是由于脱水处理不当或利尿剂使用不当造成。此外，还要注意患者是否鼻饲给予高蛋白流质饮食等。

2. 脱水的情况　询问和观察患者脱水的特点、程度及使其加重或减轻的因素。是否出现皮肤弹性变差、眼眶凹陷等情况；是否出现生命体征、意识状态的改变；同时注意尿比重、静脉充盈情况等。

3. 饮食、体重情况　询问患者饮食（包括水分摄入）情况，计算每日摄入及排出的液体总量。此外，还应注意询问其体重的变化等。

4. 对人体功能性健康型态的影响　有无体重下降、皮肤黏膜干燥、皮肤弹性降低等营养与代谢型态的改变；有无脉搏增快、血压下降等活动与运动型态的改变；有无谵妄、嗜睡、昏迷等认知与感知型态的改变。

5. 诊断、治疗、护理经过　包括血浆渗透压、血清电解质的检测结果，有无补液，用药种类、剂量、疗效、不良反应等。

### （四）护理诊断

1. 体液不足　与液体摄入不足或丢失过多有关。

笔记

2. 组织完整性受损　与体液不足有关。

3. 口腔黏膜受损　与机体脱水有关。

4. 潜在并发症　意识障碍。

（张雅丽　刘丽艳）

## 第十二节　皮肤黏膜出血

皮肤黏膜出血（mucocutaneous hemorrhage）是因机体止血或凝血功能障碍所引起，通常以全身性或局限性皮肤黏膜自发性出血或损伤后难以止血为临床特征。

### 一、病因与发病机制

#### （一）血管壁功能异常

正常情况下在毛细血管破损时，局部小血管即通过血管平滑肌反射性收缩，使血流变慢，以利于初期止血，随后在血小板释放的血管收缩素等血清素作用下，毛细血管较持久收缩，发挥止血作用。当毛细血管壁存在先天性缺陷或受损伤时则不能正常收缩、发挥止血作用，即可发生皮肤黏膜出血，常见于过敏性紫癜、维生素C或维生素PP缺乏等。

#### （二）血小板异常

血管破损后血小板相互黏附、聚集于损伤处，形成白色止血栓堵塞伤口处。血小板膜磷脂在磷脂酶作用下释放花生四烯酸，随后转化为血栓烷（$TXA_2$），进一步参与血液凝固及血管收缩过程，促使局部止血。血小板数量或功能异常时，均可引起皮肤黏膜出血。

1. 血小板减少　指血小板计数低于 $100 \times 10^9/L$，常见于再生障碍性贫血、白血病、特发性血小板减少性紫癜、弥散性血管内凝血等。

2. 血小板增多　指血小板数超过 $400 \times 10^9/L$，常见于原发性血小板增多症、脾切除后等。此类疾病血小板数虽然增多，仍可引起出血现象，是由于活动性凝血活酶生成迟缓或伴有血小板功能异常所致。血小板功能异常，如遗传性血小板无力症、继发性异常球蛋白血症等。

#### （三）凝血功能障碍

1. 遗传性血友病，低纤维蛋白原血症，凝血酶原缺乏症，凝血因子缺乏症。

2. 继发性严重肝病，尿毒症，维生素K缺乏。

3. 循环血液中抗凝物质增多或纤维蛋白溶解亢进，如异常蛋白血症类肝素抗凝物质增多、抗凝药物治疗过量、原发性纤维蛋白溶解或弥散性血管内凝血所致的继发性纤维蛋白溶解。

### 二、临床表现

皮肤黏膜出血表现为血液淤积于皮肤或黏膜下，形成红色或暗红色斑点，压之不褪色，通常不高出皮肤表面，视出血面积大小可分为瘀点（petechia）、紫癜（purpura）、瘀斑（ecchymosis）和皮下血肿（hematoma）。瘀点是直径不超过2mm的红色或紫色的出血斑点，多如针头大小，以四肢和躯干下部为多见。紫癜是直径3~5mm的皮下出血。

瘀斑为直径 5mm 以上的皮下片状出血，常见于肢体易摩擦和磕碰的部位和针刺处。皮下血肿则表现为大片皮下出血伴皮肤明显隆起，常见于血友病。此外，口腔和舌等部位出现的暗黑色或紫红色水疱状出血称为血疱，大小不等，见于严重血小板减少。

**课堂讨论互动**

如何鉴别瘀点、瘀斑、紫癜与皮下血肿？

## 三、评估要点

### (一) 病史

有无皮肤黏膜出血、外伤、感染、肝肾疾病史，易出血家族史，注意询问患者的职业特点、居住环境，有无化学药物及放射性物质接触史；与出血相关的服药史，女性患者有无月经过多及产时、产后大出血史。询问患者出血的时间、发病缓急、出血部位、范围、消退情况、出血的频率。

### (二) 出血的特点

血小板减少引起的出血特点：皮下有出血点、紫癜和瘀斑，鼻黏膜出血、齿龈出血、月经过多、血尿及黑便等，严重者可导致脑出血。血小板病患者血小板计数正常，出血轻微，以皮下、鼻出血及月经过多为主，但手术时可出现出血不止。

血管壁功能异常引起的出血特点：皮肤黏膜的瘀点、瘀斑。如过敏性紫癜表现为四肢或臀部有对称性、高出皮肤（荨麻疹或丘疹样）紫癜，并伴有痒感、关节痛及腹痛，累及肾脏时可有血尿。老年性紫癜常为手、足的伸侧瘀斑；单纯性紫癜为慢性四肢偶发瘀斑，常见于女性患者月经期等。因凝血功能障碍引起的出血常表现为内脏、肌肉出血或软组织血肿，亦常有关节腔出血，且常有家族史或肝脏病史。

### (三) 伴随症状

1. 关节痛及腹痛、血尿　见于过敏性紫癜。
2. 广泛性出血　见于血小板减少性紫癜、弥散性血管内凝血。

### (四) 对人体功能性健康型态的影响

有无焦虑、恐惧等压力与压力应对型态的改变；有无皮肤苍白、乏力、头晕等活动与运动功能型态的改变。

### (五) 诊断、治疗与护理经过

血常规检查，血小板计数，血浆凝血酶原时间（PT）和活化部分凝血活酶时间（APTT）检测结果如何；是否使用酚磺乙胺等促凝血药物治疗，是否接受原发病治疗，效果如何等。

## 四、护理诊断

1. 焦虑/恐惧　与皮肤黏膜出血所致情绪改变有关。
2. 口腔黏膜受损　与凝血机制异常有关。
3. 有损伤危险　与血小板减少、凝血异常有关。

笔记

4. 活动无耐力 与反复出血所致贫血引起全身组织缺氧有关。

(张雅丽 刘丽艳)

## 第十三节 黄 疸

黄疸(jaundice)是由于血清中胆红素升高致使皮肤、黏膜和巩膜发黄的症状和体征。正常血清胆红素值的范围为1.7~17.1μmol/L。当血清胆红素在17.1~34.2μmol/L时,临床不易察觉,称为隐性黄疸;当血清胆红素超过34.2μmol/L时,伴皮肤、黏膜和巩膜发黄,称为显性黄疸。儿童或成人出现黄疸都是病理现象,新生儿则分生理性和病理性两种。

### 一、病因与发病机制

#### (一)血清胆红素的正常代谢

血液循环中衰老的红细胞经单核巨噬细胞系统的破坏和分解,生成胆红素、铁和珠蛋白,此时的胆红素称为游离胆红素或非结合胆红素(unconjugated bilirubin,UCB),又称间接胆红素。非结合胆红素在血液循环中附着于清蛋白上,形成胆红素-清蛋白复合物,为脂溶性,不能从肾小球滤过,当其经血液循环至肝脏时,被肝窦内的肝细胞微突摄取,并分离清蛋白与胆红素。之后胞浆载体蛋白携带胆红素至微粒体,在葡萄糖醛酸转移酶的催化作用下,与葡萄糖醛酸结合,形成结合胆红素(conjugated bilirubin,CB),又称直接胆红素。结合胆红素为水溶性,可通过肾小球滤过而从尿液中排出,当其随胆汁排入肠道,经肠道细菌的β葡萄糖醛酸苷酶脱氢作用分解为尿胆原。大部分尿胆原80%~90%在肠道与氧接触,氧化为尿胆素,从粪便排出,称为粪胆素;小部分尿胆原10%~20%在肠内重吸收,经肝门静脉回到肝内,其中大部分转为结合胆红素,又随胆汁再次排泄到肠道,形成所谓"胆红素的肠肝循环"。被吸收回肝的小部分尿胆原,则经体循环由肾脏排出,每日不超过6.8μmol(4mg)(图4-8)。

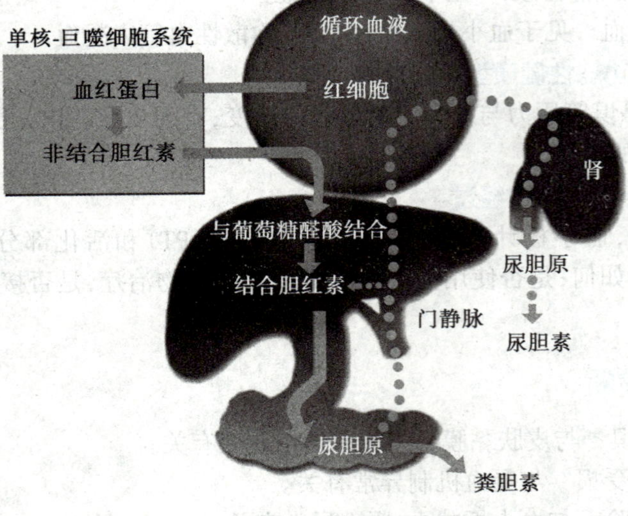


图4-8 胆红素正常代谢示意图

### （二）病因与发病机制

黄疸形成的过程与人体血液中红细胞的破坏、肝脏的正常功能及胆道畅通因素直接相关，三者中任何一个环节发生病变或故障时，胆红素就会大量反流或存留在血中，当血清胆红素量 >34.2μmol/L 时，即可出现黄疸。

1. 溶血性黄疸　凡能引起溶血的疾病都可产生溶血性黄疸（hematogenous jaundice）。由于大量红细胞被破坏，形成大量的非结合胆红素，超过肝细胞的摄取、结合与排泄能力；另外，由于溶血造成的贫血、缺氧和红细胞破坏产物的毒性作用，削弱了肝细胞对胆红素的代谢功能，使非结合胆红素在血中潴留，超过正常水平从而出现黄疸。多见于先天性溶血性贫血（如海洋性贫血、遗传性球形红细胞增多症）；后天性获得性溶血性贫血（如自身免疫性溶血性贫血、新生儿溶血、不同血型输血后的溶血以及蚕豆病、伯氨喹、蛇毒、毒蕈、阵发性睡眠性血红蛋白尿等）。

2. 肝细胞性黄疸　各种使肝细胞广泛损害的疾病也可发生黄疸，称为肝细胞性黄疸（hepatocellular jaundice），如病毒性肝炎、肝硬化、钩端螺旋体病、败血症等。主要是由于肝细胞的损伤致肝细胞对胆红素的摄取、结合及排泄功能降低，因而血中的 UCB 增加，而未受损的肝细胞仍能将 UCB 转变成 CB。CB 一部分仍从胆道排泄，一部分经已损害或坏死的肝细胞反流入血中；亦可因肝细胞肿胀、胆管内的胆栓形成等使胆汁排泄受阻而反入血液循环中，致血中 CB 增加而出现黄疸（图 4-9）。

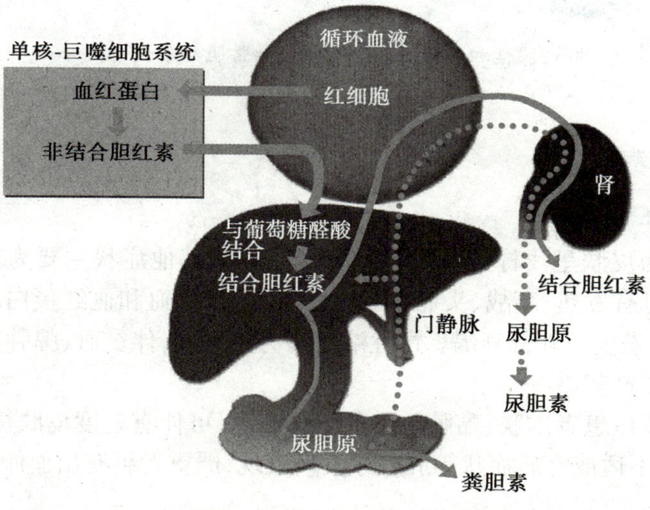


图 4-9　肝细胞性黄疸发病机制示意图

3. 胆汁淤积性黄疸　胆汁淤积性黄疸（cholestatic jaundice）可分为肝内性或肝外性。前者多见于肝内泥沙样结石、癌栓、毛细胆管型病毒性肝炎、药物性胆汁淤积（如氯丙嗪、甲基睾丸酮等）等；后者多由胆总管结石、狭窄、炎性水肿、肿瘤及蛔虫等阻塞所引起。当胆道阻塞，阻塞上方的压力升高，胆管扩张，最后导致小胆管与毛细胆管破裂，胆汁中的胆红素反流入血。此外部分肝内胆汁淤积是由于胆汁分泌功能障碍、毛细胆管的通透性增加、胆汁浓缩而流量减少，导致胆道内胆盐沉淀与胆栓形成（图 4-10）。

笔记

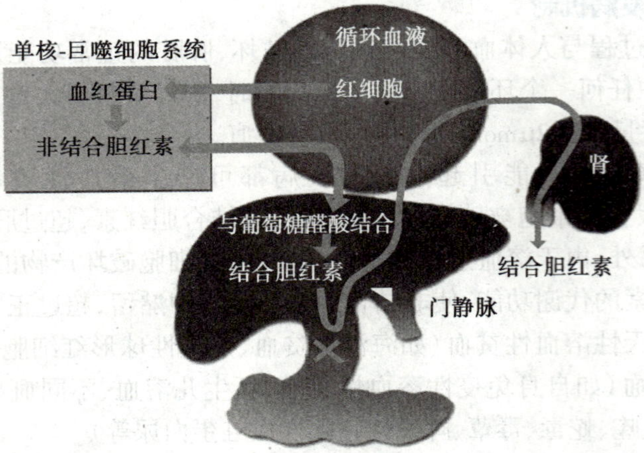


图 4-10 胆汁淤积性发病机制示意图

4. 先天性非溶血性黄疸 是因肝细胞对胆红素的摄取、结合和排泄有缺陷所致的黄疸，如 Gilbert 综合征、Crigler-Najjar 综合征、Rotor 综合征、Dubin-Johnson 综合征。

**课堂讨论互动**

如何区分溶血性、肝细胞性和胆汁淤积性黄疸的异常胆红素代谢？

## 二、临床表现

### (一) 溶血性黄疸

轻度黄疸为皮肤呈浅柠檬黄色，不伴皮肤瘙痒，其他症状主要为原发病的表现。如急性溶血时可有发热、寒战、头痛、呕吐、腰背痛，伴贫血和血红蛋白尿（尿呈酱油或茶色），严重者可发生急性肾衰竭。慢性溶血多为先天性，伴贫血、脾肿大。

### (二) 肝细胞性黄疸

肝细胞性黄疸患者皮肤、黏膜呈浅黄至深黄色，可伴有轻度皮肤瘙痒，另有疲乏、食欲减退、肝区不适或疼痛症状等肝脏原发病表现，严重者可有出血倾向。

### (三) 胆汁淤积性黄疸

黄疸较为严重，皮肤呈暗黄色，完全阻塞者颜色更深，甚至呈黄绿色或绿褐色，伴皮肤瘙痒，尿色深如浓茶，粪便颜色变浅或呈白陶土色。由于脂溶性维生素 K 吸收障碍，常有出血倾向。

## 三、评估要点

### (一) 病史

既往有无肝炎病史、溶血性疾病史、胆道手术史，有无与肝炎患者的接触或在血吸虫病、钩端螺旋体病流行地区与疫水接触史，近期有无血制品输注、是否长期酗酒，了解家族中除肝炎外，是否还有先天性溶血及非溶血性黄疸和其他遗传性肝病等。

### (二) 黄疸鉴别

观察黄疸应在自然光线下进行,皮肤黏膜发黄应注意与皮肤苍黄、球结膜下脂肪及高胡萝卜素血症、服用过多阿的平等药物所致皮肤发黄相区别。高胡萝卜素血症表现为皮肤黄色或橙黄色,无自觉症状,但巩膜不黄染,多发于手掌和足跖,有时颜面、口周、眼睑也可出现,严重者全身皮肤呈橙黄色,判断依据在于血清胆红素的检验值。对新生儿的黄疸、儿童和青少年发生黄疸时首先要注意与生理性、遗传性所致的黄疸相鉴别。病毒性肝炎可在任何年龄发生;40 岁以上应警惕癌性梗阻性胆汁淤积;孕妇应注意妊娠期肝内胆汁淤积、先兆子痫、妊娠脂肪肝等。

### (三) 症状特点

1. 黄疸的起病方式　骤然出现见于急性溶血及急性胆总管结石;缓发的黄疸见于肝或胰头肿瘤。

2. 黄疸的病程与波动情况　溶血性黄疸皮肤呈柠檬黄色,肝细胞性黄疸呈浅黄色或金黄色。一般肝细胞性黄疸的深度与肝功能损害程度成正相关,黄染越深,病情越重;胆汁淤积性黄疸持续时间较长者呈黄绿色、绿褐色,同时观察患者粪、尿颜色、皮肤瘙痒变化。

### (四) 伴随症状

1. 畏寒、发热　多见于急性胆管炎、肝脓肿、败血症、大叶性肺炎、病毒性肝炎等。

2. 上腹剧烈疼痛　多见于胆道结石、肝脓肿或胆道蛔虫病。右上腹剧痛、寒战高热、黄疸为夏科(Charcot)三联征,提示急性化脓性胆管炎。持续性右上腹钝痛或胀痛,可见于原发性肝癌。

3. 肝肿大　多见于病毒性肝炎、急性胆道感染或胆道阻塞、肝硬化、继发性肝癌等。

4. 胆囊肿大　提示胆总管有梗阻,常见胰头癌、壶腹癌、肝总管癌。

5. 腹水　见于重症肝炎、肝硬化失代偿期、肝癌等。

### (五) 对人体功能性健康型态的影响

有无严重皮肤瘙痒影响患者的睡眠与休息型态的改变;是否有皮肤、黏膜和巩膜发黄所致的自我概念型态的改变;是否存在焦虑、烦躁、恐惧等压力与压力应对型态的改变。

### (六) 诊断、治疗及护理经过

包括是否做过血生化、尿常规等实验室检查,是否进行 B 超、经皮肝穿刺胆管造影等,结果如何;药物使用的种类和疗程;是否接受过相关护理干预措施,效果如何等。

## 四、护理诊断

1. 睡眠型态紊乱　与梗阻性黄疸所致皮肤瘙痒无法入睡有关。

2. 焦虑　与病因不明、疾病预后未知及创伤性病因学检查有关。

3. 自我形象紊乱　与黄疸所致皮肤、黏膜和巩膜发黄有关。

4. 有皮肤完整性受损的危险　与皮肤瘙痒挠抓有关。

(张雅丽　刘丽艳)

## 第十四节 疼 痛

疼痛(pain)是指机体受到伤害性刺激而产生的不愉快感觉和伴随着机体现有的或潜在的组织损伤的情绪体验,包括"痛知觉"和"痛反应"两种反应形式。"痛知觉"是个体的主观感觉,包括痛觉和知觉;"痛反应"是机体对疼痛刺激的生理反应,包括保护性反应和病理性反应。强烈、持久的疼痛可致生理功能紊乱,甚至导致休克。

### 一、病因与发病机制

当各种物理、化学刺激作用于机体,致使局部组织释放出致痛物质如 5- 羟色胺、缓激肽、乙酰胆碱、组织胺及其同类的多肽类、钾离子、氢离子及酸性代谢产物等,这些物质会直接兴奋神经末梢的痛觉感受器,形成痛觉冲动传入脊髓后根的神经节细胞,经由脊髓丘脑侧束进入内囊,上传至在大脑皮质中央后回的第一感觉区(痛觉中枢),引起疼痛的感觉和反应。

### 二、临床表现

#### (一) 病程

1. 急性疼痛(acute pain) 起病急,持续仅数分钟、数小时或数天,如急性心肌梗死、急性胰腺炎、急性阑尾炎和急性肠梗阻等。其特点为:组织损伤迹象明显;定位准确,保护意识或反应强;常伴有交感神经兴奋的表现,如血压升高,心率、呼吸加快,出汗等。

2. 慢性疼痛(chronic pain) 指疼痛持续 3 个月,或间隔数月或数年后疼痛复发,如骨关节炎、颈椎病、腰椎间盘突出症、腰椎滑脱等。其特点为:痛点模糊,并伴活动减少、活动受限、心理焦虑、担忧等表现。

#### (二) 性质

1. 锐痛(sharp pain) 尖锐的疼痛,能够准确地感受到疼痛部位,难以忍受,引起情绪的烦躁。如刺痛、刀割样痛,常见于由外伤引起的疼痛,如体表被锐器划破所致的疼痛。

2. 钝痛(dull pain) 主要表现酸痛、胀痛、闷痛,程度较隐痛剧烈,常见于内脏炎症、癌性疼痛或脑瘤、脑炎引起的头痛,多为较强烈的持续性钝痛。

3. 其他 压榨样痛、跳痛、牵拉样痛等。

#### (三) 程度

1. 微痛 似痛非痛,常与其他感觉复合出现,如酸、麻、沉重、不适感等。

2. 轻痛 疼痛局限,程度很轻或仅有隐痛。

3. 甚痛 较为剧烈,但尚能忍受,常合并痛反应如心率加快、血压升高等。

4. 剧痛 难以忍受,痛反应强烈。

#### (四) 部位

1. 中枢性疼痛(central pain, CP) 指中枢神经系统的损害或疾病引起的异常性疼痛,伴有覆盖躯体大部分或局限在很小的区域内的疼痛。原发病灶可以在脊髓、脑干和大脑的任何水平,如颅内高压、脑膜炎等引起的疼痛。

笔记

2. 周围性疼痛

(1) 皮肤痛(dermatodynia):多因体表皮肤黏膜受到机械性、化学性、灼伤等刺激而引起的疼痛。皮肤痛的特点为"双重疼痛"——快痛和慢痛,快痛是在皮肤受到刺激时很快发生定位清楚而尖锐的刺痛,0.5~1.0 秒之后出现定位不明确的烧灼痛为慢痛。

(2) 躯体痛(somatalgia):指肌肉、肌腱、筋膜和关节等深部组织受到机械性、化学性等引起的疼痛,这些由于神经分布的差异,对疼痛刺激的敏感性不同,以骨膜对痛觉最敏感。疼痛范围弥散,多为钝痛和痉挛痛。

(3) 内脏痛(visceralgia):主要因内脏器官受到机械性牵拉、扩张、痉挛、炎症、化学性刺激等引起的疼痛。内脏痛定位常不准确,疼痛阈较高,发生缓慢而持久,可为钝痛、烧灼痛、绞痛。

(4) 牵涉痛(referred pain):指内脏性疼痛牵涉至身体体表的部位,即内脏痛觉信号传至相应脊髓节段,引起该节段支配的体表部位疼痛,内脏器官疾病的牵涉性痛区(图 4-11)。如心绞痛时,常在胸前区及左臂内侧皮肤感到疼痛;急性阑尾炎早期在脐周或上腹部感到疼痛。牵涉痛的特点是定位明确,疼痛剧烈,有压痛、肌紧张及感觉过敏。

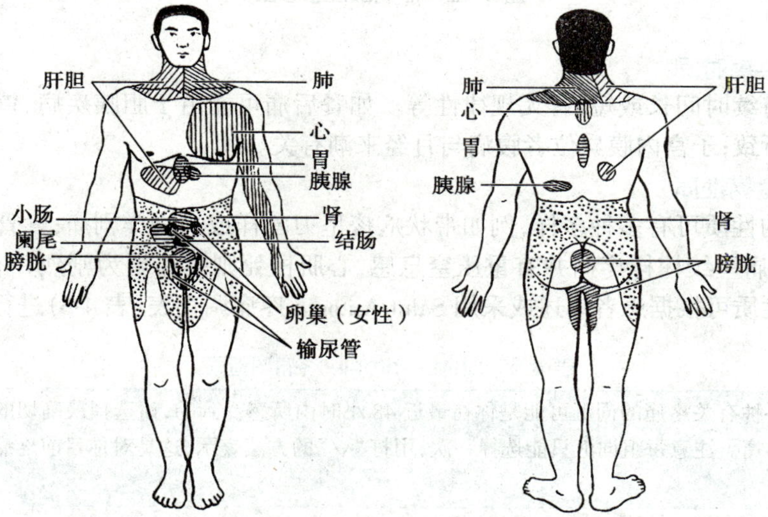


图 4-11　内脏器官疾病时的牵涉性痛区

3. 假性疼痛　指病变已经去除后仍感到相应部位疼痛,如截肢患者在手术后仍可感到已存在的肢体疼痛。其发生可能与病变部位去除前的疼痛刺激在大脑皮质形成强兴奋灶的后遗影响有关。

## 三、评估要点

### (一) 病史

发病年龄,疼痛诱发和缓解因素,疼痛是否与进食、月经周期、体位、活动等有关。

### (二) 疼痛部位

按疼痛的部位可分为头痛、颈痛、胸痛、腹痛、腰背痛、关节痛等。大部分疾病引起的疼痛常局限某一部位,例如胸壁疾病所致的疼痛常固定在胸部病变处,局部有压痛;胃、十二指肠疾病、急性胰腺炎,疼痛多在中上腹部(图 4-12)。

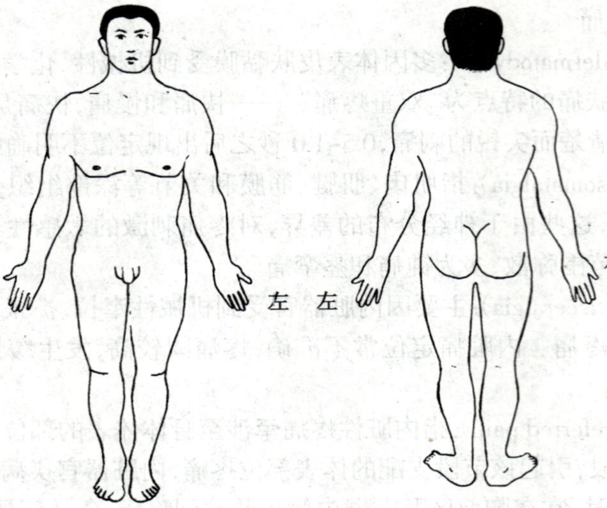


图 4-12　疼痛部位示意图

## （三）疼痛时间

疼痛持续时间长或短；有无规律性等。如餐后痛可能由于胆胰疾病、胃部肿瘤或消化不良所致；子宫内膜异位者腹痛与月经来潮有关。

## （四）疼痛性质

疼痛的性质可有多种多样，例如带状疱疹呈刀割样或灼烧样剧痛；食管炎多呈烧灼痛；心绞痛呈绞榨样疼痛并有重压窒息感，心肌梗死则疼痛更为剧烈并有濒死感。评估疼痛性质可根据患者口述或采用 Saint-Antonie 疼痛调查表（表 4-6）进行评估。

表 4-6　Saint-Antonie 疼痛调查表

| 下面各种有关疼痛的词汇可能是你在最近 48 小时内所感受到的，请选择最确切的词来表示你目前的疼痛。注意每组词汇只能选择一次，用打“√”的方法表示，这是对你目前疼痛的最好的描写。 | |
|---|---|
| 1. 搏动性 | 阵发性剧痛　闪电样　放电样　锤打样 |
| 2. 辐射性 | 放射样 |
| 3. 针刺样 | 刀割样　锐利的疼痛　刺穿样　刀刺样 |
| 4. 夹住性 | 夹紧样　压紧样　压碎样　钳夹样　研碎样 |
| 5. 痉挛性 | 牵拉样　膨胀样　撕裂样　扭转样　拔除样 |
| 6. 发热样 | 烧灼样 |
| 7. 发冷样 | 冰样 |
| 8. 刺痒 | 蚊走样　痒的 |
| 9. 麻木样 | 沉重感　隐隐约约的 |
| 10. 使人疲劳的 | 筋疲力尽的　令人疲乏不堪的 |

笔记

续表

| | |
|---|---|
| 11. 引起恶心的 | 令人窒息的 晕厥的 |
| 12. 令人不安的 | 使人感到忧郁的 使人焦虑的 |
| 13. 骚扰的 | 思想无法摆脱的 令人痛苦的 折磨人的 使人苦恼的 |
| 14. 令人不舒服的 | 令人不愉快的 艰难的 难以忍受的 |
| 15. 使人软弱无力的 | 恼人的 激怒的 |
| 16. 使人沮丧的 | 有自杀想法的 |

## (五) 疼痛程度

疼痛是主观感觉，常用的评估方法有视觉模拟评分法、数字评分法、面部表情疼痛量表、五指评估法。

1. 视觉模拟评分法(visual analogue scale，VAS) 患者在纸上划一条长10cm的直线，一端为0，表示“无痛”；另一端为10，表示“最痛”；中间部分表示不同程度的疼痛，根据自己所感受到的疼痛程度在直线上选择某一点画上“×”代表其疼痛强度的点(图4-13)。临床常用的评估的标准为：0分为无痛；1~3分为轻度疼痛；4~6分为中度疼痛；7~9分为重度疼痛；10分为剧烈疼痛或暴发疼痛。VAS是诸多疼痛强度评分方法中最敏感的方法。

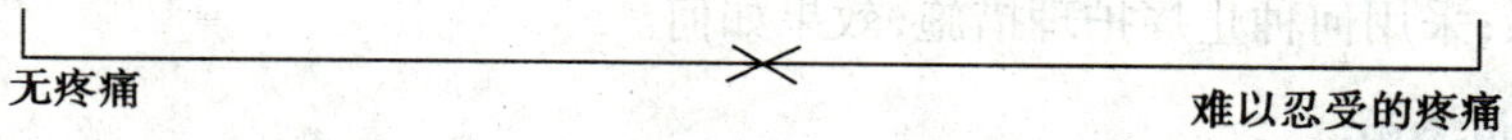


图4-13 视觉模拟评分法

2. 数字评分法(numeric rating scale，NRS) 用0~10之间的数字表示疼痛强度，其中0表示“无痛”，10表示“最痛”，让患者自己选出一个最能代表其疼痛强度的数字(图4-14)。NRS也是目前较为常用、有效的评估方法，尤其适用于老年人和文化程度较低者。

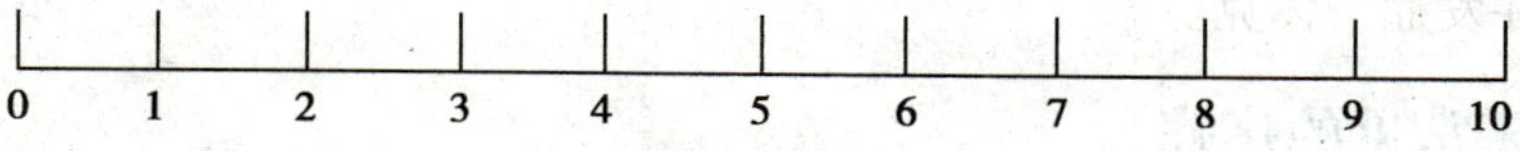


图4-14 数字评分法

3. 面部表情疼痛量表(faces pain scale，FPS) 用6种不同的面部表情(从微笑至哭泣)来表达疼痛程度，由患者选出表示其疼痛程度的表情(图4-15)。FPS较直观，易于理解，适合于任何年龄。

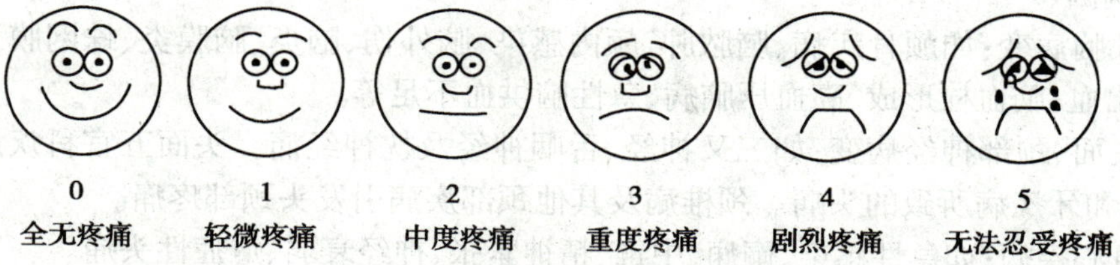


图4-15 面部表情疼痛量表

4. 五指评估法 方法是以大拇指代表剧痛、小指代表无痛、食指代表重度痛、中指代表中度痛、无名指代表轻度痛。因能随手展示，具有直观性，易被患者接受，尤其是儿童在疼痛状态下很难耐心听取护士的详细解释，而儿童感性认识的启蒙教育从手指开始，因此，他们更易于接受五指法。

### (六) 伴随症状

1. 生理变化 严重疼痛会伴有恶心、呕吐、心慌、头昏、四肢逆冷、冷汗、血压下降甚至休克。慢性疼痛通常伴有失眠、便秘、食欲不振、肢体活动受限等。

2. 心理变化 顽固性及恶性疼痛常伴有烦躁、忧郁、焦虑、易怒、精神痛苦、人格变化、自我价值感下降等，甚至出现行为异常，如不停地叙说疼痛的体验及影响；不断抚摸疼痛部位，甚至以暴力捶打等。

### (七) 对人体功能性健康型态的影响

患者日常生活、睡眠、工作和社交型态的改变，如疼痛是否存在活动 - 运动型态(疼痛导致的肢体活动功能障碍或强迫体位等)、营养 - 代谢型态(食欲、体重变化、皮肤黏膜红肿热痛、体温升高等)、睡眠 - 休息型态(剧烈疼痛导致失眠等)、排泄型态(便秘、尿失禁等)、压力与压力应对型态(长期 / 剧烈疼痛引起的抑郁退缩、恐惧、焦虑等)、角色关系型态(家庭的支持情况)等方面的改变。

### (八) 诊断、治疗及护理经过

疼痛是否用药，包括药物种类、剂量与疗效如何；是否进行过手术，手术部位与疼痛部位的关系；采用何种止痛护理措施，效果如何。

## 四、护理诊断

1. 急性 / 慢性疼痛 与有害刺激作用于机体引起不适有关。
2. 焦虑 与长时间的疼痛、疗效不佳、担心预后等有关。
3. 恐惧 与剧烈的疼痛、难以忍受有关。
4. 活动无耐力 与疼痛影响患者日常生活有关。
5. 睡眠型态紊乱 与疼痛难以入睡有关。
6. 潜在并发症 休克。

## 五、临床常见的疼痛

### (一) 头痛

头痛(headache)是指局限于头颅上半部，包括眉弓、耳轮上缘和枕外隆突连线以上部位的疼痛。

1. 病因与发病机制

(1) 病因

1) 颅脑病变：如颅骨疾病、脑脓肿、颅内感染、脑外伤、脑炎、脑膜炎、蛛网膜下隙出血、脑出血、脑血栓形成、高血压脑病、急性脑供血不足等。

2) 头面、颈部神经病变：如三叉神经、舌咽神经及枕神经痛。头面五官科疾患如眼、耳、鼻和牙疾病所致的头痛。颈椎病及其他颈部疾病引发头颈部疼痛。

3) 身心疾病：如急性感染、癫痫、中毒、精神紧张、神经衰弱、癔症性头痛。

(2) 发病机制：因头颈部痛觉末梢感受器受到刺激产生异常的神经冲动，经痛觉

笔记

传导通路传递到大脑皮质痛觉感受区而产生痛觉。

2. 临床表现

(1) 发病情况:急性起病、急剧的头痛,合并发热者常为感染所致;长期反复发作的可搏动性头痛,多为血管灶性头痛或神经官能症;慢性进行性头痛并有颅内高压的症状可能是颅内占位性病变。

(2) 头痛部位:偏头痛多是一侧,颅内病变的头痛常为深层性且较弥散,颅内深部病变的头痛多向病灶同侧放射,全身性或颅内感染性疾病的头痛多为全头痛等。

(3) 头痛性质:三叉神经痛、偏头痛、脑膜刺激的疼痛为剧烈性;脑肿瘤的头痛多为中度或轻度;高血压性、血管性及发热性疾病的头痛,往往带有搏动性;神经痛多呈电击样痛或刺痛。

(4) 头痛时间:颅内占位病变往往清晨加剧;鼻窦炎的头痛经常发作于清晨和上午。

3. 评估要点

(1) 病史:如感染、高血压、颅脑外伤、鼻窦炎、癫痫、肿瘤、动脉硬化等疾病。

(2) 头痛的特点:①头痛的起病时间、持续时间。②头痛的部位。③头痛发生的速度。④头痛有无规律性。⑤诱发和缓解因素。⑥头痛的程度,但要注意头痛的程度不能反映疾病的轻重。

(3) 伴随症状:①剧烈呕吐:提示为颅内压增高。②眩晕:见于小脑肿瘤、椎-基底动脉供血不足。③发热:见于颅内或全身性感染。④进行性头痛:应注意颅内肿瘤。⑤意识障碍:提示可能发生脑疝。⑥视力障碍:见于青光眼或脑瘤。⑦脑膜刺激征:提示有脑膜炎或蛛网膜下腔出血。⑧癫痫发作:见于脑血管畸形、脑内寄生虫病或脑肿瘤。

### (二) 胸痛

胸痛(chest pain)指颈与胸廓下缘之间疼痛。

1. 病因与发病机制　各种内源性和外源性因素刺激机体,作用于胸部的感觉神经纤维,产生痛觉冲动,并传至大脑皮质的痛觉中枢引起胸痛。其中胸痛的感觉神经纤维有:①肋间神经感觉纤维。②支配心脏和主动脉的交感神经纤维。③支配气管、支气管的迷走神经纤维。④膈神经的感觉纤维。

2. 临床表现

(1) 胸壁疾病:胸壁疼痛多固定在病变部位,且局部有压痛。若为肋软骨炎,呈单个或多个肿胀隆起,对称或非对称性,局部皮肤颜色正常,有压痛,在咳嗽、深呼吸时或上肢大幅度活动时疼痛加剧。若为肋间神经痛,则呈阵发性的灼痛或刺痛。

(2) 食管及纵隔病变:胸痛多位于胸骨后。食管炎为烧灼样疼痛,可放射到肩部,伴有进食、吞咽时加重或梗阻感;纵隔肿瘤可因膨胀性生长而引起胸骨后疼痛,伴有紧缩或压迫感,纵隔炎可放射到背部,吞咽时疼痛加剧。

(3) 心绞痛及心肌梗死:疼痛多在心前区与胸骨后或剑突下,常放射至左肩背部,左上臂内侧,可达无名指与小指,少数可放射至左颈与面颊部(易被误认为牙痛)。心绞痛呈绞榨样痛并有重压窒息感,心肌梗死则疼痛更为剧烈并有恐惧感、濒死感等。

(4) 夹层动脉瘤:撕裂样剧疼,位于胸背部,向下放散至下腹、腰部、两侧腹股沟、下肢。

笔记

(5) 肺尖部肿瘤：肺癌者胸部闷疼；Pancoast 癌者火灼样疼、夜间尤甚。以肩部、腋下为主，向上肢内侧部放射。

(6) 胸膜疾病：一般为隐痛、钝痛和刺痛，胸膜间皮细胞瘤晚期侵犯肋间神经出现难以忍受的剧烈胸痛。胸膜炎疼痛多在患侧腋前线与腋中线附近。

(7) 肝胆疾病及膈下脓肿：慢性胆囊炎呈绞痛，且多突然发作；膈下脓肿呈钝痛。疼痛多在右下胸，侵犯膈肌中心部时疼痛放射至右肩部。

**课堂讨论互动**

如何鉴别心绞痛和心肌梗死？

3. 评估要点

(1) 病史：询问患者有无与胸痛有关的疾病病史，青壮年患者要仔细询问有无肋软骨炎、气胸、胸膜炎、肺炎、肺结核、心肌炎、心肌病、风湿性心瓣膜病等；40 岁以上患者应考虑心血管疾病（冠心病、心绞痛、心肌梗死等）、肿瘤侵及胸膜等。

(2) 胸痛特点：胸痛部位、范围大小及其放射部位；胸痛的性质、程度、起病缓急、持续时间；胸痛发生的诱因、加重与缓解方式。

(3) 伴随症状：胸痛伴吞咽困难或咽下困难，提示食管疾病，如反流性食管炎；胸痛伴呼吸困难，提示病变累及较大范围如大叶性肺炎、自发性气胸、渗出性胸膜炎、肺栓塞等；胸痛伴面色苍白、大汗、血压升高，重者可休克，多见于心肌梗死、夹层动脉瘤、主动脉窦瘤破裂、肺栓塞等；胸痛伴咳嗽、咳痰和（或）发热，常见于气管、支气管和肺部疾病；胸痛伴咯血，主要见于肺栓塞、支气管肺癌。

### （三）腹痛

腹痛（abdominal pain）在临床上常分为急性与慢性两类，其中急性腹痛是急腹症（acute abdomen）的突出表现，其特点是发病急、进展快、变化多，应早期诊断和及时处理。

1. 病因与发病机制

(1) 病因：急性腹痛多由腹腔器官急性炎症、脏器扭转或破裂、空腔器官阻塞或扩张、腹膜炎、腹腔内血管阻塞所致；慢性腹痛多由腹腔脏器慢性炎症、胃及十二指肠溃疡、中毒与代谢障碍、脏器包膜的牵拉、胃肠神经功能紊乱、肿瘤压迫等引起。

(2) 发病机制：腹痛的发病机制可分为内脏性腹痛、躯体性腹痛和牵涉性腹痛 3 种。

1）内脏性腹痛：壁层腹膜对物理和化学刺激敏感，但内脏感觉神经末梢分布的内脏器官及脏层腹膜则不敏感，只有当管腔膨胀或张力增加如平滑肌痉挛、蠕动亢进或肠系膜牵引时才产生疼痛感觉。

2）躯体性腹痛：由脊髓神经所支配的腹部皮肤、前后壁层腹膜、部分肠系膜根部和膈肌末梢感受器所传导的痛觉，当腹部皮肤、肌肉、腹膜病变时，可在相应脊髓神经所分布的皮区产生疼痛感觉。

3）牵涉性腹痛：牵涉痛指一些内脏器官疼痛时，常在邻近或远离该脏器的体表区产生疼痛或感觉过敏。这是因为发生牵涉痛的体表部位与病变器官往往受同一节段

笔记

脊神经的支配，体表部位和病变脏器的感觉神经进入同一脊髓节段，并在后角内密切联系。因此，从患病内脏传来的感觉冲动可以直接激发脊髓体表感觉神经元，引起相应体表区域的痛觉。

2. 临床表现

腹痛的性质与病变性质密切相关，见表 4-7。

表 4-7　腹痛部位、性质、程度

| 疾病名称 | 疼痛部位 | 程度及性质 |
| --- | --- | --- |
| 急性胃肠炎、急性胰腺炎 | 上腹部与脐周部为主 | 持续性剧痛伴阵发性加剧 |
| 胃、十二指肠溃疡穿孔 | 中上腹部为主 | 突发剧烈刀割样、烧灼样疼痛 |
| 急性阑尾炎 | 中上腹转右下腹 | 呈持续性疼痛，伴阵发性加剧，麦氏点有压痛，并有肌紧张 |
| 急性肠梗阻 | 多在脐周 | 阵发性绞痛 |
| 输尿管结石 | 左或右侧腹部 | 阵发性绞痛，并向会阴部放射 |
| 弥漫性腹膜炎等 | 涉及全腹 | 持续性、广泛性剧痛，常伴腹肌紧张、板状强直 |
| 慢性胆囊炎 | 右上腹部、右肩 | 上腹部隐痛，向右肩部放射，Murphy 征阳性 |
| 胆石症 | 右上腹部、右肩 | 右上腹阵发性绞痛，亦向右肩背部放射 |
| 主动脉瘤 | 中腹部 | 中腹部疼痛，背痛，主动脉瘤破裂时疼痛发作突然而剧烈。 |
| 急性盆腔炎 | 下腹部为主，可有上腹不适及腰痛 | 持续性钝痛，有坠胀感 |
| 异位妊娠破裂 | 先一侧下腹，继扩展至全腹，但仍以下腹部较为显著 | 开始可能尖锐，继而持续，伴阵发性加剧 |

3. 评估要点

(1) 病史

1) 与性别、年龄、职业的关系：儿童腹痛常见的病因是蛔虫症、肠系膜淋巴结炎与肠套叠等；青壮年则多见溃疡病、胃肠炎、胰腺炎；中老年则多胆囊炎、胆结石，还需注意胃肠道、肝癌与心肌梗死的可能性；育龄期妇女要考虑宫外孕、卵巢蒂扭转、盆腔炎；有长期铅接触史者要考虑铅中毒。

2) 诱发因素：询问患者以往是否有类似发作史；有腹腔手术史者有肠粘连的可能；有房颤史则要考虑肠系膜血管栓塞等；急性胆囊炎或胆石症常在油腻饮食后发作；急性胰腺炎多在暴饮暴食、酗酒后突然发作；粘连性肠梗阻多与腹部手术有关；腹部受暴力作用引起的剧痛并有休克者，可能是肝脾破裂。

(2) 腹痛的特点：注意询问患者腹痛程度、部位与放射部位、时间以及与进食、排便、体位的关系，是否有压痛等。胃黏膜脱垂患者左侧卧位可减轻疼痛；十二指肠壅滞患者于俯卧位可减轻疼痛；胰腺癌患者仰卧位时疼痛加剧，前倾位或俯卧位时减轻；反流性食管炎患者烧灼痛在躯体前屈时明显，而直立位时减轻。餐后痛可能是由于

笔记

胆胰疾病、胃肿瘤、消化不良所致；饥饿痛发作呈周期性、节律性见于胃窦、十二指肠溃疡；子宫内膜异位症者与月经来潮有关；卵泡破裂者发生在月经期间。腹痛程度、性质可根据 Smith-Antoine 疼痛调查表进行评估。老年人感觉迟钝，如急性阑尾炎甚至到穿孔时才感腹痛，因此，要特别注意对老年人进行主观、客观等多方面的综合评估。

(3) 伴随症状：①发热、寒战：见于急性胆道感染、胆囊炎、肝脓肿、腹腔脓肿。②黄疸：可能与肝胆胰疾病有关。③休克：可能是腹腔脏器破裂（如肝、脾或异位妊娠破裂）。

**知识链接**

**第五生命体征**

在临床工作中，疼痛已成为继体温、脉搏、呼吸、血压 4 大生命体征之后的第 5 生命体征，日益受到重视。世界卫生组织（WHO）于 2000 年明确提出“慢性疼痛是一类疾病”。国际疼痛学会（International Association for the Study of Pain，IASP）确定从 2004 年开始，将每年的 10 月 11 日确定为“世界镇痛日”（Global day against pain），并建议根据各国情况，可以把 10 月中旬的一周定为“镇痛周”，2004 年中华医学会疼痛学会确定 10 月第 3 周（11~17 日）为世界镇痛日宣传周。

来源：


1. http://baike.baidu.com/view/1204762.htm
2. http://www.chinaehr.org/index/ylwsyjr/UntitledFrame-sjztr.html
3. 谭启香，张远兰，罗红．患者疼痛评估及其护理对策[J]．中国护理管理，2010，12(2)：78-80.


（张雅丽　刘丽艳）

## 第十五节　心　悸

心悸（palpitation）是指在静息状态下患者自我感觉心脏跳动或心慌的一种不适感觉。正常状况下，人在静态或休息状态时不会感觉到自己的呼吸和心跳，当心率加快或缓慢，或心律失常时可出现心悸，心率与节律正常者亦可出现心悸。

### 一、病因与发病机制

#### （一）病因

1. 心跳搏动增强

(1) 生理性：见于健康人在剧烈运动或精神过度紧张时；大量吸烟、饮酒、喝浓茶或咖啡后；应用某些药物，如肾上腺素、麻黄碱、咖啡因、阿托品、甲状腺素片等。

(2) 病理性：见于心室肥大、甲状腺功能亢进、失血性贫血、寒战高热、低血糖等。

2. 心律失常　窦性心动过速或过缓、房性或室性的期前收缩、心房扑动或心房颤动等。其严重程度与心脏病变程度常不一致。

3. 神经官能症　由于头晕、头痛、焦虑、紧张、情绪激动、失眠、神经衰弱、精神创伤等因素的作用，受自主神经调节的心血管系统发生功能紊乱，交感神经兴奋，引起心搏量及神经敏感性增强，但心脏本身并无器质性病变。

### （二）发病机制

1. 生理性　由于人体的各种消耗量增加，组织器官对血流量的需求增加，尤其是心跳过度，心跳速率及心肌收缩力增强，心搏出量改变，引起暂时性心悸。

2. 病理性

（1）心脏疾病：由于心肌或心瓣膜本身疾患，在反复发作、持续时间较长的代偿期之后的心室收缩，往往伴有强而有力的心脏搏动，患者会感到心悸。

（2）非心脏疾病：①贫血：因血液的氧含量不足，心跳加速，血液循环速度增快，心肌收缩力增强。②发热：由于机体组织新陈代谢提高，心脏工作负荷随之提升，加之皮肤血管扩张而造成的血液分流也会增加心脏负担。③低血糖：血糖过低，组织所需能量不足，引起交感神经系统兴奋而使心跳加速、心肌收缩力增加。④甲状腺功能亢进症：机体新陈代谢加快时组织对氧及能量的需求增加，心脏负担同时增加。⑤嗜铬细胞瘤：由于肾上腺激素增加，内分泌调节紊乱致使心跳加速、心肌收缩力增强。

3. 心因性心悸　多因心理或情绪上的紧张、愤怒、焦虑导致心悸。

**课堂讨论互动**

根据临床表现，如何对心因性心悸进行护理？

## 二、临床表现

### （一）生理性心悸

心悸在运动、饮食、情绪等变化后发生，患者自觉心跳或心慌的不适感，心率缓慢时则感到搏动有力，但这种感觉是暂时性的，一般无阳性体征。

### （二）病理性心悸

1. 心脏疾病　心悸反复发生，常伴有胸闷、气急、心前区疼痛、晕厥、心律失常等，其表现症状与心脏病变程度常一致，如不完全性房室传导阻滞，患者感觉忽然心脏不跳而后又跳；二尖瓣狭窄本身就有左心房扩大及心房颤动，心肌收缩力忽大忽小，患者也会自觉心脏不规则跳动；窦性心动过速、阵发性室上性心动过速，心跳速度可达 160~250 次 / 分，由于心排出量严重不足，致使患者大脑血流灌注减少而产生晕厥。

2. 躯体疾病

（1）贫血：心悸经常持续发生，严重者会形成高输出量性心力衰竭。患者同时合并眼结膜及手指甲床苍白，全身无力、倦怠，稍微活动即感呼吸困难等症状。

（2）低血糖：心悸同时伴有冒冷汗、面色苍白、乏力、手指颤抖等。

（3）甲状腺功能亢进：心悸时伴有手颤抖、出汗、怕热等现象。

### （三）心因性心悸

多在情绪剧烈波动后发生，常见于女性或更年期患者，严重者常有心率加快，心前区隐痛，以及疲乏、失眠、头晕、头痛、耳鸣、记忆力减退等神经衰弱表现，有时还合并有胃肠道、泌尿道症状，这与个人敏感性、精神因素、注意力是否集中有关。

笔记

## 三、评估要点

### (一) 病史

询问患者心悸是否有重体力活动、精神受刺激、饮咖啡、吸烟、喝酒等诱因。若心悸常在轻度体力活动后产生,则病变多为器质性,应进一步询问既往有无器质性心脏病或全身性基础疾病,如内分泌疾病、贫血、神经官能症等;若心悸发生在剧烈运动或应用阿托品等药物之后,则为机体的一种生理调节反应。

### (二) 症状特点

心悸发作的间隔时间、持续时间、频率、主观感受及伴随症状。如患者突然发生的心悸在短时间内很快消失,情绪激动时易发作,则多与心脏神经官能症有关;如有心跳过快、过慢或不规则的感觉,并伴有心前区疼痛、头晕、头痛、晕厥、抽搐及周围循环障碍,则多与心搏出量改变和心律失常有关。

### (三) 伴随症状

1. 心前区疼痛　见于冠状动脉粥样硬化性心脏病(如心绞痛、心肌梗死)、心肌炎、心包炎,亦可见于神经官能症等。

2. 发热　见于急性传染病、风湿热、心肌炎、心包炎、感染性心内膜炎等。

3. 晕厥或抽搐　见于高度房室传导阻滞、心室颤动或阵发性室性心动过速、病态窦房结综合征等。

4. 贫血　见于各种原因引起的急性大量失血、脉搏微弱、血压下降或休克。慢性贫血、心悸多在劳累后较明显。

### (四) 对人体功能性健康型态的影响

有无心悸所致的日常生活等受影响的活动与运动型态改变;有无焦虑、恐惧等压力与压力应对型态的改变;有无心悸不适导致的失眠等休息与睡眠型态的改变。

### (五) 诊断、治疗与护理经过

包括是否接受心电检查、使用特殊药物治疗,或采用电复律、人工起搏治疗,是否采取护理干预措施,效果如何。

## 四、护理诊断

1. 活动无耐力　与心搏出量减少、氧的供需失衡有关。
2. 低效性呼吸型态　与疼痛及心肌缺血时左心室收缩力减弱有关。
3. 知识缺乏　缺乏心悸相关的知识。
4. 自理能力缺陷　与活动量受限有关。
5. 恐惧/焦虑　与对疾病缺乏认识及感觉不适症状有关。

(张雅丽　刘丽艳)

# 第十六节　眩　晕

眩晕(vertigo)是患者感到自身或周围环境物体旋转或摇动的一种主观感觉障碍,常伴有客观的平衡障碍,一般无意识障碍。主要由内耳迷路、前庭神经、脑干及小脑病变引起,也可是其他系统疾病或全身性疾病引起。

## 一、病因与发病机制

### (一) 周围性眩晕(耳性眩晕)

是指内耳前庭至前庭神经颅外段之间的病变所引起的眩晕。

1. 梅尼埃病(meniere's disease) 又称内耳眩晕病。是由内耳的淋巴代谢失调,引起内耳膜迷路积水所致。

2. 迷路炎 是中耳病变(如胆脂瘤、炎症性肉芽组织等)直接破坏迷路的骨壁引起,少数是炎症经血行或淋巴扩散所致。

3. 药物中毒性 对链霉素、庆大霉素药物敏感,内耳前庭或耳蜗受中毒性损害而引起;某些镇静安眠药(氯丙嗪、哌替啶等)亦可引起眩晕。

4. 晕动病 乘车、船或飞机时,内耳迷路受到机械性刺激,引起前庭功能紊乱所致。

### (二) 中枢性眩晕(脑性眩晕)

是指前庭神经颅内段、前庭神经核及其纤维联系、小脑、大脑等病变所引起的眩晕。

1. 颅内血管性疾病 椎 - 基底动脉供血不足、颈椎病、脑动脉粥样硬化、癫痫、高血压脑病和小脑出血。

2. 颅内占位性病变 听神经瘤、脑干肿瘤、第四脑室肿瘤、小脑肿瘤。

3. 其他 小脑或脑干感染、头颈部外伤等。

### (三) 全身疾病引起的眩晕

如心血管疾病的低血压、高血压、阵发性心动过速、房室传导阻滞;重度贫血、低血糖、头部或颈椎损伤后遗症、神经官能症。

## 二、临床表现

### (一) 周围性眩晕(耳性眩晕)

1. 梅尼埃病 青壮年多见,老年人少见。以发作性眩晕伴耳鸣、听力减退及眼球震颤为主要特点,发作前可无先兆,持续数分钟至数小时。严重时可伴有恶心、呕吐、面色苍白和出汗。具有复发和缓解交替发生的临床特点。

2. 迷路炎 多由中耳炎并发,症状同上,检查发现鼓膜穿孔,有助于诊断。

3. 内耳药物中毒 多为渐进性眩晕伴耳鸣、听力减退,常先有口周及四肢发麻等。

4. 前庭神经元炎 多在发热或上呼吸道感染后突然出现眩晕,常在早晨发病,伴恶心、呕吐,一般无耳鸣及听力减退。持续时间较长,可达6周,痊愈后很少复发。

5. 位置性眩晕 见于迷路和中枢病变。患者头部处在一定位置时出现眩晕和眼球震颤,多数不伴耳鸣及听力减退。

6. 晕动病 见于晕船、晕车等,常伴恶心、呕吐、面色苍白、出冷汗等。

### (二) 中枢性眩晕(脑性眩晕)

1. 椎基底动脉供血不足 多发生在中老年人,有动脉硬化或颈椎病的病史,主要的症状为眩晕,发作持续时间一般为数小时,可每日发作多次或多日发作一次不等。

2. 急性小脑出血或梗死 急性小脑出血或梗死时,可出现急性眩晕伴有恶心、呕吐、眼球震颤、吞咽困难、发音异常,常伴肌力下降,共济失调等。

耳源性眩晕和脑性眩晕临床表现鉴别如下(表4-8)。

笔记

表 4-8 耳源性眩晕和脑性眩晕的鉴别

| 鉴别点 | 耳源性眩晕 | 脑性眩晕 |
| --- | --- | --- |
| 颅脑损害病史 | 无 | 常有颅脑损害病史 |
| 眩晕持续时间 | 呈发作性,时间较短,数分钟、数小时至数天,很少超过数周 | 呈持续性,时间较久,可数月以上 |
| 眩晕程度 | 较重 | 较轻 |
| 自发性眼球震颤 | 水平旋转性,与眩晕程度一致 | 单一水平性、旋转性或垂直性;眩晕缓解期仍可持续存在 |
| 听觉障碍 | 伴有耳鸣或听力减退 | 不明显 |
| 前庭功能试验 | 前庭反应协调,各项诱发的前庭症状与结果基本一致 | 前庭反应分离,各项诱发的前庭症状与结果不同 |
| 迷走神经兴奋反应(恶心、呕吐) | 常有,明显 | 较少,不明显 |
| 视动性眼球震颤检查 | 正常 | 异常 |
| 眼跟踪试验 | 正常 | 异常 |

## 三、评估要点

### (一) 病史

询问患者的起病诱因,有无过劳、睡眠欠佳、精神过度紧张、情绪激动、头颈部与体位的突然变动或颈部持久的不良姿势、血压偏低等。是否与坐车、乘船有关;既往有无急性感染、中耳炎、心血管病、糖尿病、服药史(特别是有无服用损伤前庭神经的药物)、颅脑外伤史、严重肝肾疾病、晕车史、晕船史等。

### (二) 发作的特点

眩晕发作时段、持续时间、间歇期长短,间歇期是否能够完全缓解,是否仍有症状;有无伴发热、耳鸣、听力减退、恶心、呕吐、出汗、口周及四肢麻木、视力改变、平衡失调;眩晕复发的频率等。

### (三) 头晕与眩晕鉴别

患者在叙述眩晕时多用"头晕眼花"、"天旋地转"、"忽忽悠悠"、"跌跌撞撞"、"像坐船"、"头重脚轻"、"走路不稳"等语言表达。要注意患者发生的是否是真性眩晕。假性眩晕(即头晕)常是躯体疾病表现为神经功能障碍综合征之一,一般无自发性眼震,前庭功能检查无明显异常,常伴有躯体疾病的其他表现。而真性眩晕出现运动幻觉、眼球震颤、耳鸣、耳聋、恶心、呕吐、神经系统阳性体征、前庭功能检查异常等。

### (四) 伴随症状

1. 耳鸣、听力下降　见于前庭器官疾病、第八对脑神经病变及肿瘤。
2. 恶心、呕吐　多见梅尼埃病、晕动病。
3. 共济失调　一般是小脑、颅后凹或脑干病变。
4. 眼球震颤　见于脑干病变、梅尼埃病。

### (五) 对人体功能性健康型态的影响

除了眩晕所致的认知与感知型态紊乱以外,是否存在个人、家庭应对无效所致的

笔记

压力与压力应对型态的改变。

### (六) 诊断、治疗及护理经过

包括有无用药，所用药物的名称、用量和用法及其效果等；是否接受过护理措施，效果如何等。

## 四、护理诊断

1. 感觉紊乱(视、听、运动)　与前庭或小脑功能障碍有关。
2. 电解质紊乱　与前庭功能障碍致恶心呕吐有关。
3. 紧张 / 恐惧　与感觉自身或周围物体的异常旋转有关。

(张雅丽　刘丽艳)

# 第十七节　失　眠

失眠(insomnia)是睡眠障碍中最常见的病症，是指入睡困难、睡眠中断易醒及早醒等，严重者彻夜不眠。一般认为每周多于4个晚上、连续3周以上入睡潜伏期大于30分钟或睡眠效率小于85%，即为失眠。

## 一、病因与发病机制

人体的睡眠受脑干尾端的睡眠中枢调控，睡眠中枢发出的上行抑制系统能主动将抑制过程向大脑皮质广泛扩散，并拮抗网状上行激动系统的作用。正常的睡眠型态分为四个周期：①第一期：个体感到非常困倦，并有肌肉系统放松。②第二期：肌肉进一步放松，大脑活动减少。③第三期：生理改变趋于明显，生命体征受到抑制，胃肠活动加快而促进细胞代谢，同时静脉扩张加快了细胞代谢物质的交换。④第四期：个体处于深睡眠状态，身体功能降至极低水平。当某些因素导致中枢神经系统的兴奋性增高，不易从兴奋状态转入抑制状态时，即发生失眠。常见因素有：

### (一) 内因

各种疾病均可引发失眠，如下丘脑前部、丘脑、桥脑病变；甲亢、糖尿病、经期、更年期等内分泌、代谢障碍性疾病；精神心理思虑过度、兴奋不安、焦虑、烦恼、抑郁等；在紧急情况期间和紧急情况发生后，人们很可能出现一系列精神卫生问题导致失眠。

**知识链接**

**失　眠**

中医将失眠称之“不得卧”“不得眠”“目不瞑”“不寐”“失寐”等。中医认为是因为阳不入阴、营卫失和、脏腑失衡所引起的经常不易入寐为特征的病证。

随着社会高速发展和生活水平的提高，情志因素和暴饮暴食、过食辛辣肥甘厚味等引起的心神被扰，成为失眠的主要原因。现代医家多从“阴阳、营卫、脏腑”角度来治疗失眠。上海中医药大学附属曙光医院张雅丽教授带领的中医护理团队采用“引阳入阴”推拿配合气息导引法通过温通经脉调整人体脏腑气血、安神定志、平衡阴阳，来改善睡眠状况，对不寐症的治疗独具特色。

来源：贾玉，贾跃进，郑晓琳．中医对失眠认识的探讨及展望[J]．中华中医药杂志，2015，30(1)：163-166.

笔记

### (二) 外因

睡前大量吸烟、饮酒、饮用浓茶或咖啡、可乐等；应用苯丙胺、咖啡因、皮质激素和抗震颤麻痹药等中枢兴奋药。

**课堂讨论互动**

在现代社会中，你认为导致患者失眠最重要的原因是什么？为什么？

## 二、临床表现

### (一) 形式

1. 入睡困难　睡眠潜伏期明显延长，超过30分钟，甚至1~2小时还难以入睡。

2. 睡眠中断易醒　睡眠表浅、容易觉醒，每夜醒3~4次以上，醒后不能再度入睡。整个夜晚要觉醒15%~20%的睡眠时间，而正常人一般不超过5%。

3. 早醒　比平时醒得早，离晨起时间还早2小时及以上，而且常常醒后不能再入睡。早醒是抑郁症尤其是内源性抑郁症的特征之一。

4. 彻夜不眠　即整个晚上不能入睡，尤其是老年痴呆患者可出现生物钟颠倒，如白天嗜睡，而夜晚不睡。

### (二) 时间

1. 一过性失眠　即指偶尔失眠，持续时间在一周以内。
2. 短期失眠　即持续几天至一个月的失眠。
3. 长期失眠　即持续一个月以上的失眠。

失眠易引起心烦意乱、疲乏无力，甚至以头痛、多梦、多汗、记忆力减退、自主神经功能紊乱等；并诱发一些身心疾病，如心血管系统疾病(心悸、心慌)和消化系统疾病(腹泻、便秘)等，严重者会导致精神分裂、抑郁症。

## 三、评估要点

### (一) 病史

询问患者有无疼痛、呼吸困难、肢体麻木、严重皮肤瘙痒、抑郁、甲状腺功能亢进等影响睡眠的疾病；睡觉前有无喝咖啡、烈酒、可乐；有无吸烟史、服兴奋性药史；近期睡觉前的生活习惯是否紊乱、睡觉前半小时有无剧烈运动等。

### (二) 失眠的特点

1. 表现形式　是入睡困难、易醒还是早醒；每天的睡眠量、夜间觉醒次数及原因、一般入睡的时间、早晨起床的时间，及白天小睡的时间和方式；失眠病程(持续时间)、发生的频度；有无睡眠不足引起的白天精神状态的改变。

2. 量表评估　采用阿森斯失眠量表(Athens insomnia scale，AIS)进行评估。阿森斯失眠量表是参照国际疾病分类法中失眠诊断标准制定的，共设置8个积分项，分别对入睡情况、睡眠持续情况、睡眠时间、睡眠质量以及日间功能进行评估，单项计分范围0~3分，各项累积总分范围0~24分。评分标准为：总分小于4分者属无睡眠障碍；总分为4~6分者为可疑失眠；总分在6分以上为失眠。本量表用于记录您对遇到过的睡眠障碍的自我评估。对于下列问题，如果在过去一个月内每星期至少发生三次在您身上，就请您圈点相应的自我评估结果（表 4-9）。

表 4-9　阿森斯失眠量表（AIS）

| 项目 | 评分 | |
|---|---|---|
| 1. 入睡时间<br>（关灯后到睡着的时间） | 0：没问题<br>2：显著延迟 | 1：轻微延迟<br>3：延迟严重或没有睡觉 |
| 2. 夜间苏醒 | 0：没问题<br>2：显著影响 | 1：轻微影响<br>3：严重影响或没有睡觉 |
| 3. 比期望的时间早醒 | 0：没问题<br>2：显著提早 | 1：轻微提早<br>3：严重提早或没有睡觉 |
| 4. 总睡眠时间 | 0：足够<br>2：显著不足 | 1：轻微不足<br>3：严重不足或没有睡觉 |
| 5. 总睡眠质量（无论睡多长） | 0：满意 1：轻微不满 2：显著不满 3：严重不满 | |
| 6. 白天情绪 | 0：正常 1：轻微低落 2：显著低落 3：严重低落 | |
| 7. 白天身体功能（体力或精神：如记忆力、认知力和注意力等） | 0：足够 1：轻微影响 2：显著影响 3：严重影响 | |
| 8. 白天思睡 | 0：无思睡<br>2：显著思睡 | 1：轻微思睡<br>3：严重思睡 |

### （三）对人体功能性健康型态的影响

患者是否有认知功能减退等认知与感知型态的改变；是否有睡眠障碍、精神不能恢复所致的社会活动能力下降等角色与关系型态的改变；是否存在紧张、焦虑、抑郁等失眠所致的压力与压力应对型态的改变。

### （四）诊断、治疗及护理经过

包括有无使用安神催眠药物，药物名称、用量和使用方法、不良反应及其治疗效果等；是否接受过促进睡眠的护理措施，效果如何等。

## 四、护理诊断

1. 睡眠型态紊乱　与睡前饮酒致中枢兴奋有关；与睡眠环境改变有关；与白天睡眠过多有关；与生活方式改变有关。

2. 睡眠剥夺　与各种原因引起的失眠有关。

3. 活动无耐力　与睡眠不足致精力、体力未得以恢复有关。

4. 焦虑　与严重失眠有关。

（张雅丽　刘丽艳）

# 第十八节　晕　厥

晕厥（syncope）亦称昏厥，是由于一过性广泛脑供血不足所致的短暂意识丧失状态，发作时患者因肌张力消失不能保持正常姿势而倒地。一般为突然发作，在短时间

笔记

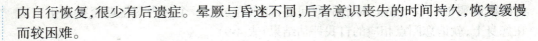

内自行恢复，很少有后遗症。晕厥与昏迷不同，后者意识丧失的时间持久，恢复缓慢而较困难。

## 一、病因与发病机制

### （一）血管舒缩障碍

1. 单纯性晕厥　又称血管抑制性晕厥。由于各种刺激通过迷走神经反射，引起短暂的血管扩张、心排血量减少、血压下降导致脑供血不足所致。

2. 直立性低血压　由于下肢静脉张力低，血液蓄积于下肢、周围小血管扩张或血液循环反射调节障碍等因素，使回心血量减少、心排血量减少、血压下降导致脑供血不足所致。可见于长期卧床者。

3. 颈动脉窦综合征　由于颈动脉窦附近病变，如颈动脉窦周围淋巴结炎或淋巴结肿大、淋巴结肿瘤或颈动脉窦受刺激，致迷走神经兴奋、心率减慢、心输出量减少、血压下降致脑供血不足所致。

### （二）心源性晕厥

心源性晕厥由于心排血量突然减少或心脏停搏，导致脑组织缺氧而发生。见于严重心律失常、心脏排血受阻及心肌缺血性疾病等。

### （三）脑源性晕厥

脑源性晕厥由于脑部血管或主要供应脑部血液的血管发生循环障碍，导致一时性广泛性脑供血不足所致。可见于脑动脉粥样硬化、短暂性脑缺血发作、偏头痛、慢性铅中毒性脑病等。

## 二、临床表现

### （一）血管舒缩障碍

1. 单纯性晕厥　较为常见，约占晕厥的70%。常发生于坐位或立位，晕厥前期有短暂的头晕、注意力不集中、恶心、上腹不适、出冷汗、面色苍白、心慌、肢体发软、坐立不安和焦虑等，如果能警觉此先兆而及时躺下，症状可缓解或消失。若未采取缓解措施，以上先兆持续数分钟继而突然意识丧失，常伴有血压下降、脉搏微弱，持续数秒或数分钟后可自然苏醒，一般醒后可无后遗症，但较严重者则醒后可有遗忘、精神恍惚、头痛等症状，持续1~2天可康复。

2. 直立性低血压　主要表现在体位骤变，由卧位或蹲位突然站起时血压急速下降，引起短暂的意识丧失。晕厥后立即取平卧位，能使意识迅速恢复。

3. 颈动脉窦综合征　可表现为发作性晕厥或伴有抽搐，一般发作前多无先兆。常见诱因有用手压迫颈动脉窦或衣领过紧等。

### （二）心源性晕厥

心源性晕厥最严重的为Adams-Stokes综合征，主要表现在心搏停止5~10秒出现晕厥，停搏15秒以上可出现抽搐，偶有大小便失禁。

### （三）脑源性晕厥

短暂性脑缺血发作可表现为多种神经功能障碍症状，并由于损害的血管不同表现有偏头痛、肢体麻木、语言障碍等，脑源性晕厥的时间一般较长。

笔记

**课堂讨论互动**

如何鉴别心源性晕厥与脑源性晕厥？如何区分眩晕与晕厥？

## 三、评估要点

### (一) 病史

询问患者在晕厥发作前有无明显诱因，有无失血、颈动脉受刺激、颈静脉硬化；是否在衣领过紧时发生；既往有无心脏疾患和脑血管病史；既往有无相同发作史及家族史；与咳嗽、排尿和用药有无关系等。

### (二) 发作特点

除向患者直接了解病史外，亦需请在场人员提供当时情况，评估要点包括晕厥发作有无前驱症状、发作时的体位和头位、发生速度、发作持续时间等。晕厥首先要与癔症、意识障碍等相鉴别。晕厥是大脑一过性供血不足，引起短暂意识障碍，往往数秒或数分钟恢复；癔症常见于强烈刺激后，对外界刺激无反应，双目紧闭，用力拨开眼睑时眼球可有躲避现象，瞳孔对光反应灵敏，无神经系统阳性体征；意识障碍是由多种原因引起的一种严重的脑功能障碍，持续时间长而且恢复慢，常有不同程度的后遗症。

### (三) 伴随症状

1. 面色苍白、出冷汗　多见于血管抑制性晕厥或低血糖性晕厥。
2. 心率改变、呼吸困难、发绀　多见于心源性晕厥、急性左心衰竭。
3. 头痛、呕吐、视听障碍　提示中枢神经系统疾病。
4. 呼吸深而快、手足发麻、抽搐　见于换气过度综合征、癔症等。

### (四) 对人体功能性健康型态的影响

患者晕厥时有无大小便失禁等排泄型态的改变；是否存在个人、家庭应对无效所致的压力与压力应对型态的改变。

### (五) 诊断、治疗及护理经过

心源性晕厥患者是否做过心电图及超声心电图等辅助检查及其结果；脑源性晕厥是否进行脑部CT或MRI检查、经颅多普勒检查等；有无用药物治疗，用药是否规律，药物的名称，用量和用法及其效果等；是否接受过专科专病护理，效果如何等。

## 四、护理诊断

1. 意识改变　与一过性大脑供血不足、网状结构抑制有关。
2. 有受伤的危险　与意识障碍所致躁动不安有关。
3. 个人/家庭应对无效　与处理晕厥的能力不足有关。

（张雅丽　刘丽艳）

# 第十九节　抽搐与惊厥

抽搐(tic)与惊厥(convulsion)为神经科常见的临床症状，均属于不随意运动。抽搐是指全身或局部骨骼肌非自主的抽动或强烈收缩，常可引起关节的运动和强直。当肌群收缩表现为强直性和阵挛性时，称为惊厥，一般为全身性、对称性，伴有或不伴有意识丧失。

## 一、病因

### （一）脑部疾病

1. 感染　如脑炎、脑膜炎、脑脓肿等。
2. 外伤　产伤、颅脑外伤。
3. 肿瘤　原发性脑肿瘤、脑转移瘤。
4. 脑血管疾病　脑出血、蛛网膜下腔出血、脑栓塞、脑血栓形成、脑缺氧等。
5. 寄生虫病　脑型疟疾、脑囊虫病等。
6. 其他　先天性脑发育障碍、核黄疸、遗传代谢性脑病等。

### （二）全身性疾病

1. 感染　急性胃肠炎、中毒性菌痢、败血症、破伤风、狂犬病等。
2. 心血管疾病　阿 - 斯综合征（Adams-Stokes 综合征）、高血压脑病等。
3. 中毒　包括：①内源性：如尿毒症、肝性脑病等；②外源性：如酒精、苯、铅、砷、汞、阿托品、樟脑、有机磷农药等。
4. 代谢障碍　如低血糖状态、低钙血症、低镁血症、子痫等。
5. 风湿病　系统性红斑狼疮、脑血管炎等。
6. 其他　安眠药、抗癫痫药突然撤药以及热射病、溺水、触电等。

### （三）神经症

如癔症性抽搐和惊厥。

不同年龄段惊厥的原因有所不同。6 个月以内的婴儿，多由感染、电解质紊乱、产伤引起；6 个月 ~3 岁的婴幼儿多由高热惊厥、中毒性脑病、代谢性脑病（低钙、低镁、低血糖）、婴儿痉挛引起；13~20 岁青少年多由原发性癫痫、外伤等引起；21~45 岁的中青年多由外伤、脑肿瘤、原发性癫痫等引起；45~60 岁中老年多由脑肿瘤、外伤、动脉硬化等引起；60 岁以上的老年多由动脉硬化、脑肿瘤等引起。

## 二、发生机制

目前抽搐与惊厥的发生机制尚未完全明了，可能是由于大脑神经元异常放电所致。这种病理性放电主要因神经元膜电位不稳定而引起，并与遗传、免疫、内分泌、微量元素、精神因素等多种因素有关，可由代谢、营养、脑皮质肿物或瘢痕等激发。

## 三、临床表现

不同病因所致抽搐与惊厥，临床表现各有其特征，通常可分为全身性和局限性两种。

1. 全身抽搐　以全身性骨骼肌痉挛为主要表现，典型者为癫痫大发作，表现为意识突然丧失，全身肌肉强直，呼吸暂停，继而四肢阵挛性抽搐，呼吸不规则，排尿排便失禁、发绀。发作半分钟自行停止，也可反复发作甚至呈持续状态。发作时可有瞳孔散大、对光反射迟钝或消失、病理反射阳性等。发作停止后不久意识恢复，醒后有头

笔记

痛、全身乏力、肌肉酸痛等症状。由破伤风引起者表现为持续性的强直性抽搐，伴肌肉剧烈疼痛，神志清楚。

2. 局限性抽搐　以身体某一局部肌肉收缩为主要表现，多见于手足、口角、眼睑等部位。低钙血症所致手足抽搐症发作时腕及手掌指关节屈曲，指间关节伸直，拇指内收，呈“助产士手”；踝关节伸直，足趾跖屈，足呈弓状，似“芭蕾舞足”。惊厥发作可致跌伤、舌咬伤、排便与排尿失禁及肌肉酸痛。短期频繁发作可致高热。伴意识障碍者可因呼吸道分泌物、呕吐物吸入或舌后坠堵塞呼吸道引起窒息。严重惊厥由于骨骼肌强烈收缩，机体氧耗量显著增加，加之惊厥所致呼吸改变可引起缺氧。惊厥发作后患者可因发作失态而致困窘。惊厥发作伴血压增高、脑膜刺激征、剧烈头痛、意识丧失等多见于危急重症。

## 四、评估要点

### （一）病史

发作时有无诱发因素：如疲劳、饥饿、便秘、饮酒、情绪冲动，发作时环境如何；小儿有无高热，有无脑部疾病，若高热惊厥患儿应询问出生史、喂养史、智力与体格发育状况等；对于成年人要注意询问有无颅脑外伤、脑血管病、外伤、肿瘤、中毒及其他神经系统疾病，平时有无怪异行为和精神失常。

### （二）临床表现特点

抽搐与惊厥发作频率、持续和间隔时间，抽搐是全身性还是局限性，性质为持续强直抑或间歇阵挛性，发作时意识状态，以及有无血压增高、脑膜刺激征、剧烈头痛、意识丧失等提示危急重症的伴随症状和体征。

### （三）伴随症状

1. 发热　见于小儿的急性感染，可见于胃肠功能紊乱、重度失水等。

2. 血压增高　多见于高血压、肾炎、子痫、铅中毒等。

3. 脑膜刺激征　见于脑膜炎、脑膜脑炎、假性脑膜炎、蛛网膜下腔出血等。

4. 瞳孔散大与舌咬伤　多与癫痫大发作有关。

5. 惊厥发作前剧烈头痛　可见于高血压、急性感染、蛛网膜下腔出血、颅脑损伤等。

6. 意识丧失　多见于癫痫大发作、重症颅脑疾病等。

### （四）抽搐与惊厥对患者的影响

主要为有无跌伤、咬伤等发作意外。有无全身无力、肌肉酸痛等发作后反应，持续发作者应注意有无高热。此外，患者健康的不稳定性及照顾情景的不可预测性可导致患者亲属应对能力失调，还应注意患者亲属是否存在无力应对的情况。

### （五）诊断、治疗与护理经过

已接受的诊断性检查及其结果，采用过的治疗措施及效果。

## 五、护理诊断

1. 有受伤的危险　与惊厥发作所致的不受控制的强直性肌肉收缩和意识丧失有关。

2. 排尿障碍/排便失禁　与抽搐与惊厥发作所致短暂意识丧失有关。

笔记

3. 恐惧　与不可预知的惊厥发作有关。

4. 自我形象紊乱　与抽搐发作时的失态有关。

5. 照顾者角色紧张　与照顾接受者的健康不稳定性及照顾情景的不可预测性有关。

6. 潜在并发症　窒息。

7. 潜在并发症　高热。

（张玉芳）

## 第二十节　意识障碍

意识障碍（disturbance of consciousness）是指人对周围环境及自身状态的识别和觉察能力障碍的精神状态。

### 一、病因

#### （一）颅内疾病

1. 感染性疾病　各种脑炎、脑膜炎、脑脓肿等。

2. 非感染性疾病　包括：①脑血管疾病：如脑出血、脑栓塞、脑血栓形成、蛛网膜下腔出血等；②脑肿瘤；③脑外伤：脑挫裂伤、脑震荡、颅骨骨折等；④癫痫。

#### （二）颅外疾病

1. 急性重症感染　败血症、伤寒、中毒性肺炎、中毒型菌痢等。

2. 内分泌与代谢障碍　甲状腺危象、甲状腺功能减退、糖尿病酮症酸中毒、低血糖昏迷、肝性脑病、尿毒症等。

3. 心血管疾病　急性心肌梗死、心律失常所致的阿 - 斯综合征（Adams-Stokes syndrome）、严重休克等。

4. 中毒　安眠药、有机磷杀虫药、酒精、一氧化碳、氰化物等中毒。

5. 物理性及缺氧性损害　触电、高温中暑、日射病和高山病等。

### 二、发生机制

意识由意识内容和其“开关”系统组成。意识的“开关”系统包括经典的感觉传导径路（特异性上行投射系统）及脑干网状结构（非特异性上行投射系统）。意识“开关”系统激活大脑皮质并使之维持一定水平的兴奋性，使机体处于觉醒状态。意识内容即大脑皮质的功能活动，包括记忆、思维、理解、定向和情感等精神活动，以及通过视、听、语言和复杂运动等与外界保持密切联系的能力。意识内容是在觉醒状态的基础上产生。因此，清醒的意识活动有赖于大脑皮质和皮质下网状结构功能的完整性，任何原因导致大脑皮质弥漫性损害或脑干网状结构损害，使意识内容改变或觉醒状态减弱，均可发生意识障碍。

### 三、临床表现

#### （一）以觉醒状态改变为主的意识障碍

1. 嗜睡（somnolence）　为程度最轻的觉醒障碍。患者处于持续睡眠状态可被唤

笔记

醒，醒后能正确回答问题和做出各种反应，当刺激停止后很快又入睡。

2. 昏睡（stupor）　觉醒障碍程度深于嗜睡。患者处于熟睡状态，一般的外界刺激不易唤醒，须经压迫眶上神经、摇动身体等强烈刺激方法能被唤醒，但很快又入睡。醒时答话含糊或答非所问。

3. 昏迷（coma）　为最严重的意识障碍，按程度不同又可分为3个阶段：

(1) 轻度昏迷：意识大部分丧失，无自主运动，对声、光刺激无反应，对疼痛刺激尚可出现痛苦表情或肢体退缩等防御反应。角膜反射、瞳孔对光反射、眼球运动和吞咽反射可存在，生命体征无明显异常。

(2) 中度昏迷：对周围事物及各种刺激均无反应，对强烈疼痛刺激可有防御反应。角膜反射减弱、瞳孔对光反射迟钝、无眼球运动，可有生命体征轻度异常以及不同程度排便排尿功能障碍。

(3) 深度昏迷：意识完全丧失，全身肌肉松弛，对各种刺激全无反应，眼球固定、瞳孔散大，深、浅反射均消失，生命体征明显异常，排便排尿失禁或出现去脑强直。

### (二) 以意识内容改变为主的意识障碍

1. 意识模糊（confusion）　患者能保持简单的精神活动，但对时间、地点、人物的定向能力发生障碍。

2. 谵妄（delirium）　为一种以兴奋性增高为主的高级神经中枢急性功能失调状态。起病急，持续数小时至数天，个别可持续更长时间。表现为对客观环境的认识能力及反应能力下降，注意涣散，定向障碍，言语增多，思维不连贯，常有错觉和幻觉，在恐怖性错、幻觉的影响下，表现紧张、恐惧和兴奋不安，大喊大叫，甚至发生冲动攻击行为。病情于夜间加重，白天减轻。常见于急性感染高热期、某些药物中毒、代谢障碍、循环障碍或中枢神经系统疾患等。

意识障碍患者感知能力、对环境的识别能力及日常生活自理能力均发生改变。谵妄者因躁动不安易发生意外。昏迷者由于意识部分或完全丧失所致无自主运动、不能经口进食、咳嗽以及吞咽反射减弱或消失，排便与排尿控制能力丧失或留置导尿等，除血压、脉搏、呼吸等生命体征可有改变外，易发生肺部感染、尿路感染、口腔炎、结膜炎、角膜炎、角膜溃疡、压疮、营养不良及肢体挛缩畸形等。此外，尚可能出现照顾者因照顾负荷过重而产生的照顾角色方面的问题。

#### 知识拓展

**特殊类型的意识障碍**

1. 去大脑皮质状态　大脑皮质广泛损害导致皮质功能丧失，而皮质下结构的功能依然存在。患者表现双眼凝视或无目的的活动，无任何自发言语、呼之不应，貌似清醒，实无意识。缺乏随意运动，但原始反射活动保留。情感反应缺乏，偶有无意识哭叫或自发强笑。四肢腱反射亢进，病理反射阳性。表现特殊的身体姿势，双前臂屈曲和内收，腕及手指屈曲，双下肢伸直，足跖屈。

2. 植物状态　患者表现对自身好外界的认知功能完全丧失，呼之不应，不能与外界交流，有自发性或反射性睁眼，偶可发现视觉追踪，可有自发的无意义哭笑，对疼痛刺激有回避动作，存在吮吸、咀嚼和吞咽等原始反射，大小便失禁。持续植物状态是指颅脑外伤后植物状态持续12个月以上，非外伤性病因导致的植物状态持续3个月以上。

笔记

## 四、评估要点

### (一) 有无与意识障碍相关的疾病史或诱发因素

通过家属了解其病史。仔细询问既往有无急性感染性休克、高血压、动脉硬化、糖尿病、肝肾疾病、肺源性心脏病、癫痫等病史;近期有无外伤、感染、用药中断或服用过量药物、生气、发热、服毒及毒物接触史,以及同居同食者的情况,头痛、呕吐情况等;询问患者意识障碍发病前后情况。

### (二) 意识障碍程度及其进展

可通过与患者交谈,对其思维、反应、情感活动、定向力等予以评估,必要时可通过痛觉、角膜反射、瞳孔对光反射检查等判断意识障碍的程度。也可按格拉斯哥昏迷评分表(Glasgow coma scale,GCS)对意识障碍的程度进行测评。GCS评分项目包括睁眼反应、运动反应和语言反应。分别测3个项目并予以计分,再将各项目分值相加求其总分,即可得到意识障碍程度的客观评分,见表4-10。GCS总分为3~15分,对语言指令没有反应或不能睁眼且GCS总分为8分或更低的情况被定义为昏迷。评估中应注意运动反应的刺激部位应以上肢为主,以最佳反应记分。

通过动态观察或GCS动态评分可了解意识障碍的进展。GCS动态评分是将每日GCS 3项记录值分别绘制成横向的3条曲线,曲线下降表示意识障碍程度加重,病情趋于恶化;反之,曲线上升表示意识状态障碍程度减轻,病情趋于好转。

表4-10　Glasgow昏迷评分量表

| 评分项目 | 反应 | 得分 |
| --- | --- | --- |
| 睁眼反应 | 自发性睁眼 | 4 |
| | 言语呼唤时睁眼 | 3 |
| | 疼痛刺激时睁眼 | 2 |
| | 任何刺激无睁眼反应 | 1 |
| 运动反应 | 按指令动作 | 6 |
| | 对疼痛刺激能定位 | 5 |
| | 对疼痛刺激有肢体退缩反应 | 4 |
| | 疼痛刺激时肢体过屈(去皮层强直) | 3 |
| | 疼痛刺激时肢体过伸(去大脑强直) | 2 |
| | 对疼痛刺激无反应 | 1 |
| 语言反应 | 能准确回答时间、地点、人物等定向问题 | 5 |
| | 能说话,但不能准确回答时间、地点、人物等定向问题 | 4 |
| | 对答不切题 | 3 |
| | 言语模糊不清,字意难辨 | 2 |
| | 对任何刺激无语言反应 | 1 |

### (三) 意识障碍对患者的影响

主要包括有无口腔炎、角膜炎、结膜炎、角膜溃疡、压疮;有无肌肉萎缩、关节僵硬、肢体畸形;有无排便、排尿失禁;有无亲属无能力照顾患者的情况;有无头痛、呕吐等提示危重急症的伴随症状。

### (四) 伴随症状

1. 发热　先发热后有意识障碍见于重症感染性疾病;先有意识障碍后有发热,见

笔记

于脑出血、蛛网膜下腔出血、巴比妥类药物中毒等。

2. 呼吸缓慢 多见于吗啡、巴比妥类、有机磷农药等中毒。

3. 低血压 见于各种原因引起的休克。

4. 高血压 多见于高血压脑病、脑血管意外、肾炎等。

5. 心动过缓 可见于颅内高压症、房室传导阻滞。

6. 瞳孔缩小 可见于吗啡、巴比妥类、有机磷农药等中毒。

7. 瞳孔散大 可见于颠茄类、酒精、氰化物等中毒以及癫痫、低血糖状况。

### (五) 诊断、治疗与护理经过

已接受过的诊断性检查及结果,例如脑电图、腰椎穿刺等。已采用的治疗措施及其效果。

## 五、护理诊断

1. 急性意识障碍 与脑出血有关;与肝性脑病有关等。

2. 清理呼吸道无效 与意识障碍所致咳嗽、吞咽反射减弱或消失有关。

3. 口腔黏膜受损 与意识障碍丧失自理能力及唾液分泌减少有关。

4. 排尿障碍 与意识丧失所致排尿功能障碍有关。

5. 排便失禁 与意识障碍所致排便功能障碍有关。

6. 有受伤的危险 与意识障碍所致躁动不安有关。

7. 营养失调:低于机体需要量 与意识障碍不能正常进食有关。

8. 有皮肤完整性受损的危险 与意识障碍所致自主运动消失有关;与意识障碍所致排便、排尿失禁有关。

9. 有感染的危险 与意识障碍所致咳嗽、吞咽反射减弱或消失有关;与侵入性导尿装置有关。

10. 照顾者角色紧张 与照顾者角色负荷过重有关。

(张玉芳)

## 学习小结

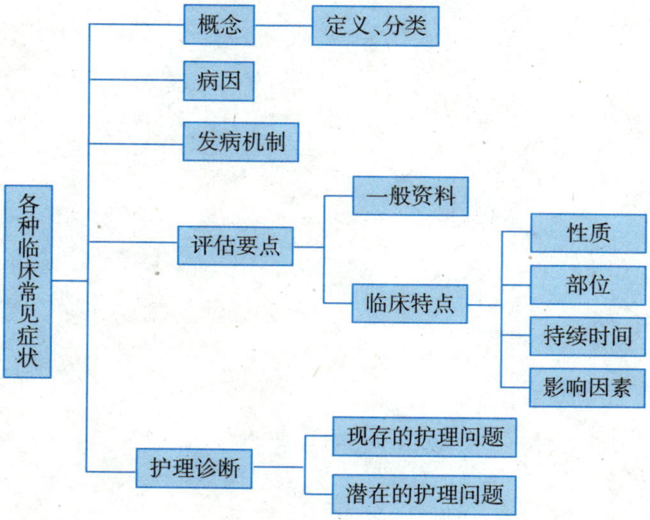


笔记

## 复习思考题

1. 感染性发热与非感染性发热的不同点有哪些？

2. 分组情景模拟：扮演几种常见的临床症状，做出相应的护理诊断。

3. 临床上如何鉴别肺源性呼吸困难与神经精神性呼吸困难？

4. 患儿，1 岁，上呼吸道感染伴有持续高热，护士在对其进行评估时应该特别注意哪些问题？

5. 不同程度昏迷临床表现的异同点有哪些？

# 第五章

# 体格检查

## 学习目的

通过学习身体各部位的体格检查的内容、方法，为分析和判断健康状况，并正确做出护理诊断提供依据。

## 学习要点

身体各部位体格检查的内容、方法、注意事项、正常与异常体征及其临床意义。

## 案例导入

患者，女性，48岁，主诉：右上腹痛、腹胀伴恶心呕吐16小时，发热8小时。现病史：16小时前，患者进食油腻食物后，突然出现右上腹剧烈绞痛，阵发性，并向右肩背部放射，有腹胀，恶心呕吐多次，为胃内容物，8小时前腹痛变为持续性伴阵发性加重，并出现发热，自测腋下体温38.5℃，无寒战，无呕血及黑便，无腹泻，无全身皮肤黏膜黄染等异常。患者昨晚一夜未眠，今晨仅饮水少许，自服胃炎冲剂一袋及止痛药吲哚美辛多次，量不详，无好转来就诊。既往无特殊病史。体格检查：T 39.0℃，P 108次/分，R 22次/分，BP 125/85mmHg。神志清楚，急性痛苦面容，全身皮肤及巩膜无黄染。腹部对称，腹式呼吸减弱。右上腹部有压痛、反跳痛、肌紧张，Murphy征阳性，肝、胆、脾未触及。胆囊区叩击痛阳性，移动性浊音阴性。听诊肠鸣音减弱2~3次/分。实验室检查：血常规：WBC $16.3\times10^9$/L，N 82%；B超示：胆囊炎，胆汁淤积，胆囊结石。

分析：1. 该患者的特征性的腹痛原因、特点。

2. 针对该患者的体格检查要注意哪些内容？评估的顺序是什么？异常体征有哪些及其临床意义？

## 重点提示

试从体格检查的视诊、触诊、叩诊、听诊四种基本方法，检查的注意事项，阳性结果的临床意义方面进行思考。

笔记

# 第一节 全身状态评估

## 一、一般资料

### (一) 性别

性别的主要判断依据是生殖器和第二性征的发育情况。正常成人男女性征明显，性别容易判断。但在评估个体时还应该注意性别与疾病的关系，如有些疾病的发生有明显的性别差异，而某些疾病的发生会引起性征发生改变。

1. 性别与某些疾病的发生率有关　系统性红斑狼疮和甲状腺疾病多发生于女性，而甲型血友病仅见于男性。

2. 疾病所致性征改变　如肾上腺皮质肿瘤或长期使用肾上腺皮质激素，可使女性发生男性化；肾上腺皮质肿瘤也可使男性女性化。

3. 性染色体异常所致的性征改变　性染色体数目和结构异常可致两性畸形。Turner 综合征多发生于女性，Klinefelter 综合征、先天性睾丸发育不全综合征多发生于男性，染色体的数目和结构异常可致两性畸形。

### (二) 年龄

年龄大小一般通过交谈得知，但在某些情况下，如被评估者有严重的意识障碍、死亡、故意隐瞒真实年龄时，需通过观察其毛发的分布与色泽、皮肤的弹性与光泽、面与颈部皮肤的皱纹、肌肉的状态以及牙齿的状态等进行评估。

年龄与疾病的发生和预后密切相关，如佝偻病、白喉、麻疹、猩红热多见于幼儿和儿童，结核病、风湿热多发生于少年与青年，动脉硬化性疾病和实体肿瘤多见于老年人；青年患病后康复较快，老年人康复相对较慢。

## 二、生命体征

生命体征是评价生命活动是否存在及其质量的重要指标，其内容包括体温、脉搏、呼吸、血压，为体格检查时必须检查的项目之一。测量方法、正常值范围、临床意义详见《护理学基础》教材和本书相关章节。

## 三、发育与营养

### (一) 发育

发育是否正常通过年龄、智力和体格成长状态（身高、体重及第二性征）及其之间相互的关系来进行综合判断。机体发育受种族、遗传、内分泌、营养代谢、生活条件、体育锻炼、疾病等因素影响。

### (二) 正常成人体格标准

头部的长度为身高的 1/7~1/8；胸围是身高的 1/2；两上肢展开的长度约等于身高；身体上部量（头顶与耻骨联合上缘的距离）与下部量（身高减去上部量或耻骨联合上缘至足底的距离）之比约 1∶1；坐高约等于下肢的长度，即等于身高的 1/2。

### (三) 体型

1. 类型　体型是身体发育的外观表现，包括骨骼、肌肉、脂肪的成长与分布状态等。临床上将成年人的体型分为三种类型：

（1）正力型（匀称型）：身体各部分匀称适中，腹上角 =90°。

（2）超力型（矮胖型）：体格粗壮、颈粗短、肩宽、胸宽厚、腹上角 <90°。

（3）无力型（瘦长型）：体高肌瘦、颈细长、肩窄下垂、胸扁平、腹上角 >90°。

2. 体型异常

（1）比例正常：异常高大，如巨人症；异常矮小，如侏儒症。

（2）比例失常：上部量 < 下部量，如性腺功能减退症（骨骺闭合延迟）；上部量 > 下部量，如呆小病。

### （四）营养状态

营养状态与食物的摄入、消化、吸收及代谢等因素密切相关，是评估个体健康和疾病程度的指标之一。营养过剩引起的肥胖及营养不良引起的消瘦均为营养状态异常。营养状态的评估可依据皮肤、毛发、皮下脂肪及肌肉发育情况，结合年龄、身高、体重进行综合评估。

1. 评估方法

（1）体重：在一定时期内测量体重的变化是观察营养状态最常用的方法，一般于清晨、空腹和排便排尿后，在体重秤上进行测量。成人的标准体重可以用下列公式计算。

$$标准体重(kg)= 身高(cm)-105$$

一般认为体重在标准体重 ±10% 的范围内为正常；超过正常的 10%~20% 为超重，超过 20% 以上为肥胖；低于正常的 10%~20% 为消瘦，低于 20% 以上为明显消瘦，极度消瘦称恶液质。

（2）体重指数：由于体重受身高影响较大，不受性别的影响，目前常用体重指数（BMI）作为衡量标准体重的常用指标。计算公式为 BMI= 体重（kg）/ 身高（m）$^2$。我国成人正常标准的 BMI 为 18.5~24，BMI<18.5 为消瘦，BMI>25 为肥胖。

（3）皮褶厚度：临床上皮褶厚度可评估脂肪的贮存情况，一般通过皮褶计简单测量皮下脂肪厚度。常用部位有肱三头肌、肩胛下和脐旁，其中肱三头肌皮褶厚度测量最常用。

**知识链接**

**皮褶厚度的具体测量方法**

被评估者取立位，评估者站在被评估者背后，两上肢自然下垂，以拇指和示指在一侧肩峰至尺骨鹰嘴连线中点的上方 2cm 处捏起皮褶，切记捏起点两边的皮肤必须对称，随即用重量压力为 10g/mm$^2$ 的皮褶计测量，于夹住 3 秒内读数。一般取 3 次测量的均值。一般健康成年男性皮褶厚度为（13.1±6.6）mm，女性为（21.5±6.9）mm。

来源：吕探云、孙玉梅．健康评估［M］．第 3 版．北京：人民卫生出版社 .2012.

（4）肌肉厚度测量：肌肉厚度测量可反映骨骼肌量，最常见的是上臂肌围。

笔记

知识链接

**肌肉厚度测量方法**

先用卷尺经肩峰与尺骨鹰嘴连线中点，紧贴皮肤绕臂一圈，测得上臂围，同时测量肱三头肌皮褶厚度，计算上臂肌围。计算公式为：上臂肌围 = 上臂围(mm) −3.14× 肱三头肌皮褶厚度(mm)。正常范围为成年男性为228~278mm，女性为209~255mm。

来源：吕探云．健康评估[M]．第2版．北京：人民卫生出版社．2006.

2. 营养状态分级　临床上一般用良好、中等、不良3个等级对营养状态进行描述。

(1) 营养良好：皮肤有光泽、弹性好，黏膜红润，皮下脂肪丰满，皮褶厚度正常或增大，肌肉结实，指甲、毛发润泽，肋间隙及锁骨上窝深浅适中，肩胛部和股部肌肉丰满，体重和体质指数在正常范围或略高于正常。

(2) 营养不良：皮肤黏膜干燥、弹性降低，皮下脂肪菲薄，皮褶厚度低于正常，肌肉松弛无力，肩胛骨及髂骨嶙峋突出，肋间隙、锁骨上窝凹陷，指甲粗糙无光泽，毛发稀疏。体重和体重指数明显低于正常范围。

(3) 营养中等：介于营养良好和营养不良之间。

3. 异常营养状态临床意义

(1) 营养不良：临床表现为消瘦，重者可呈恶病质。其发生机制是多由于摄入不足、吸收能障碍、代谢受损、丢失或排泄过多。可见于严重厌食症、恶性肿瘤、糖尿病、慢性肝脏和肾脏疾病、重症疾病等。

(2) 营养过剩：主要表现为肥胖，肥胖主要是由于体内脂肪积聚过多所致。按病因可将肥胖分为继发性肥胖和单纯性肥胖。

1) 单纯性肥胖：主要与摄食过多和营养过剩或运动过少有关，也可是具有一定遗传倾向的体质性肥胖，并与生活方式和精神因素有关系。临床表现特点为全身脂肪分布均匀，儿童期表现为生长较快，青少年期可有外生殖器发育迟缓。一般无神经系统、代谢与内分泌等系统的功能性或器质性异常。

2) 继发性肥胖：多为内分泌系统疾病与代谢性疾病有关，多见于腺垂体功能减退症、肾上腺皮质功能亢进症和胰岛素瘤、甲状腺功能减退症等。继发性肥胖者脂肪分布多有显著性，如肾上腺皮质功能亢进所致向心性肥胖，表现为体内脂肪沉积是以心脏和腹部为中心而开始发展的一种肥胖，体形最粗的部位是在腹部，腰围往往大于臀围；下丘脑病变所致的肥胖性生殖无能综合征，表现为大量脂肪积聚在面部、腹部、臀部及大腿；肾上腺皮质功能亢进症(库欣综合征)表现为满月脸、水牛背和向心性肥胖。

## 四、面容与表情

面容是面部呈现的状态；表情是面部情感的表现。面容与表情是评价个体情绪状态的重要指标。健康人表情自然，神态安详。患病时因疾病困扰，常使被评估者面容和表情发生变化，会出现一些特征性的面容和表情，对于疾病的诊断有重要的临床价值。

临床上常见的典型面容的特点和临床意义如下：

1. 急性病面容　面色潮红，表情痛苦，烦躁不安，鼻翼扇动，呼吸急促，口唇疱疹。

笔记

临床上主要见于急性感染性疾病，如肺炎球菌肺炎、流行性脑脊髓膜炎、疟疾等。

2. 慢性病面容　面容憔悴，面色晦暗或苍白无华，目光暗淡，双目无神，表情忧虑，精神萎靡不振。临床上主要见于恶性肿瘤，慢性消耗性疾病如严重结核、慢性肝病等。

3. 二尖瓣面容　面色晦暗，双颊紫红，口唇发绀。临床上主要见于风湿性心脏病二尖瓣狭窄患者（图 5-1）。

4. 甲亢面容　表情惊愕，眼裂增大，眼球突出，兴奋不安，以及烦躁易怒。临床上主要见于甲状腺功能亢进症（图 5-2）。

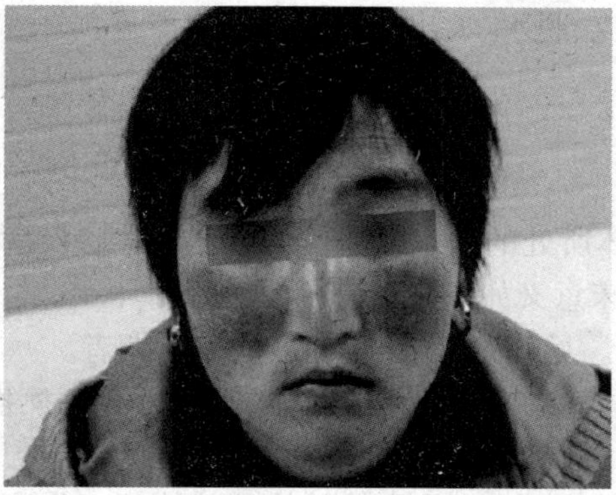

图 5-1　二尖瓣面容

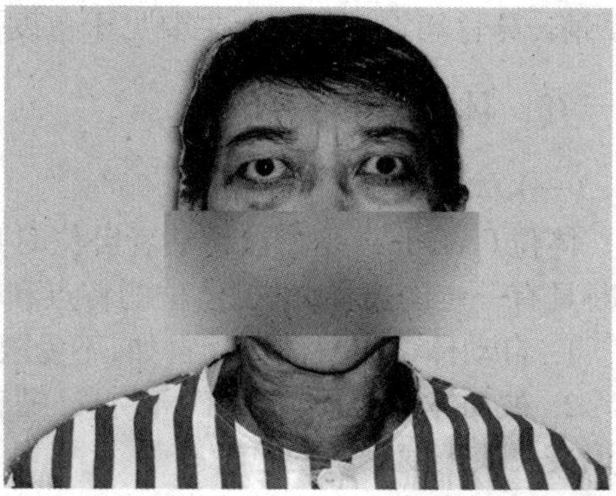

图 5-2　甲状腺功能亢进面容

5. 黏液性水肿面容　颜面水肿，面色苍白，睑厚面宽，目光呆滞，眉毛、头发稀疏，反应迟钝。临床上主要见于甲状腺功能减退症（图 5-3）。

6. 肢端肥大症面容　头颅增大，面部变长，眉弓及两颧隆起，下颚增大并向前突，耳鼻增大，唇舌肥厚。临床上主要见于肢端肥大症（图 5-4）。

7. 满月面容　面圆如满月，皮肤发红，常伴有痤疮与胡须生长。临床上主要见于皮质醇增多症及长期应用肾上腺糖皮质激素者（图 5-5）。

8. 肝病面容　面色晦暗，前额、鼻部及双颊有褐色色素沉着，有时可见蜘蛛痣。临床上主要见于慢性肝病。

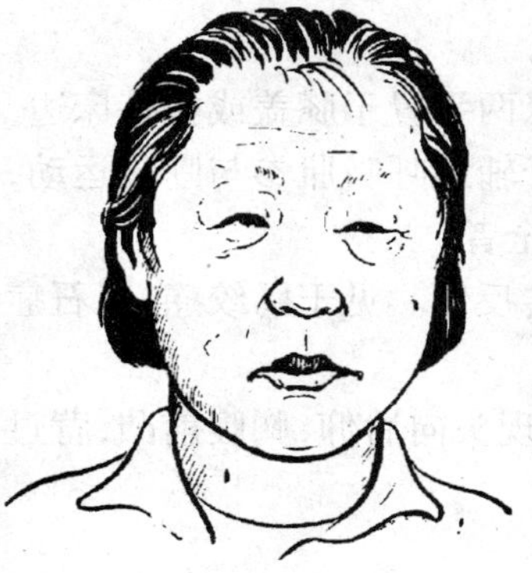

图 5-3　黏液性水肿面容

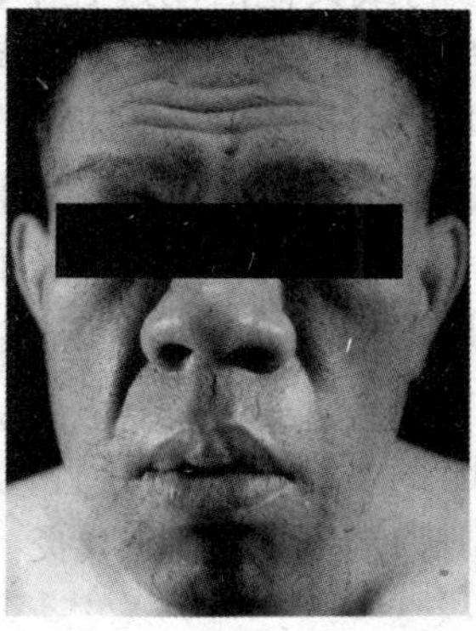

图 5-4　肢端肥大症面容

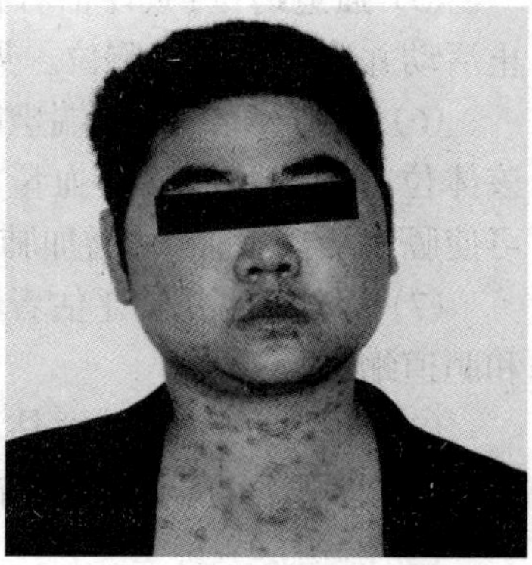

图 5-5　满月面容

9. 肾病面容 面色苍白，眼睑及颜面部水肿。临床上主要见于慢性肾脏疾病。

10. 贫血面容 面色苍白无华，唇舌色淡，表情疲惫。临床上主要见于各种原因引起的贫血患者。

11. 面具面容 面部呆板无表情，似面具样。临床上主要见于脑炎、震颤性麻痹等。

12. 苦笑面容 牙关紧闭，面肌痉挛，呈苦笑状。临床上主要见于破伤风。

13. 伤寒面容 表情淡漠，反应迟钝呈无欲状态。见于肠伤寒、脑脊髓膜炎、脑炎等高热衰竭。

14. 病危面容 面颊瘦削，面容铅灰、或苍白或灰暗，表情淡漠，目光暗淡无神，眼眶凹陷，鼻骨峭耸。临床上主要见于重度休克、脱水、大出血和急性腹膜炎等。

## 五、体位与步态

### (一) 体位

体位(position)是指被评估者卧位时身体所处的状态。体位的改变对某些疾病的诊断具有一定的意义，常见体位的特点和临床意义如下：

1. 自动体位 身体活动自如，不受限制。见于正常人、轻症或疾病早期者。

2. 被动体位 被评估者不能自己随意调整或变换躯干或肢体的位置。见于瘫痪、意识丧失或极度衰弱的患者。

3. 强迫体位 被评估者为减轻疾病的痛苦，被迫采取某种特殊的体位。临床上常见的强迫体位可分为以下几种。

(1) 强迫俯卧位：俯卧位可减轻脊背肌肉的紧张度。见于脊柱疾病。

(2) 强迫仰卧位：仰卧，双腿屈曲，以降低腹肌的紧张度而减轻腹部疼痛。见于急性腹膜炎和胸腹部手术等。

(3) 强迫侧卧位：被评估者向患侧卧位，可限制患侧胸廓活动，同时减轻对健侧肺的压迫以减轻胸痛，有利于健侧代偿性呼吸减轻呼吸困难。见于一侧胸膜炎和大量胸腔积液者。

(4) 强迫停立位：被评估者在活动时，突发心前区疼痛而被迫立刻停止原来的活动，被迫即刻站立，并以手按抚心前区，待疼痛稍缓解后才继续行走。见于心绞痛。

(5) 强迫蹲位：被评估者在步行或其他活动过程中，因感到呼吸困难和心悸，而停止活动并取蹲位或膝胸位。见于发绀型先天性心脏病者。

(6) 强迫坐位：又称端坐呼吸，被评估者坐于床沿，以两手置于膝盖或扶持床边。该体位有助于减少回心血量，减轻心脏负担，同时有助于辅助呼吸肌参与呼吸运动，可使膈肌活动度加大，增加肺通气量。见于心、肺功能不全者。

(7) 辗转体位：被评估者腹痛发作时，坐卧不宁，辗转反侧。见于肠绞痛、胆石症和胆道蛔虫症等。

(8) 角弓反张位：被评估者因颈及脊背肌肉强直，出现头向后仰，胸腹前凸，背过伸，躯干弯屈呈弓形。见于脑炎、破伤风及小儿脑膜炎。

### (二) 步态

步态是走动时所表现的姿态。正常人的步态因年龄、健康状态和所受训练的不

笔记

同而有所不同。身患某些疾病的被评估者可导致步态发生显著改变，并具有一定的特征性，有助于疾病的诊断。常见典型的异常步态有以下几种。

1. 蹒跚步态　走路时身体左右摇摆如鸭步。见于佝偻病、大骨节病、进行性肌营养不良或双侧先天性髋关节脱位等。

2. 酒醉步态　行走时身体重心不稳，步态紊乱，不能走直线如醉酒状。见于小脑疾患、乙醇或巴比妥中毒。

3. 慌张步态　起步困难，起步后小步急行前冲，身体前倾，越走越快，难以止步。见于震颤麻痹患者(图 5-6)。

4. 剪刀步态　由于双下肢肌张力增高，尤其以伸肌和内收肌肌张力增高显著，移步时下肢内收过度，下肢向下向内划弧圈，两腿交叉呈剪刀状。见于脑性瘫痪与截瘫患者(图 5-7)。

5. 共济失调步态　起步时一脚高抬，骤然垂落，行走不稳，双目向下注视，两脚间距较宽，摇晃不稳，闭目时不能保持平衡。多见于脊髓疾病。

6. 跨阈步态　由于踝部肌腱、肌肉松弛而致患足下垂，行走时必须高抬下肢才能起步。见于腓总神经麻痹(图 5-8)。

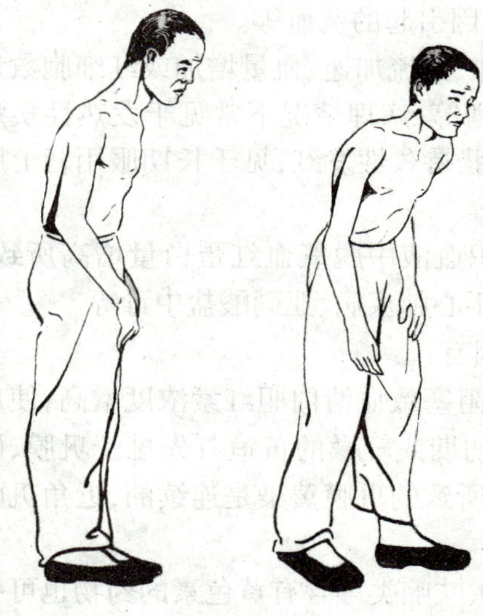

图 5-6　慌张步态

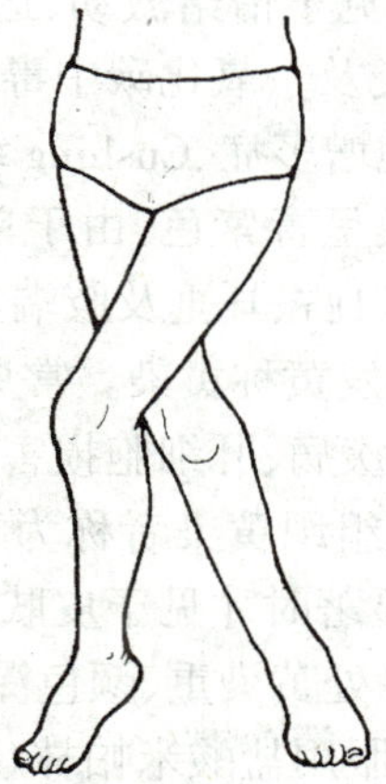

图 5-7　剪刀步态

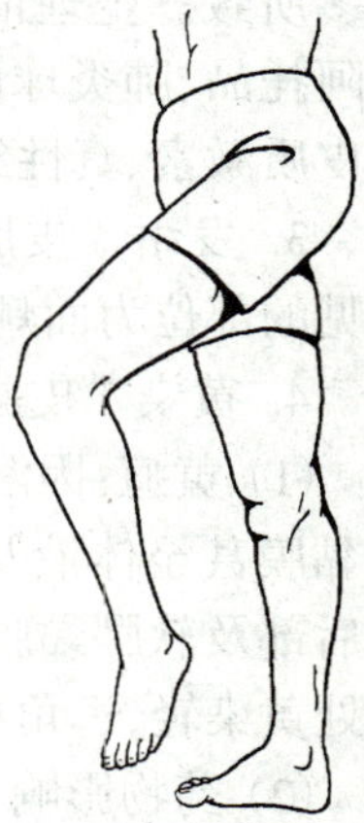

图 5-8　跨阈步态

7. 间歇性跛行　因步行过程中下肢突发性酸痛乏力，被评估者被迫停止行进，休息片刻后方能继续前行。见于动脉硬化性疾病、高血压等。

## 六、意识状态

意识状态是大脑功能活动的综合表现，即对所处环境与自身状态的认知和觉察能力。正常人意识清晰，思维反应敏锐精确，情感活动正常，语言准确、表达能力良好、流畅，定向力正常。

评估个体的意识状态一般采用问诊、瞳孔反射、测量生命体征、必要的痛觉试验等进行判断。凡能影响大脑功能活动的疾病均可引起不同程度的意识改变称为意识

笔记

障碍。意识障碍的临床表现与评估详见第四章第二十节意识障碍。

（秦莉花）

## 第二节 皮肤评估

皮肤是人体最大器官，是身体与外在环境的第一层屏障。皮肤本身病变以及其他疾病的病程中均可伴有多种全身或局部皮肤的病变或反应。评估皮肤一般通过视诊，有时需配合触诊才能获得更准确的资料。其评估的内容主要包括颜色、温度、湿度、弹性、皮疹及水肿、出血点和蜘蛛痣等。

### 一、颜色

皮肤颜色与种族和遗传有关，并受到血液充盈度、色素量的多少、毛细血管分布及皮下脂肪厚薄的影响。正常皮肤颜色均一，暴露部分微深，无发绀、黄染、色素沉着或脱失。肤色深者皮肤颜色改变较难评估，应结合巩膜、结膜、颊黏膜、舌、唇、手掌和脚掌等处的评估和比较来确定。临床常见皮肤颜色改变如下。

1. 苍白　皮肤黏膜苍白可由贫血、末梢毛细血管痉挛或充盈不足引起。见于惊恐、寒冷、虚脱、休克、主动脉瓣关闭不全及各种原因引起的贫血等。

2. 发红　皮肤发红是由于毛细血管扩张充血、血流加速、血量增加或红细胞数量增多所致。生理情况下见于情绪激动、运动、饮酒等；病理情况下常见于发热性疾病或阿托品、肺炎球菌肺炎及一氧化碳中毒等。皮肤持久性发红，见于长期服用肾上腺糖皮质激素、真性红细胞增多症、Cushing 综合征等。

3. 发绀　皮肤黏膜呈青紫色，由于单位容积血液中脱氧血红蛋白量增高所致。常见的部位为面颊、舌、口唇、耳垂及肢端。常见于心肺疾病、亚硝酸盐中毒等。

4. 黄染　皮肤黏膜发黄称黄染。常见的原因有：

(1) 黄疸：因溶血性疾病、肝细胞损害或胆道阻塞致血清内胆红素浓度增高，使皮肤黏膜甚至体液及其他组织黄染者称为黄疸。初期或轻微的黄疸首先见于巩膜、硬腭后部及软腭黏膜，较显著时才见于皮肤。黄疸所致的巩膜黄染是连续的，近角巩膜缘处黄染轻，远角巩膜缘处黄染重、颜色深。

(2) 药物影响：长期服用盐酸米帕林（阿的平）、呋喃类等含有黄色素的药物也可引起皮肤黄染。药物引起的黄疸首先见于皮肤，重者也可以见于巩膜，近角巩膜缘处黄染深，远角巩膜缘处黄染颜色轻。

(3) 食物影响：过多食用橘子、南瓜、胡萝卜等引起血中胡萝卜素含量增高。黄染多见于手掌、足底、前额及鼻部皮肤，而巩膜和口腔黏膜一般不会出现黄染。

5. 色素沉着　因表皮基底层的黑色素增多，使部分或全身皮肤色泽加深，称为色素沉着。正常人身体外露部分、腋窝、乳头、乳晕、关节、肛门周围及外阴皮肤色素较深。老年人全身或面部可出现散在的色素斑片，称老年斑。妊娠妇女的面部、额部出现棕褐色对称性色素沉着，称为妊娠斑。全身皮肤色素加深，口腔黏膜出现色素沉着，则为病理征象，常见于肝硬化、肝癌、肾上腺皮质功能减退症、黑热病，以及长期使用砷剂及抗肿瘤药物等患者。

6. 色素脱失　由于酪氨酸酶缺乏所致的黑色素形成障碍，使皮肤丧失原有色素称为色素脱失，常见有白斑、白癜和白化症。

白斑多呈圆形或椭圆形，多发生于口腔黏膜和女性外阴部，部分白斑可能为癌前期病变。白癜为多形性大小不等的色素脱失斑片，多见于身体外露部位，没有自觉症状，也不引起生理功能改变，见于白癜风。白化症为全身皮肤和毛发色素脱失，头发可呈浅黄色或金黄色，为先天性酪氨酸酶合成障碍所致，为遗传性疾病。

## 二、温度

通常以指背触摸皮肤来评估皮肤的温度。异常可见于：(1) 全身皮肤发冷或发热：全身皮肤发冷见于休克、甲状腺功能减退，全身皮肤发热见于发热性疾病、甲状腺功能亢进；(2) 局部皮肤发冷或发热：局部皮肤发冷见于雷诺病，局部皮肤发热见于疖等炎症。

## 三、湿度

皮肤湿度与汗腺分泌功能、气温、空气的湿度变化有关。在气温高、湿度大的环境中出汗增多是正常生理的调节反应。出汗多者皮肤较湿润，出汗少者皮肤较干燥。

在病理情况下，可发生出汗增多或无汗，具有一定的诊断价值。可表现为：①多汗：见于结核病、佝偻病、风湿病和布氏杆菌病等。②盗汗：夜间入睡后出汗称为盗汗，多见于结核病。③冷汗：手足皮肤发凉而大汗淋漓称为冷汗，见于休克和虚脱患者。④皮肤异常干燥：见于维生素 A 缺乏、黏液性水肿、硬皮病、脱水等。

## 四、弹性

皮肤弹性与年龄、皮下脂肪、营养状态、组织间隙含液量有关。儿童与青年皮肤紧张富有弹性；中年以后皮肤弹性减弱，逐渐松弛；老年皮肤组织萎缩，皮下脂肪减少，皮肤弹性差。

评估皮肤弹性的部位：通常为手背或上臂内侧肘上 3~4cm。方法：评估者用示指和拇指将皮肤捏起，1~2 秒钟后松开，观察皮肤皱褶平复速度。正常人于松手后皮肤皱褶迅速平复；皮肤皱褶平复缓慢者为皮肤弹性减弱，见于慢性消耗性疾病、严重脱水或营养不良的患者。

## 五、水肿

皮下组织的细胞内及组织间隙内液体积聚过多称为水肿。水肿的评估应以视诊和触诊相结合来确定。通常取胫骨前内侧皮肤，用拇指按压被评估部位 3~5 秒钟，若按压部位的组织发生凹陷，为凹陷性水肿；颜面、手足背部皮肤、胫骨前内侧皮肤水肿，伴随皮肤苍白、干燥，但指压后无组织凹陷，为黏液性水肿，见于甲状腺功能减退症。下肢不对称性皮肤增厚、粗糙、毛孔增大，有时伴皮肤皱褶，指压无凹陷，亦可累及阴囊、阴唇及上肢，为象皮肿，可见于丝虫病。黏液性水肿和象皮肿属于非凹陷性水肿。局部水肿多由于静脉或淋巴回流受阻所致，如局部炎症等；全身水肿见于肾炎、右心衰竭等。临床根据水肿的轻重，可分为轻、中、重三度。

轻度：仅见于眼睑、眶下软组织、踝部皮下组织、胫骨前等皮下组织及下垂部位，

笔记

指压后可见组织轻度下陷，平复较快。

中度：全身疏松组织均见明显水肿，指压后可出现明显的或较深的组织下陷，平复缓慢。

重度：全身组织严重水肿，身体低位皮肤紧张发亮，外阴部或阴囊也可有明显水肿，甚至有液体渗出。

## 六、皮肤异常

### (一) 皮疹

皮疹多为全身性疾病的征象之一。评估皮疹的方法：皮疹的出现规律和形态有一定特异性，评估皮疹时仔细观察和记录其出现和消失的时间、发展顺序、分布部位、形状、颜色、大小，压之是否褪色，平坦或隆起，有无瘙痒、脱屑等。常见于皮肤病、传染病、药物及其他物质所致的过敏反应等。常见皮疹有以下几种。

1. 斑疹　表现为局部皮肤发红，只有局部皮肤颜色改变而一般不隆起于皮肤表面。见于斑疹伤寒、丹毒和风湿性多形性红斑等。

2. 丘疹　为局限性、实质性、局部皮肤颜色改变且隆起于皮面。见于麻疹、药疹、湿疹和猩红热等。

3. 玫瑰疹　是一种鲜红色的圆形斑疹，直径 2~3mm，压之皮疹消退，松开后又复出现，多出现于胸腹部，为伤寒或副伤寒的特征性皮疹。

4. 斑丘疹　丘疹周围有皮肤发红的底盘称为斑丘疹。见于猩红热、药疹和风疹。

5. 荨麻疹　为速发性皮肤变态反应所致，局部皮肤暂时性的水肿性隆起，形状不等、大小不一、苍白色或淡红色，伴瘙痒，消退后不留痕迹。见于各种过敏反应和虫咬伤等。

### (二) 皮下出血

皮下出血为血管性皮肤损害，皮下出血的特点为局部皮肤呈青紫或黄褐色（陈旧性），压之不褪色，除血肿外一般不高出皮面。

皮下出血斑点直径小于 2mm 者称为瘀点；直径 3~5mm 称为紫癜；直径在 5mm 以上者称为瘀斑；片状出血伴皮肤显著隆起称为血肿。皮下出血常见于重症感染、造血系统疾病、外伤、病毒（如埃博拉病毒、登革热病毒）或药物中毒等。较小的瘀点应注意与红色的皮疹或小红痣进行鉴别，皮疹受压时，一般可褪色或消失，瘀点和小红痣受压后不褪色，但小红痣于触诊时可感到稍高于皮肤表面，且表面光亮。

### (三) 蜘蛛痣、肝掌

蜘蛛痣是皮肤小动脉末端分支性扩张所形成的血管痣，形似蜘蛛，大小不等，主要出现在面、颈、肩部，手背、前臂、上臂、前胸等上腔静脉分布的区域内（图 5-9）。蜘蛛痣的特点是检查时以火柴棒压迫蜘蛛痣的中心，其放射状小血管网即消退，去除压力后复又出现。

肝掌是指慢性肝病患者大小鱼际处皮肤常发红，加压后褪色（图 5-10）。一般认为蜘蛛痣和肝掌的发生与肝脏对雌激素的灭活作用减弱、体内雌激素水平升高有关，见于慢性肝炎、肝硬化患者，也可以见于健康女性。

笔记

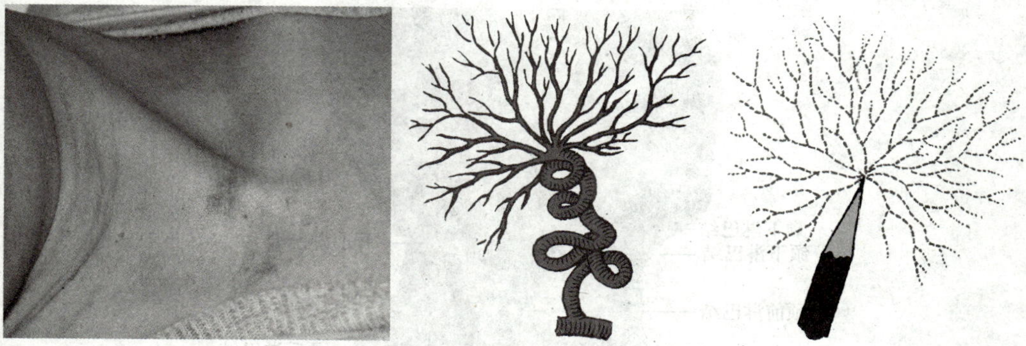

图 5-9 蜘蛛痣

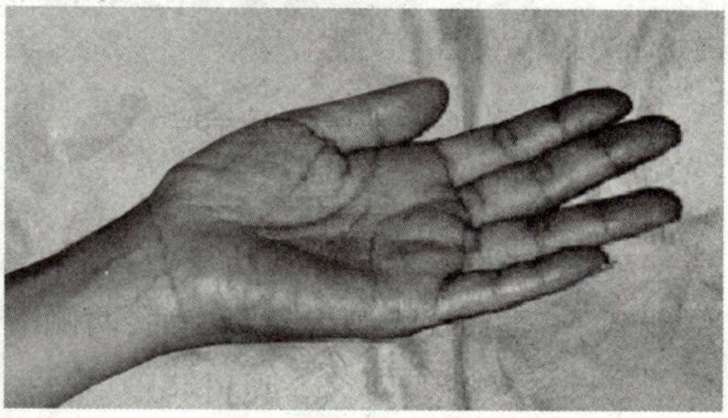

图 5-10 肝掌

### (四) 压疮

压疮又称为压力性溃疡，为局部组织长期受压，持续缺血、缺氧所致的继发性皮肤损害。详见《护理学基础》。

(秦莉花)

## 第三节 浅表淋巴结评估

淋巴结分布全身，一般体格检查时只能查到接近体表部位的淋巴结。正常淋巴结体积较小，直径多在 0.2~0.5cm，质地柔软，表面光滑，单个散在，触之无压痛，与相邻组织无粘连，一般不易触及。

### 一、浅表淋巴结评估方法

#### (一) 头颈部淋巴结分布

头颈部淋巴结群见(图 5-11)，一个组群的淋巴结收集一定区域内的淋巴液，局部炎症或肿瘤往往引起相应区域的淋巴结肿大。

1. 耳前淋巴结　位于耳屏前方。
2. 耳后淋巴结　位于耳后乳突表面、胸锁乳突肌止点处，亦称为乳突淋巴结。
3. 枕淋巴结　位于枕部皮下，斜方肌起点与胸锁乳突肌止点之间。

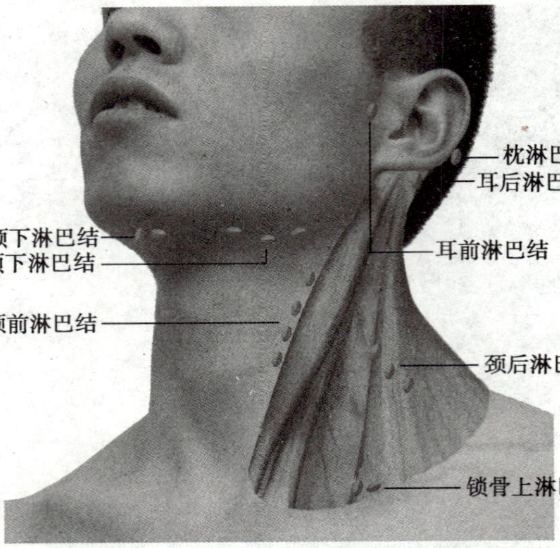


图 5-11　头颈部淋巴结群

4. 颌下淋巴结　位于颌下腺附近，在下颌角与颏部之中间部位。
5. 颏下淋巴结　位于颏下三角内，下颌舌骨肌表面，两侧下颌骨前端中点后方。
6. 颈前淋巴结　位于胸锁乳突肌表面及下颌角处。
7. 颈后淋巴结　位于斜方肌前缘。
8. 锁骨上淋巴结　位于锁骨与胸锁乳突肌所形成的夹角处。

### (二) 上肢淋巴结分布

1. 腋窝淋巴结　是上肢最大的淋巴结组群，可分为五群(图 5-12)：

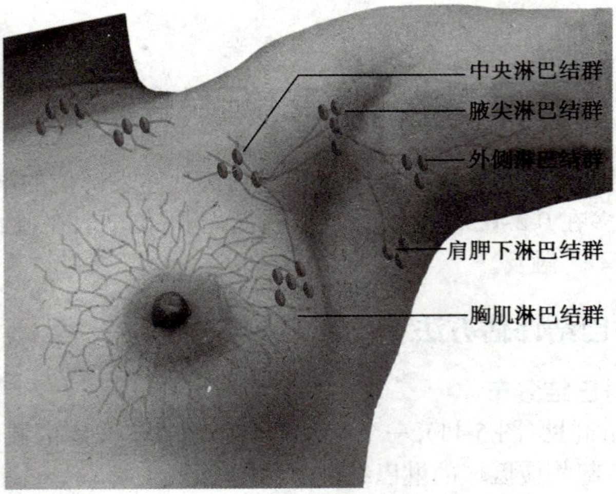


图 5-12　腋窝淋巴结群

(1) 外侧淋巴结群:位于腋窝外侧壁。

(2) 胸肌淋巴结群:位于胸大肌下缘深部。

(3) 肩胛下淋巴结群:位于腋窝后皱襞深部。

(4) 中央淋巴结群:位于腋窝内侧壁近肋骨及前锯肌处。

(5) 腋尖淋巴结群:位于腋窝顶部。

2. 滑车上淋巴结 位于上臂内侧,内上髁上方3~4cm处,肱二头肌与肱三头肌之间的间沟内。

## (三) 下肢淋巴结分布

1. 腹股沟淋巴结 位于腹股沟韧带下方股三角内,它又分为上、下两群(图5-13):

(1) 上群:位于腹股沟韧带下方,与韧带平行排列,故又称为腹股沟韧带横组或水平组。

(2) 下群:位于大隐静脉上端,沿静脉走向排列,故又称为腹股沟淋巴结纵组或垂直组。

2. 腘窝淋巴结 位于小隐静脉和腘静脉的汇合处。

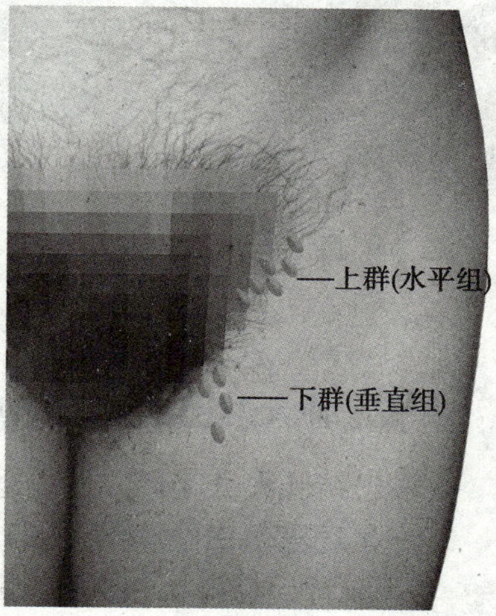


图5-13 腹股沟淋巴结

## (四) 检查方法

检查淋巴结时主要采用视诊和触诊。视诊时既要注意局部征象(包括皮肤有无隆起、颜色有无变化、有无皮疹、瘘管、瘢痕等)也要注意全身状态。

触诊方法:被评估者采取坐位或卧位,受检部位充分暴露及放松,评估者站在其对面,检查时以并拢的示、中、环三指紧贴检查部位,由浅入深,以指腹按压的皮肤与皮下组织之间的滑动进行触诊。

检查颈部淋巴结时可站在被评估者背后,让其头稍低,或偏向检查侧,以便使皮肤或肌肉放松,用手指紧贴检查部位,由浅入深进行滑动触诊。被评估者卧位时,检查颈部淋巴结方法(图5-14)。检查锁骨上窝淋巴结时,让被评估者取坐位或卧位,头部稍向前屈,用双手进行触诊,左手触诊右侧,右手触诊左侧,由浅部逐渐触摸至锁骨后深部。检查腋窝时,评估者面对被评估者,先左侧后右侧。左手握住被评估者左腕向外上屈肘外展抬高约45°,右手指并拢,掌面贴近胸壁向上逐渐达腋窝顶部(图5-15)。检查右滑车上淋巴结时,用右手握住被评估者右手腕,抬至胸前,左手掌向上,小指抵在肱骨内上踝,无名指、中指、示指并拢在肱二头肌与肱三头肌沟中纵行、横行滑动触摸。

淋巴结肿大时,应注意部位、大小、数目、压痛、硬度、活动度、有无粘连、局部皮肤有无红肿、瘢痕、瘘管等。并同时注意寻找引起淋巴结肿大的原发病灶。

## (五) 检查顺序

检查应按顺序进行,以免遗漏。头颈部淋巴结检查顺序为:耳前、耳后、枕、颌下、颏下、颈前、颈后、锁骨上淋巴结。上肢淋巴结检查顺序为:腋窝、滑车上淋巴结。腋窝淋巴结检查顺序为:腋尖群、中央群、胸肌群、肩胛下群和外侧群。下肢淋巴结检查顺序为:腹股沟(先查上群、后查下群)、腘窝淋巴结等。

笔记

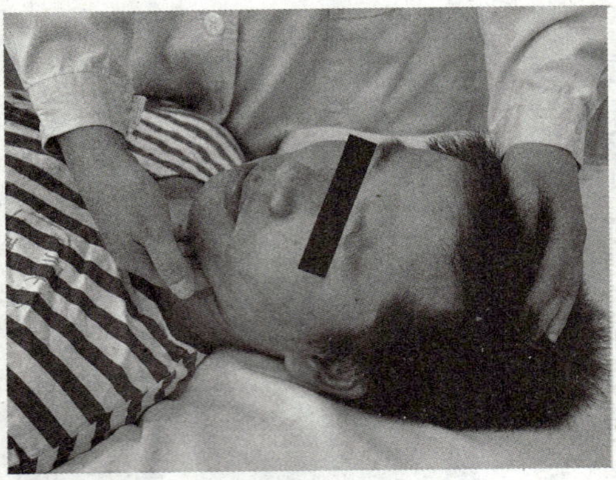

图 5-14 颈部淋巴结群

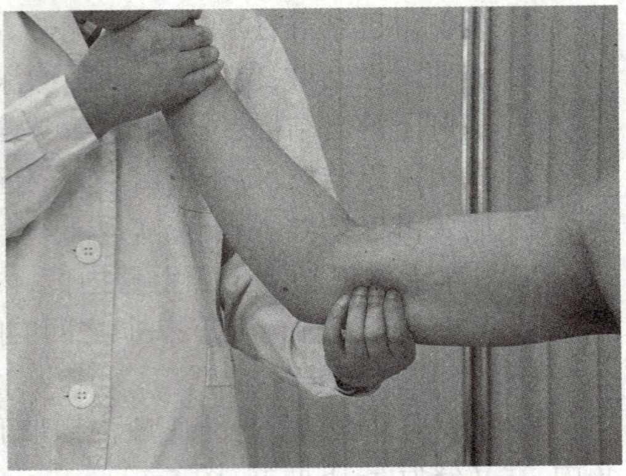

图 5-15 滑车上淋巴结触诊

## 二、肿大淋巴结的临床意义

淋巴结肿大分为局限性或全身性淋巴结肿大。

### (一) 局部淋巴结肿大

1. 非特异性淋巴结炎　相应部位的某些急、慢性炎症，如化脓性扁桃体炎、牙龈炎引起颈部淋巴结肿大，初起时柔软，有压痛，表面光滑，肿大到一定程度即停止。慢性期较硬，但仍可缩小或消退。

2. 单纯性淋巴结炎　是淋巴结本身的急性炎症。肿大的淋巴结呈中度硬度，有疼痛、触痛，多发生于颈部淋巴结。

3. 淋巴结结核　肿大的淋巴结多发生于颈部血管周围，呈多发性，质地稍硬，大小不等，可互相粘连，或与周围组织粘连，如发生干酪性坏死，则可触到波动。晚期破溃后形成瘘管，经久不愈。愈合后形成瘢痕。

4. 恶性肿瘤淋巴结转移　转移淋巴结质地坚硬或有橡皮样感，与周围组织粘连，不易推动，一般无压痛。胸部肿瘤如肺癌可向右侧锁骨上窝或腋部淋巴结群转移；胃癌、食管癌多向左侧锁骨上淋巴结群转移，此处为胸导管进颈静脉的入口，这种肿大的淋巴结称魏尔啸(Virchow)淋巴结，是胃癌、食管癌转移的标志。

### (二) 全身性淋巴结肿大

肿大淋巴结的部位可以遍及全身，大小不等，无粘连。

1. 感染性疾病　病毒感染见于传染性单核细胞增多症、艾滋病等；细菌感染见于布氏杆菌病、血行弥散型肺结核、麻风等；螺旋体感染见于梅毒、鼠咬热、钩端螺旋体病等；原虫与寄生虫感染见于黑热病、丝虫病等。

2. 非感染性疾病

(1) 结缔组织疾病：如系统性红斑狼疮、干燥综合征、结节病等。

(2) 血液系统疾病：如急、慢性白血病，淋巴瘤，恶性组织细胞病等。

（郭丽梅）

# 第四节　头面部及颈部评估

## 一、头面部评估

头部及其器官是护士最先和最容易看到的部位，是人体最重要的外部特征之一。头部及面部器官的检查主要靠视诊，必要时配合触诊。检查时被评估者宜取坐位，头部高度与评估者的头部平行，或低于评估者的头部。进行五官检查时应按一定顺序从外向内进行检查。环境应安静，不受干扰，在可调节光线的房间进行。

### （一）头发与头皮

检查头发（hair）时注意头发颜色、密度、分布、质地，有无脱发，注意有无头虱。正常人头发的颜色、曲直和疏密度因种族遗传因素与年龄而异，儿童及老年人头发较稀疏，随年龄不断增多增长，至老年时头发逐渐变白。头皮脂溢性皮炎、发癣、甲状腺功能减退、腺垂体功能减退、伤寒等可致头发脱落；肿瘤放射治疗和化学治疗后也可引起脱发，停止治疗后头发可逐渐长出。检查头皮（scalp）时注意观察头皮颜色，有无头皮屑、头癣、炎症、外伤及瘢痕等。

### （二）头颅

注意头颅大小、外形及有无异常运动。触诊头颅的每一部位，了解其外形、有无异常隆起和压痛。头颅大小以头围来衡量，测量时以软尺自眉间开始向颅后通过枕骨粗隆绕头一周。成人头围平均≥53cm，活动自如，无不自主运动。

头颅大小异常及畸形常见有以下几种：

1. 小颅　小儿囟门多在12~18个月内闭合，因囟门过早闭合引起小颅畸形，常伴智力障碍。

2. 巨颅　表现为头颅膨大呈圆形，相对颜面很小，头皮静脉充盈，双目下视（落日眼），常见于脑积水（图5-16）。

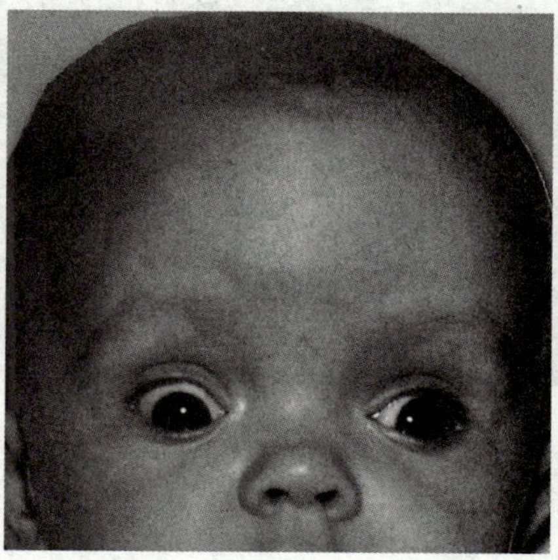

图5-16　脑积水

3. 方颅　头顶平坦呈方形，前额左右突出，多见于佝偻病或先天性梅毒。

4. 尖颅　由于矢状缝和冠状缝过早闭合所致，常见于先天性尖颅并指畸形。

5. 长颅　自颅顶至下颌部的长度明显增大，见于马方综合征及肢端肥大症的患者。

头部运动受限见于颈椎病；头部不随意颤动见于帕金森病；与颈动脉搏动一致的点头运动称缪塞征（Musset sign），见于严重主动脉瓣关闭不全的患者。

### （三）颜面及其器官

1. 眼眉　正常人眼眉的颜色与头发相似，一般内侧与中部较浓密，外侧较稀疏。若眉毛过分稀疏或脱落，见于黏液性水肿、麻风病、腺垂体功能低下等。若有鳞屑，见于脂溢性皮炎。

2. 眼睑　正常睁眼时两侧眼裂相等，闭眼时眼睑闭合，无眼睑水肿。常见眼睑异常如下：

(1) 眼睑水肿：因眼睑组织疏松，轻度水肿即可在眼睑表现出来，因此某些疾病引起体液潴留时，首先出现眼睑水肿。临床常见于肾炎、贫血、营养不良、血管神经性水肿等。

(2) 眼睑闭合障碍：双侧眼睑闭合障碍见于甲状腺功能亢进引起的突眼；单侧眼睑闭合障碍见于面神经麻痹及球后肿瘤。

(3) 眼睑下垂：双侧眼睑下垂见于重症肌无力；单侧眼睑下垂提示动眼神经麻痹；一侧上眼睑下垂，眼球下陷，瞳孔缩小及同侧面部无汗称霍纳综合征(Honer syndrome)，为该侧颈交感神经麻痹所致。

(4) 睑内翻：由于瘢痕形成，使睑缘向内翻转，见于沙眼。

(5) 麦粒肿与霰粒肿：麦粒肿是睑板腺化脓性炎症引起的眼睑边缘颗粒状突起，并有脓液排出。霰粒肿是睑板腺囊肿，囊肿在眼睑表面可见到凸起，大小不一，边界清，活动度好，触之硬而无痛。

3. 结膜　结膜分睑结膜、穹隆结膜和球结膜三部分。检查时需将眼睑外翻，充分暴露睑结膜及穹隆部结膜。检查上眼睑结膜时，嘱被评估者下看，用示指和拇指捏起上睑中部边缘，轻轻向前下方牵拉，同时示指轻向下压，配合拇指将睑缘向上捻转，即可使上眼睑外翻(图 5-17)。检查下眼睑结膜时，嘱被评估者向上看，用拇指将下眼睑向下翻开，暴露下眼睑结膜。翻眼睑时动作要轻巧、柔和、以免引起被评估者痛苦。

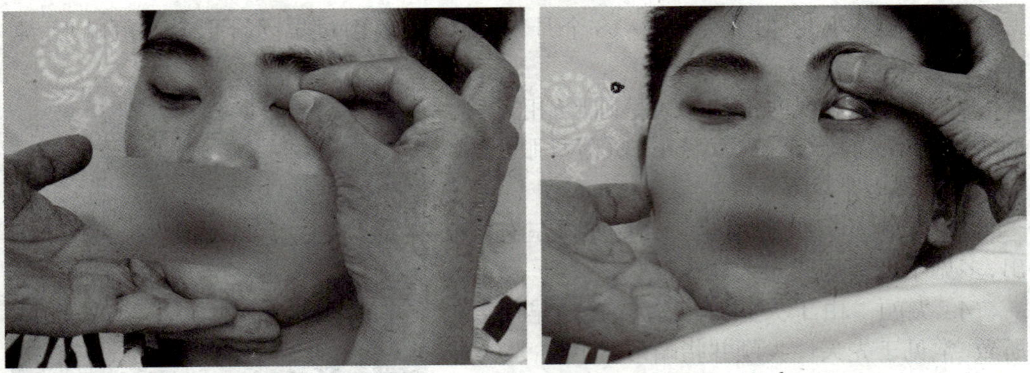

a　　　　b

图 5-17　翻转眼睑检查上睑结膜

结膜常见异常改变：苍白见于贫血；发黄见于黄疸；伴有充血和分泌物见于急性结膜炎；散在出血点见于亚急性感染性心内膜炎、败血症；大片结膜下出血，见于高血压、动脉硬化、外伤、出血性疾病；颗粒与滤泡见于沙眼；球结膜水肿见于颅内压增高、流行性出血热、肺性脑病、重症水肿。

4. 巩膜　巩膜为不透明瓷白色。黄疸时巩膜出现黄染。血液中其他黄色色素成分(如胡萝卜素、阿的平等)增多时，黄染一般出现在角膜周围。

5. 角膜　正常角膜无色透明，感觉十分灵敏。用笔形手电筒由角膜斜方照射进

笔记

行视诊，观察角膜的光泽、透明度、注意有无白斑、云翳、溃疡、软化及新生血管。发生在瞳孔部位的白斑和云翳可影响视力；角膜周围血管增生见于严重沙眼；角膜干燥、无光、软化见于维生素 A 缺乏；角膜边缘出现灰白色混浊环，是类脂质沉着的结果，又称老年环，多见于老年人；角膜边缘出现黄色或棕褐色环称凯-佛(Kayser-Fleischer)环，为铜代谢障碍所致，见于肝豆状核变性。

6. 虹膜　为眼球葡萄膜的最前部分，纹理呈放射状排列，正常虹膜呈正圆形，中央的原形孔洞即为瞳孔。虹膜内有瞳孔括约肌与放大肌，可以调节瞳孔大小。虹膜炎症、水肿或萎缩时纹理模糊或消失。虹膜粘连、外伤或先天性缺损时，出现形态异常或有裂孔。

7. 瞳孔　瞳孔为重危患者的重要监测项目，可提示中枢神经的一般功能状况。检查时要注意瞳孔大小、形状，双侧是否等大、同圆，对光反射是否敏捷、迟钝或消失，集合反射是否存在。

(1) 瞳孔大小和形状：正常人两侧瞳孔等大同圆，直径约 2~5mm。瞳孔缩小见于虹膜炎症、吗啡、氯丙嗪等药物反应、有机磷农药中毒、毛果芸香碱或毒蕈中毒；瞳孔扩大见于阿托品、可卡因等药物反应或外伤、颈交感神经受刺激、视神经萎缩、青光眼等；双侧瞳孔大小不等，提示颅内病变，如脑外伤、脑肿瘤、脑疝、中枢神经梅毒等。

(2) 瞳孔对光反射：是检查瞳孔活动的情况。分为：直接对光反射和间接对光反射。①检查时光源从侧方照入瞳孔，观察瞳孔的收缩情况。正常人瞳孔经光照射后立即缩小，移开光源后瞳孔迅速复原，称直接对光反射。②当光源照射一侧瞳孔时，对侧瞳孔也立即缩小，称间接对光反射(检查时用一手挡住光源，以免对侧瞳孔受光线的直接照射)。通常用灵敏或存在等词语描述正常的对光反射。瞳孔对光反射迟钝或消失，提示患者昏迷，见于脑膜炎、脑炎、脑血管病等；两侧瞳孔散大并伴对光反射消失见于濒死状态的患者。

(3) 集合反射(调节与会聚反射)：嘱被评估者注视 1m 外评估者的手指，然后将手指逐渐移近眼球约 10cm 处，正常人瞳孔逐渐缩小(调节反射)，同时双侧眼球向内聚合称为集合反射(或会聚反射)。甲状腺功能亢进时集合反射减弱；动眼神经功能受损时，导致睫状肌和双眼内直肌麻痹，导致集合反射消失。

8. 眼球　检查时注意外形与运动。

(1) 眼球突出与下陷：单侧眼球突出多见于局部炎症或眶内占位性病变；双侧眼球突出见于甲状腺功能亢进症。患者除突眼外还有以下眼征：①Graefe 征：眼球下转时上睑不能相应下垂。②Stellwag 征：眨眼减少。③Mobius 征：表现为集合运动减弱。④Joffroy 征：上视时无额纹出现(图 5-18)。双侧眼球下陷见于严重脱水或慢性消耗性疾病；单侧眼球下陷见于 Horner 综合征和眶间骨折。

(2) 眼球运动：评估者将示指或棉签置于被评估者眼前 30~40cm 远处，嘱其头部固定，眼球目标所指示方向为向左→左上→左下→右→右上→右下 6 个方向的运动，观察眼球有无复视、斜视或震颤。当动眼神经、滑车神经、展神经麻痹时，出现眼球运动障碍伴复视。支配眼肌运动的神经麻痹所致的斜视，称麻痹性斜视，多见于颅内炎症、脑血管病变、肿瘤。眼球震颤是指眼球有节律的快速往返运动，运动方向以水平方向多见，垂直和旋转方向少见。引起眼球震颤的原因很多，自发的眼球震颤见于耳源性眩晕、小脑疾患。

笔记

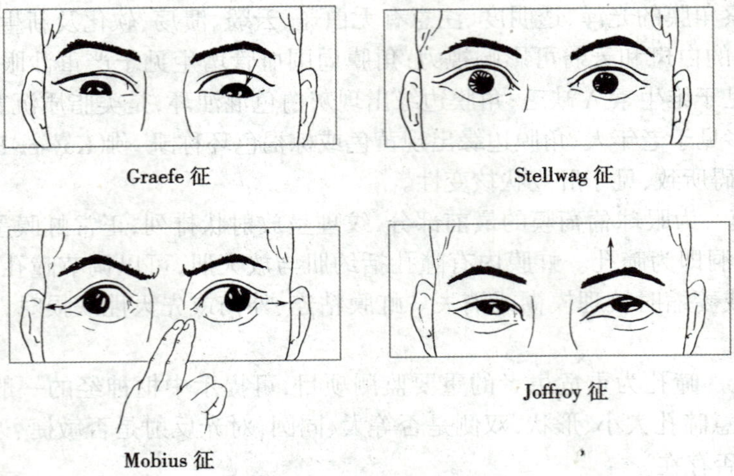


图 5-18 甲状腺功能亢进症的眼部特征

(3) 眼压:有眼压计测压法和指测法两种。指测法是以示指交替按压上眼睑的眉弓和睑板上缘之间,感觉眼球波动的抗力,判断其软硬度。指测法不够准确,发现眼球张力异常时,需要用眼压计进一步测量。眼压增高常见于青光眼、颅内压增高;眼压降低常见于眼球萎缩及各种原因所致严重脱水。

9. 眼的功能检查

(1) 视力:即视敏度。视力检查包括远视力和近视力,后者通常指阅读能力。检查远视力用远距离视力表,在距视力表 5m 处能看清"1.0"行视标者为正常视力。若视力达不到正常,需通过凹透镜可矫正者为近视,通过凸透镜可矫正者为远视。检查近视力用近视力表,在距近视力表 33cm 处能看清"1.0"行视标者为正常近视力。随年龄增长,晶状体弹性逐渐降低,造成近视力减低者称老视。视力检查可初步判断有无近视、远视、散光,或器质性病变如眼底病变、白内障等。

(2) 色觉:色觉检查主要是辨别由各种颜色组成的图案或色谱,以检查被评估者的辨色能力。色觉异常包括:色弱和色盲两种。色弱是对颜色的识别能力减低,色盲是对颜色的识别能力丧失。色觉检查应在适宜的光线下,让被评估者在 50cm 距离处 5~10 秒内读出色盲表上的数字或图像,如不能完成,可按色盲表上的说明判断其为某种色盲或色弱。

(3) 视野:与中心视力相对而言,它是周围视力,是检查黄斑中心凹以外的视网膜功能,是当眼球向正前方固视不动时所见的空间范围。采用手试对比检查法可粗略地测定视野。检查方法为:被评估者与评估者相对而坐,距离约 1m,两眼分别检查。如检查右眼,嘱其用手遮住左眼,右眼注视评估者的左眼,此时,评估者亦应将自己的右眼遮盖;然后,评估者将其手指置于自己与被评估者中间等距离处,分别自上、下、左、右等不同的方位从外周逐渐向眼的中央部移动,嘱被评估者在发现手指时,立即示意。如被评估者能在各方向与评估者同时看到则大致属于正常视野。若对比检查法结果异常或怀疑有视野缺失,可利用视野计作精确的测定。

视野计的主要构造为一可自由转动的半圆弓,正中有一白色(或镜面)视标,供被评估者眼注视之用。眼与视标的距离为 30cm。当被评估者用一眼(另一眼用眼罩盖住)

注视视标时，评估者从边缘周围各部位，将视标向中央移动，直至评估者察觉为止。

视野在各方向均缩小者，称为向心性视野狭小。在视野内的视力缺失地区称为暗点。视野的左或右一半缺失，称为偏盲。单侧不规则的视野缺损见于视神经和视网膜病变，双眼视野颞侧偏盲或象限偏盲，见于视交叉以后的中枢病变。

10. 眼底检查　需在暗室或光线暗处用眼底镜进行观察。主要观察项目为视神经乳头、视网膜、视神经盘、黄斑、视网膜血管。正常视神经乳头为圆形或卵圆形，边缘清楚，色淡红，颞侧较鼻侧稍淡，中央凹陷。动脉颜色鲜红，静脉颜色暗红，动静脉管径正常比例是 2∶3。视神经乳头水肿常见于颅内肿瘤、外伤性脑出血、脑脓肿、脑炎、脑膜炎等所致的颅内压增高。视网膜上有点、片状出血，或有软性或硬性渗出物见于原发性高血压、动脉硬化、糖尿病、慢性肾炎及白血病等。

知识链接

常见疾病的眼底改变

| 疾病 | 眼底改变 |
|---|---|
| 高血压动脉硬化 | 早期为视网膜动脉痉挛。硬化期为视网膜动脉变细，反光增强，有动静脉交叉压迫现象，动脉呈铜丝状甚至银丝状。晚期围绕视乳头可见火焰状出血，棉絮状渗出物，严重时有视乳头水肿 |
| 慢性肾炎 | 视乳头及周围视网膜水肿，火焰状出血，棉絮状渗出物 |
| 妊娠中毒 | 视网膜动脉痉挛、水肿，渗出物增多时可致视网膜脱离 |
| 糖尿病 | 视网膜静脉扩张迂曲，视网膜有点状和片状深层出血 |
| 白血病 | 视乳头边界不清，视网膜血管色淡，血管曲张或弯曲，视网膜上有带白色中心的出血斑及渗出物 |

来源：万学红，卢雪峰．诊断学[M]．第 8 版．北京：人民卫生出版社，2013.

## (四) 耳

耳是听觉和平衡器官，包括：外耳、中耳、内耳三个部分。

1. 外耳和乳突　检查耳郭的外形、大小、位置和对称性，注意外耳有无畸形、外伤瘢痕、结节、红肿及分泌物，乳突有无压痛。痛风患者可在耳郭上触及痛性小而硬的白色结节，为尿酸钠沉积所致，称痛风结节。外耳道内有局限性红、肿、疼痛，并有耳郭牵拉痛为疖肿；外耳道有黄色液体流出并有痒痛者为外耳道炎；外耳道如有脓性分泌物为中耳炎；有血液或脑脊液流出，提示颅底骨折、局部外伤。

2. 中耳鼓膜　将耳郭拉向后上，使外耳道变直，再插入耳镜观察中耳内部有无异常。正常鼓膜平坦呈圆形，颜色灰白，注意其有无内陷、外凸、颜色改变及穿孔等。如鼓膜穿孔，有溢脓或恶臭，可能为胆脂瘤。化脓性中耳炎引流不畅时，可蔓延至乳突引起乳突炎，此时乳突有明显压痛，皮肤红肿，严重时可继发耳源性脑膜炎。

3. 听力　听力检查方法有粗略法和精确法两种。粗略法：在静室内被评估者坐于椅上，用手指堵塞非受检耳，评估者立于背后手持机械表或用捻指声从 1m 以外逐渐移向耳部，直至听到为止。约在 1m 处听到机械表滴嗒声或捻指声为听力正常。精确法：使用规定频率的音叉或电测听器设备进行的测试，对明确诊断有重要的价值。

笔记

听力减退见于外耳道耵聍或异物、局部或全身动脉硬化、听神经损害、中耳炎等。

### (五) 鼻

检查时注意鼻部皮肤颜色、外形、鼻窦有无压痛，鼻道是否通畅，有无鼻翼扇动，有无脓、血性分泌物。

1. 鼻外形　鼻梁塌陷称马鞍鼻，见于鼻骨骨折或先天性梅毒。鼻腔部分或完全阻塞，外鼻变形，鼻梁宽而平，称蛙状鼻，见于鼻息肉。外鼻普通性增大见于黏液性水肿、肢端肥大症等。鼻尖和鼻翼皮肤发红，伴毛细血管扩张和组织肥厚称酒渣鼻。鼻梁部皮肤出现红色水肿斑块，并向两侧面颊部扩展，呈蝶状，见于系统性红斑狼疮。鼻梁部皮肤出现黑褐色斑点或斑片为日晒后或慢性肝病的色素沉着所致。

2. 通畅性　压住一侧鼻孔，让评估者闭口用另一鼻孔呼吸，正常人空气流通无阻。呼吸不畅见于鼻炎、鼻黏膜肿胀、鼻息肉及鼻中隔重度偏曲。

3. 鼻翼扇动(nasal ale flap)　吸气时鼻孔开大，呼气时鼻孔回缩，称鼻翼扇动。见于高热及呼吸困难者，如肺炎或支气管哮喘及心源性哮喘发作等。

4. 鼻腔分泌物　正常人鼻腔无异常分泌物，鼻腔黏膜受刺激时可致分泌物增多。分泌物清稀无色为卡他性炎症，见于流行性感冒；黏稠发黄的脓性分泌物为鼻或鼻窦或上呼吸道化脓性炎症。

5. 鼻出血　多为单侧，常见于外伤、局部血管损伤、鼻腔感染、鼻腔肿瘤等。双侧出血多见于全身性疾病，如出血性疾病、高血压、某些发热性传染病如伤寒、流行性出血热等。

6. 鼻窦　鼻窦包括额窦、上颌窦、筛窦、蝶窦共四对(图 5-19)。各对鼻窦口均与鼻腔相通，引流不畅时易发生鼻窦炎。检查额窦时，评估者双手拇指置于左右眶上缘内侧，用力向后向上按压，其余四指固定在头颅颞侧作为支点。检查上颌窦时，评估者双手拇指置于鼻侧左右颧部向后按压，其余四指固定在两侧耳后。检查筛窦时，双侧拇指分置于鼻根部与眼内眦之间向后按压，其余四指固定在两侧耳后。也可用中指指腹在额窦或上颌窦区叩击。因蝶窦的解剖位置较深，不能在体表进行检查。正常人鼻窦无压痛，如被评估者有压痛或叩击痛，提示为鼻窦炎。

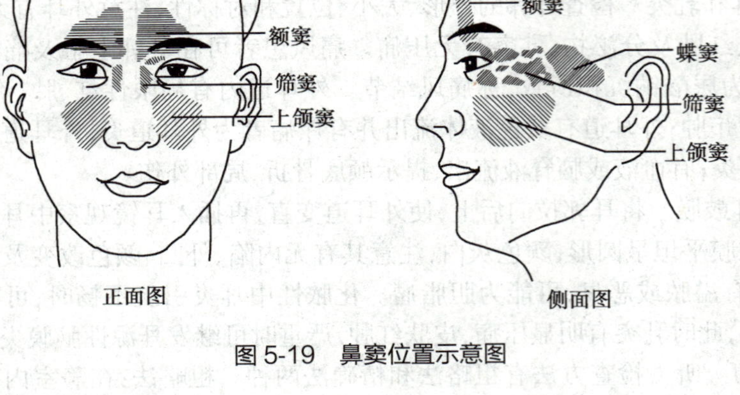


图 5-19　鼻窦位置示意图

### (六) 口

口的检查包括口唇、口腔内器官及组织、口腔气味等。检查时从外向内顺序如下：口唇、口腔黏膜、牙齿和牙龈、舌、咽、扁桃体、腮腺、口腔气味等。

1. 口唇 视诊时注意口唇颜色，有无疱疹、口唇干燥皲裂、肿块、口角糜烂或歪斜。口唇苍白系血红蛋白含量降低或毛细血管充盈不足所致，见于贫血、虚脱、主动脉瓣关闭不全；口唇发绀系血液中还原血红蛋白含量增加所致，见于心肺功能不全；口唇呈樱桃红色见于一氧化碳中毒。急性发热性疾病者常有口唇疱疹（为发生在口唇黏膜与皮肤交界处的成簇小水疱，伴痒痛感，1 周左右结痂，愈合后不留瘢痕，为单纯疱疹病毒感染所致）。口唇肥厚见于黏液性水肿、肢端肥大症及呆小症等。口角糜烂见于核黄素缺乏。口角歪斜见于脑血管意外或面神经麻痹。

2. 口腔黏膜 检查时评估者用压舌板撑开被评估者的口腔，应在光线充足情况下或用手电筒照明，观察口腔黏膜。注意口腔黏膜的颜色，有无出血点、溃疡及真菌感染。正常口腔黏膜湿润、平滑呈粉红色。黏膜苍白见于贫血，有蓝黑色斑片状色素沉着见于肾上腺皮质功能减退。黏膜瘀点、瘀斑、血疱见于损伤、维生素 C 缺乏、血小板减少症及感染。若在相当于第二磨牙的颊黏膜处出现周围有红晕的帽头针大小的白色斑点，为麻疹黏膜斑，是麻疹的早期征象。黏膜溃疡见于口炎。黏膜上有白色或白色乳凝块样物（鹅口疮），见于白念珠菌感染。

3. 牙齿及牙龈 视诊时注意牙齿的颜色、形状、数目、序列、有无龋病、缺齿、残根和义齿。有牙齿疾患时应按下列格式标好部位：

上

| | | | | | | | | | | | | | | | | | |
|---|---|---|---|---|---|---|---|---|---|---|---|---|---|---|---|---|---|
| 右 | 8 | 7 | 6 | 5 | 4 | 3 | 2 | 1 | 1 | 2 | 3 | 4 | 5 | 6 | 7 | 8 | 左 |
| | 8 | 7 | 6 | 5 | 4 | 3 | 2 | 1 | 1 | 2 | 3 | 4 | 5 | 6 | 7 | 8 | |

下

1. 中切牙 2. 侧切牙 3. 尖牙 4. 第一前磨牙 5. 第二前磨牙 6. 第一磨牙
7. 第二磨牙 8. 第三磨牙

正常牙齿呈瓷白色，排列整齐，无龋病、缺齿或残根。黄褐色牙齿常见于饮水中含氟量过高所致。若中切牙切缘凹陷呈月牙状且牙齿间隙增宽，称哈钦森齿（Hutchinson），是先天性梅毒的重要体征之一。单纯牙齿间隙增宽见于肢端肥大症。

正常牙龈呈粉红色，质坚韧且与牙颈部贴合紧密，压迫后无出血和溢脓。若牙龈的游离缘出现蓝黑色铅线为慢性铅中毒的表现，铋、汞、砷等重金属中毒也会出现类似的黑褐色点线状色素沉着。牙龈红肿、经挤压后溢脓、龈乳头变钝、刷牙时易出血见于慢性牙龈炎。

4. 舌 检查时让被评估者将舌伸出，舌尖翘起，左右侧移，以观察舌苔、舌质及舌的运动情况。正常人舌质淡红，表面湿润，覆有薄白苔，伸舌居中，活动自如无颤动。舌常见病理变化有：①舌面干燥，舌体缩小见于严重脱水、使用阿托品或放射线治疗等。②舌乳头萎缩，舌面呈光滑的红色或粉红色，见于营养不良或贫血。③舌呈紫色见于心肺功能不全。④舌呈鲜红色，舌乳头肿胀、凸起，见于长期发热性疾病或猩红热。⑤伸舌偏斜见于舌下神经麻痹，伸舌时有细震颤，见于甲状腺功能亢进。

5. 咽部及扁桃体 检查时让被评估者坐于椅上，头稍后仰，张口发“啊”音。评估者用压舌板将舌前 2/3 与后 1/3 的交界处迅速下压，此时软腭上抬，在手电筒照明的配合下即可看到软腭、腭垂、咽腭弓、舌腭弓、扁桃体、咽后壁等。注意咽部颜色、对称性，有无充血、肿胀、分泌物及扁桃体的大小。正常人咽部无红肿、充血和黏液分泌增多，扁桃体不大。急性咽炎时，咽部充血、红肿、分泌物增多。慢性咽炎时，咽黏膜

笔记

充血并且表面粗糙，可见呈簇状增生的淋巴滤泡。急性扁桃体炎时，扁桃体肿大、充血，表面有黄白色的苔状假膜，易于拭去，此可与咽白喉鉴别。咽白喉在扁桃体上形成的假膜不易剥离，强行剥离易引起出血。扁桃体肿大分3度(图5-20)：扁桃体未超出咽腭弓为Ⅰ度肿大，超出咽腭弓为Ⅱ度肿大，达到或超出咽后壁正中线为Ⅲ度肿大。

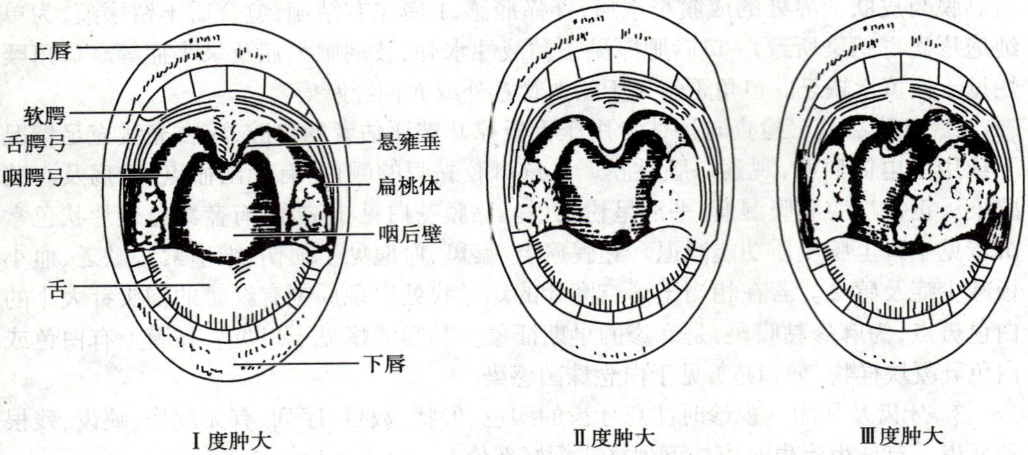


图5-20　扁桃体肿大分度

6. 口腔气味　正常口腔无异味，局部或全身疾病时口腔可出现特殊气味。牙周炎、牙龈炎、龋齿、消化不良可致口臭。其他疾病所致口腔特殊气味有：糖尿病酮症酸中毒者有烂苹果味；尿毒症者有尿味；有机磷农药中毒有大蒜味；肝坏死者有肝臭味。

7. 腮腺　位于耳屏、下颌角、颧弓所构成的三角区内。正常时腮腺腺体薄软，不能触及其轮廓。腮腺导管开口于上颌第二磨牙对面的颊黏膜上。腮腺肿大常见于急性流行性腮腺炎，视诊可见以耳垂为中心的隆起，肿大迅速，常常是先为单侧，继而累及对侧，有压痛，腮腺导管口可红肿。急性化脓性腮腺炎时，腮腺肿大，导管口加压后会流出脓性分泌物，多见于抵抗力低下的重症患者及胃肠道手术后及口腔卫生不良者。腮腺肿瘤以腮腺混合瘤多见，腮腺质韧，结节状，边界清楚，可移动。恶性肿瘤时质硬，有痛感，发展迅速，与周围组织粘连或固定，可伴有面瘫。

## 二、颈部评估

颈部每侧以胸锁乳突肌为界分为颈前三角与颈后三角。颈前三角为胸锁乳突肌内缘、下颌骨下缘与前正中线之间的区域。颈后三角为胸锁乳突肌后缘、锁骨上缘与斜方肌前缘之间的区域。

颈部检查方法主要是视诊和触诊，有时需要听诊。诊室环境应安静并且光线充足。被评估者宜取舒适坐位，也可取半坐位或卧位。检查时应松解颈部衣扣，充分暴露颈部和肩部。

### (一) 颈部外形与活动

正常人坐位或立位时颈部两侧对称，伸直、转动等活动自如。如果颈部向一侧偏斜称为斜颈，常见于外伤、瘢痕收缩、斜颈或先天性颈肌挛缩。颈向前倾，甚至头不能抬起，见于重症肌无力、严重消耗性疾病晚期等。颈部活动受限伴有疼痛，见于软组织炎症、颈肌扭伤、颈椎病变等。颈项强直为脑膜刺激征，见于各种脑膜炎、蛛网膜下腔出血等。

### （二）颈部血管

重点观察有无颈静脉怒张、颈动脉搏动、颈静脉搏动和颈部血管杂音。

1. 颈静脉怒张　正常人立位或坐位时颈外静脉不显露，平卧位时可稍见充盈，但充盈的水平限于锁骨上缘至下颌骨距离的下 2/3 以内。若取 30°~45° 的半卧位，颈静脉充盈超过锁骨上缘至下颌骨距离的下 2/3 水平，或坐位、立位时见颈静脉充盈，称为颈静脉怒张。颈静脉怒张提示静脉压增高，见于右心衰竭、心包积液、缩窄性心包炎、上腔静脉阻塞综合征，以及胸腔、腹腔压力增高。

2. 颈动脉搏动　正常人在安静状态下不会出现颈动脉搏动，仅在剧烈活动后可见到。如在静息状态下出现明显的颈动脉搏动，提示脉压增宽。常见于甲状腺功能亢进、高血压、主动脉瓣关闭不全及严重贫血。颈动脉搏动比较强劲，呈膨胀感，波动感明显。

3. 颈静脉搏动　正常情况下不会出现颈静脉搏动，仅在三尖瓣关闭不全伴颈静脉怒张时，才可见到颈静脉搏动。颈静脉搏动柔和，范围弥散，触诊无波动感。

4. 颈部血管杂音　取坐位，用钟型体件听诊，注意杂音出现的部位、性质、音调、传播方向和出现时间，以及体位变化，呼吸对杂音的影响。常见的异常有：①在颈部大血管听到收缩期杂音，应考虑颈动脉或椎动脉狭窄，多由动脉硬化或大动脉炎引起。②锁骨上窝处听到杂音，一般是锁骨下动脉狭窄，见于颈肋压迫。③锁骨上窝处听到连续性静脉嗡鸣音，为颈静脉流入上腔静脉口径较宽的球部产生的生理性杂音，用手指压迫颈静脉后可消失。

### （三）甲状腺

甲状腺位于甲状软骨下方和两侧，呈蝶形紧贴于气管的两侧，中间连以峡部，正常 15~20g，柔软不易触及、表面光滑，在作吞咽动作时可随吞咽上下移动（以此可与颈前的其他肿块相鉴别）。检查过程中凡能看到或能触及甲状腺均示甲状腺肿大。甲状腺检查按视、触、听诊的顺序进行。

1. 视诊　被评估者取坐位，头稍后仰，作吞咽动作同时观察甲状腺大小及对称性。女性在青春发育期、妊娠期可略增大，属正常现象。

2. 触诊

（1）前面触诊：评估者位于被评估者前面，若触左叶，左手拇指施压于右侧甲状软骨，将气管推向左侧，右手示、中指在左侧胸锁乳突肌后缘向前推挤甲状腺左叶，右手拇指在左胸锁乳突肌前缘触诊甲状腺左叶。换手用同样方法检查右侧甲状腺。检查过程中同时嘱被评估者作吞咽动作。触及肿大的甲状腺时，注意观察肿大的程度、质地、表面是否光滑、有无压痛及震颤（图 5-21）。

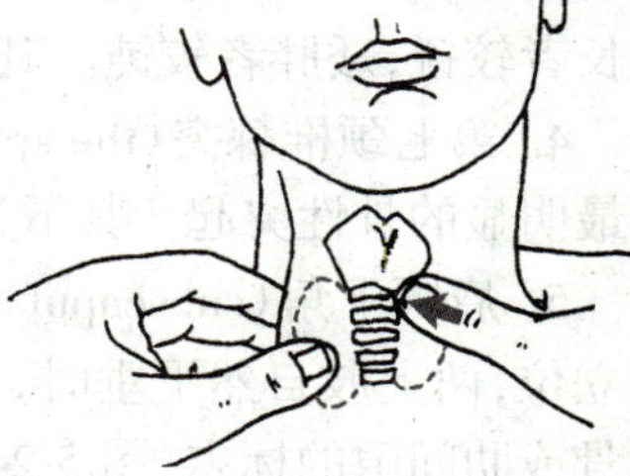

图 5-21　甲状腺触诊（从前面）

（2）后面触诊：类似前面触诊。评估者位于被评估者后面，若触左叶，右手示、中指施压于右侧甲状软骨，将气管推向左侧，左手拇指在左侧胸锁乳突肌后缘向前推挤甲状腺，左手示、中指在其前缘触诊甲状腺。配合吞咽动作。换手用同样方法检查右侧甲状腺(图 5-22)。

3. 听诊 触及肿大的甲状腺时,应以钟型听诊器置于肿大的甲状腺上进行听诊。甲状腺功能亢进时,可闻及低调的连续性静脉嗡鸣音,对弥漫性甲状腺肿伴功能亢进者,有时可听到收缩期动脉杂音。甲状腺肿大常见于甲状腺功能亢进症、单纯性甲状腺肿、甲状腺肿瘤、慢性淋巴性甲状腺炎等。

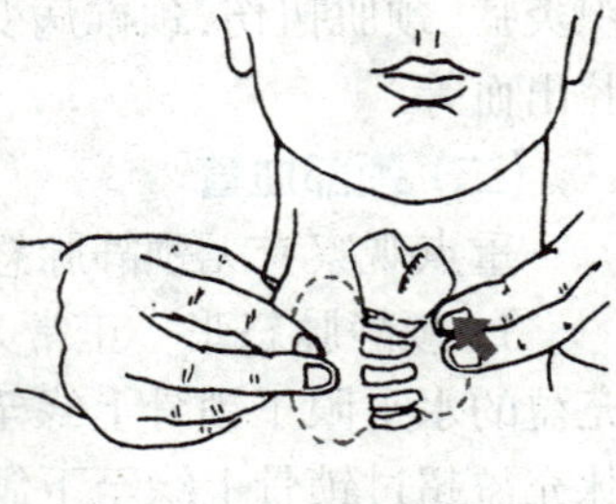

图 5-22 甲状腺触诊(从后面)

### (四) 气管

正常气管位于颈前正中部。检查时被评估者取坐位或仰卧位,使颈部处于自然伸直状态。评估者将右手示指与无名指分别置于两侧胸锁关节上,中指置于气管之上,观察中指与示指及中指与无名指之间的距离。正常人两侧距离相等,气管居中。

如两侧距离不等表示气管移位。当出现一侧胸腔积液、积气或纵隔肿瘤时,气管向健侧移位;当出现肺不张、肺纤维化、胸膜增厚粘连时,气管向患侧移位。

(郭丽梅)

# 第五节 胸部评估

胸部是指颈部以下和腹部以上的区域。被评估者一般取坐位或卧位,按视、触、叩、听顺序,先评估前胸部,然后评估侧胸部,最后评估背部,注意两侧对比。

## 一、胸部体表标志

胸部体表标志包括骨骼标志、自然陷窝、分区及人工划线,可用来标记胸部脏器的位置和轮廓,描述异常体征的位置和范围等。

### (一) 骨骼标志

1. 肋间隙(intercostal space) 为两个肋骨之间的空隙,第 1 肋骨下面的空隙为第 1 肋间隙,第 2 肋骨下面的空隙为第 2 肋间隙,以此类推。胸壁的水平位置常用肋骨或者肋间隙为标志(图 5-23)。

2. 胸骨角(sternal angle) 又称 Louis 角,由胸骨柄和胸骨体连接处稍向前突起而成。两侧分别与左右第 2 肋软骨相连,是计数前胸壁肋骨和肋间隙顺序的重要标志,也标志气管分叉等部位(图 5-23)。

3. 腹上角(upper abdominal angle) 又称胸骨下角(infrasternal angle),为前胸下缘左右肋弓在胸骨下端会合形成的夹角,相当于横膈的穹窿部。正常为 70°~110°,体型瘦长者较锐,矮胖者较钝。其后为肝脏左叶、胃及胰腺所在区域(图 5-23)。

4. 第七颈椎棘突(the spinous process of the 7th cervical vertebra) 低头时,后颈根部最明显的骨性突起。其下为第 1 胸椎,常以此处作为计数胸椎的标志(图 5-24)。

5. 肩胛下角(subscapular angle) 为后胸壁肩胛骨的最下端。被评估者取坐位或直立位,两上肢自然下垂时,肩胛下角平第 7 后肋或第 7 肋间隙水平。为后胸壁计数肋骨或肋间隙的标志(图 5-24)。

6. 肋脊角(costalspinal angle) 为第 12 肋骨与脊柱构成的夹角,其前方为肾和输

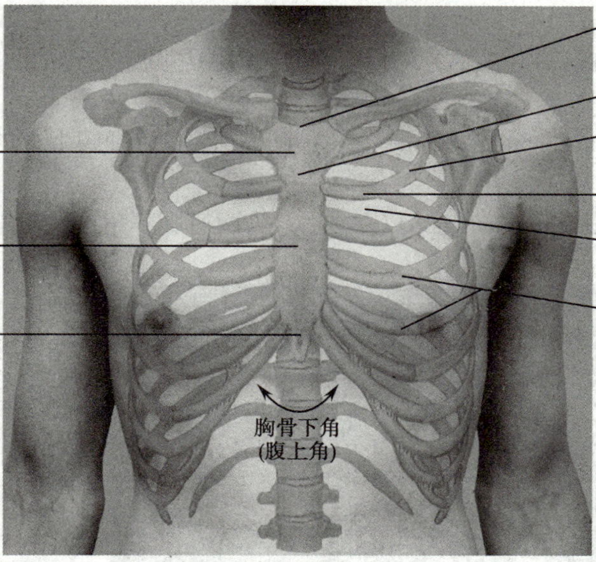


图 5-23 前胸壁的骨骼标志

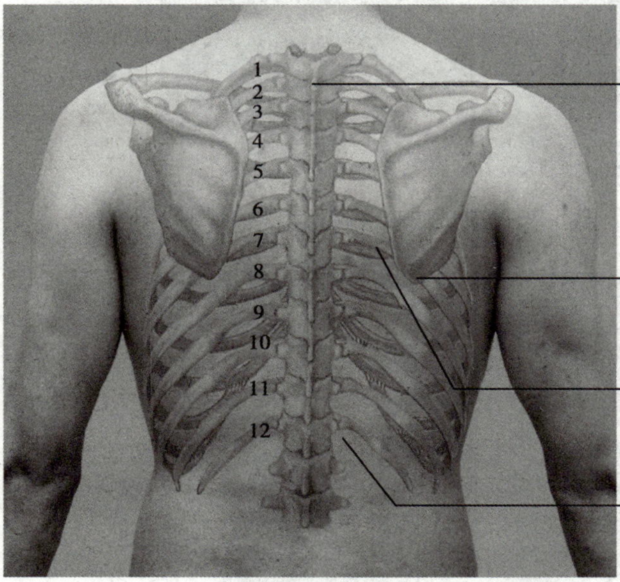


图 5-24 后胸壁的骨骼标志

尿管上端所在区域(图 5-24)。

### (二) 自然陷窝

1. 胸骨上窝(suprasternal fossa) 为胸骨柄上方的凹陷,正常气管位于其后(图 5-25)。

2. 锁骨上窝(supraclavicular fossa)(左、右) 为左、右锁骨上方的凹陷,相当于两肺尖的上部(图 5-25)。

3. 锁骨下窝(infraclavicular fossa)(左、右) 为左、右锁骨下方的凹陷,相当于两肺尖的下部(图 5-25)。

4. 腋窝(axillary fossa)(左、右) 为左、右上肢内侧与胸壁相连的凹陷(图 5-26)。

## (三) 解剖区域

1. 肩胛上区(suprascapular region)(左、右) 为左、右肩胛冈上方的区域,相当于两肺尖的下部(图 5-27)。

2. 肩胛下区(infrascapular region)(左、右) 为两肩胛下角连线与第 12 胸椎水平

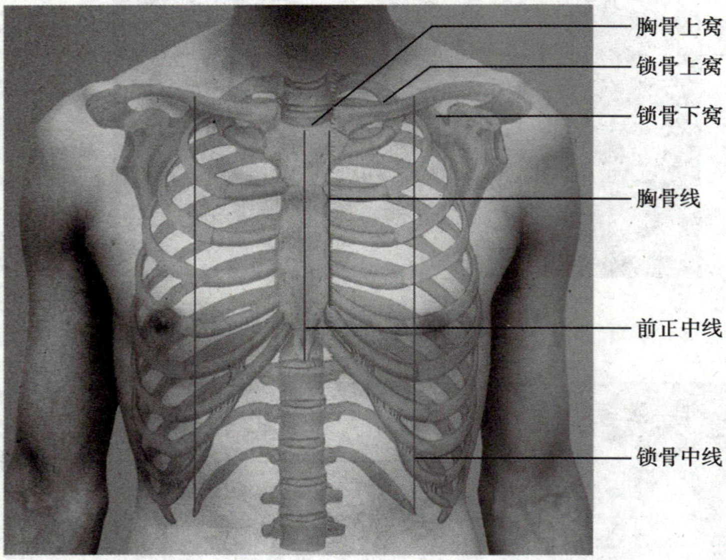


图 5-25 前胸壁的自然陷窝和人工划线

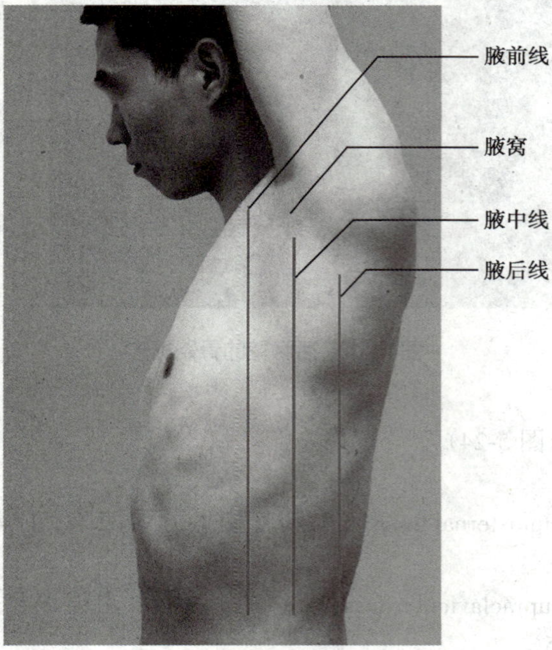


图 5-26 侧胸壁的自然陷窝和人工划线

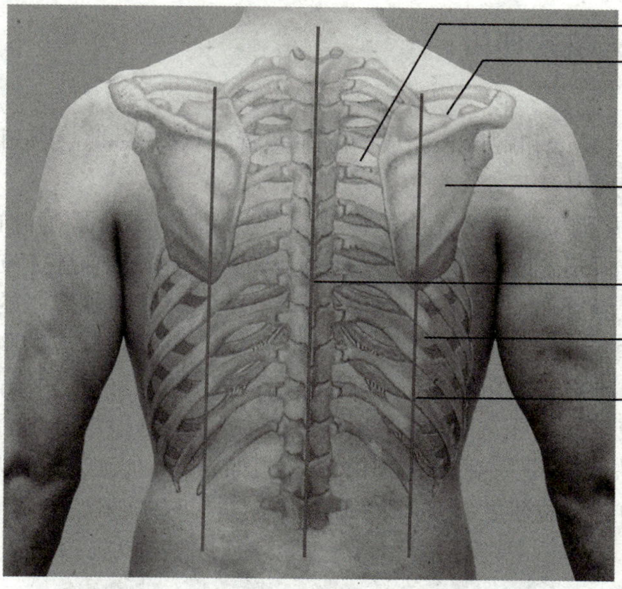


图 5-27 后胸壁的分区和人工划线

线之间的区域。后正中线将此区分为左右两部分(图 5-27)。

3. 肩胛间区(interscapular region)(左、右) 为两肩胛骨内缘之间的区域。后正中线将此区分为左右两部分(图 5-27)。

## (四) 人工划线

1. 前正中线(anterior midline) 又称胸骨中线,为通过胸骨正中的垂直线(图 5-25)。

2. 锁骨中线(midclavicular line)(左、右) 为通过锁骨的肩峰端与胸骨端两者中点的垂直线(图 5-25)。

3. 胸骨线(sternal line)(左、右) 为沿胸骨边缘与前正中线平行的垂直线(图 5-25)。

4. 胸骨旁线(parasternal line)(左、右) 为通过胸骨线和锁骨中线中间的垂直线(图 5-25)。

5. 腋前线(anterior axillary line)(左、右) 为通过腋窝前皱襞沿前侧胸壁向下的垂直线(图 5-26)。

6. 腋后线(posterior axillary line)(左、右) 为通过腋窝后皱襞沿后侧胸壁向下的垂直线(图 5-26)。

7. 腋中线(midaxillary line)(左、右) 为自腋窝顶端于腋前线和腋后线之间中点向下的垂直线(图 5-26)。

8. 后正中线(posterior midline) 又称脊柱中线,为通过椎骨棘突或沿脊柱正中下行的垂直线(图 5-27)。

9. 肩胛线(scapular line)(左、右) 为两臂自然下垂时通过肩胛下角的垂直线(图 5-27)。

笔记

## 二、胸壁、胸廓与乳房评估

### (一) 胸壁评估

胸壁评估主要通过视诊和触诊来完成。除注意营养状态、肿胀、皮肤以及淋巴结等情况外,还要注意下列内容。

1. 胸壁静脉 正常胸壁静脉多无明显显露。当上腔静脉或下腔静脉血流受阻建立侧支循环时,胸壁静脉充盈或曲张。上腔静脉阻塞时,胸壁静脉血流方向自上而下;下腔静脉阻塞时,胸壁静脉血流方向自下而上。为了辨别胸壁静脉曲张的来源,需要检查其血流方向。借助于简单的指压法即可鉴别:选择一段没有分支的胸壁静脉,评估者将右手示指和中指并拢压在静脉上,然后一指紧压不动,另一指紧压静脉并向外滑动,挤空静脉内血液至一定距离,放松该手指,观察挤空的这段静脉是否快速充盈,如是,则血流方向是从放松的一端流向紧压的一端;如否,则血流方向相反。再同法放松另一手指,观察静脉充盈速度,即可核实血流方向(图 5-28)。

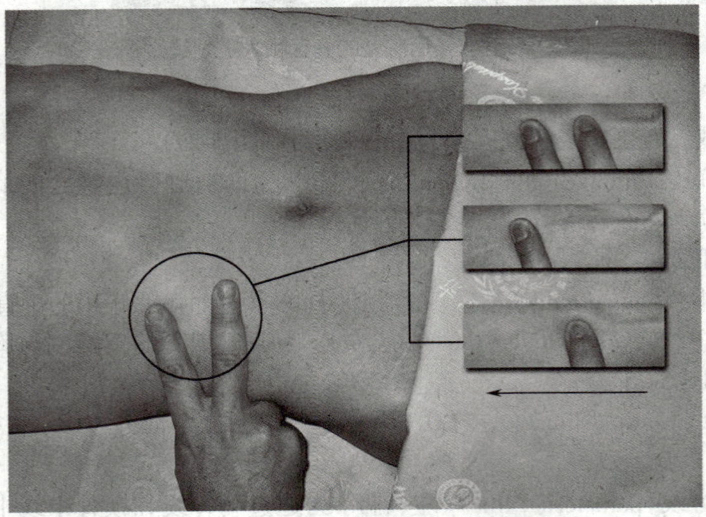

图 5-28 检查静脉血流方向手法示意图

2. 胸壁皮下气肿(subcutaneous emphysema) 是指胸部皮下组织有气体积存,多由胸部外伤、肋骨骨折、自发性气胸等引起肺、气管或胸膜受损,气体自病变部位逸出,存积于胸壁皮下组织所致。视诊可见胸壁外观肿胀;触诊可引起气体在皮下组织内移动,有捻发感或握雪感;听诊器按压,可听到类似捻动头发的声音。

3. 胸壁压痛 正常情况下胸壁无压痛。肋间神经炎、肋软骨炎、胸壁软组织炎及肋骨骨折的患者,受累的局部可有压痛。骨髓异常增生(如白血病)者,常有胸骨压痛和叩击痛。

### (二) 胸廓评估

正常胸廓两侧大致对称,呈椭圆形。成年人胸廓的前后径较左右径为短,两者的比例约为1∶1.5。小儿和老年人胸廓的前后径略小于左右径或几乎相等,故呈圆柱形。常见胸廓外形异常(图 5-29)如下:

笔记

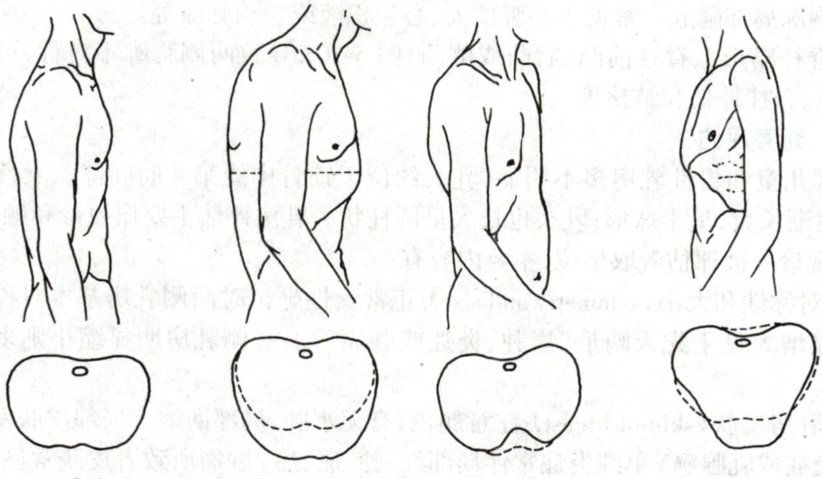


图 5-29　正常胸廓及常见胸廓外形的改变

1. 扁平胸(flat chest)　胸廓扁平,前后径不及左右径的一半。见于瘦长体型者,也见于慢性消耗性疾病,如肺结核、肿瘤晚期等。

2. 桶状胸(barrel chest)　胸廓圆桶状,前后径增加,可与左右径几乎相等,甚至超过左右径。肋骨上抬,斜度变小,肋间隙增宽饱满,腹上角增大。见于肺气肿患者,也可见于老年人或矮胖体型者。

3. 佝偻病胸(rachitic chest)　为佝偻病所致的胸廓改变,多见于佝偻病儿。包括:

(1) 鸡胸(pigeon chest):胸廓前后径略长于左右径,侧壁向内凹陷,胸骨下端向前突出,形如鸡的胸廓。

(2) 肋膈沟(harrison's groove):下胸部前面的肋骨常外翻,沿膈附着的部位胸壁向内凹陷形成的沟状带。

(3) 佝偻病串珠(rachitic rosary):前胸部各肋软骨与肋骨连接处隆起,呈串珠状。

4. 漏斗胸(funnel chest)　胸骨下段和剑突处显著凹陷,形如漏斗状。多为先天性。

5. 胸廓一侧变形　胸廓一侧膨隆可见于大量胸腔积液、气胸等。胸廓一侧平坦或下陷常见于肺不张、肺纤维化,广泛性胸膜增厚和粘连等。

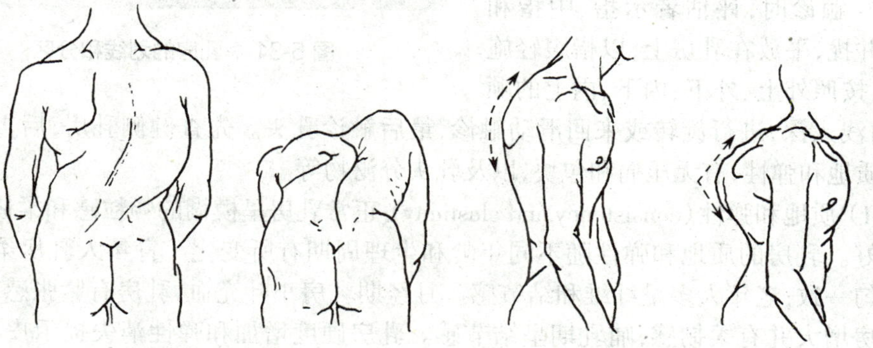


图 5-30　脊柱畸形所致胸廓改变

6. 胸廓局部隆起 常见于心脏扩大、心包积液或主动脉瘤等。

7. 脊柱畸形 脊柱前凸、后凸或侧凸(图 5-30),导致两侧胸廓不对称,可见于先天性畸形、脊柱外伤和结核等。

## (三) 乳房评估

正常儿童和男性乳房多不明显,乳头约位于锁骨中线第 4 肋间隙。女性乳房在青春期逐渐长大,呈半球形;乳头也长大呈圆柱状。乳房评估主要作视诊和触诊。

1. 视诊 被评估者取坐位,主要内容有:

(1) 对称性和大小(symmetry and size):正常女性坐位时两侧乳房基本对称。一侧乳房明显增大见于先天畸形、囊肿、炎症或肿瘤等。一侧乳房明显缩小则多为发育不全。

(2) 乳房皮肤(skin of breast):注意颜色,有无水肿、局部回缩。局部皮肤发红应考虑乳房炎症或乳腺癌。单纯炎症常伴局部红、肿、痛、热。肿瘤所致者皮肤常显暗红色,不伴热痛。由于癌肿机械性阻塞皮肤淋巴管引起淋巴水肿,多伴有毛囊和毛囊孔下陷,皮肤变厚,局部皮肤呈猪皮(pig skin)或橘皮(orange peel)状。乳房皮肤局部回缩可由于外伤或炎症所致,也可能是乳腺癌早期体征。在双臂高举或双手叉腰时更为明显。

(3) 乳头(nipple):注意乳头位置、大小、两侧是否对称、有无回缩与分泌物。正常乳头呈圆柱形,两侧大小相等,颜色相似。乳头回缩如系自幼发生,为发育异常;若为近期发生,则可能为乳癌或炎症。乳头血性分泌物常见于乳腺癌。清亮的黄色分泌物常见于慢性囊性乳腺炎。

2. 触诊 被评估者可取坐位或仰卧位。坐位时,双臂自然下垂,必要时高举过头或双手叉腰。仰卧位时,应在肩胛骨下置一小枕头,手臂置于枕后。通常以乳头为中心作一垂直线和水平线,将乳房分为四个象限(图 5-31)。触诊时,评估者示指、中指和环指并拢,平放在乳房上,以指腹轻施压力,按照外上、外下、内下、内上的顺序,由浅入深,进行旋转或来回滑动触诊,最后触诊乳头。先查健侧乳房,后查患侧。注意质地和弹性,有无压痛和包块,以及乳头分泌物等。

1. 外上象限 2. 外下象限 3. 内下象限 4. 内上象限

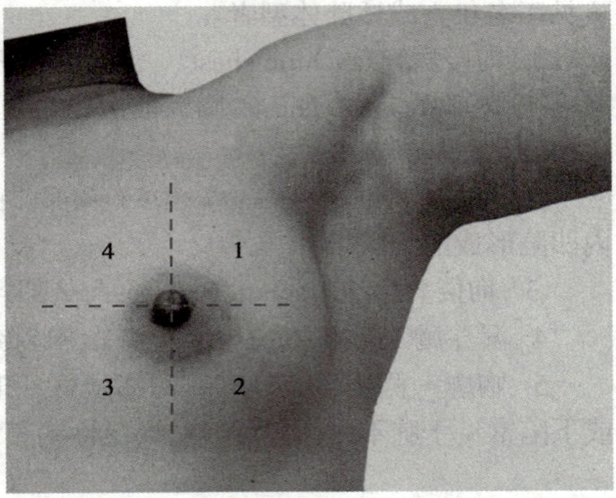


图 5-31 乳房的划线和分区

(1) 质地和弹性(consistency and elasticity):正常乳房呈模糊的颗粒感和柔韧感,弹性良好。乳房的质地和弹性随不同年龄和生理周期有所变化。青年人乳房柔软,质地均匀一致;老年人多呈纤维和结节感。月经期乳房小叶充血,乳房有紧张感。妊娠期乳房增大并有柔韧感,哺乳期呈结节感。乳房硬度增加和弹性消失提示皮下组织被炎症或新生物所浸润。

(2) 压痛(tenderness):乳房局部压痛常提示炎症,乳腺癌甚少出现压痛。

(3) 包块(masses):触及乳房包块时应注意其部位、大小、数目、外形、质地、活动度、有无压痛、与周围组织有无粘连等。

## 三、肺脏和胸膜评估

### (一) 视诊

1. 呼吸运动(breathing movement)　正常人吸气为主动运动,此时肋间肌和膈肌收缩,胸廓扩张,胸膜腔内负压增高,空气由外环境进入肺内。当气道阻力增加时辅助吸气肌也参与吸气过程。正常人呼气为被动运动,此时肋间肌和膈肌松弛,肺脏弹性回缩,气体呼出体外。当呼气阻力增加或呼吸加深加快时,呼气肌参与呼气过程。

(1) 呼吸运动的类型:正常成年男性和儿童的呼吸以膈肌运动为主,吸气时上腹部隆起较明显,形成腹式呼吸(diaphragmatic respiration);成年女性呼吸则以肋间肌运动为主,呼吸时胸廓扩张较明显,形成胸式呼吸(thoracic respiration)。通常两种呼吸不同程度同时存在。

胸壁、胸膜或肺部的病变如肋骨骨折、胸膜炎或肺炎等可使胸式呼吸减弱而腹式呼吸增强;腹部病变如腹膜炎、大量腹水、肝脾极度肿大、腹腔巨大肿瘤或妊娠晚期可使腹式呼吸减弱而胸式呼吸增强。

(2) 呼吸困难:可分为吸气性呼吸困难、呼气性呼吸困难、混合性呼吸困难三种类型(参见本书第四章第五节)。

2. 呼吸频率和深度　正常成人静息状态下,呼吸为 12~20 次 / 分,呼吸与脉搏之比为 1 : 4。新生儿呼吸约 44 次 / 分,随着年龄增长而逐渐减慢。常见的异常表现有(图 5-32):

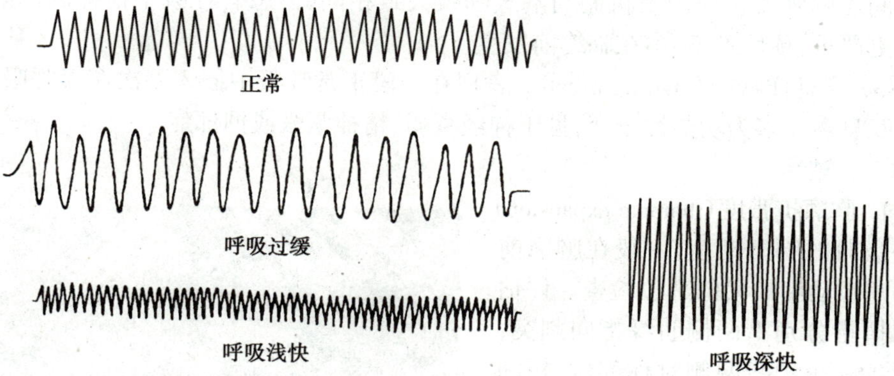


图 5-32　呼吸频率和深度的变化

(1) 呼吸过速(tachypnea):指呼吸频率超过 20 次 / 分。见于发热、疼痛、贫血、甲状腺功能亢进及心力衰竭。一般体温每升高 1℃,呼吸增加约 4 次 / 分。

(2) 呼吸过缓(bradypnea):指呼吸频率低于 12 次 / 分。见于麻醉剂或镇静剂过量、颅内压增高等。

笔记

(3) 呼吸深度的变化：呼吸浅快，见于呼吸肌麻痹、严重鼓肠、腹水和肥胖以及肺部疾病，如肺炎、胸膜炎、胸腔积液和气胸等。呼吸深快，见于剧烈运动、情绪激动、过度紧张等。糖尿病酮症酸中毒和尿毒症酸中毒时，常见到呼吸加深，多为深快，称为库斯莫尔(Kussmaul)呼吸。

3. 呼吸节律和幅度　正常人静息状态下呼吸节律整齐，幅度均匀。常见的异常表现有(图 5-33)：

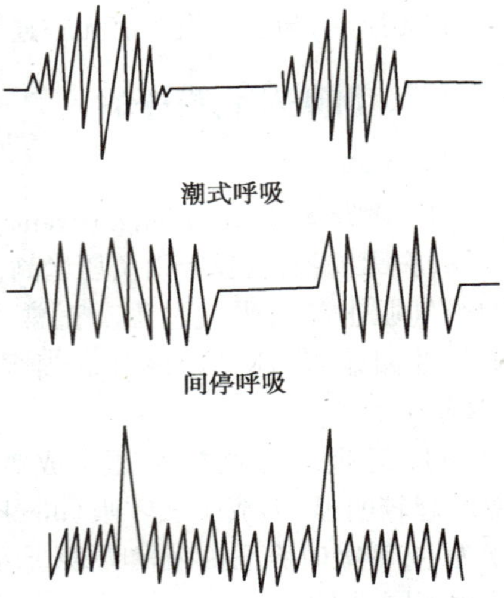

图 5-33　呼吸节律的变化

(1) 潮式呼吸：又称陈 - 施(Cheyne-Stokes)呼吸，是一种周期性的呼吸异常。呼吸由浅慢逐渐变为深快，然后再由深快转为浅慢，随之出现呼吸暂停 5~30 秒，如此周而复始。形式似潮水涨落，故称潮式呼吸。潮式呼吸周期可长达 30 秒至 2 分钟。

此种呼吸大多是病情危重，预后不良的表现。常见于中枢系统的疾病，如脑炎、脑膜炎、颅内压增高等，也可见于尿毒症、糖尿病酮症酸中毒和巴比妥中毒等。其发生机制是当呼吸中枢兴奋性减弱和高度缺氧时，呼吸减弱至暂停一段时间，体内缺氧和二氧化碳潴留到一定程度时，刺激呼吸中枢，使呼吸恢复并逐渐加强；当缺氧和二氧化碳潴留改善后，呼吸中枢又失去有效的刺激，呼吸再次减弱至暂停，从而形成周期性呼吸。

(2) 间断呼吸：又称毕奥(Biots)呼吸，表现为有规律的均匀呼吸几次后，突然停止一段时间，又开始规律均匀呼吸，即周而复始的间停呼吸。呼吸暂停时间比潮式呼吸长，呼吸次数也明显减少。

间停呼吸发生原因及机制与潮式呼吸大致相同，但患者呼吸中枢抑制比潮式呼吸者更严重，预后不良，多在临终前发生。

(3) 叹息样呼吸(sighing breath)：表现在一段正常呼吸中插入一次深大呼吸，并常伴有叹息声。多为功能性改变，见于神经衰弱、精神紧张或抑郁症。

## (二) 触诊

1. 胸廓扩张度(thoracic expansion)　即呼吸时的胸廓动度，一般在胸廓前下部呼吸动度最大的部位检查。评估者双拇指分别沿两侧肋缘指向剑突，拇指尖在正中线两侧对称部位，指间留一块松弛的皮褶，指间距约 2cm，手掌和其余伸展的手指置于前侧胸壁。嘱被评估者做深呼吸，观察拇指随胸廓扩张而分离的距离，并感觉呼吸运动的范围和对称性(图 5-34)。正常人平静呼吸或深呼吸时，两侧拇指随胸

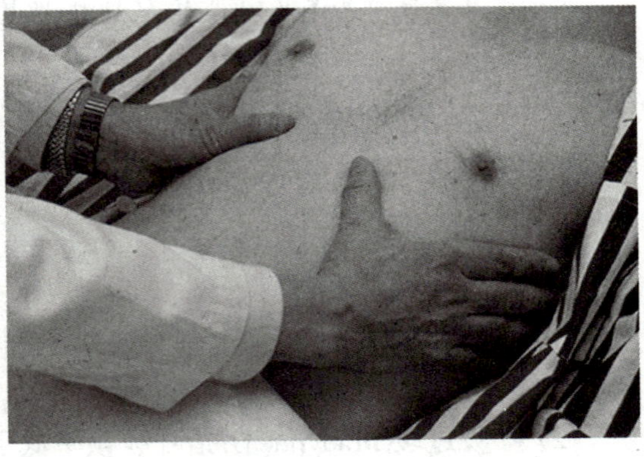
图 5-34　胸廓扩张度的评估方法

笔记

廓活动而对称性的离合，两侧胸廓呈对称性的张缩。

一侧胸廓扩张度降低见于该侧大量胸腔积液、气胸、胸膜增厚或肺不张。双侧扩张度降低见于双侧胸膜增厚、肺气肿或双侧胸膜炎等。

2. 语音震颤（vocal fremitus） 为被评估者发出声音，声波沿气管、支气管及肺泡传到胸壁所引起的震动，评估者可在胸壁用手触及，故又称触觉震颤（tactile fremitus）。语音震颤的强弱与气道是否通畅以及胸壁传导性有关，能反映胸内病变的性质。评估方法：评估者以两手掌面或两手掌尺侧缘轻轻平放于被评估者胸壁两侧的对称部位，令其用同样强度重复发长声“一”，自上而下，从内到外，先前胸后背部，比较两侧相应部位语音震颤是否对称，有无增强或减弱。语音震颤评估方法见图5-35，触诊部位及顺序见图5-36。

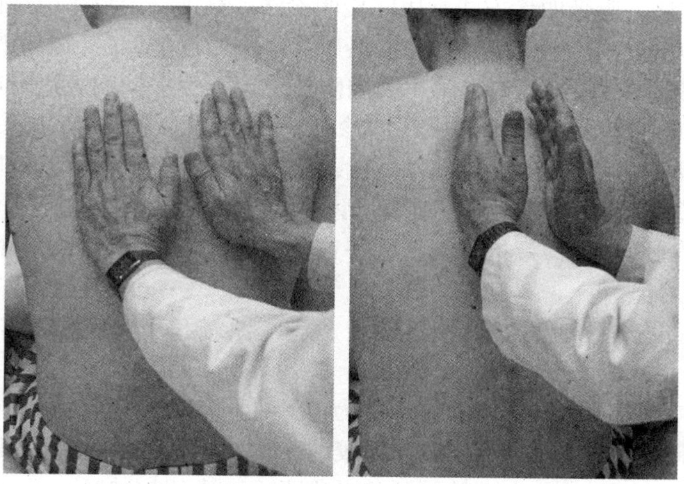

图5-35 语音震颤的评估方法

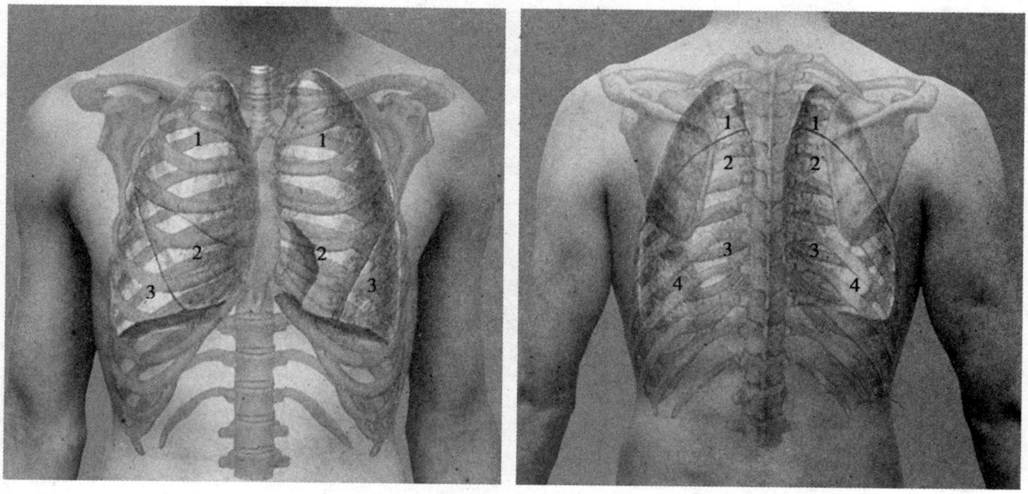


图5-36 语音震颤触诊部位及顺序

语音震颤减弱或消失，主要见于：①肺泡内含气量过多，如肺气肿。②支气管阻塞，如阻塞性肺不张。③大量胸腔积液或气胸。④胸膜高度增厚粘连。⑤胸壁皮下气肿。

语音震颤增强主要见于：①肺泡炎症浸润，肺组织实变，如大叶性肺炎实变期和大片肺梗死等。②靠近胸壁的肺内大空腔，尤其当空腔周围有炎性浸润时，如空洞型肺结核、肺脓肿等。③压迫性肺不张，如胸水压迫引起。

3. 胸膜摩擦感（pleural friction fremitus） 急性胸膜炎时，渗出的纤维蛋白沉积于脏、壁层胸膜，胸膜表面粗糙，呼吸时两层胸膜互相摩擦，可由评估者的手触到摩擦感，似皮革相互摩擦的感觉。在呼吸动度较大的前下胸侧部最易触及，屏住呼吸，则此感觉消失。

### （三）叩诊

1. 叩诊方法 胸部叩诊方法常用间接叩诊法。被评估者取坐位或卧位。评估顺序从上到下、从外向内，先前胸、再侧胸，最后背部。叩诊前胸时，胸部稍前挺，由锁骨上窝开始，沿锁骨中线、腋前线自第1肋间隙从上至下逐一肋间隙进行叩诊。叩诊侧胸时，双臂抱头，自腋窝开始沿腋中线叩诊，向下至肋缘。叩背部时，头稍低，上身稍前倾，双臂交叉抱肩，自肺尖开始，沿肩胛线、腋后线从上至下逐一肋间隙叩诊肩胛间区、肩胛下区直至肺底，注意避开肩胛骨。评估者叩诊板指一般放在肋间隙，与肋骨平行；但在叩诊肩胛间区时，板指可与脊柱平行。检查大面积病变时，可用直接叩诊法。注意上下左右对比。

2. 叩诊音的分类 分为清音、过清音、鼓音、浊音和实音等（参见本书第二章第二节）。

3. 正常胸部叩诊音 正常肺叩诊音为清音，但各部位略有不同。前胸上部较下部稍浊，右上肺叩诊较左上肺稍浊，背部较前胸稍浊。右侧心缘旁稍浊，左腋前线下方因靠近胃泡叩诊呈鼓音，右下肺受肝脏影响叩诊稍浊（图 5-37）。

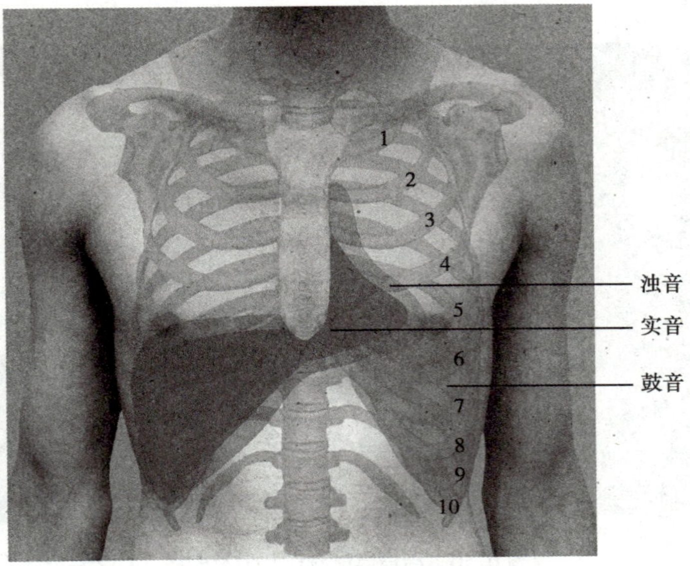


图 5-37 正常胸部叩诊音

4. 异常胸部叩诊音　在正常肺的清音区范围内，如出现浊音、实音、过清音或鼓音即为异常叩诊音，提示肺、胸膜、膈或胸壁有病理改变存在。异常叩诊音的类型取决于病变的性质、范围的大小及部位的深浅。

(1) 异常浊音或实音：见于①肺组织含气量减少，如肺炎、肺不张、肺结核、肺栓塞、肺水肿等。②不含气的肺病变，如肺肿瘤。③胸膜病变，如胸腔积液、胸膜肥厚等。

(2) 过清音：见于肺弹性减弱而含气量增多时，如肺气肿。

(3) 鼓音：见于①肺内空腔性病变如其腔径大于 3~4cm，且靠近胸壁时，如空洞型肺结核、液化了的肺脓肿等。②胸膜腔积气，如气胸。

5. 肺界的叩诊

(1) 肺前界：正常的肺前界相当于心脏的绝对浊音界。右肺前界相当于胸骨线的位置，左肺前界相当于胸骨旁线第 4~6 肋间隙的位置。左、右肺前界浊音区扩大见于心脏扩大、心包积液、主动脉瘤等；左、右肺前界浊音区缩小见于肺气肿。

(2) 肺下界：正常人平静呼吸时两侧肺下界大致相等，在锁骨中线、腋中线和肩胛线上分别是第 6、第 8 和第 10 肋间隙。可因体型和发育情况的不同，肺下界的位置略有差异。病理情况下肺下界降低见于肺气肿、腹腔内脏下垂；肺下界上升见于肺不张、腹水、气腹、肝脾肿大、腹腔内巨大肿瘤及膈麻痹等。

(3) 肺下界移动范围：相当于深呼吸时横膈移动范围。首先叩出平静呼吸时肺下界，然后分别在深吸气与深呼气后，屏住呼吸，叩出肺下界并分别标记。深吸气和深呼气两个肺下界之间的距离即肺下界移动范围。检查肺下界移动范围一般叩肩胛线处，正常为 6~8cm(图 5-38)。肺下界移动范围减少见于：①肺组织弹性减低，如肺气肿。②肺组织萎缩，如肺纤维化、肺不张。③肺组织炎症和水肿。当大量胸腔积液、气胸及广泛胸膜增厚粘连时，肺下界及其移动范围不能叩出。膈神经麻痹者，肺下界移动度亦消失。

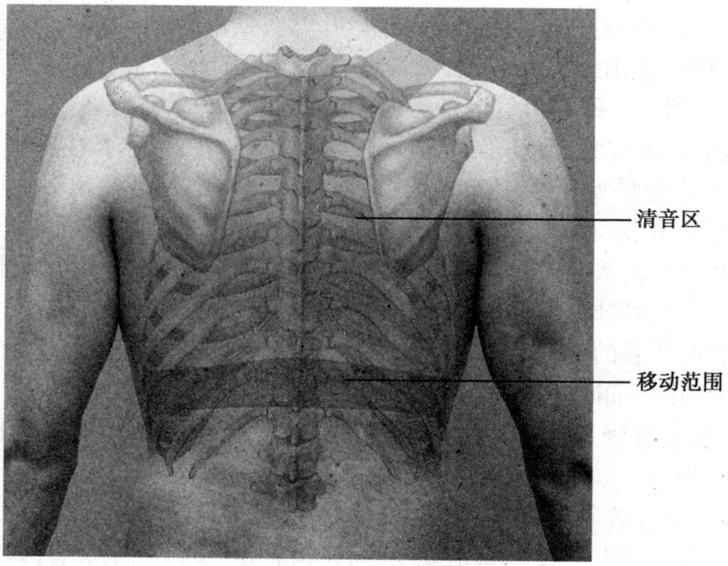


图 5-38　正常肺下界移动范围

**知识链接**

**侧卧位的胸部叩诊**

侧卧位时由于一侧胸部靠近床面对叩诊音施加影响，故近床面的胸部可叩得一条相对浊音或实音带。在该带的上方区域由于腹腔脏器的压力影响，使靠近床面一侧的膈肌升高，可叩出一粗略的浊音三角区，其底朝向床面，其尖指向脊柱，此外，因侧卧时脊柱弯曲，使靠近床面一侧的胸廓肋间隙增宽，而朝上一侧的胸廓肋骨靠拢肋间隙变窄。故于朝上的一侧的肩胛角尖端处可叩得一相对的浊音区，撤去枕头后由于脊柱伸直，此浊音区即行消失。可嘱被检查者作另侧侧卧后，再行检查以证实侧卧体位对叩诊音的影响。

来源：万学红，卢雪峰．诊断学[M]．第8版．北京：人民卫生出版社，2013.

### (四) 听诊

听诊是肺脏最重要的评估方法。听诊时，被评估者取坐位、半卧位或卧位。微张口做均匀而平静的呼吸，必要时做深长吸气、深呼气、屏气或咳嗽后听诊。听诊顺序与叩诊相同：自上而下，左右交替，由前胸到侧胸再到背部。注意对比。每一听诊部位至少听诊1~2个呼吸周期。

1. 正常呼吸音

(1) 肺泡呼吸音（vesicular breath sound）：为呼吸气流在细支气管和肺泡内进出所致。吸气时气流经支气管进入肺泡，使肺泡由松弛变为紧张，呼气时肺泡由紧张变为松弛。肺泡的一张一弛以及气流的震动形成肺泡呼吸音。肺泡呼吸音为一种叹息样的或柔和吹风样的“fu-fu”的声音。其特点为音调较低，音响较弱。吸呼气相比，吸气音比呼气音音响强、音调较高且时间较长。正常人大部分肺野均闻及肺泡呼吸音。正常人肺泡呼吸音的强弱随着呼吸深浅、肺组织弹性大小、胸壁厚度以及被评估者的年龄、性别不同而略有变化。

(2) 支气管呼吸音（bronchial breath sound）：为呼吸气流流经声门、气管或主支气管形成湍流所产生的声音，如同将舌抬起经口呼气所发出的“ha”声。其特点为音响强而音调高。吸呼气相比，呼气音较吸气音音响强、音调高且时间较长。正常人在喉部、胸骨上窝、背部第6、7颈椎和第1、2胸椎附近可闻及支气管呼吸音。

(3) 支气管肺泡呼吸音（bronchovesicular breath sound）：又称混合性呼吸音，兼有支气管呼吸音和肺泡呼吸音的特点。表现为吸气音和肺泡呼吸音相似，但音调较高且较响亮。呼气音和支气管呼吸音相似，但强度较弱，音调较低，时间较短。吸气音与呼气音大致相同。正常人在胸骨两侧第1、2肋间，肩胛间区的第3、4胸椎水平及肺尖前后部可听到支气管肺泡呼吸音。

三种正常呼吸音的特征见图5-39。

2. 异常呼吸音（abnormal breath sounds）

(1) 异常肺泡呼吸音：由于病理变化引起肺泡呼吸音强度、性质或时间的变化，称为异常肺泡呼吸音。

1) 肺泡呼吸音减弱或消失：与进入肺泡的空气流量减少、流速降低，及肺泡呼吸音传导减弱有关。常见于：①胸廓活动受限，如胸痛等。②呼吸肌疾病，如重症肌无力、膈肌麻痹等。③支气管阻塞，如慢性阻塞性肺疾病、支气管狭窄等。④压迫性肺膨胀

笔记

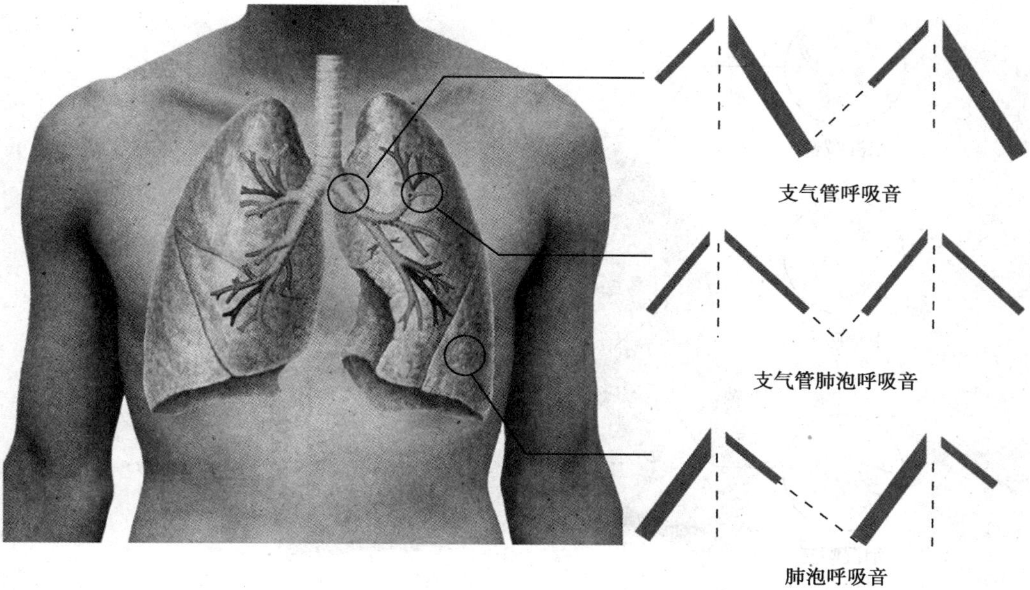


图 5-39 三种正常呼吸音示意图

升支为吸气相，降支为呼气相，吸、呼气相间的空隙为短暂间歇，线条粗细表示音响强弱；长短表示时相；斜线与垂直线的夹角表示音调高低，角度小为音调高

不全，如胸腔积液、气胸等。⑤腹部疾病，如大量腹水、肠胀气、腹腔内巨大肿瘤等。

2）肺泡呼吸音增强：主要与肺泡通气增加、流量增加或流速增快有关。双侧肺泡呼吸音增强常见于：发热、代谢亢进，贫血和酸中毒；一侧肺泡呼吸音增强，见于一侧肺或胸膜病变时，其对侧可代偿性肺泡呼吸音增强，如一侧肺结核、肺炎、肺肿瘤、气胸、胸水等。

3）呼气音延长：见于①下呼吸道阻力增加，如慢性支气管炎和支气管哮喘发作期。②肺组织弹性减退，如肺气肿。

4）粗糙性呼吸音：为支气管黏膜轻度水肿或炎症浸润造成不光滑或狭窄，使气流进出不畅所致，见于支气管或肺部炎症的早期。

(2) 异常支气管呼吸音：如在正常肺泡呼吸音的区域听到支气管呼吸音，则为异常支气管呼吸音，亦称管样呼吸音。

气流通过声门、气管和支气管的湍流声，如通过实变或致密的肺组织的良好传导或经过大空洞的共鸣而传至胸壁，可在肺泡呼吸音的部位听到支气管呼吸音。见于：①肺组织实变，如大叶性肺炎的实变期等。②肺内大空腔，如肺脓肿或空洞性肺结核患者。③压迫性肺不张，如胸腔积液所致压迫性肺不张，肺组织致密传导好，可于胸腔积液区上方听到支气管呼吸音。

(3) 异常支气管肺泡呼吸音：在正常肺泡呼吸音的区域闻及支气管肺泡呼吸音称为异常支气管肺泡呼吸音。系由于肺实变区域较小且与正常肺组织混杂存在，或肺实变部位较深且被正常肺组织所覆盖。常见于支气管肺炎、肺结核、大叶性肺炎初期或在胸腔积液上方肺膨胀不全的区域听到。

3. 啰音：啰音是呼吸音以外的附加音（adventitious sound），正常一般无啰音存在，故非呼吸音的改变。按性质不同分为下列几种，见图 5-40。

笔记

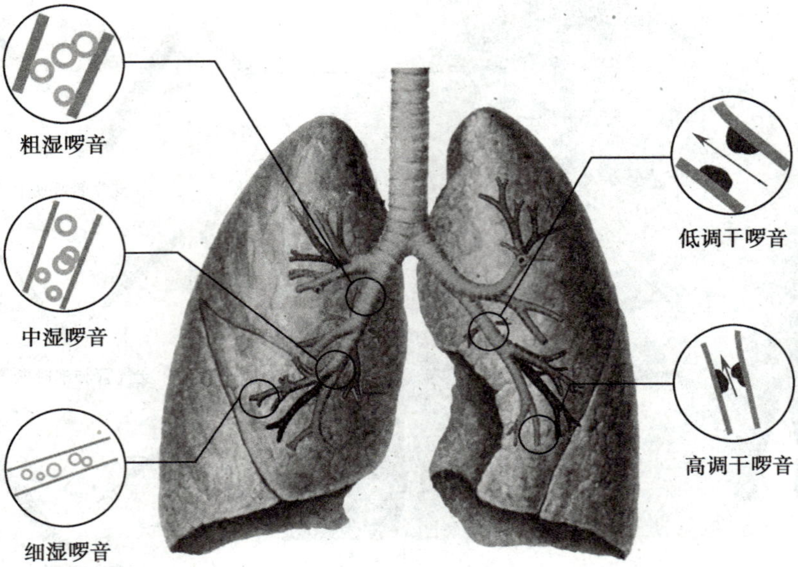


图 5-40 啰音发生的机制和部位

(1) 干啰音(dry rales / rhonchi):由于气管、支气管或细支气管狭窄或部分阻塞,当空气吸入或呼出经过时发生湍流所产生的声音。其病理基础有炎症引起的黏膜充血水肿、分泌物阻塞、支气管平滑肌痉挛、管腔内肿瘤或异物以及管壁被管腔外淋巴结或肿瘤压迫等。

1) 听诊特点:音调较高,持续时间较长,吸气及呼气时均可闻及,以呼气时明显。强度、性质和部位易改变,在瞬间内数量可明显增减。

2) 分类:根据音调可分为高调和低调。①高调干啰音(sibilant rhonchi)又称哨笛音,音调高,如同飞箭、鸟鸣或哨笛之声。多起源于较小的支气管或细支气管。发生于小支气管者音调高伴呼气延长的称"哮鸣音"。②低调干啰音(sonorous rhonchi)又称鼾音。音调低,如熟睡中鼾声,多发生于气管或主支气管。发生于主支气管以上大气道的干啰音,有时不用听诊器亦可听及,谓之喘鸣。

3) 临床意义:弥慢性干啰音见于慢性支气管炎、支气管哮喘、慢性阻塞性肺疾病和心源性哮喘等;局限性干啰音见于局部支气管狭窄,如支气管结核、肺癌和支气管异物等。

(2) 湿啰音(moist rale):系由于吸气时气体通过呼吸道内的稀薄分泌物如渗出液、痰液、血液、黏液和脓液等,形成水泡并破裂所产生的声音,故又称水泡音(bubble sound)。或由于小支气管壁因分泌物黏着而陷闭,当吸气时突然张开重新充气所产生的爆裂音(crackles)。宛如水煮沸时冒泡音或用小管插入水中吹水的声响。

1) 听诊特点:断续而短暂,一次常连续多个出现,于吸气时尤其吸气终末较为明显,有时也出现于呼气早期。部位较恒定,性质不易变,中、小湿啰音可同时存在,咳嗽后可减轻或消失。

2) 分类:按呼吸道腔径大小和腔内渗出物的多寡分为粗、中、细湿啰音和捻发音。①粗湿啰音(coarse rales)又称大水泡音。发生于气管、主支气管或空洞部位,多出现在吸气早期。见于支气管扩张、严重肺水肿及肺结核或肺脓肿空洞。昏迷或濒死的

笔记

患者因无力排出呼吸道分泌物，于气管处可闻及粗湿啰音，有时不用听诊器也可听到，谓之痰鸣音。②中湿啰音(medium rales)又称中水泡音。发生于中等大小的支气管，多出现于吸气的中期。见于支气管炎和支气管肺炎等。③细湿啰音(fine rales)又称小水泡音。发生于小支气管，多在吸气后期出现。常见于细支气管炎、支气管肺炎、肺淤血和肺梗死等。④捻发音(crepitus)是一种极细且均匀一致的湿啰音。多在吸气的终末期听到，颇似在耳边用手指捻搓一束头发时所发出的声音。此系细支气管和肺泡壁因分泌物存在而互相黏着陷闭，当吸气时被气流冲开，发出高音调的细小爆裂音。常见于细支气管和肺泡炎症或充血。如肺淤血、肺炎早期等。但正常老人或长期卧床的患者，于肺底亦可听到捻发音，在数次深呼吸或咳嗽后可消失，一般无临床意义。

3）临床意义：局限性固定不变的湿性啰音，提示局部有病灶，如肺炎、肺结核、支气管扩张症等。两侧肺底部湿啰音见于心力衰竭所致肺淤血和支气管肺炎。双肺广泛性湿啰音见于急性肺水肿、严重支气管肺炎等。

4. 语音共振(vocal resonance) 又称听觉语音，同语音震颤产生机制相似，检查方法基本相同，与语音震颤不同的是并非用手触胸壁震动，而是用听诊器听声音。正常情况下，所听到的语音共振既不响亮，也不清晰。语音共振增强、减弱或消失的临床意义同语音震颤，但较后者敏感。

5. 胸膜摩擦音(pleural friction rub) 同胸膜摩擦感产生机制相似，检查方法基本相同，不同的是并非用手触胸壁感受，而是用听诊器听声音。其特征颇似用一手掩耳，以另一手指在其手背上摩擦时所听到的声音。在呼吸双相均可听到，吸气末或呼气初较为明显，屏气时即消失。胸膜摩擦音可随体位的变动而消失或复现。深呼吸或在听诊器体件上加压时，摩擦音可增强。胸膜摩擦音最常听到的部位是前下侧胸壁，因呼吸时该区域的呼吸动度最大。胸膜摩擦音常发生于纤维素性胸膜炎、肺梗死、胸膜肿瘤及尿毒症等患者。

## 四、心脏与周围血管评估

### (一) 心脏视诊

被评估者尽可能卧位。除一般观察外，必要时将视线与胸廓同高观察。

1. 心前区外形 正常人心前区外形与右侧相应部位对称，无异常隆起或凹陷。心前区隆起(protrusion of precordium)多为儿童时期患先天性心脏病或风湿性心脏病伴右心室增大，影响胸廓正常发育而形成。心前区饱满提示大量心包积液。

2. 心尖搏动(apical impulse) 由于心室收缩时心脏摆动，心尖向前冲击前胸壁相应部位而形成的向外搏动，称为心尖搏动。正常成人心尖搏动位于第5肋间，左锁骨中线内侧0.5~1.0cm，搏动范围直径约2.0~2.5cm。

(1) 心尖搏动的生理性变化：心尖搏动位置可因体位、体型、年龄、妊娠等有所变化。心尖搏动的强弱与胸壁厚度有关；剧烈运动或情绪激动时，心尖搏动也增强。

(2) 心尖搏动的病理性变化：主要包括位置变化和强弱及范围变化。

1）位置变化：①心脏疾病：左心室增大时，心尖搏动向左下移位；右心室增大时，因心脏呈顺钟向转位，可使心尖搏动向左移位，甚至略向上；全心增大时，心尖搏动向左下移位，并伴心界向两侧扩大。②胸部疾病：一侧胸腔积液或气胸，心尖搏动随心

笔记

脏移向健侧；一侧肺不张或胸膜粘连，心尖搏动移向患侧。③腹部疾病：大量腹水或腹腔巨大肿瘤等使横膈抬高，心尖搏动随之向上移位。

2）强弱及范围变化：心尖搏动减弱见于心肌炎、心肌梗死等心肌病变；心尖搏动减弱或消失见于心包积液、左侧胸腔大量积液、积气或肺气肿；心尖搏动增强、范围增大见于左心室肥大、甲状腺功能亢进、发热和严重贫血，尤以左心室肥大明显，可呈抬举性心尖搏动。

3. 心前区异常搏动　胸骨左缘第2肋间收缩期搏动，可见于肺动脉高压。胸骨左缘第3、4肋间或剑突下搏动，多见于右心室肥大。

### （二）心脏触诊

心脏触诊除可进一步确定视诊发现的心尖搏动及异常搏动外，还可发现是否有震颤及心包摩擦感。与视诊同时进行，能起互补效果。触诊方法是评估者先用右手全手掌置于心前区，然后用手掌尺侧（小鱼际）或示指及中指指腹并拢同时触诊以确定具体位置等，必要时也可单指指腹触诊。

1. 心尖搏动、心前区搏动　触诊能更准确地判断心尖搏动或其他搏动的位置、强弱和范围，尤其是在视诊不能发现或看不清楚的情况下。如触诊的手指被强有力的心尖搏动抬起，称为抬举性心尖搏动，为左心室肥厚的体征。

2. 震颤（thrill）　是指触诊心脏时，手掌或手指感觉到的一种细小震动感，与在猫喉部摸到的呼吸震颤类似，故又称“猫喘”。是器质性心血管病的特征性体征之一，常见于某些先天性心脏病和心脏瓣膜狭窄。震颤与听诊时发现的杂音有类似的机制，由于血流经口径较狭窄的部位，或循异常的方向流动而产生漩涡，使心壁或血管壁振动，传至胸壁而被触及。一般情况下，震颤的强弱与血流的速度、病变狭窄的程度及两侧的压力阶差密切相关。

3. 心包摩擦感（sense of pericardial friction）　急性心包炎时，渗出的纤维蛋白使心包膜表面变粗糙。当心脏搏动时，心包脏层和壁层间的摩擦引起振动，以致在前胸壁触诊时可感觉到。通常，心包摩擦感在胸骨左缘第3、4肋间处较易触及，坐位前倾及呼气末心包摩擦感更明显。多呈收缩期和舒张期双相的粗糙摩擦感。当心包渗出液增多，使脏层和壁层分离，则心包摩擦感可消失。

### （三）心脏叩诊

叩诊可确定心界，判定心脏大小、形状及其在胸腔内的位置。心脏不含气，不被肺掩盖的部分叩诊呈实音（绝对浊音），其边界为绝对浊音界；心脏两侧被肺脏遮盖的部分叩诊呈浊音（相对浊音）。心界是指心脏相对浊音界，反映心脏的实际大小（图5-41）。

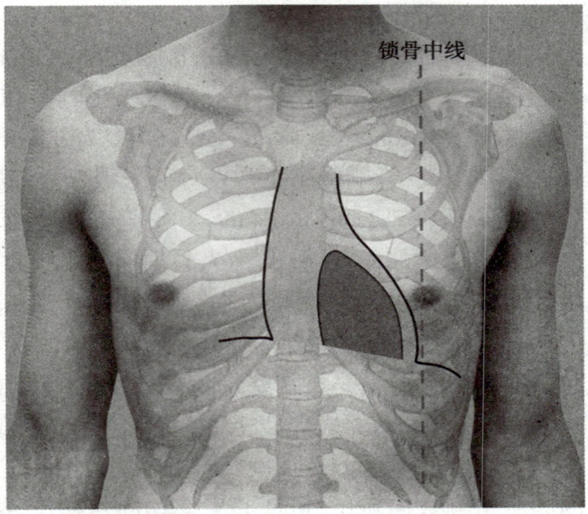


图5-41　心脏绝对浊音界和相对浊音界

1. 叩诊方法　采用间接叩诊法，被评估者一般取平卧位，叩诊板指与肋间平行放置，如取坐位时，板指可与肋间垂直。叩诊顺序为先叩左界，后叩右界，由下而上，自外向内，循序渐进。叩诊心左界时，从心尖搏动最强点外 2~3cm 处（一般为第 5 肋间左锁骨中线稍外）开始，由外向内叩诊至叩诊音由清音变为浊音时，为心脏边界，用笔作一标记，如此逐一肋间向上叩诊，直至第 2 肋间，分别标记。叩诊心右界时，先沿右锁骨中线自上而下叩出肝上界，当叩诊音由清变浊时为肝上界。然后从肝上界的上一肋间（通常为第 4 肋间）开始，由外向内叩出浊音界，按肋间依次向上至第 2 肋间，分别标记。用硬尺测量前正中线至各标记点的垂直距离（cm）表示心界大小，再测量左锁骨中线距前正中线的距离。

2. 正常心浊音界　正常人心脏左界在第 2 肋间几乎与胸骨左缘一致，第 3 肋间以下心界逐渐形成一个向外凸起的弧形，在第 5 肋间处距前正中线最远。右界除第 4 肋间处稍偏离胸骨右缘外，其余各肋间几乎与胸骨右缘一致。正常成人左锁骨中线至前正中线的距离为 8~10cm。正常人心界与前正中线的距离见表 5-1。

表 5-1　正常成人心脏相对浊音界

| 右界（cm） | 肋间 | 左界（cm） |
|---|---|---|
| 2~3 | Ⅱ | 2~3 |
| 2~3 | Ⅲ | 3.5~4.5 |
| 3~4 | Ⅳ | 5~6 |
| | Ⅴ | 7~9 |

注：左锁骨中线距前正中线为 8~10cm

3. 心浊音界各部的组成（图 5-42）　心脏左界第 2 肋间处相当于肺动脉段，第 3 肋间为左心耳，第 4、5 肋间为左心室，其中血管与左心交接处向内凹陷，称心腰。右界第 2 肋间相当于升主动脉和上腔静脉，第 3 肋间以下为右心房。

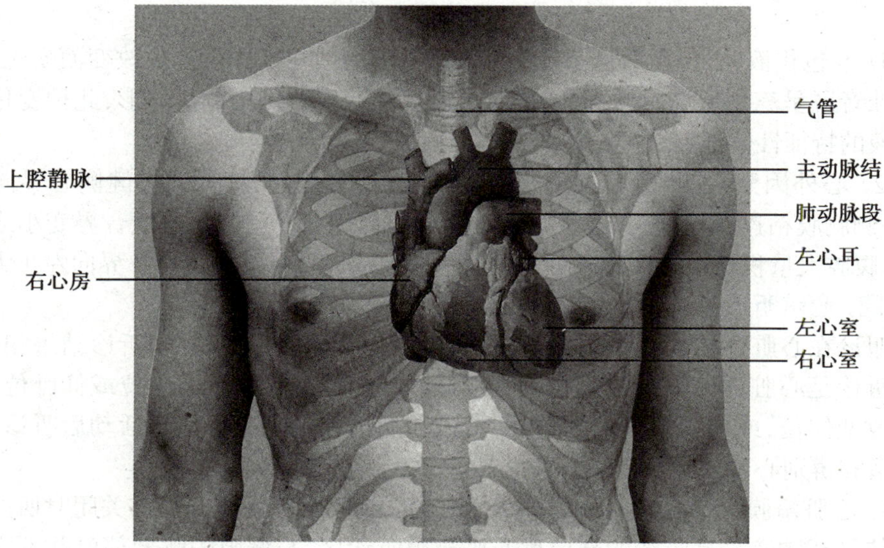


图 5-42　心脏和大血管在胸壁上的投影

4. 心浊音界的变化及其临床意义 心浊音界大小、形态和位置可因心脏本身病变或心外因素的影响而发生变化。

(1) 心脏本身病变

1) 左心室增大：心浊音界向左下扩大，心腰部加深，使心界呈靴形。最常见于主动脉瓣关闭不全，又称主动脉型心(图 5-43)，也可见于高血压性心脏病。

2) 右心室增大：轻度增大时，心绝对浊音界扩大，相对浊音界无明显变化；显著增大时，相对浊音界向左右扩大，以向左扩大明显。常见于肺源性心脏病。

3) 左、右心室增大：心浊音界向两侧扩大，且左界向左下扩大，称普大型心。常见于扩张型心肌病、重症心肌炎和全心衰竭。

4) 左心房增大或合并肺动脉段扩大：左心房显著增大时，胸骨左缘第 3 肋间心界增大，心腰消失；左心房增大合并肺动脉段扩大时，胸骨左缘第 2、3 肋间心浊音界向外扩大。心腰更为饱满或膨出，心界呈梨形。又称二尖瓣型心(图 5-44)，常见于二尖瓣狭窄。

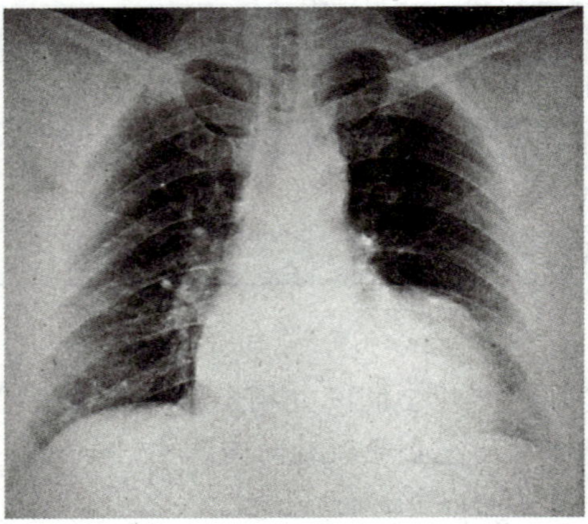

图 5-43 "主动脉型"靴形心

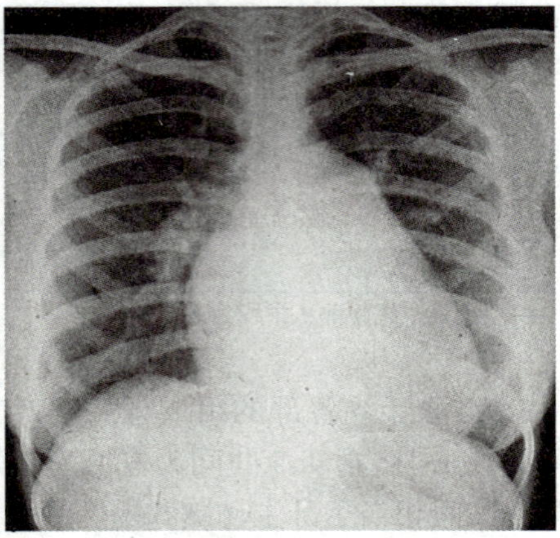

图 5-44 "二尖瓣型"梨形心

5) 心包积液：心包积液达一定量时，心界向两侧扩大，并随体位改变而变化，坐位时心浊音区呈三角形烧瓶样，仰卧位时心底部浊音区明显增宽呈球形，此种变化为心包积液的特征性体征(图 5-45)。

(2) 心外因素：一侧胸腔大量积液或积气时，患侧心界叩不出，健侧心界向外移位；一侧胸膜粘连、增厚与肺不张则使心界移向患侧；肺气肿时，心浊音界变小或不易叩出；腹腔大量积液或巨大肿瘤等使膈肌上抬，心脏呈横位，叩诊时心界向左扩大。

### (四) 心脏听诊

叩诊在心脏评估的应用不大，视诊与触诊为听诊的基础，并与听诊结果相参照。心脏听诊是心脏评估中最重要和较难掌握的方法。被评估者取坐位或仰卧位，必要时可改变体位，或在深呼气末屏住呼吸，或在病情许可情况下适当活动后听诊，有助于听清和辨别心音或杂音。

1. 心脏瓣膜听诊区(auscultatory valve area) 心脏各瓣膜开放与关闭时所产生的声音传导至胸壁最易听清的部位称心脏瓣膜听诊区，与瓣膜的解剖部位并不完全一致(图 5-46)。通常有 5 个听诊区。

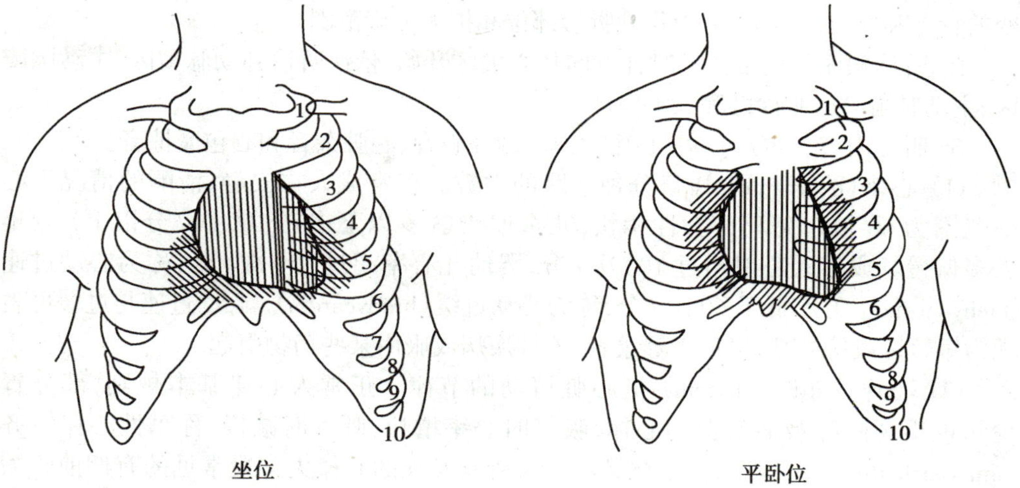


图 5-45 心包积液的心浊音界

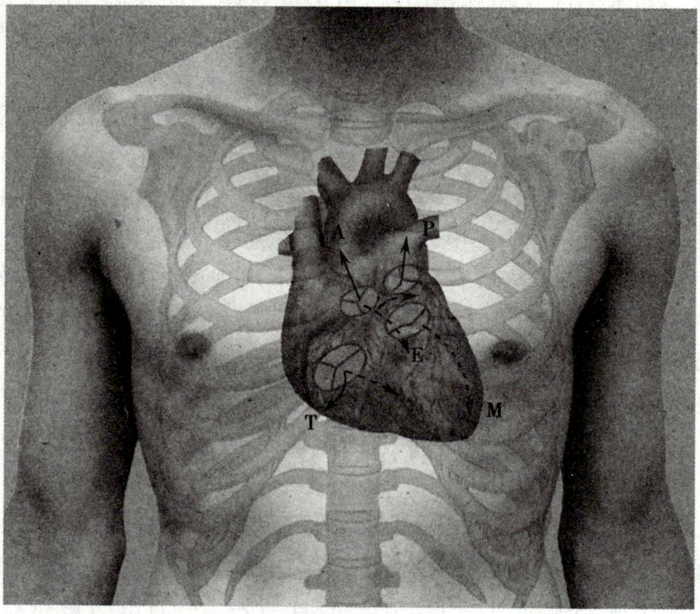


图 5-46 心脏瓣膜解剖部位及瓣膜听诊区

M：二尖瓣区；A：主动脉瓣区；E：主动脉瓣第二听诊区；P：肺动脉瓣区；T：三尖瓣区

(1) 二尖瓣区(mitral valve area)：位于心尖搏动最强点，即第 5 肋间左锁骨中线稍内侧，又称心尖区。

(2) 肺动脉瓣区(pulmonary valve area)：胸骨左缘第 2 肋间。

(3) 主动脉瓣区(aortic valve area)：胸骨右缘第 2 肋间。

(4) 主动脉瓣第二听诊区(the second aortic valve area)：胸骨左缘第 3 肋间。

(5) 三尖瓣区(tricuspid valve area)：胸骨下端左缘，即胸骨左缘第 4、5 肋间。

当心脏疾病导致心脏结构和位置发生改变时，这些听诊区域需根据心脏结构改变的特点和血流的方向，适当移动听诊部位和扩大听诊范围。

2. 听诊顺序 通常按逆时针方向从心尖区开始，依次听诊肺动脉瓣区，主动脉瓣区、主动脉瓣第二听诊区和三尖瓣区。

3. 听诊内容 包括心率、心律、心音、额外心音、心脏杂音和心包摩擦音。

(1) 心率(heart rate)：指每分钟心跳的次数。正常成人在安静、清醒的情况下心率范围为60~100次/分，女性稍快，儿童偏快(3岁以下多在100次/分以上)，老年人多偏慢。成年人心率超过100次/分，婴幼儿心率超过150次/分，称为心动过速(tachycardia)。心率低于60次/分，称为心动过缓(bradycardia)。心动过速与过缓可表现为短暂性或持续性，可见于健康者、多种疾病或服用某些药物引起。

(2) 心律(cardiac rhythm)：指心脏搏动的节律。正常人心律基本规则，部分青少年可出现随呼吸而改变的心律，吸气时心率增快，呼气时减慢，称窦性心律不齐(sinus arrhythmia)，一般无临床意义。听诊所能发现的心律失常最常见的有期前收缩(premature beat)和心房颤动(atrial fibrillation)。

1) 期前收缩(简称早搏)：是指在规则心律基础上，突然提前出现一次心跳，其后有一较长间歇。如果期前收缩规律出现，可形成联律。连续每一次窦性搏动后出现一次期前收缩，称二联律(bigeminal beats)；每两次窦性搏动后出现一次期前收缩则称为三联律(trigeminal beats)，以此类推。二联律及三联律多为病理性。

2) 心房颤动(简称房颤)：是由于心房内异位节律点发出的异位冲动导致心房心肌快速而不协调的收缩所致。听诊特点：①心律绝对不规则。②第一心音强弱不等。③脉率低于心率，这种脉搏脱漏现象称为脉搏短绌或短绌脉(pulse deficit)。常见原因有二尖瓣狭窄、高血压、冠心病和甲状腺功能亢进症等。

(3) 心音(heart sound)：按心音在心动周期中出现的先后次序，依次命名为第一心音(first heart sound，$S_1$)、第二心音(second heart sound，$S_2$)、第三心音(third heart sound，$S_3$)和第四心音(fourth heart sound，$S_4$)。通常只能听到第一、第二心音，部分青少年可闻及第三心音，第四心音属病理性，一般听不到。心脏听诊最基本的技能是判定第一和第二心音，由此才能进一步确定杂音或额外心音所处的心动周期时相。

1) 第一心音和第二心音：第一心音标志心室收缩期开始，主要是由于二尖瓣和三尖瓣关闭引起的振动所产生。第二心音标志心室舒张期开始，主要是由于主动脉瓣和肺动脉瓣关闭引起的振动所产生。第一心音与第二心音的听诊特点见表5-2。通常情况下，第一心音与第二心音的判断并无困难。

表5-2 第一心音与第二心音的听诊特点

| | 第一心音 | 第二心音 |
|---|---|---|
| 音调 | 较低 | 较高 |
| 强度 | 较响 | 较 $S_1$ 弱 |
| 性质 | 较钝 | 较清脆 |
| 所占时间 | 较长，持续约0.1秒 | 较短，约0.08秒 |
| 与心尖搏动的关系 | 同时出现 | 之后出现 |
| 最响听诊部位 | 心尖部 | 心底部 |

笔记

知识链接

**复杂心律失常时，第一心音和第二心音的判定**

心脏听诊最基本的技能是判定第一和第二心音。通常情况下第一心音与第二心音的判断并无困难。但是，在复杂的心律失常时，往往需借助于下列两点进行判别：①心尖或颈动脉的向外搏动与$S_1$同步或几乎同步，听诊的同时利用左手拇指触诊颈动脉搏动判别$S_1$更为方便；②当心尖部听诊难以区分$S_1$和$S_2$时，可先听心底部即肺动脉瓣区或主动脉瓣区，心底部的$S_1$与$S_2$易于区分，再将听诊器体件逐步移向心尖部，边移边默诵$S_1$、$S_2$节律，进而确定心尖部的$S_1$和$S_2$。

来源：万学红，卢雪峰．诊断学[M]．第8版．北京：人民卫生出版社，2013.

2）心音的改变：包括心音强度和性质的改变。

心音强度改变：除肺含气量多少、胸壁或胸腔病变等心外因素和是否有心包积液外，影响心音强度的主要因素是心肌收缩力与心室充盈程度（影响心室内压增加的速率）、瓣膜位置的高低、瓣膜的结构和活动性等。①$S_1$改变：主要决定因素是心室内压增加的速率，心室内压增加的速率越快，$S_1$越强；其次受心室开始收缩时二尖瓣和三尖瓣的位置和上述其他因素影响。$S_1$增强常见于二尖瓣狭窄、高热、贫血、甲状腺功能亢进等患者。$S_1$减弱常见于二尖瓣关闭不全、心肌炎、心肌病、心肌梗死或心力衰竭时。$S_1$强弱不等常见于心房颤动和完全性房室传导阻滞。②$S_2$改变：$S_2$有两个主要部分即主动脉瓣$S_2$部分和肺动脉瓣$S_2$部分。通常主动脉瓣$S_2$部分在主动脉瓣区（简写$A_2$）最清楚，肺动脉瓣$S_2$部分在肺动脉瓣区（简写$P_2$）最清晰。$S_2$增强：$A_2$增强或亢进见于主动脉压增高，主动脉瓣关闭有力，如高血压、动脉粥样硬化；$P_2$增强见于肺动脉压增高，如肺源性心脏病、左向右分流的先天性心脏病（如房间隔缺损、室间隔缺损、动脉导管未闭等）、二尖瓣狭窄伴肺动脉高压等。$S_2$减弱：$A_2$减弱见于主动脉瓣狭窄等；$P_2$减弱见于肺动脉瓣狭窄等。③$S_1$、$S_2$同时改变：同时增强多见于运动、情绪激动、贫血、甲状腺功能亢进症等使心脏活动增强时；同时减弱多见于心肌严重受损和休克等循环衰竭，或左侧胸腔大量积液、肺气肿、胸壁水肿等。

心音性质改变：心肌严重病变时，第一心音失去原有性质且明显减弱，第二心音也弱，$S_1$、$S_2$极相似，可形成"单音律"。当心率增快，收缩期与舒张期时限几乎相等时，听诊类似钟摆声，又称"钟摆律"，或"胎心律"，提示病情严重，如大面积急性心肌梗死和重症心肌炎等。

(4) 额外心音（extra cardiac sound）：指在原有$S_1$、$S_2$之外听到的附加心音，与心脏杂音不同。大部分出现在$S_2$之后即舒张期，其中以舒张早期额外心音最为常见。舒张早期额外心音听诊特点：出现在$S_2$之后，音调较低，强度较弱。与原有的$S_1$、$S_2$构成三音律（triple rhythm），同时有心率增快时，犹如马奔跑时的蹄声，故称舒张早期奔马律（protodiastolic gallop）。舒张早期奔马律的出现，提示有严重器质性心脏病，常见于心力衰竭、急性心肌梗死、重症心肌炎与扩张型心肌病等。

(5) 心脏杂音（cardiac murmurs）：是指在心音与额外心音之外的异常声音，其特点为持续时间较长，强度、频率不同，可与心音完全分开或连续，甚至完全遮盖心音。杂音性质的判断对于心脏病的诊断具有重要的参考价值。

1）杂音产生的机制：正常血流呈层流状态，在血流加速、异常血流通道、血管

笔记

管径异常等情况下，可使层流转变为湍流或漩涡而冲击心壁、大血管壁、瓣膜、腱索等使之振动而在相应部位产生杂音（图5-47）。

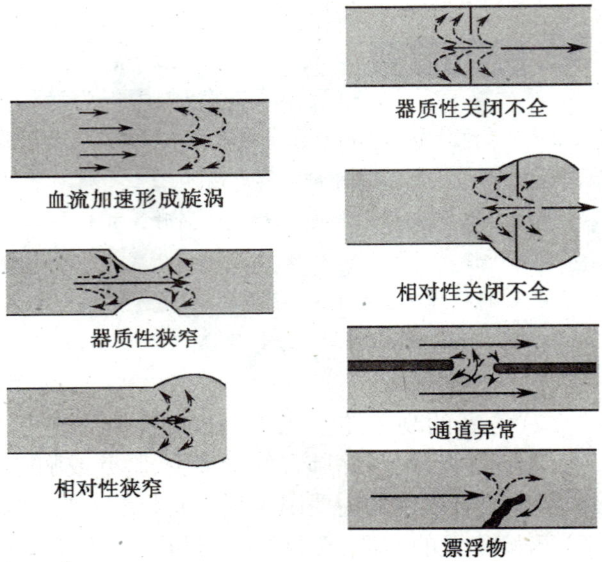


图 5-47 杂音的产生机制示意图

2）杂音的分类：根据产生杂音的心脏部位有无器质性病变可区分为器质性杂音与功能性杂音；根据杂音的临床意义又可以分为病理性杂音和生理性杂音（包括无害性杂音）。器质性杂音是指杂音产生部位有器质性病变存在，而功能性杂音包括：①生理性杂音。②全身性疾病造成的血流动力学改变产生的杂音（如甲状腺功能亢进使血流速度明显增加）。③有心脏病理意义的相对性关闭不全或狭窄引起的杂音（也可称相对性杂音）。后者心脏局部虽无器质性病变，但它与器质性杂音又可合称为病理性杂音。

3）杂音的特性与听诊要点：杂音的听诊有一定难度，应根据以下要点进行仔细分辨并分析：

最响部位和传导方向：杂音最响部位常与病变部位有关，如杂音在心尖部最响，提示二尖瓣病变。杂音的传导方向也有一定规律，如二尖瓣关闭不全的杂音多向左腋下传导，主动脉瓣狭窄的杂音向颈部传导。由于许多杂音具有传导性，在心脏任何听诊区听到的杂音除考虑相应的瓣膜病变外，尚应考虑是否由其他部位传导所致。一般杂音传导得越远，则其声音将变得越弱，但性质仍保持不变。

心动周期中的时期：不同时期的杂音反映不同的病变。可分收缩期杂音、舒张期杂音、连续性杂音和双期杂音（收缩期与舒张期均出现但不连续的杂音）。一般认为，舒张期杂音和连续性杂音均为器质性杂音，而收缩期杂音则可能系器质性或功能性。

性质：指由于杂音的不同频率而表现出音调与音色的不同。按音调高低可分为柔和与粗糙两种。功能性杂音较柔和，器质性杂音较粗糙。杂音的音色可形容为吹风样、隆隆样（雷鸣样）、机器样、喷射样、叹气样（哈气样）、乐音样等。临床上常根据杂音性质推断不同病变，如二尖瓣区收缩期粗糙的吹风样杂音，提示二尖瓣关闭不全；舒张期隆隆样杂音是二尖瓣狭窄的特征；主动脉瓣第二听诊区舒张期叹气样杂音为主动脉瓣关闭不全的特征；机器样杂音见于动脉导管未闭；乐音样杂音见于感染性心内膜炎、梅毒性心脏病。

强度：即杂音的响度。收缩期杂音的强度一般采用 Levine 6 级分级法，对舒张期杂音的分级也可参照此标准，但亦只分为轻、中、重度三级（表 5-3）。杂音分级的记录方法：杂音级别为分子，6 为分母；如响度为 3 级的杂音则记为 3/6 级杂音。

笔记

表 5-3 杂音强度分级

| 级别 | 响度 | 听诊特点 | 震颤 |
|---|---|---|---|
| 1 | 很轻 | 很弱，易被初学者或缺少心脏听诊经验者所忽视 | 无 |
| 2 | 轻度 | 能被初学者或缺少心脏听诊经验者听到 | 无 |
| 3 | 中度 | 明显的杂音 | 无 |
| 4 | 中度 | 明显的杂音 | 有 |
| 5 | 响亮 | 杂音很响，但听诊器离开胸壁即听不到 | 明显 |
| 6 | 响亮 | 杂音很响，即使听诊器稍离开胸壁也能听到 | 明显 |

体位、呼吸和运动对杂音的影响：①体位：左侧卧位可使二尖瓣狭窄的舒张期隆隆样杂音更明显；前倾坐位时，易于闻及主动脉瓣关闭不全的叹气样杂音；仰卧位则二尖瓣、三尖瓣与肺动脉瓣关闭不全的杂音更明显。②呼吸：深吸气时，胸腔负压增加，回心血量增多和右心室排血量增加，从而使与右心相关的杂音增强，如三尖瓣或肺动脉瓣狭窄与关闭不全。③运动：使心率增快，心搏增强，在一定的心率范围内亦使杂音增强。

4）杂音的临床意义：杂音对心血管病的诊断与鉴别诊断有重要价值。但是，有杂音不一定有心脏病，有心脏病也可无杂音。生理性杂音必须符合以下条件：只限于收缩期，心脏无增大，杂音柔和、吹风样，无震颤。

收缩期杂音：①二尖瓣区：功能性杂音常见于运动、发热、贫血、妊娠与甲状腺功能亢进等，杂音性质柔和、吹风样、强度≤ 2/6 级，时限短，较局限；具有心脏病理意义的功能性杂音（相对性杂音）有左心增大引起的二尖瓣相对性关闭不全，可见于高血压性心脏病、冠心病、贫血性心脏病和扩张型心肌病等，杂音性质较粗糙、吹风样、强度 2/6~3/6 级，时限较长，可有一定的传导。器质性杂音主要见于风湿性心瓣膜病二尖瓣关闭不全等，杂音性质粗糙、吹风样、高调，强度≥3/6 级，持续时间长，可占全收缩期，甚至遮盖 $S_1$，并向左腋下传导。②主动脉瓣区：以主动脉瓣狭窄引起的器质性杂音多见，听诊为典型的喷射性收缩中期杂音，响亮而粗糙，向颈部传导，常伴有震颤，且 $A_2$ 减弱。③肺动脉瓣区：以功能性杂音多见，其中生理性杂音多见于青少年及儿童；相对性杂音，为肺淤血及肺动脉高压导致肺动脉扩张产生的肺动脉瓣相对性狭窄的杂音。④三尖瓣区：多为相对性杂音，见于右心室扩大导致三尖瓣相对性关闭不全。器质性杂音极少见。⑤其他部位：器质性杂音常见于室间隔缺损，听诊特点为胸骨左缘第 3、4 肋间响亮而粗糙的收缩期杂音伴震颤，有时呈喷射性。

舒张期杂音：①二尖瓣区：相对性杂音主要见于中、重度主动脉瓣关闭不全，导致相对性二尖瓣狭窄而产生杂音，称 Austin-Flint 杂音。听诊柔和，无震颤；器质性杂音主要见于风湿性心瓣膜病的二尖瓣狭窄。听诊特点为局限于心尖区的舒张中、晚期隆隆样杂音，$S_1$ 亢进，常伴震颤。②主动脉瓣区：主要见于主动脉瓣关闭不全所致的器质性杂音。杂音呈舒张早期叹气样，常向胸骨左缘及心尖传导，于主动脉瓣第二听诊区、前倾坐位、深呼气后暂停呼吸最清楚。③肺动脉瓣区：器质性病变引起者极少，多由于肺动脉扩张导致相对性关闭不全所致的功能性杂音。杂音柔和、较局限、呈舒张期递减型、吹风样，于吸气末增强，多见于二尖瓣狭窄伴明显肺动脉高压。④三尖

笔记

瓣区：极为少见，见于三尖瓣狭窄。

连续性杂音：常见于先天性心脏病动脉导管未闭。杂音粗糙、响亮似机器转动声，持续于整个收缩与舒张期，其间不中断，掩盖 $S_2$。在胸骨左缘第 2 肋间稍外侧闻及，常伴有震颤。

(6) 心包摩擦音（pericardial friction sound）：指脏层与壁层心包由于生物性或理化因素致纤维蛋白沉积而粗糙，以致在心脏搏动时产生摩擦而出现的声音。音质粗糙、高音调、搔抓样、比较表浅，类似纸张摩擦的声音。在心前区或胸骨左缘第 3、4 肋间最响亮，坐位前倾及呼气末更明显。心包摩擦音与心搏一致，屏气时摩擦音仍存在，可据此与胸膜摩擦音相鉴别。心包摩擦音见于各种感染性心包炎，也可见于急性心肌梗死、尿毒症、心脏损伤后综合征和系统性红斑狼疮等非感染性情况。

### (五) 周围血管评估

1. 脉搏　脉搏（pulse）的评估主要是触诊浅表动脉，一般多在桡动脉，常用并拢的示指、中指和环指的指腹进行触诊。

(1) 脉率：脉率的生理和病理变化及其意义与心率基本一致，但在某些心律失常时，如心房颤动、频发期前收缩等，由于部分心搏的搏出量显著下降，不能使周围动脉产生搏动或搏动过弱而不能觉察，以致脉率低于心率，即脉搏短绌。

(2) 脉律：脉搏的节律可反映心脏的节律。正常人脉律规则。各种心律失常患者均可影响脉律，如心房颤动者脉律绝对不规则，脉搏强弱不等，脉搏短绌；期前收缩者为间歇脉，期前收缩呈二联律或三联律者可形成二联脉、三联脉。

(3) 紧张度与动脉壁状态：脉搏的紧张度与动脉硬化的程度有关。检查时，可将两个手指指腹置于桡动脉上，近心端手指用力按压阻断血流，使远心端手指触不到脉搏，通过施加压力的大小及感觉到的血管壁弹性状态判断脉搏紧张度。如将桡动脉压紧后，虽远端手指触不到动脉搏动，但可触及条状动脉的存在，并且硬而缺乏弹性，似条索状、迂曲或结节状，提示动脉硬化。

(4) 强弱：脉搏的强弱与心搏量、脉压和外周血管阻力相关。心排出量增加、脉压差增大、周围血管阻力减低时，脉搏有力而振幅大，称为洪脉（bounding pulse），见于高热、甲状腺功能亢进、严重贫血等；反之，脉搏减弱，称为丝脉或细脉（small pulse），见于心力衰竭、休克、主动脉瓣狭窄等。

(5) 脉搏波形：具体的脉搏波形往往需要用无创性脉波描记仪作描记，但是，通过仔细地触诊周围动脉，仍可发现下述的多种脉波异常的脉搏。

1) 水冲脉（water-hammer pulse）：脉搏骤起骤落，犹如潮水涨落，故名水冲脉。评估者手掌握紧被评估者手腕掌面桡动脉处，将其前臂高举过头部，可明显感知桡动脉犹如水冲的急促而有力的脉搏冲击。如感知明显的水冲脉，表明脉压差增大，主要见于主动脉瓣关闭不全，也可见于严重贫血、甲状腺功能亢进症、动脉导管未闭等。

2) 交替脉（pulses alternans）：指节律规则而强弱交替出现的脉搏。其产生与左室收缩力强弱交替有关，为左心衰竭的重要体征之一。

3) 奇脉（paradoxical pulse）：指平静吸气时脉搏明显减弱或消失的现象。其产生与左心室排血量减少有关，见于大量心包积液、缩窄性心包炎等。

4) 无脉（pulseless）：即脉搏消失，主要见于严重休克、多发性大动脉炎或肢体动脉栓塞。

2. 血压

(1) 血压标准:根据中国高血压预防指南(2010 年修订版)的标准,将血压水平的规定见表 5-4。

表 5-4 成人血压水平的分类和定义

| 分类 | 收缩压(mmHg) | | 舒张压(mmHg) |
|---|---|---|---|
| 正常血压 | <120 | 和 | <80 |
| 正常高值血压 | 120~139 | 和(或) | 80~89 |
| 高血压 | ≥140 | 和(或) | ≥90 |
| 1 级高血压(轻度) | 140~159 | 和(或) | 90~99 |
| 2 级高血压(中度) | 160~179 | 和(或) | 100~109 |
| 3 级高血压(重度) | ≥180 | 和(或) | ≥110 |
| 单纯收缩期高血压 | ≥140 | 和 | <90 |

注:当收缩压和舒张压分属于不同级别时,以较高的分级为准

(2) 血压变动的临床意义

1) 高血压(hypertension):未服抗高血压药情况下,收缩压≥140mmHg 和(或)舒张压≥90mmHg 称为高血压。高血压原因不明者称为原发性高血压,临床所见高血压多为原发性。高血压也可为某些疾病的临床表现之一,称为继发性高血压或症状性高血压,多见于肾动脉狭窄、肾实质病变、嗜铬细胞瘤、原发性醛固酮增多症、皮质醇增多症、妊娠中毒症等。

2) 低血压(hypotension):指血压低于 90/60mmHg。常见于休克、急性心肌梗死、心力衰竭、心包压塞、肺梗死、肾上腺皮质功能减退等,也可见于极度衰弱者。

3) 两上肢血压不对称:正常人两上肢血压相似或有轻度差异,两上肢血压相差大于 10mmHg 则属异常。主要见于多发性大动脉炎、先天性动脉畸形、血栓闭塞性脉管炎等。

4) 上下肢血压差异常:袖带法测量时,正常人下肢血压较上肢血压高 20~40mmHg,如出现下肢血压等于或低于上肢血压,则提示相应部位动脉狭窄或闭塞。见于主动脉缩窄、胸腹主动脉型大动脉炎、闭塞性动脉硬化、髂动脉或股动脉栓塞等。

5) 脉压增大或减小:脉压大于 40mmHg 为脉压增大,多见于主动脉瓣关闭不全、动脉导管未闭、动静脉瘘、甲状腺功能亢进、严重贫血和主动脉硬化等。脉压小于 30mmHg 为脉压减小。见于主动脉瓣狭窄、心力衰竭、低血压、心包积液、缩窄性心包炎等。

3. 周围血管征 脉压增大除可触及水冲脉外,还有以下体征。

(1) 枪击音(pistol shot sound):在外周较大动脉表面,常选择股动脉,轻放听诊器膜型体件时可闻及与心跳一致短促如射枪的声音。

(2) 杜柔双重杂音(Duroziez sign):以听诊器钟型体件稍加压力于股动脉,并使体件开口方向稍偏向近心端,可闻及收缩期与舒张期双期吹风样杂音。

(3) 毛细血管搏动征(capillary pulsation sign):用手指轻压被评估者指甲末端或以玻片轻压被评估者口唇黏膜,使局部发白,当心脏收缩和舒张时则发白的局部边缘发

笔记

生有规律的红、白交替改变即为毛细血管搏动征。

(4) 颈动脉搏动增强：在脉压增大的情况下，查体时可见颈动脉搏动增强或伴点头运动。

凡体检时发现上述体征及水冲脉可统称周围血管征阳性，主要见于主动脉瓣重度关闭不全、甲状腺功能亢进和严重贫血等。

（孙志岭）

# 第六节　腹 部 评 估

腹部上起横膈，下至骨盆，前面及侧面为腹壁，后面为脊柱及腰肌。在此范围内包含腹壁、腹膜腔和腹腔脏器等内容。腹部评估时，为避免叩诊、触诊对胃肠蠕动的影响，使肠鸣音发生变化，一般按视、听、叩、触的顺序进行，但为了保持格式的统一，记录时仍按视、触、叩、听顺序。腹部评估中以触诊最为重要。

## 一、腹部的体表标志及分区

腹部评估必须首先熟悉腹部脏器的部位及其在体表的投影。为了准确描述和记录脏器及病变的部位，需要借助各种体表标志和对腹部进行分区。

### （一）体表标志

常用下列各种标志（图 5-48）。

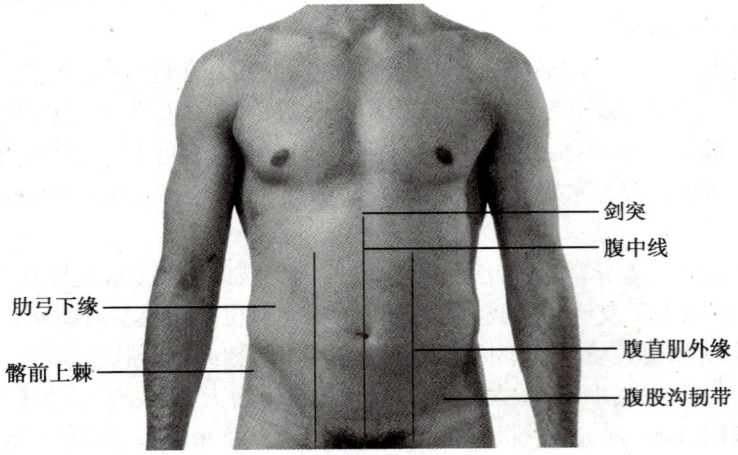


图 5-48　腹部体表标志示意图

1. 肋弓下缘（costal margin）　由第 8~10 肋软骨构成，其下缘为体表腹部上界，常用于腹部分区、胆囊点定位及肝脾测量。

2. 腹上角（upper abdominal angle）　又称胸骨下角，为两侧肋弓至剑突根部的交角，用于判断体型及肝脏测量。

3. 脐（umbilicus）　为腹部的中心，平第 3~4 腰椎之间，为腹部四区分法的标志。

4. 髂前上棘（anterior superior iliac spine）　髂嵴前上方突出点，为腹部九区分法标志及阑尾压痛点的定位标志。

笔记

5. 腹直肌外缘(lateral border of reclus muscles)　相当于锁骨中线的延续,右侧腹直肌外缘与肋弓下缘交界处为胆囊点。

6. 腹中线(midabdominal line)　为前正中线至耻骨联合的延续,为腹部四区分法的垂直线。

7. 腹股沟韧带(inguinal ligament)　两侧腹股沟韧带与耻骨联合上缘共同构成腹部体表的下界。

8. 肋脊角(costovertebral angle)　背部两侧第12肋骨与脊柱的交角,为检查肾脏叩击痛的位置。

9. 耻骨联合(pubic symphysis)　为腹中线最下部的骨性标志,系两耻骨间的纤维软骨连接,与耻骨共同组成腹部体表下界。

### (二)腹部分区

借助于腹部体表标志及若干人工划线可将腹部划分为几个区域。常用的腹部分区法为四区分法和九区分法。

1. 四区分法　通过脐划一水平线与一垂直线(即腹中线)将腹部分为四区,即右上腹、右下腹、左上腹和左下腹。四区分法最为常用且简单易行,但较粗略,难以准确定位,需以九区分法加以补充。

2. 九区分法　由两条水平线和两条垂直线将腹部分为九个区,上部的水平线为两侧肋弓下缘最低点的连线,下部的水平线为两侧髂前上棘连线;两条垂直线分别为通过左右髂前上棘至腹中线连线的中点所作的垂直线。四线相交将腹部分为左右上腹部(季肋部)、左右侧腹部(腰部)、左右下腹部(髂部)及上腹部、中腹部(脐部)和下腹部(耻骨上部)九个区域(图5-49),各区的脏器分布情况如下。

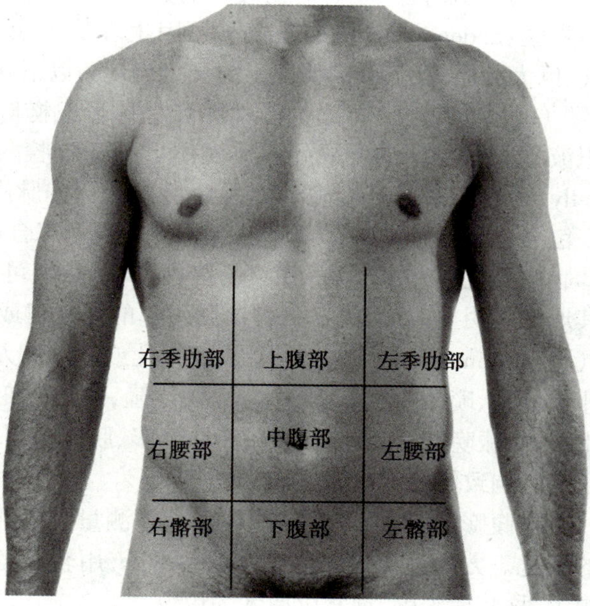


图5-49　腹部体表分区示意图(九区法)

(1) 右上腹部(右季肋部):肝右叶、胆囊、结肠肝曲、右肾及右肾上腺。

(2) 右侧腹部(右腰部):升结肠、部分空肠及右肾下极。

(3) 右下腹部(右髂部):盲肠、阑尾、回肠下段、女性右侧卵巢及输卵管、男性右侧精索。

(4) 上腹部:胃体及幽门区、肝左叶、十二指肠、胰头及胰体、横结肠、腹主动脉、大网膜。

(5) 中腹部(脐部):十二指肠下段、空肠和回肠、下垂的胃或横结肠、肠系膜、输尿管、腹主动脉、大网膜。

(6) 下腹部(耻骨上部):回肠、乙状结肠、输尿管、胀大的膀胱或增大的子宫。

(7) 左上腹部(左季肋部):胃体及胃底、脾、胰尾、结肠脾曲、左肾及左肾上腺。

(8) 左侧腹部(左腰部):降结肠、左肾下极、空肠或回肠。

(9) 左下腹部(左髂部):乙状结肠、女性左侧卵巢及输卵管、男性左侧精索。

## 二、视诊

腹部视诊时,被评估者应排空膀胱、取低枕仰卧位,充分暴露全腹。评估者站立于被评估者右侧,在光线充足的情况下,自上而下按一定顺序视诊腹部。有时为了查出细小隆起或蠕动波,评估者应自腹部侧面呈切线方向观察。腹部视诊的主要内容有腹部外形、呼吸运动、腹壁静脉、胃肠型及蠕动波。

### (一) 腹部外形

健康成年人平卧时,前腹面大致处于肋缘至耻骨联合平面或略微凹陷,称为腹部平坦。肥胖者及小儿腹部外形饱满,前腹壁稍高于肋缘与耻骨联合平面,称为腹部饱满。消瘦者及老年人皮下脂肪少,前腹壁稍低于肋缘与耻骨联合平面,称为腹部低平。这些均属于正常范围。如腹部外形明显膨隆或凹陷,则应视为异常。

1. 腹部膨隆　平卧时前腹壁明显高于肋缘至耻骨联合平面,外观呈凸起状,称腹部膨隆(abdominal protuberance),可因生理状况如肥胖、妊娠,或病理状况如腹水、积气、巨大肿瘤等引起,因情况不同又可表现为以下几种。

(1) 全腹膨隆:腹部弥漫性膨隆呈球形或椭圆形。常见于:①腹腔积液:腹腔内积液称腹水(ascites),平卧位时液体下沉于腹腔两侧,致腹部扁而宽,称为蛙腹(frog belly)。坐位时,腹下部膨出。见于肝硬化门静脉高压症,亦可见于心力衰竭、缩窄性心包炎、腹膜癌转移(肝癌、卵巢癌多见)、肾病综合征、胰源性腹水或结核性腹膜炎等。②腹内积气:腹内积气多在胃肠道内,大量积气可引起全腹膨隆呈球形,改变体位时其形状无明显改变,见于各种原因引起的肠梗阻或肠麻痹。积气亦可在腹腔内,称为气腹(pneumoperitoneum),见于胃肠穿孔或治疗性人工气腹。③腹内巨大肿块:如巨大卵巢囊肿、畸胎瘤等,亦可引起全腹膨隆,体位改变时外形不会改变。④其他:如过度肥胖、妊娠晚期。肥胖者、腹壁脂肪过多、脐凹陷明显;腹腔内病变所致者腹壁无增厚,压力影响致使脐突出。

全腹膨隆时,应定期在同样条件下测量腹围并比较,以观察腹腔内容物(如腹水)的变化。方法为让被评估者排尿后平卧,用软尺经脐平面绕腹一周,测得的周长即为腹围,称脐周腹围,通常以厘米为单位。

(2) 局部膨隆:腹部的局限性膨隆常因脏器肿大、腹内肿瘤或炎症性肿块、胃或肠胀气,以及腹壁上的肿物和疝等。上腹中部膨隆常见于肝左叶肿大、胃癌、胃扩张、胰腺肿瘤或囊肿等。右上腹膨隆常见于肝肿大(肿瘤、脓肿等)、胆囊肿大及结肠肝曲肿瘤。左上腹膨隆常见于脾肿大、结肠脾曲肿瘤。腰部膨隆见于多囊肾,巨大肾上腺瘤,肾盂大量积水或积脓。脐部膨隆常因脐疝、腹部炎症性肿块引起。下腹膨隆常见于子宫增大(妊娠、肌瘤等)、卵巢肿瘤、膀胱胀大,后者在排尿后可以消失。右下腹膨隆见于回盲部结核或肿瘤、克罗恩病及阑尾周围脓肿等。左下腹膨隆见于降结肠及乙状结肠肿瘤,或干结粪块所致。

为鉴别局部膨隆是由于腹壁上的肿块还是腹腔内病变,可嘱被评估者仰卧位抬头或抬腿使腹壁肌肉紧张，如肿块更加明显，说明是在腹壁上。反之，说明肿块在腹腔内。

2. 腹部凹陷　仰卧时前腹壁明显低于肋缘与耻骨联合平面，称腹部凹陷(abdominal concavity)，凹陷亦分全腹和局部，但以前者意义更为重要。

(1) 全腹凹陷：见于消瘦和脱水者。严重时前腹壁凹陷几乎贴近脊柱，肋弓、髂嵴和耻骨联合显露，使腹外形如舟状，称舟状腹(scaphoid abdomen)，见于恶病质，如结核病、恶性肿瘤等慢性消耗性疾病。

(2) 局部凹陷：较为少见。多因手术后腹壁瘢痕收缩所致。

### (二) 呼吸运动

腹式呼吸减弱常因腹膜炎症、腹水、急性腹痛、腹腔内巨大肿物或妊娠。腹式呼吸消失常见于胃肠穿孔等所致急性腹膜炎或膈肌麻痹等。

腹式呼吸增强较少见，常为肺部或胸膜疾病使胸式呼吸受限所致。

### (三) 腹壁静脉

正常人腹壁静脉一般不显露，消瘦或皮肤白皙者，皮肤较薄而松弛的老年人隐约可见，但不迂曲。正常时脐水平线以上的腹壁静脉血流自下向上经胸壁静脉和腋静脉而进入上腔静脉，脐水平以下者自上向下经大隐静脉而流入下腔静脉。

各种使腹压增加的情况，如腹水、腹腔巨大肿物、妊娠等，可见腹壁静脉显露。腹壁静脉显而易见或迂曲变粗，称为腹壁静脉曲张。常见于门静脉高压或上、下腔静脉回流受阻而有侧支循环形成时。根据腹壁静脉曲张分布及血流方向可以判断静脉曲张的来源：门静脉高压时，于脐部可见到一簇曲张静脉向四周放射，形如水母头(caput medusas)状，血流方向以脐为中心呈放射状(图 5-50)；下腔静脉梗阻时，曲张静脉大多分布在腹壁两侧，脐上、脐下的腹壁静脉的血流方向均向上(图 5-50)；上腔静脉梗阻时，血流方向均向下(图 5-50)。借简单的指压法即可鉴别。

### (四) 胃肠型和蠕动波

正常人腹部一般看不到胃和肠的轮廓及蠕动波形，除非腹壁特别松弛或菲薄，如老年人、经产妇、极度消瘦。

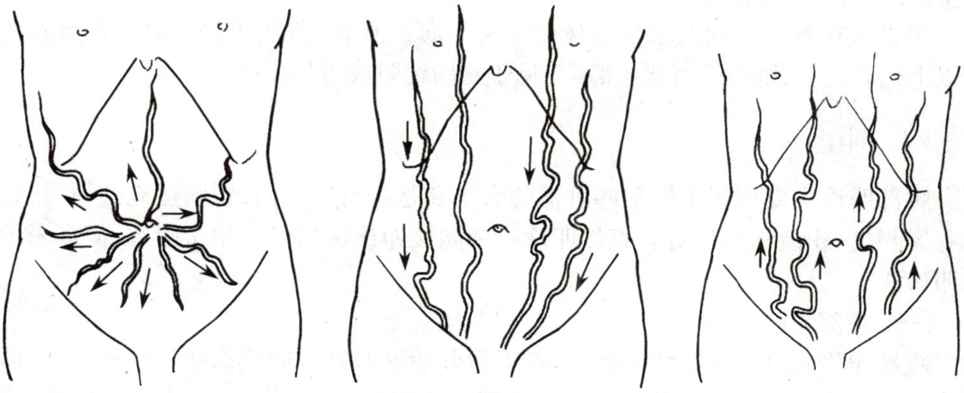


图 5-50　腹壁静脉曲张血流方向示意图

a：门脉高压时，静脉血流方向；b：上腔静脉梗阻时静脉血流方向；c：下腔静脉梗阻时静脉血流方向

胃肠道发生梗阻时，梗阻近端的胃或肠段扩张而隆起，可呈现胃肠的轮廓，称为胃型或肠型（gastral or intestinal pattern），同时伴有该部位的蠕动加强，可以看到蠕动波（peristalsis）。胃蠕动波自左肋缘下开始，缓慢地向右推进，到达右腹直肌旁消失，此为正蠕动波。有时尚可见到自右向左的逆蠕动波。小肠阻塞所致的蠕动波多见于脐部；严重梗阻时，呈管状隆起，排列于腹中部，组成多层梯形肠型，并可看到明显的肠蠕动波，此起彼伏，运行方向不一。结肠远端梗阻时，宽大的肠型多位于腹部周边。如发生了肠麻痹，则蠕动波消失。

## 三、听诊

腹部听诊时应全面听诊各区，尤其注意上腹部、脐部。腹部听诊内容主要有：肠鸣音、振水音。

### （一）肠鸣音

肠蠕动时，肠管内气体和液体随之流动，产生一种断续的咕噜声或气过水声，称为肠鸣音（bowel sound）。听诊时，将听诊器膜型体件置于脐旁或右下腹部至少听诊1分钟。正常肠鸣音大约每分钟4~5次。其频率声响和音调变异较大，餐后频繁明显，休息时稀疏微弱。肠鸣音异常有：

1. 肠鸣音活跃　肠鸣音达每分钟10次以上，但音调并不特别高亢，见于急性胃肠炎、服泻药后或胃肠道大出血时。

2. 肠鸣音亢进　肠鸣音次数多且响亮、高亢，甚至呈叮当声或金属音，见于机械性肠梗阻。

3. 肠鸣音减弱　肠鸣音明显少于正常，甚至数分钟才听到1次，见于老年性便秘、腹膜炎、低钾血症，胃肠动力低下等。

4. 肠鸣音消失　持续听诊2分钟以上未听到肠鸣音，用手指轻叩或搔弹腹部仍未听到肠鸣音，见于急性腹膜炎、腹部大手术后或麻痹性肠梗阻。

### （二）振水音

被评估者仰卧，评估者以一耳凑近或将听诊器体件置于上腹部，然后用稍弯曲的手指在被评估者的上腹部作连续迅速的冲击动作，如听到胃内气体与液体相撞击而产生的声音，即为振水音。

正常人在餐后或饮入多量液体时可有上腹振水音，若在清晨空腹或餐后6~8小时以上仍有此音，则提示胃排空障碍，见于幽门梗阻或胃扩张等。

## 四、叩诊

腹部叩诊主要用于了解某些脏器的大小和是否有叩击痛，胃肠道充气情况，腹腔内有无积气、积液和肿块等。直接叩诊法和间接叩诊法均可应用于腹部，但多采用间接叩诊法。

### （一）腹部叩诊音

腹部叩诊时首先作全腹叩诊，自左下腹开始逆时针方向依次叩诊全腹各区，即左下腹→左侧腹→左上腹→中上腹→右上腹→右侧腹→右下腹→中下腹→中腹，获得腹部叩诊音分布总体印象（图5-51）。腹部叩诊大部分区域均为鼓音，只有肝脾所在部位、增大的膀胱和子宫占据的部位以及两侧腹部近腰肌处叩诊为浊音。鼓音范围缩

笔记

小见于肝脾或其他脏器极度肿大、腹腔内肿瘤或大量腹水。鼓音明显范围增大见于胃肠高度胀气和胃肠穿孔致气腹。

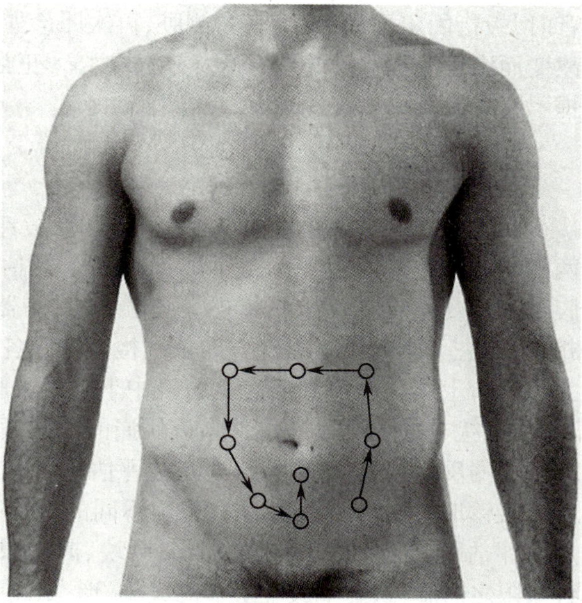

图 5-51 腹部叩诊顺序

### (二) 肝脏及胆囊叩诊

1. 肝上界和肝下界 用叩诊法定肝上界时，一般沿右锁骨中线由肺清音区向下叩向腹部转为浊音时，即为肝上界。此处相当于被肺遮盖的肝顶部，又称肝相对浊音界。再向下叩 1~2 肋间，则浊音变为实音，此处的肝脏不再被肺遮盖，称肝绝对浊音界，亦为肺下界。确定肝下界时，最好由腹部鼓音区沿右锁骨中线向上叩，由鼓音转为浊音处即是。一般叩得的肝下界比触得的肝下缘高 1~2cm。匀称体型者的正常肝上界在右锁骨中线上第 5 肋间，下界位于右季肋下缘。两者之间的距离为肝上下径，约为 9~11cm。矮胖体型者肝上下界均可高一个肋间，瘦长体型者则可低一个肋间。

肝浊音界扩大见于肝癌、肝脓肿、肝炎、肝淤血和多囊肝等；肝浊音界缩小见于急性肝坏死、肝硬化和胃肠胀气等；肝浊音界消失代之以鼓音者，是急性胃肠穿孔的一个重要征象；肝浊音界向上移位见于右肺纤维化、右下肺不张、气腹、鼓肠等；肝浊音界向下移位见于肺气肿、右侧张力性气胸等。

2. 肝区叩击痛 肝区叩击痛见于肝炎、肝脓肿或肝癌等。

3. 胆囊叩击痛 胆囊区叩击痛为胆囊炎的重要体征。

### (三) 肾脏叩诊

常用肾区叩击痛检查肾脏病变。检查时，被评估者采取坐位或侧卧位，评估者用左手掌平放在其肋脊角处（肾区），右手握拳用由轻到中等的力量叩击左手背。正常时无叩击痛，叩击痛见于肾炎、肾盂肾炎、肾结石、肾结核及肾周围炎。

### (四) 膀胱叩诊

膀胱叩诊用于判断膀胱膨胀的程度。在耻骨联合上方进行，通常从上往下，由鼓音转为浊音。膀胱空虚时，因有肠管存在，叩诊呈鼓音。膀胱内有尿液充盈时，耻骨上方叩诊呈圆形浊音区；排尿或导尿后复查，则浊音区转为鼓音。此可与女性妊娠时子宫增大，子宫肌瘤或卵巢囊肿时，该区叩诊浊音鉴别。

### (五) 移动性浊音

移动性浊音（shifting dullness）为确定腹腔有无积液的重要检查方法。叩诊机制为当腹腔积液患者取仰卧位时，液体因重力作用积聚于腹腔低处，含气的肠管漂浮其上，故叩诊腹中部呈鼓音，腹部两侧呈浊音。患者取侧卧位时，液体积聚于下部，肠管上浮，下侧腹部转为浊音。鉴此，评估者自患者腹中部脐平面开始叩向左侧至出现浊音时，板指固定不动，嘱患者右侧卧，再次叩诊如呈鼓音，表明浊音移动。这种因体位改变而出现浊音移动的现象，称移动性浊音。正常人无移动性浊音。移动性浊音阳性，提示腹腔内游离腹水达1000ml以上。

## 五、触诊

触诊是腹部检查的主要方法。触诊时，被评估者仰卧，两臂自然置于躯干两侧，两腿屈曲并稍分开，并做平静的腹式呼吸。评估者面向被评估者站于其右侧，前臂与腹部表面尽量在同一水平。先全腹触诊，后脏器触诊。全腹触诊的顺序与全腹叩诊相同，自左下腹开始逆时针方向依次检查全腹各区，即左下腹→左侧腹→左上腹→中上腹→右上腹→右侧腹→右下腹→中下腹→中腹（图5-51）。若被评估者已诉有病痛部位，则检查的原则是先触诊未诉病痛的部位，逐渐移向病痛部位。边触诊边观察被评估者的反应与表情，边触诊边与被评估者简单交流。

触诊时，根据不同的目的，采用不同的触诊手法。浅部触诊用于腹部触诊起始，用以评估腹壁紧张度、表浅的压痛、肿块、搏动和腹壁上的肿物；深部触诊继浅部触诊各象限之后施行，感知腹腔脏器的大小、形态、压痛、反跳痛以及腹内肿块情况等。

### （一）腹壁紧张度

正常人腹壁有一定张力，一般触之柔软，较易压陷，称腹壁柔软。某些病理情况可使全腹或局部腹肌紧张度增加或减弱。

1. 腹壁紧张度增加　主要因腹膜炎症刺激引起腹肌痉挛所致。

（1）全腹紧张度增加：①急性胃肠穿孔或脏器破裂所致急性弥漫性腹膜炎，腹膜刺激而引起腹肌痉挛、腹壁明显紧张，甚至强直，硬如木板，称板状腹（board-like rigidity）；②结核性腹膜炎或癌性腹膜炎，由于发展较慢，对腹膜刺激缓慢，且可有腹膜增厚和肠管、肠系膜的粘连，故形成腹壁柔韧而具抵抗力，不易压陷，称揉面感（dough kneading sensation）或柔韧感。

（2）局部腹壁紧张度增加：常因腹内脏器炎症波及腹膜而引起，如上腹或左上腹肌紧张常见于急性胰腺炎，右上腹肌紧张常见于急性胆囊炎，右下腹肌紧张常见于急性阑尾炎。

2. 腹壁紧张度减低　多因腹肌张力降低或消失所致。评估时腹壁松软无力，失去弹性，全腹紧张度减低，见于慢性消耗性疾病或大量放腹水后，亦见于经产妇或老年体弱、脱水之患者。

### （二）压痛及反跳痛

1. 压痛　正常腹部触诊时不引起疼痛，深压时仅有一种压迫不适感。压痛（tenderness）多来自腹壁或腹腔内的病变。浅表的腹壁病变抬头屈颈使腹肌紧张时压痛明显，有别于腹腔内病变引起者。腹腔内的病变如脏器的炎症、淤血、肿瘤、破裂、扭转，以及腹膜的刺激（炎症、出血等）等均可引起腹部压痛，根据压痛部位可推测受累脏器。一些位置较固定的压痛点常反映特定的疾病，如位于右锁骨中线与肋缘交界处的胆囊点压痛标志胆囊的病变；位于脐与右髂前上棘连线中、外1/3交界处的阑尾点（麦氏点，McBurney point）压痛标志阑尾的病变等。

2. 反跳痛　当评估者用手触诊腹部出现深压痛后，示、中和环指三指可于原处稍停片刻，使压痛感觉趋于稳定，然后迅速将手抬起，如此时被评估者感觉腹痛骤然加

笔记

重，并常伴有痛苦表情或呻吟，称为反跳痛(rebound tenderness)。反跳痛是腹膜壁层已受炎症累及的征象，为腹内脏器病变累及邻近腹膜的标志。当被评估者查有腹肌紧张、压痛与反跳痛，称腹膜刺激征(peritoneal irritation sign)，亦称腹膜炎三联征。

### (三) 肝脏触诊

主要用于了解肝脏下缘的位置和肝脏的质地、边缘、表面及搏动等。

1. 触诊方法　触诊时，需嘱被评估者做较深腹式呼吸以使肝脏上下移动。可用单手或双手触诊，单手触诊法较为常用。

(1) 单手触诊法：需在右锁骨中线上及前正中线上，分别触诊肝缘。右锁骨中线上触诊时，评估者将右手四指并拢，掌指关节伸直，示指前端桡侧与肋缘大致平行地放在右锁骨中线上，估计肝下缘的下方，配合被评估者较深的腹式呼吸进行触诊。被评估者呼气时，手指压向腹壁深部触诊肝脏边缘，吸气时，手指缓慢抬起，朝肋缘方向迎触下移的肝缘。如此反复进行，手指逐步向肋缘移动，直到触及肝缘或肋缘为止(图 5-52)。前正中线上触诊时，示指与中指的指端指向剑突放在前正中线上估计肝下缘的下方，配合腹式深呼吸进行迎触。

(2) 双手触诊法：评估者右手位置同单手法。右锁骨中线上触诊时，用左手掌托住被评估者右腰部，拇指张开置于肋部，触诊时左手向上推，拇指按压使肝下缘紧贴于前腹壁，并限制右下胸扩张，以增加膈下移的幅度，这样吸气时下移的肝脏就更易被触及(图 5-53)。前正中线上触诊时，左手掌置于胸骨下缘按压配合右手触诊。

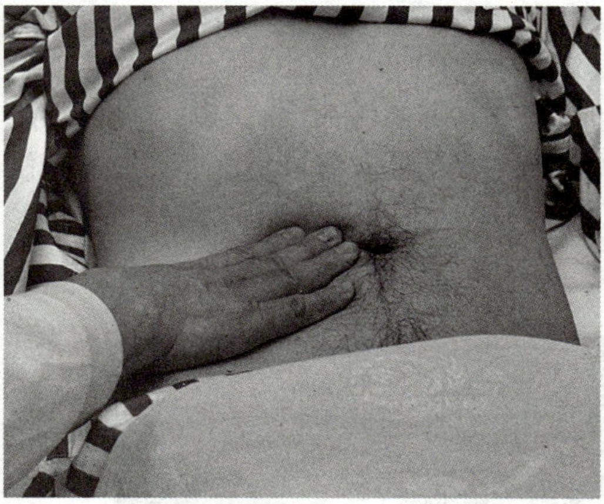

图 5-52　右锁骨中线上单手触诊法触诊肝脏

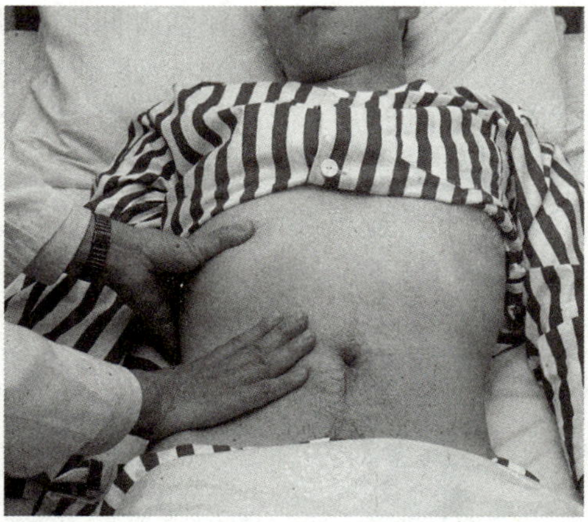

图 5-53　右锁骨中线上双手触诊法触诊肝脏

2. 触诊内容　触诊内容包括肝脏大小、质地、表面状态及边缘情况、有无压痛等，此外必要时检查肝颈静脉回流征等。

(1) 大小：如触及肝缘，在平静呼吸时测量其与右肋缘和(或)剑突根部的距离，以厘米表示。正常成人肝脏在肋缘下一般不易触到，但腹壁松软、体形瘦长的人在深吸气时可于肋缘下触及肝下缘，但应在 1cm 以内；在剑突下多在 3cm 以内。肝下缘超出上述标准，其肝上界正常或升高，提示肝肿大。弥漫性肝大，见于肝炎、肝淤血、脂肪肝、白血病、血吸虫病等。局限性肝大见于肝脓肿、肝肿瘤及肝囊肿等。肝脏缩小见于急性和亚急性重症肝炎、门静脉性肝硬化晚期，病情极为严重。

(2) 质地：肝脏质地一般分为质软、质韧和质硬三级。正常肝脏质软如触口唇；急性肝炎、脂肪肝质地稍韧，慢性肝炎及肝淤血质韧如触鼻尖；肝硬化、肝癌时质硬如触前额。

(3) 表面状态及边缘：正常肝脏表面光滑，边缘整齐、厚薄一致。肝淤血、脂肪肝时，边缘钝圆；肝硬化时，边缘锐利，表面扪及细小结节；肝癌则肝边缘不规则，表面不光滑，呈不均匀结节状。

(4) 压痛：正常肝脏无压痛。当肝包膜有炎症反应或因肝肿大受到牵张时可出现压痛。轻度压痛见于肝炎、肝淤血等；剧烈压痛见于肝脓肿。

(5) 肝颈静脉回流征(hepatojugular reflux)：评估时，嘱被评估者卧床，头垫高枕，张口平静呼吸，如有颈静脉怒张者，应将床头抬高 30°~45°，使颈静脉怒张水平位于颈根部。评估者右手掌面轻贴于右上腹肝区，逐渐加压，持续 10 秒钟，同时观察颈静脉怒张程度。正常人颈静脉不扩张，或施压之初可有轻度扩张，但迅即下降到正常水平。右心衰竭的患者，如按压其淤血肿大的肝脏时，则颈静脉怒张更为明显，称肝颈静脉回流征阳性，为早期右心功能不全的重要体征。

### (四) 脾脏触诊

正常情况下脾脏不能触及，一旦触及，即提示脾肿大。但是内脏下垂或左侧胸腔积液、积气时膈下降，可使脾向下移位而被触及。

1. 触诊方法　脾脏明显肿大而位置又较表浅时，用单手触诊即可查到。如果肿大的脾脏位置较深，应需采用双手触诊法。临床上以双手触诊法应用居多。

(1) 双手触诊法：被评估者仰卧，两腿稍屈曲，评估者左手绕过被评估者腹前方，手掌置于其左胸下第 9~11 肋处，将后胸向前推动并与拇指共同限制胸廓运动。右手掌平置于左肋缘下估计脾下缘下方，与左肋弓大致成垂直方向，如同触诊肝脏一样，配合呼吸，逐步向上，迎触脾脏，直至触及脾缘或左肋缘。在脾脏轻度肿大而仰卧位不易触到时，应嘱被评估者取右侧卧位，右下肢伸直，左下肢屈髋屈膝，再用双手触诊容易触及(图 5-54)。

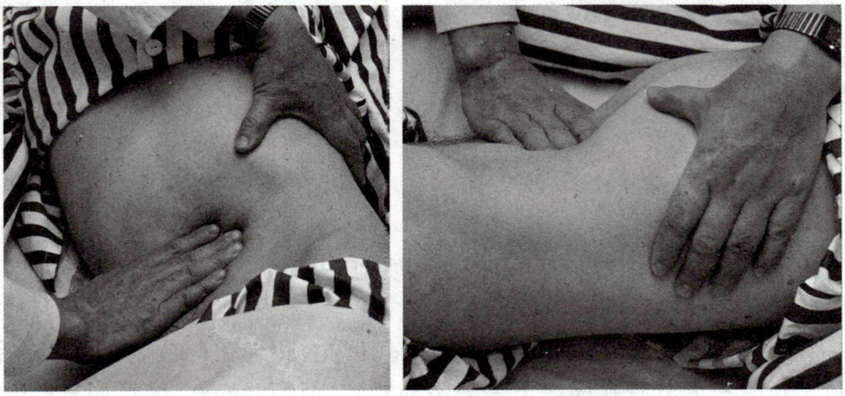

图 5-54　双手触诊法触诊脾脏

(2) 单手触诊法：同双手触诊法的右手手法。

2. 脾脏肿大的分度及临床意义　如同肝脏触诊一样，触到脾脏后除注意大小外，还要注意它的质地、边缘和表面情况，有无压痛等。

临床上常根据脾下缘至肋下缘的距离，将脾大分为轻、中、高三度。脾缘在肋下不超过 2cm，为轻度肿大，见于急慢性肝炎、伤寒等，质地多较柔软；超过肋下 2cm，但在脐水平线以上者，为中度肿大，见于肝硬化、慢性淋巴细胞白血病、淋巴瘤等；超过脐水平线或向右超过前正中线，为高度肿大，即巨脾，见于慢性粒细胞白血病、慢性疟疾、淋巴瘤或恶性组织细胞病。

### （五）胆囊触诊

正常时胆囊隐没于肝脏之下，不能触及。

1. 胆囊肿大　肿大的胆囊超过肝缘及肋缘，可在右肋缘下腹直肌外缘处触及。肿大的胆囊一般呈梨形或卵圆形囊样感，表面光滑，张力较高，常有触痛，随呼吸上下移动。如其伴有明显压痛，常见于急性胆囊炎；如无压痛，见于壶腹周围癌；有实性感者，可见于胆囊结石或胆囊癌。

2. Murphy 征阳性　有时胆囊有炎症，但并无肿大或未肿大到肋缘以下，触诊不能查到胆囊。此时可探测胆囊触痛。评估者以左手掌平放于被评估者右胸下部，以拇指指腹勾压于右肋下胆囊点处(图 5-55)，然后嘱被评估者缓慢深吸气。在吸气过程中发炎的胆囊下移时撞及用力按压的拇指，即可引起疼痛，此为胆囊触痛，如深吸气时被评估者感觉疼痛并中止吸气，称 Murphy 征阳性。

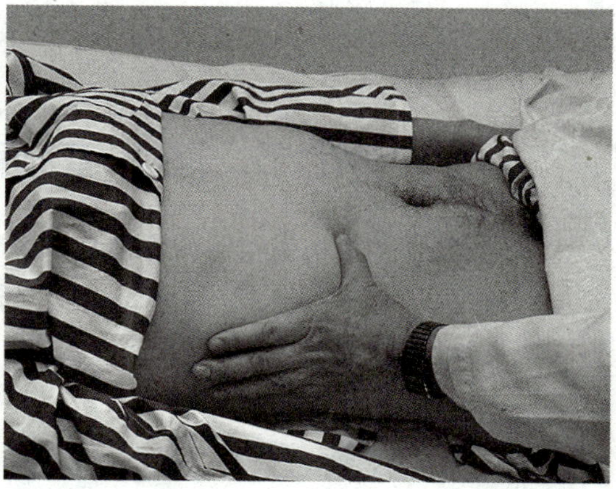

图 5-55　Murphy 征检查法

### （六）膀胱触诊

正常膀胱空虚时隐于盆腔内，不易触到。只有当膀胱充盈胀大时，才超出耻骨上缘而在下腹中部触到。膀胱触诊一般采用单手滑行触诊法。在仰卧屈膝情况下评估者以右手自脐开始向耻骨方向触摸，触及肿块后应详察其性质。膀胱增大多由积尿所致，呈扁圆形或圆形，触之囊性感，不能用手推移，按压时憋胀，有尿意。极度充胀时，触之质硬，但光滑。排尿或导尿后缩小或消失，借此可与妊娠子宫、卵巢囊肿及直肠肿物等鉴别。膀胱胀大多由尿潴留所致，见于尿道梗阻、脊髓病、昏迷、腰椎或骶椎麻醉后、手术后局部疼痛患者。

**知识链接**

**腹部肿块触诊**

腹部触及肿块时，应注意以下各点：

1. 部位　某些部位的肿块常来源于该部的脏器。

2. 大小　凡触及的肿块均应测量其上下(纵长)、左右(横宽)和前后径(深厚)。为了形象化，也可以用公认大小的实物作比喻，如拳头、鸡蛋、核桃等。

3. 形态　触到肿块应注意其形状、轮廓、边缘和表面情况。圆形且表面光滑的肿块多为良

笔记

性，以囊肿或淋巴结居多。形态不规则，表面凸凹不平且坚硬者，应多考虑恶性肿瘤、炎性肿物或结核性肿块。

4. 质地　肿块若为实质性的，其质地可能柔韧、中等硬或坚硬，见于肿瘤、炎性或结核浸润块。肿块若为囊性，质地柔软，见于囊肿、脓肿。

5. 压痛　炎性肿块有明显压痛。与脏器有关的肿瘤压痛可轻重不等。

6. 搏动　消瘦者可以在腹部见到或触到动脉的搏动。如在腹中线附近触到明显的膨胀性搏动，则应考虑腹主动脉或其分支的动脉瘤。

7. 移动度　如果肿块随呼吸而上下移动，多为肝、胆、脾、胃、肾或其肿物。局部炎性肿块或脓肿及腹腔后壁的肿瘤，一般不能移动。

此外，还应注意所触及的肿块与周围器官和腹壁的关系等。

来源：万学红，卢雪峰．诊断学[M]．第8版．北京：人民卫生出版社，2013.

（孙志岭）

## 第七节　肛门、直肠和男性生殖器评估

肛门、直肠和男性生殖器的评估易被忽略，以致发生误诊和漏诊。评估应在光线充足的环境进行，动作宜轻柔，应注意保护被评估者的隐私。另外，评估者检查异性被评估者时，须有异性医护人员在场。

**知识链接**

**直　肠　癌**

直肠癌是指从齿状线至直肠乙状结肠交界处之间的癌，是消化道最常见的恶性肿瘤之一。直肠癌位置低，容易被直肠指诊及乙状结肠镜诊断。

直肠指检后应再作直肠镜检查，在直视下协助诊断，观察肿块的形态、上下缘以及距肛门缘的距离，并采取肿块组织作病理切片检查，以确定肿块性质及其分化程度。位于直肠中、上段癌肿，手指无法触到，采用乙状结肠镜检是一种较好的方法。

### 一、肛门与直肠评估

肛门与直肠的评估方法简便，可发现很多重要临床体征。检查时应根据被评估者身体情况和检查需要，选择适当的体位。常用的检查体位有以下几种：

1. 肘膝位（genucubital position）或胸膝位（图 5-56）　是肛门和直肠检查最常用的体位。被评估者双膝屈曲成直角跪于检查台上，双肘关节屈曲置于检查台上，臀部抬高。此体位适用于直肠、前列腺、精囊及乙状结肠镜检查等，但不宜持久，故病重及年老体弱者不宜采用。

2. 左侧卧位（left recumbent positicn）（图 5-57）　被评估者左侧卧于检查台，左腿伸直，右腿向腹部屈曲，评估者位于其背后进行检查。此体位适用于女性、病重、年老体弱者或肛门直肠小手术。

笔记

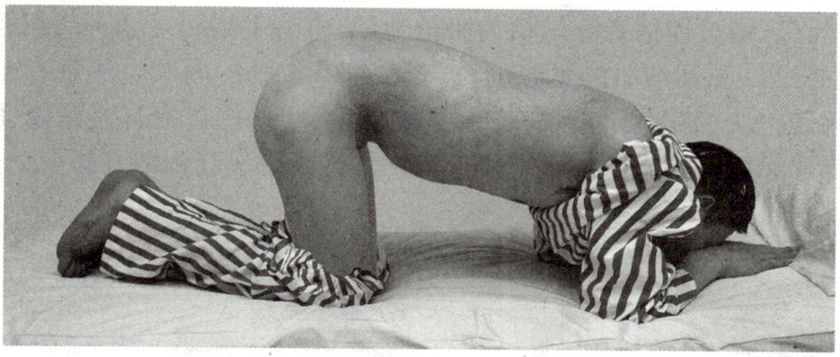

图 5-56　肘膝位

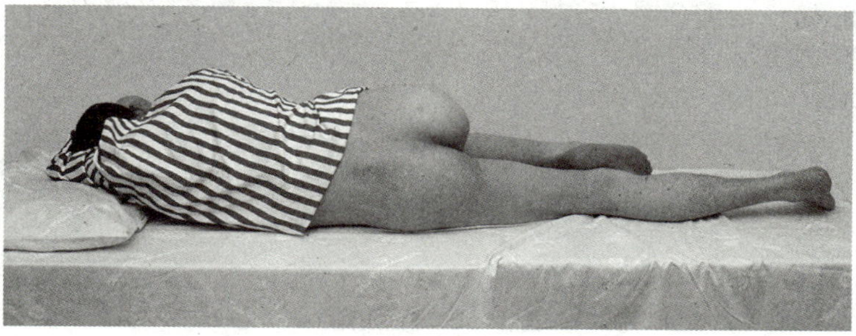

图 5-57　左侧卧位

3. 仰卧位或截石位(lithotmy position)　被评估者仰卧位,臀部垫高,双膝关节屈曲、外展,两腿分开,充分暴露肛门。此体位适用于膀胱直肠窝检查及直肠双合诊,即右手示指在直肠内、左手在下腹部,双手配合,以检查盆腔脏器病变情况。

4. 蹲位(kneeling squatting position)　嘱患者下蹲,屏气向下用力。适用于检查直肠脱垂、内痔及直肠息肉等。

肛门与直肠评估的结果及其病变部位按时钟方向记录,并要注明检查体位,如肘膝位病变在肛门后正中点为 12 点钟,前正中点为 6 点钟,而仰卧位时的时钟位则与之相反。

肛门与直肠的评估方法以视诊和触诊为主,辅以内镜检查。

### (一) 视诊

评估者用手分开被评估者臀部,观察肛门周围皮肤颜色及皱褶,正常颜色较深,皱褶呈放射状,肛门周围皮肤完整。观察肛周有无粪便、黏液、脓血、皮肤损伤、肿块、外痔、肛裂、溃疡及瘘管口等,然后嘱被评估者取蹲位作排便姿势或让被评估者用力屏气,评估者用示指和中指将其臀裂分开,使肛门外翻,观察有无内痔、息肉及直肠脱垂等情况。

### (二) 触诊

肛门或直肠的触诊称为直肠指诊或肛门指诊,简称肛诊,方法简便易行而有效,许多肛门直肠疾病通过指诊就可早期发现,而且对盆腔的其他疾病如前列腺与精囊病变、子宫及输卵管病变等,都具有重要的诊断价值。触诊时要求被评估者采取肘膝位、左侧卧位等,为避免肛门括约肌紧张,可嘱被评估者张口深呼吸。评估者右手戴手套或仅右手示指戴指套,示指涂以液体石蜡、肥皂液或凡士林等润滑剂,以示指轻

笔记

轻按摩肛门外口，待被评估者肛门括约肌松弛后，再将手指缓慢插入肛门及直肠内(图5-58)。先检查肛门及括约肌的紧张度，再查肛管及直肠的内壁。注意有无触痛、黏膜是否光滑，有无包块、狭窄或波动感。示指抽出后，观察指套上有无黏液、脓血等分泌物，必要时取其涂片镜检或作细菌学检查。正常直肠指诊肛管和直肠内壁柔软、光滑，无触痛和包块。

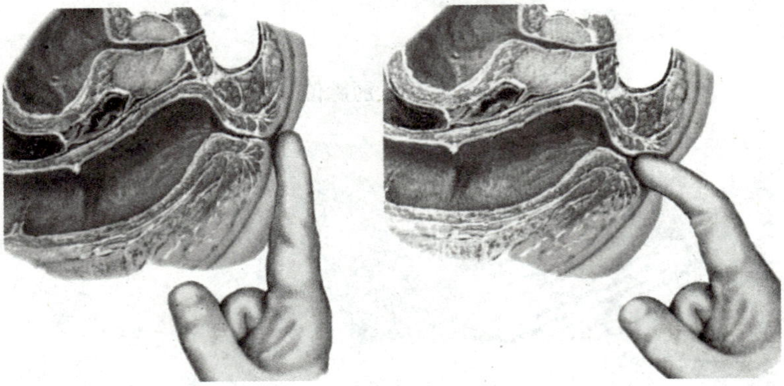

图 5-58 直肠指诊

经肛门、直肠视诊和触诊可发现以下一些异常改变：

1. 肛门闭锁(imperforate anus)与狭窄 多见于新生儿先天性畸形；因感染、外伤或手术引起的肛门狭窄，常可在肛周发现瘢痕。

2. 肛门红肿、创口或瘢痕 肛门周围有红肿及压痛，常为肛门周围炎症或脓肿。肛门有创口或瘢痕，见于外伤或术后，周围有局限性红肿和压痛，伴有波动感，见于肛门周围脓肿。

3. 肛裂(anal fissure) 是肛管下段(齿状线以下)深达皮肤全层的纵形及梭形裂口或感染性溃疡。患者自觉排便时疼痛，排出的粪便周围常附有少许鲜血。检查时肛门常可见裂口，触诊时有明显触压痛，如同时伴有感染，直肠可有剧烈触痛。

4. 痔(hemorrhoid) 是直肠下端黏膜下或肛管边缘皮下的内痔静脉丛或外痔静脉丛扩大和曲张所致的静脉团，多见于成年人，常有大便带血、痔块脱出、疼痛或瘙痒感。①内痔(internal hemorrhoid)位于齿状线以上。表面被直肠下端黏膜所覆盖；在肛门内口可查到柔软的紫红色包块，排便时可突出肛门口外；②外痔(external hemorrhoid)位于齿状线以下，表面被肛管皮肤所覆盖，在肛门外口可见紫红色柔软包块，表面为皮肤；③混合痔(mixed hemorrhoid)是齿状线上、下均可发现紫红色包块，下部被肛管皮肤所覆盖；具有外痔和内痔的特点。

5. 直肠脱垂(proctoptosis) 又称脱肛(anal prolapse)，是指肛管、直肠或乙状结肠下端的肠壁，部分或全层向外翻而脱出于肛门外。嘱被评估者取蹲位，观察肛门外有无突出物。如无突出物或突出不明显，让其用力屏气做排便动作时，可见肛门外紫红色球状突出物，且随排便力气加大而突出更加明显，直肠指诊时能感到其肛管括约肌收缩无力，此系直肠部分脱垂(即直肠黏膜脱垂)，停止排便时突出物常可回复至肛门内；若突出物呈椭圆形块状物，表面有环形皱襞，即为直肠完全脱垂(即直肠壁全层脱垂),停止排便时不易回复。

6. 肛门直肠瘘 简称肛瘘(archosyrinx),有内口和外口,内口在直肠或肛管内,瘘管经过肛门软组织,开口于肛门周围皮肤,肛瘘多为肛管或直肠周围脓肿与结核所致,不易愈合,检查时可见肛门周围皮肤有瘘管开口,有时有脓性分泌物,直肠指诊在内口处有轻度压痛,可扪及硬结样内口及锁样瘘管。

7. 直肠癌 触到表面凹凸不平、质地坚硬的肿块可考虑直肠癌。

8. 直肠息肉(proctopolypus) 触及柔软、表面光滑、有弹性、或有无蒂、活动的球形肿物多为直肠息肉。

## 二、男性生殖器评估

男性生殖器包括阴茎、阴囊、前列腺和精囊等。阴囊内有睾丸、附睾及精索等。评估时应充分暴露被评估者外阴部,双下肢取外展位,先评估外生殖器阴茎及阴囊,后评估内生殖器前列腺及精囊。评估方法有视诊和触诊。

**知识链接**

**隐睾症及其检查**

当阴囊触诊未触及睾丸时,应触诊腹股沟管内或阴茎根部、会阴部等处,或作超声检查腹腔。如睾丸隐藏在以上部位,称为隐睾症(cryptorchism)。隐睾以一侧多见,也可双侧,如双侧隐睾未在幼儿时发现并手术复位,常常影响生殖器官和第二性征发育,并可丧失生育能力。有时正常小儿因受冷或提睾肌强烈收缩,可使睾丸暂时隐匿于阴囊上部或腹股沟管内,检查时可由上方将睾丸推入阴囊,嘱小儿咳嗽也可使睾丸降入阴囊。

来源:陈文彬,潘祥林.诊断学[M].第8版.北京:人民卫生出版社,2013.

### (一) 阴茎

视诊时注意阴茎有无形态异常,如有无偏斜或屈曲畸形,以及包皮、阴茎头和阴茎颈、尿道口等情况。触诊时注意海绵体及尿道有无硬结和压痛。

1. 阴茎大小和形态 阴茎为前端膨大的圆柱体,分头、体、根三部分。正常成人阴茎长7~10cm。①成年人阴茎<4cm(婴儿型),多见于垂体功能或性腺功能不全;②儿童阴茎过大(成人型)多见于促性腺激素过早分泌(真性性早熟)和睾丸间质细胞瘤(假性性早熟)。

2. 包皮 阴茎的皮肤在阴茎颈前向内翻转覆盖于阴茎表面称为包皮。正常成人包皮不应掩盖尿道口,上翻后可露出阴茎头。①若包皮长度超过阴茎头,但上翻后能露出尿道外口和阴茎头,称为包皮过长(prepuce redundant),易引起炎症、包皮嵌顿,甚至长期残留污垢成为致癌因素。②若包皮上翻后不能露出阴茎头,则称为包茎(phimosis),由先天性包皮口狭窄、外伤或炎症后粘连引起。

3. 阴茎头和阴茎颈 阴茎前端膨大部分称为阴茎头。在阴茎头、颈交界部位有一环形浅沟,称为阴茎颈或阴茎头冠。正常阴茎头红润、光滑,无红肿和结节。评估时应将包皮上翻暴露全部阴茎头及阴茎颈,注意阴茎头有无充血、水肿、糜烂、溃疡、结节及分泌物等(图5-59),包皮过长者应将包皮翻开进行检查;如看到或触到硬结,伴有暗红色溃疡、易出血,或呈菜花状,表面附有灰白色坏死组织,应考虑阴茎癌;阴茎

笔记

颈处若有单个椭圆形硬质溃疡，称为下疳(chancre)，愈后留有瘢痕，可见于梅毒；阴茎头部如出现淡红色小丘疹融合成蕈样，呈乳突状突起，应考虑为尖锐湿疣。

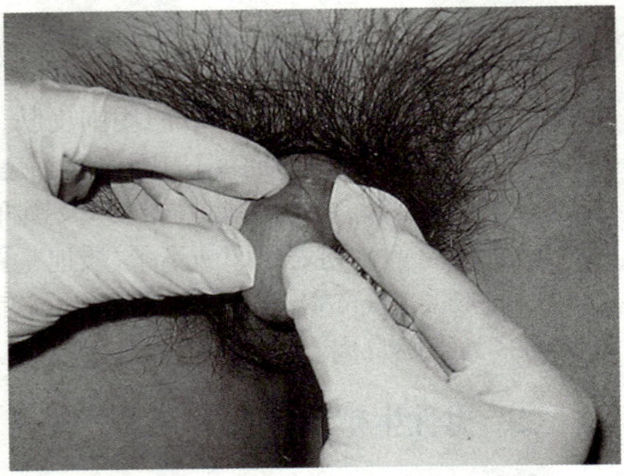

图 5-59 阴茎头颈部检查

4. 尿道外口 检查时评估者用示指与拇指，轻轻挤压龟头使尿道张开，观察尿道口有无红肿、分泌物及溃疡，观察尿道口是否狭窄，注意有无尿道口异位(图 5-60)。正常尿道外口黏膜红润，无分泌物。尿道外口发红、附有分泌物并沿尿道口有压痛者，见于淋球菌或其他病原体感染所致的尿道炎；尿道外口狭窄见于先天性畸形或炎症引起的粘连；尿道下裂时尿道口位于阴茎腹面。如嘱患者排尿，裂口处常有尿液溢出。

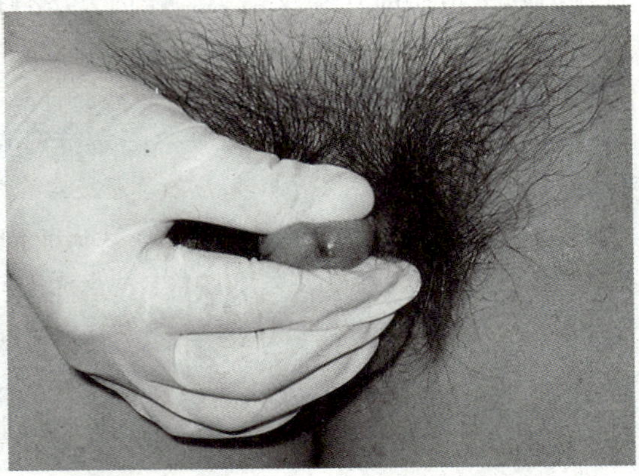

图 5-60 尿道口检查

## (二) 阴囊

阴囊为腹壁的延续部分，由多隔膜将其分为左右两个囊腔，每囊腔含有睾丸、附睾及精索。评估时被评估者取站立位或仰卧位，充分暴露下身，两腿稍分开。评估方法主要有视诊和触诊。先观察阴囊皮肤是否粗糙，有无颜色改变，有无渗出、糜烂、皮疹及水肿等，后进行阴囊触诊，方法是评估者双手拇指置于被评估者阴囊前面，其余四指置于阴囊后面，起托护作用，拇指作来回滑动触诊，可双手同时进行(图 5-61)。也可用单手触诊。阴囊检查按以下顺序进行：

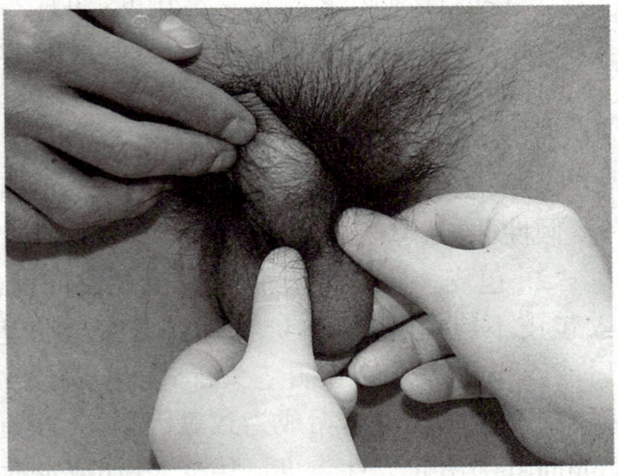

图 5-61 阴囊触诊

1. 阴囊皮肤及外形 正常阴囊皮肤深暗色，多褶皱。视诊时注意观察阴囊皮肤有无皮疹、脱屑溃烂等损害，观察阴囊外形有无肿胀肿块。异常发现包括：①阴囊湿疹：阴囊皮肤增厚呈苔藓样，并有小片鳞屑；或皮肤呈暗红色、糜烂，有大量浆液渗出，有时形成软痂，伴有顽固性奇痒。②阴囊水肿：阴囊皮肤肿胀发亮，达到透明程度，常见于全身性水肿的一部分，也可由于局部因素，如局部炎症或过敏反应、静脉血或淋巴液回流受阻等。③鞘膜腔积液：正常情况下鞘膜囊内

笔记

有少量液体，当鞘膜本身或邻近器官出现病变时，鞘膜液体分泌增多，而形成积液，此时阴囊肿大触之有水囊样感，不同病因所致鞘膜积液有时难以鉴别，如阴囊疝与睾丸肿瘤，透光试验有助于两者的鉴别，透光试验方法简便易行，方法是用不透明的纸片卷成圆筒，一端置于肿大的阴囊部位，对侧阴囊以电筒照射，从纸筒另一端观察阴囊透光情况。也可把房间关暗，用电筒照射阴囊后观察。鞘膜积液时，阴囊呈橙红色均质的半透明状，而阴囊疝和睾丸肿瘤则不透光（图 5-62）。④阴囊疝：因肠管或肠系膜经腹股沟管下降至阴囊内所形成，表现为单侧或双侧阴囊肿大，触之有囊样感，有时可推回腹腔，但患者用力咳嗽等使腹腔内压增高时可再降入阴囊。⑤阴囊象皮肿：阴囊皮肤水肿粗糙、增厚如象皮样，称为阴囊象皮肿或阴囊象皮病，见于丝虫病引起的淋巴管炎或淋巴管阻塞所致。

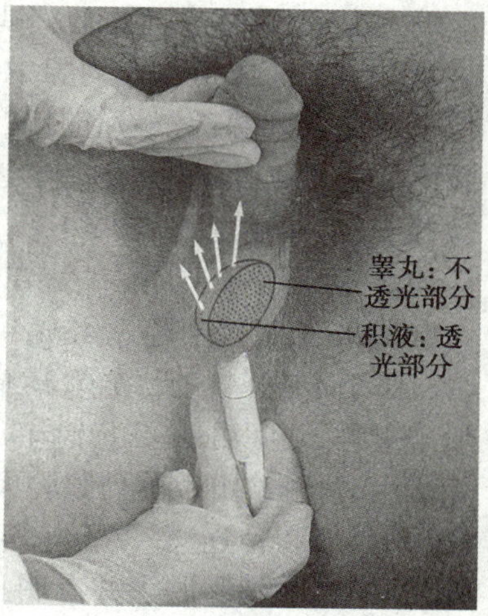

图 5-62　阴囊透光试验

2. 睾丸　成年人睾丸约 5cm 长，2~3cm 宽，椭圆形，表面光滑柔韧，一般左侧较右侧略低。触诊时评估者应用拇指及示、中指触及睾丸，并作两侧对比，注意其大小、形状、硬度、有无触痛及阙如等。异常发现包括：①睾丸急性肿痛，并有明显触压痛，可见于急性睾丸炎，常继发于流行性腮腺炎、淋病或睾丸外伤等；②睾丸慢性肿痛多由结核引起。③一侧睾丸肿大、质硬或伴有结节，应考虑睾丸肿瘤或白血病细胞浸润。④睾丸萎缩可因流行性腮腺炎或外伤后遗症及精索静脉曲张所引起。⑤睾丸过小常为先天性或内分泌异常引起，如肥胖性生殖无能症等。⑥若在阴囊内未触及睾丸，可能为隐睾症，睾丸隐藏在阴茎根部、腹股沟管、会阴部或腹腔等处。⑦睾丸阙如可为单侧或双侧，常见于性染色体数目异常所致的先天性无睾症，双侧无睾症患者生殖器官及第二性征均发育不良。

3. 附睾　是贮存精子和促进精子成熟的器官，位于睾丸上端后外侧。上端膨大为附睾头，下端细小如囊锥状为附睾尾。检查时评估者用拇指和示、中指触诊，注意附睾大小，有无结节和压痛。异常发现包括：①急性附睾炎时，附睾肿痛明显，且常伴有睾丸炎症肿大，附睾与睾丸分界不清；②慢性附睾炎时，触诊能摸到结节，压痛轻。③若附睾肿胀而无压痛，质硬并有结节感，伴有输精管增粗且呈串珠状，可能为附睾结核，结核病灶可与阴囊皮肤粘连，破溃后易形成瘘管。

4. 精索　在左右精囊腔内各有一条，位于附睾上方，由腹股沟管外口延续至附睾上端。呈柔软的条索状圆形结构，检查时评估者用拇指和示指触诊精索，从附睾摸到腹股沟环。正常精索无压痛。异常发现包括：①若局部皮肤红肿且有挤压痛，可见于急性精索炎；②若局部呈串珠样肿胀，可见于输精管结核；③若触及蚯蚓状柔软的团块，且团块于站立位或增加腹压时明显，平卧位时消失，则见于精索静脉曲张。④靠近附睾的精索触及硬结，常由丝虫病所致。

### （三）前列腺

前列腺位于膀胱下方、耻骨联合后约 2cm 处，包绕尿道根部。形状及大小像栗子，上端宽大，下端窄小，后面较平坦，正中有纵行浅沟，将其分为左、右两叶，尿道从前列腺中纵行穿过，前列腺排泄管开口于尿道前列腺部。检查时被评估者取肘膝卧位、站立弯腰体位或左侧卧位，检查前排空膀胱，评估者用肛门指诊进行检查，向腹侧触诊（图 5-63）。注意前列腺的大小、质地、活动度，表面是否光滑，有无结节或压痛。正常成人前列腺距肛门 4cm，直径不超过 4cm，突出于直肠小于 1cm，表面光滑，质韧而有弹性，无结节、压痛及粘连，左、右两叶大小及形态对称，之间可触及正中沟。异常发现包括：①良性前列腺增生时，触诊可及前列腺肿大，中间沟消失、表面平滑、质韧、无压痛和粘连，多见于老年人；②急性前列腺炎或前列腺脓肿时，前列腺肿大并有明显压痛；③前列腺癌时，前列腺肿大，表面凹凸不平、质硬、无压痛。

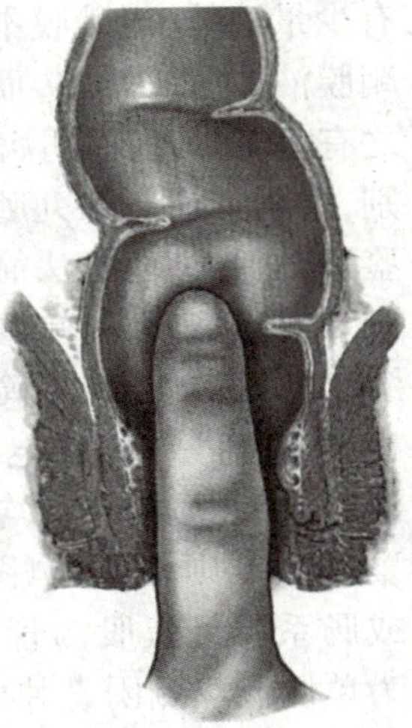

图 5-63 前列腺触诊

### （四）精囊

精囊为一菱形囊状非成对的附属性腺，位于前列腺上方。正常精囊光滑柔软，直肠指诊时不易触之。精囊病变常继发于前列腺病，如精囊可触及条索状肿胀并有压痛，见于前列腺炎等所致的精囊炎；精囊表面呈结节状、质硬，见于前列腺结核引起的精囊结核，或前列腺癌。

**知识链接**

**前列腺直肠指检的分度及估重法**

为了便于正确记录直肠指检时前列腺增生情况，Rous 于 1985 年提出了前列腺直肠指检的分度及估重法：第一度增大：腺体大小较正常增大 1.5~2 倍，中间沟变浅，突进直肠之间隔约为 1~2cm，估重为 20~25g。第二度增大：腺体超过正常的 2~3 倍，中间沟可能消失，突进直肠超过 2~3cm，估重为 25~50g。第三度增大：腺体超过正常的 3~4 倍，中间沟消失，突进直肠超过 3cm，估重为 50~75g。第四度增大：腺体超过正常 4 倍，指检已不能触及前列腺底部，一侧或双侧侧沟因腺体增大而消失，估重在 75g 以上。

国内专家王以敬等提出简易形象的估算方法，包括正常的前列腺约为栗子大小，Ⅰ度增生如鸽蛋大；Ⅱ度增生如鸡蛋大小；Ⅲ度增生为鸭蛋大小；Ⅳ度增生为鹅蛋大小。

注意直肠指检触及的前列腺大小并不一定是实际体积，若中叶增生完全突入膀胱腔时直肠指检则不能明显触摸到。

来源：吕探云，孙玉梅．健康评估[M]．第 3 版．北京：人民卫生出版社，2013.

（高燕鲁）

## 第八节 脊柱与四肢关节评估

脊柱是支撑身重、维持躯体各种姿势的重要支柱，并进行躯体活动的枢纽，由 7 块颈椎、12 块胸椎、5 块腰椎和 1 块骶骨、1 块尾骨组成，并借椎间盘、椎间关节及许多韧带连接成一个整体。评估时以视诊为主，结合触诊和叩诊。

笔记

知识链接

**脊柱评估的注意事项**

由于年龄、体质、脊柱结构、平常运动锻炼情况以及基础疾病等因素，脊柱活动度存在较大的个体差异，应结合被评估者主诉、病史和其他检查加以综合分析。

来源：吕探云，孙玉梅．健康评估[M]．第3版．北京：人民卫生出版社，2013：134.

## 一、脊柱评估

### （一）脊柱弯曲度

评估脊柱弯曲度时，被评估者可取立位或坐位，肌肉放松，上肢自然下垂，充分暴露背部。

1. 生理性弯曲　正常人直立时，从脊柱侧面观察有颈、胸、腰、骶4个生理性弯曲，颈曲和腰曲前凸，胸曲和骶曲后凸，形似“S”。检查时，评估者从侧面观察脊柱有无前后凸出畸形，从背面观察脊柱有无侧弯，用手指沿其脊椎棘突自上而下滑压皮肤，观察滑压后的红色充血压痕是否位于后正中线上。正常人脊柱无侧弯。

2. 病理性变形

（1）脊柱后凸（kyphosis）：是指脊柱过度后弯，又称驼背（gibbus），多发生于胸段。①小儿脊柱后凸多见于佝偻病；②青少年脊柱后凸多见于胸椎结核，由于椎体被破坏、压缩，棘突明显后凸，形成特征性的成角畸形；也见于发育期身体姿势不良、脊椎骨软骨炎。③成年人胸段后凸，见于强直性脊柱炎；④老年人胸椎上部后凸，为骨质、椎间盘退行性变，椎体压缩所致。⑤外伤所致脊椎压缩性骨折。

（2）脊柱前凸（lordosis）：是指脊柱过度向前凸出，臀部明显向后凸出，多发生在腰段。见于晚期妊娠、大量腹水、腹腔巨大肿瘤等所致腹压增大及髋关节结核、先天性髋关节后脱位等。

（3）脊柱侧凸（scoliosis）：是指脊柱离开后正中线向左或右偏移，分为胸段、腰段及胸腰段联合侧凸。①姿势性侧凸(posture scoliosis)：无脊柱结构的异常，改变体位，如平卧位或向前弯腰时脊柱侧凸可消失。常见于：儿童发育期坐、立姿势不良，一侧下肢短于另一侧所致，椎间盘突出所致坐骨神经性侧凸，脊髓灰质炎后遗症等。②器质性侧凸（organic scoliosis）：特点是改变体位不能使侧凸得到纠正，见于佝偻病、先天性脊柱发育不全、肌肉麻痹、营养不良、慢性胸膜粘连及增厚、肩部或胸廓畸形等。

### （二）脊柱活动度

1. 正常活动度　嘱被评估者作前屈、后伸、左右侧弯及旋转等运动，以观察脊柱的活动情况及有无变形。已有脊柱外伤可疑骨折或关节脱位时，应避免脊柱活动，以防止损伤脊髓。正常人脊柱有一定活动度，在直立、骨盆固定的条件下，颈椎段和腰椎段的活动范围最大；胸椎段活动范围最小；骶椎和尾椎已融合成骨块状，几乎无活动性。检查方法见图5-64。颈段、胸段、腰段的活动范围参考值如表5-5。

笔记

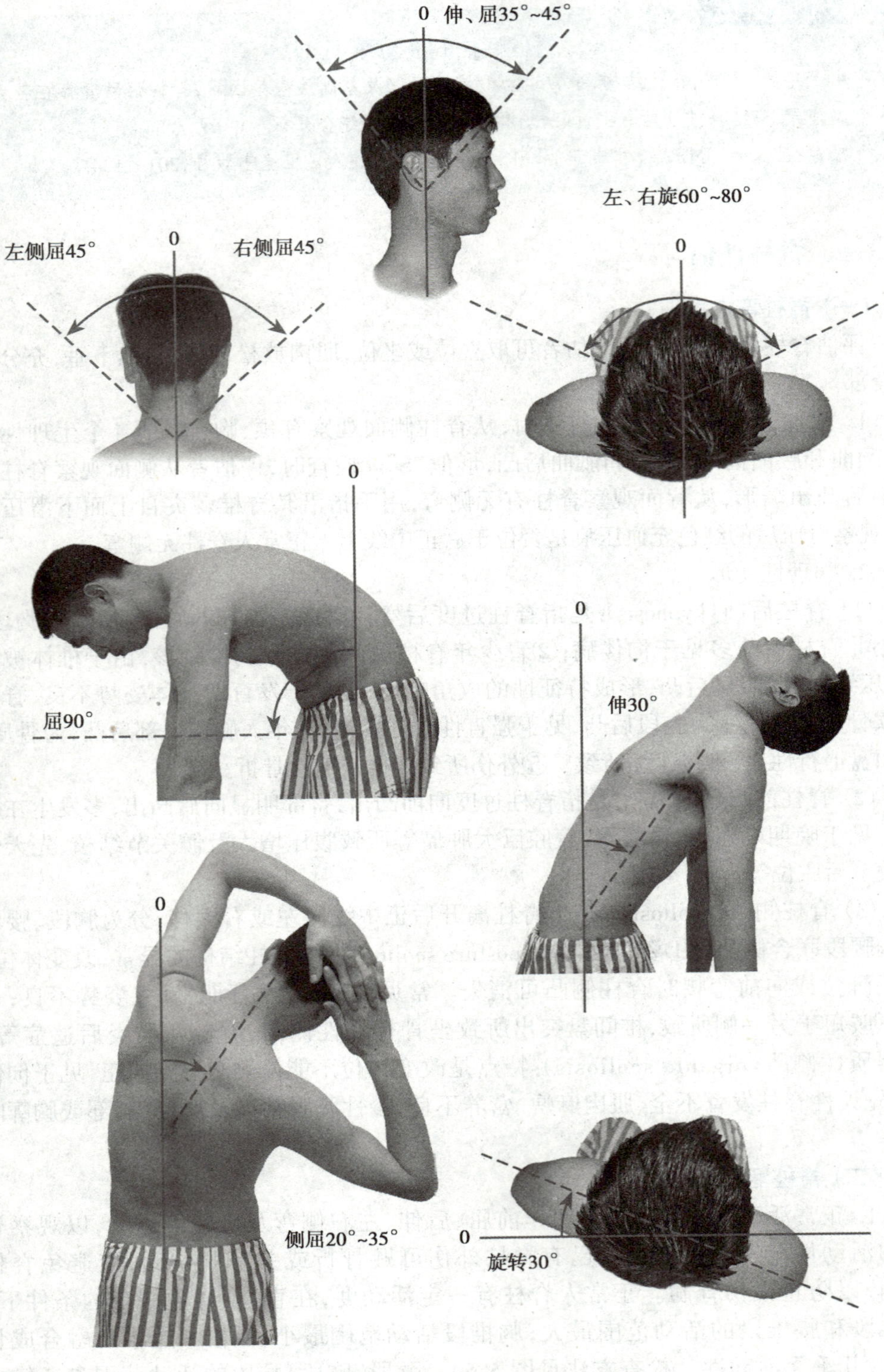


图 5-64 脊柱活动度示意图

表 5-5 颈段、胸段、腰段的活动范围参考值

| | 前屈 | 后伸 | 左右侧屈 | 旋转度(一侧) |
|---|---|---|---|---|
| 颈椎 | 35°~45° | 35°~45° | 45° | 60°~80° |
| 胸椎 | 30° | 25° | 20° | 35° |
| 腰椎 | 75°~90° | 30° | 20°~35° | 30° |
| 全脊柱 | 128° | 125° | 73.5° | 115° |

2. 活动受限　脊柱各段活动度不能达到正常活动范围，否则有疼痛或僵直，为脊柱活动受限。见于相应脊柱节段肌纤维组织炎症或韧带损伤、脊柱增生性关节炎、结核或肿瘤浸润所致骨质破坏、骨折及关节脱位、椎间盘突出等。

### (三) 脊柱压痛及叩击痛

1. 压痛　嘱被评估者取端坐位，身体稍向前倾，评估者用右手拇指自枕骨粗隆开始，由上而下逐个按压脊柱棘突和椎旁肌肉。正常者无压痛及肌肉痉挛。若脊椎有压痛，提示压痛部位可能有病变，并以第 7 颈椎棘突为标志计数病变椎体的位置。多见于脊椎结核、椎间盘突出及脊椎外伤或骨折；椎旁肌肉有压痛或痉挛，多见于腰背肌纤维炎或劳损。

2. 叩击痛　评估时嘱被评估者取坐位，检查方法有两种。

(1) 直接叩击法：即用中指或叩诊锤垂直接叩击各椎体的棘突，观察有无疼痛，多用于检查胸椎与腰椎。因颈椎位置深，一般不用于检查颈椎疾病，特别是颈椎骨关节损伤时。

(2) 间接叩击法：嘱患者取坐位，评估者将左手掌置于被评估者头顶，右手半握拳以小鱼际肌部位叩击自己左手背，观察被评估者脊柱各部位有无疼痛。

正常人脊柱无叩击痛，叩击痛的部位多为病变的部位，叩击痛阳性多见于脊柱结核、骨折、脊椎肿瘤及椎间盘突出等，间接叩诊时可出现上肢的放射性疼痛。

## 二、四肢与关节评估

四肢与关节的评估以视诊、触诊为主，可辅以必要的叩诊，主要评估其形态和功能。

**知识链接**

**四肢与关节形态检查**

检查四肢与关节形态时，除观察四肢与关节大体形态外，还应注意观察有无皮肤的异常改变，如皮肤与指(趾)甲颜色或形态异常、破损、皮下出血，以及有无局部肿胀等。

正常人四肢与关节左右对称，但极少完全相同，优势肢体较非优势肢体略微粗壮。

来源：吕探云，孙玉梅．健康评估[M]．第 3 版．北京：人民卫生出版社，2013:135.

### (一) 形态异常

1. 匙状甲(spoon nails)　又称翘甲或反甲(koilonychia)。其特点为指(趾)甲中央凹陷，边缘翘起，指甲变薄变脆，表面粗糙有条纹(图 5-65)。多见于缺铁性贫血及高原疾病。

笔记

2. 杵状指(趾)(acropachy) 为手指(或足趾)末端指节增生，增宽、肥厚，指(趾)甲从根部到末端拱形隆起呈杵状膨大(图 5-66)，早期的杵状指表现为甲面与甲根部由正常的160º夹角变为180º；晚期杵状指则可见逐渐突出的甲床高于甲面。其发生机制可能与肢体末端慢性缺氧、代谢障碍及中毒性损害有关。多见于：肺脓肿、支气管扩张、支气管肺癌、发绀性先天性心脏病、亚急性感染性心内膜炎、肝硬化、溃疡性结肠炎、克罗恩病等。

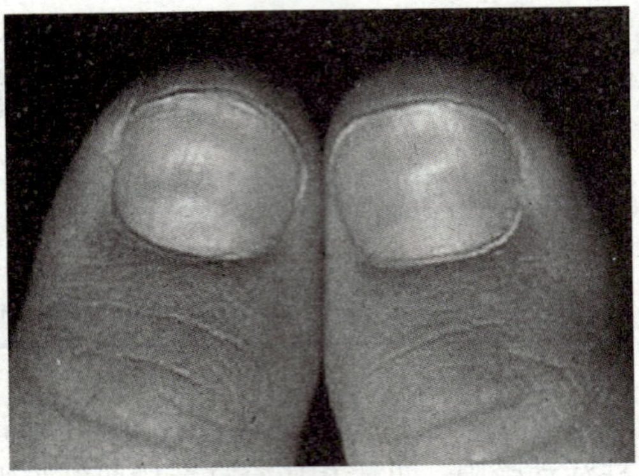

图 5-65 匙状甲

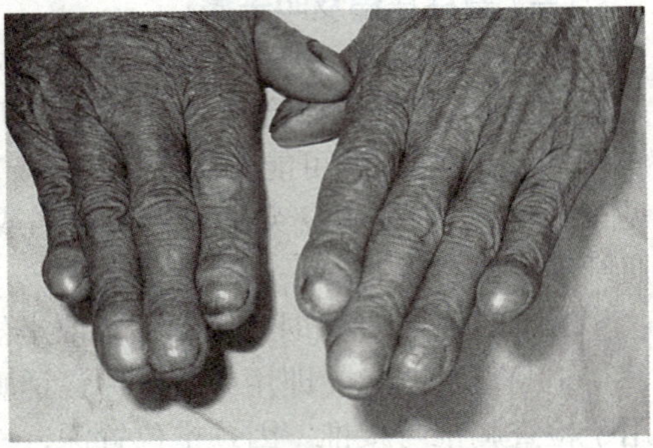

图 5-66 杵状指

3. 指关节变形 包括：①梭形关节：近端指间关节呈梭形畸形，可伴红肿、疼痛及活动受限，晚期手指及腕部向尺侧偏移，常为双侧对称性改变，见于类风湿关节炎；②爪形手：大小鱼肌和骨间肌萎缩，掌指关节过伸，指间关节屈曲，手状似鸟爪，见于尺神经损伤、脊髓空洞症、进行性肌萎缩及麻风病等；③猿掌：拇指不能外展、对掌，鱼际萎缩，手显平坦，见于正中神经损伤。

4. 肢端肥大症(acromegalia) 手指、足趾粗而短，手、足背厚而宽，因青春期发育成熟后发生腺垂体功能亢进，生长激素分泌增多，使骨末端及其韧带等软组织增生、肥大所致肢体末端变得异常粗大。见于肢端肥大症与巨人症。

5. 腕关节畸形 腕部手掌的神经、血管、肌腱及骨骼的损伤或先天性因素等均可引起畸形，见于桡神经损伤所致的腕垂症、Colles 骨折餐叉样畸形。

6. 肘关节变形 正常人肘关节伸直时，肱骨内外上髁与尺骨鹰嘴位于一直线，屈肘 90º时，此三点成一等腰三角形，称肘后三角(Hüter 三角)(图 5-67)。肘关节脱位时，此三点关系发生改变，肱骨内外上髁位于肱骨下端，当患者屈肘时较易扪及。若外上髁有压痛时称“网球肘”；当内上髁有压痛时，则称“高尔夫肘”。

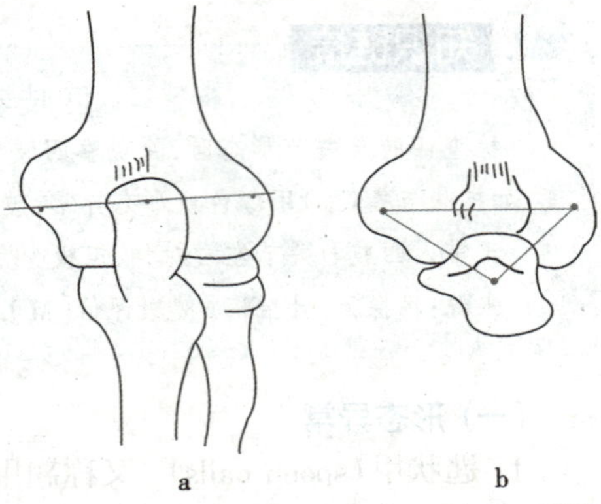


图 5-67 肘关节关系示意图

a. Hüter 线；b. Hüter 三角

7. 肩关节异常 正常双肩对称呈弧形。当肩关节脱位或三角肌萎缩时，肩关节弧形轮廓消失，肩峰突出，呈“方肩”。先天性肩胛高耸症及脊柱侧弯者两肩关节一高一低，短颈耸肩。锁骨骨折导致其远端下垂，

笔记

锁骨外端过度上翘，肩部突出畸形，呈“肩章状肩”，此外，也见于外伤性肩锁关节脱位（图 5-68）。

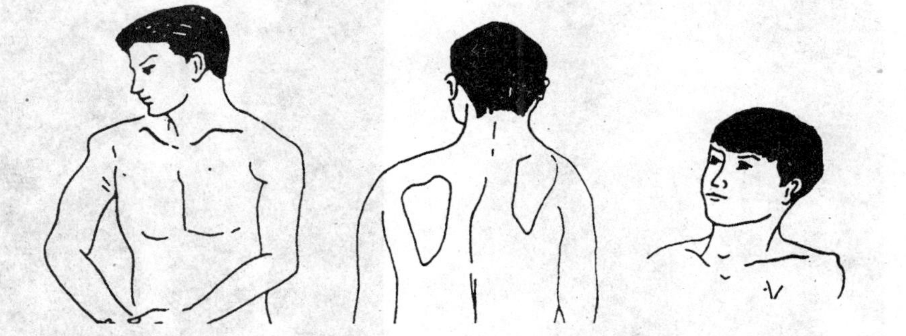


图 5-68 肩关节外形异常

a. 方肩；b. 耸肩；c. 肩章状肩

8. 髋关节畸形 被评估者取仰卧位，双下肢伸直，使患侧髂前上棘连线与躯干正中线保持垂直，腰部放松，腰椎放平贴于床面观察关节有无内收、外展、旋转畸形，如果有多为髋关节脱位，股骨干及股骨头骨折错位，见于脑瘫、先天性髋关节脱位等。

9. 膝关节变形 膝关节红、肿、热、痛及活动障碍，多为膝关节急性炎症，如风湿性关节炎。膝关节腔内有过多积液时，视诊膝关节周围有明显肿胀，当膝关节屈曲呈 90º 时，髌骨两侧的凹陷消失。浮髌试验检查方法为：被评估者取平卧位，患肢伸直并放松，评估者的左右手指及其余手指分别固定于肿胀膝盖上、下方的两侧，然后用右手示指将髌骨连续向下方按压数次，按压时髌骨与关节面有碰触感，松手时髌骨随手浮起，即为浮髌试验阳性（图 5-69）。提示有中等量以上关节积液（50ml）。

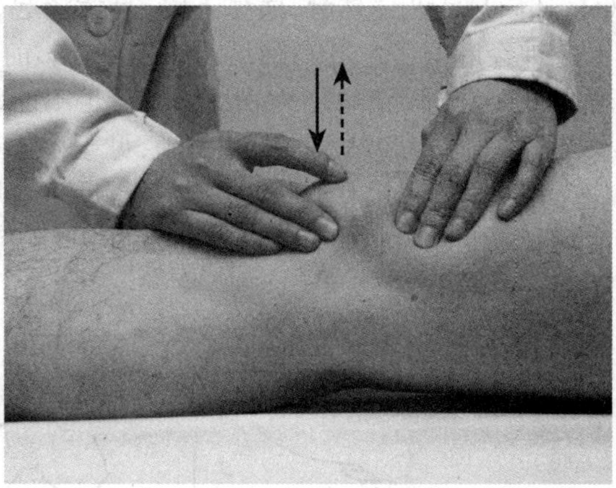

图 5-69 浮髌试验

10. 膝内、外翻 正常人直立双脚并拢时，双膝和双踝能靠拢。膝内翻者表现为双踝接触时，双膝不能靠拢，呈“O”形，故也称 O 形腿（图 5-70）；膝外翻者表现为双膝靠拢时，双踝异常分离，呈“X”形，故也称 X 形腿（图 5-71），膝内翻或膝外翻多见于佝偻病和大骨节病。

11. 膝反张 表现为膝关节过度后伸形成向前的反屈状，称膝反屈畸形。见于脊髓灰质炎后遗症、膝关节结核（图 5-72）。

12. 足内、外翻畸形 正常人足内、外翻动皆可达 35°，复原时足掌、足跟可着地。足内翻畸形者足呈固定内翻、内收位，足外翻畸形者足呈固定外翻、外展位（图 5-73）。足内翻或足外翻见于脊髓灰质炎后遗症和先天性畸形。

笔记

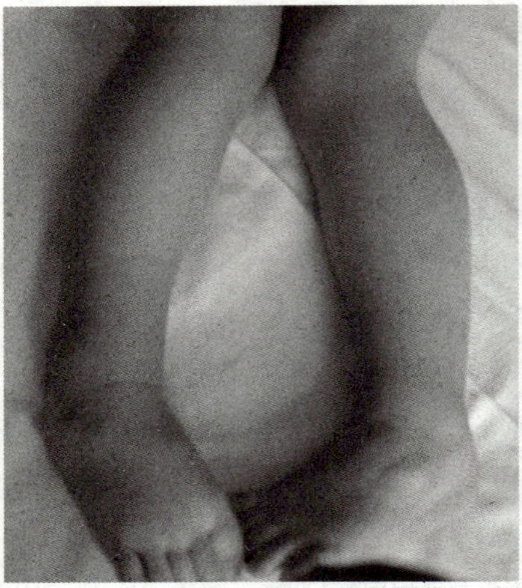

图 5-70 膝内翻

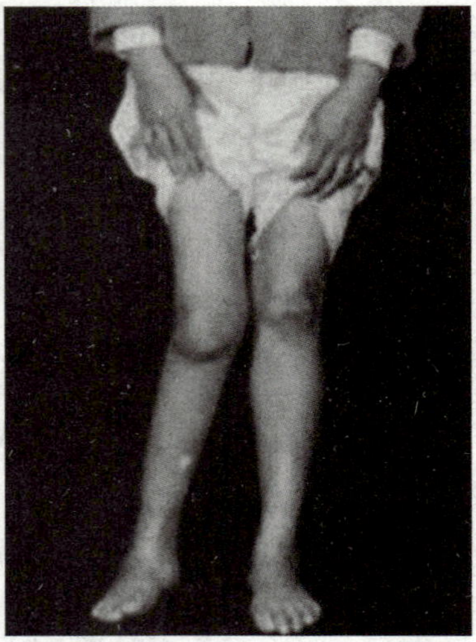

图 5-71 膝外翻

13. 足弓与足负重异常(图 5-73) 包括:①扁平足(flatfoot):足纵弓塌陷,足跟外翻,前半足外展,形成足旋前畸形,横弓塌陷,前足增宽,足底前部形成胼胝直立时,足底变平,足底中部内侧及前足掌、足趾和足跟都着地,多为先天性异常。②弓形足(clawfoot):足纵弓高起,横弓下陷,足背隆起,足趾分开。常见于下肢神经麻痹等。③马蹄足:踝关节跖屈,前半足着地,见于跟腱挛缩或腓总神经麻痹。④跟足畸形:足不能跖屈,伸肌牵拉使踝关节背伸,行走和站立时足跟着地,见于小腿三头肌麻痹。

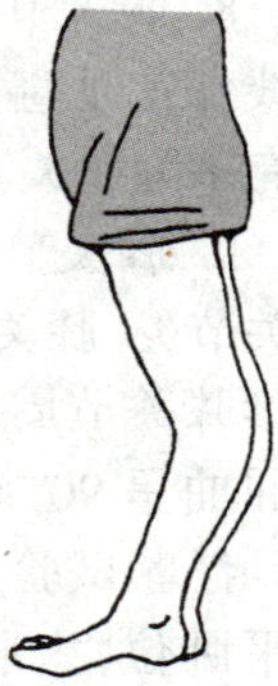

图 5-72 膝反张

14. 关节脱位和骨折 关节脱位后可有肢体位置改变,关节活动受限制。骨折常使肢体变形或缩短,局部因出血等有红肿及压痛。

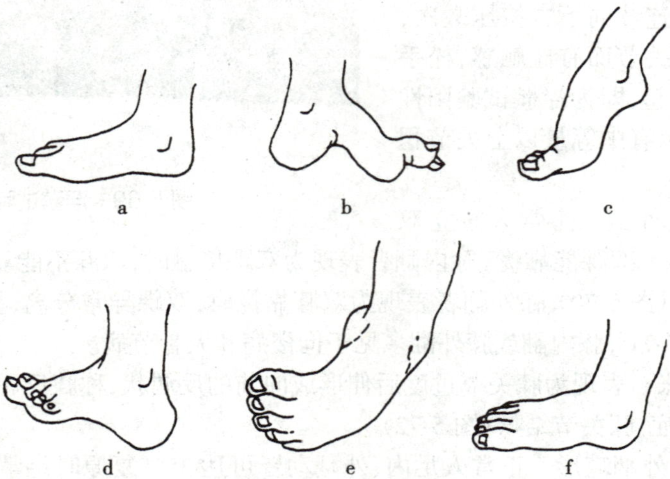

图 5-73 足部常见畸形

a. 扁平足;b. 弓形足;c. 马蹄足;d. 跟足畸形;e. 足内翻;f. 足外翻

笔记

15. 肌肉萎缩(muscle atrophy) 为中枢或周围神经病变、肌炎或肢体失用所致的部分或全部肌肉组织体积缩小、松弛无力。常见于脊髓灰质炎后遗症、偏瘫、周围神经损伤、外伤性截瘫、多发性神经炎等。

16. 下肢静脉曲张 主要是下肢浅静脉血液回流受阻所致。表现为下肢静脉迂曲、怒张如蚯蚓状,严重者下肢肿胀,局部皮肤萎缩、脱屑、瘙痒、颜色暗紫或有色素沉着,甚至形成溃疡和湿疹,经久不愈。多见于从事持久站立或下肢深静脉血栓者。

17. 水肿 可有全身或局部、凹陷性或非凹陷性、单侧性或双侧性水肿等不同表现。详见第五章第二节。

### (二) 运动障碍与异常

评估时让被评估者做主动和被动的各个方向的关节运动,观察其活动范围及有无活动受限或疼痛、肌肉痉挛。关节的正常活动范围如下:

1. 肩关节 让被评估者尽可能地将上肢从前方上抬并超过头部高度,正常肩关节前屈约135°;再让被评估者尽可能将上肢从下方向后上方运动,正常后伸45°。内收肘部可达正中线(45°~50°),肩胛固定不动外展可达90°。嘱被评估者曲肘后做外展动作将手置于脑后,再向下运动置于腰后侧,检查肩关节内旋和外旋功能,正常内旋90°,外旋约30°。

2. 肘关节 屈肘、屈腕时,拇指可达肩部,伸直为180°。评估者一手握持被评估者的一侧肘关节,另一手握住其手腕,使前臂尽量屈向肩部:用同样方法检查另一侧肘关节。正常肘关节主动或被动屈曲可达130°~150°,过伸可达5°~10°。于屈曲位把持住被评估者的肘关节,嘱其旋转手臂至手掌向下(旋前),然后反向旋转至手掌向上(后),肘关节旋前或旋后可达80°~90°。

3. 腕关节 活动度的测定以腕关节、手和前臂在一条直线上作为0°。将被评估者的前臂处于旋前位,以一手握持,另一手轻轻地将腕关节向下屈曲正常可达50°~60°;再让其腕关节背伸,正常为30°~60°。被评估者前臂旋前,评估者一手握住其前臂,让其手向其身体方向活动(内收),然后向离开身体的方向活动(外展),正常内收25°~30°,外展为30°~40°。

4. 指关节 要求被评估者展开五指,然后并拢,除拇指外各手指握拳和拇指对掌动作。正常各指关节均可伸直,屈曲可握拳。

5. 髋关节 被评估者仰卧,评估者一手按压髂嵴,另一手将屈曲的膝关节推向前胸,正常髋关节可屈曲130°~140°;被评估者俯卧,评估者一手按压其臀部,另一手握小腿下端,屈膝90°后上提,正常后伸15°~30°,被评估者仰卧,双下肢伸直平放,评估者将一侧下肢自中立位越过另一侧下肢向对侧活动,正常内收为20°~30°;将一侧下肢自中立位外移,远离躯体中线,正常外展为30°~60°。保持被评估者下肢伸直。髌骨和足尖向上,评估者双手置于被评估者大腿下部和膝部旋转大腿,或被评估者屈髋内侧或外侧转动下肢,髋关节可内旋或外旋45°。

6. 膝关节 缓慢地尽力屈曲被评估者的膝关节,正常膝关节可屈曲120°~150°贴近股后部。膝关节半屈曲位时,小腿可做小幅度旋转运动。评估者握住被评估者的膝和踝关节,从屈曲位尽力伸直膝关节。正常情况下,膝关节能完全伸直,有时可有5°~10°的过伸。

7. 踝关节 握住患者的足部并将之向上方和下方推动,正常背伸20°~30°,跖屈

笔记

40°~50°。评估者一手握住患者的踝部，另一手握住被评估者的足部并将踝部向左右两侧活动，正常足内、外翻各为35°。

8. 跖趾关节 嘱被评估者伸直各趾，然后做屈曲和背伸动作，正常跖屈30°~40°，背伸45°。

（高燕鲁）

## 第九节 神经系统评估

神经系统评估主要包括脑神经、感觉功能、运动功能、神经反射及自主神经功能的评估。神经系统评估时需借助相应的工具，如叩诊锤、棉签、针头、音叉、试管、手电筒、眼底镜以及嗅觉、味觉测试工具等。

### 一、脑神经评估

脑神经是与脑相连的周围神经，共有12对，用罗马数字按次序命名。脑神经检查对颅脑损害的定位诊断有重要意义。检查时应按顺序进行，以免遗漏。

1. 嗅神经（Ⅰ） 嗅神经司嗅觉。检查时先检查被评估者的鼻道是否通畅，然后测试嗅觉。嘱被评估者闭目，压住一侧鼻孔，选用日常生活中熟悉的醋、酒、香烟、茶叶、香皂等不同气味的物品，分别置于另一鼻孔前，要求被评估者分辨各物品的气味，以了解其嗅觉正常与否，有无减退或消失。注意不能使用可能直接刺激三叉神经末梢的挥发性液体，如酒精、氨水、甲醛溶液等。嗅觉正常时可正确区分测试物品的气味，若被评估者无法嗅到气味即为嗅觉缺失；能嗅到气味但无法辨别，为嗅觉不良。发现被评估者有嗅觉不良或缺失，应该区分是由于鼻腔病变还是嗅神经病变所致。嗅觉改变常提示同侧嗅神经损害，见于颅脑创伤、前颅凹占位性病变等。鼻黏膜炎症或萎缩也可引起嗅觉减退。

2. 视神经（Ⅱ） 视神经司视觉。视神经的检查包括视力、视野和眼底，具体内容参见本章第四节相关部分。

3. 动眼神经（Ⅲ）、滑车神经（Ⅳ）和展神经（Ⅵ） 这三对神经共同支配眼球运动，支配提上睑肌、上直肌、下直肌、内直肌、外直肌、上斜肌、下斜肌及瞳孔括约肌。评估时主要观察眼裂、瞳孔和眼球运动。具体内容参见本章第四节相关部分。动眼神经麻痹时，上睑下垂，眼球内向、上、下方活动均受限，瞳孔扩大，瞳孔对光反射和集合反射均消失；滑车神经麻痹时，眼球向下及外展运动减弱，向下看出现复视；展神经麻痹时，眼球不能外展，出现内斜视和复视。

4. 三叉神经（Ⅴ） 三叉神经为混合性神经，其感觉纤维分布于面部皮肤及眼、鼻和口腔黏膜；运动纤维主要支配咀嚼肌和颞肌。

检查感觉功能时，用棉签自上而下，由内向外轻触前额、鼻部两侧及下颌，注意两侧对比，随时评估被评估者有无感觉减退、消失或过敏，并划出感觉障碍的分布区域。

检查运动功能时，首先观察两侧颞肌和咀嚼肌有无萎缩，然后将双手置于被评估者两侧下颌角上面咀嚼肌隆起处，让被评估者作咀嚼动作，比较两侧咀嚼肌力量的强弱；再将手置于被评估者的颏下向上用力，嘱被评估者作张口动作，感触张口时的肌力，观察张口时下颌有无偏斜。一侧三叉神经运动纤维受损时，病侧咀嚼肌肌力减弱

笔记

或出现萎缩，张口时下颌偏向病侧。

5. 面神经（Ⅶ） 支配面部表情肌、泪腺，司舌前2/3的味觉和外耳道感觉。检查时先观察被评估者两侧额纹、眼裂、鼻唇沟及口角是否对称，然后嘱被评估者作皱额、闭眼、露齿、鼓腮和吹口哨动作，观察左右两侧是否相等。面神经受损可分周围性和中枢性两种类型，一侧面神经周围性（核性或核下性）损害时，患侧额纹减少、眼裂较大、鼻唇沟变浅，不能皱额、闭眼，露齿时口角歪向健侧，鼓腮及吹口哨时病侧漏气。中枢性面神经（核上的皮质脑干束或皮质运动区）损害时，由于上半部面肌受双侧皮质运动区的支配，皱额和闭眼无明显影响，仅出现健侧下半部面部表情肌瘫痪，表现为鼻唇沟变浅、口角下垂等。

6. 听神经（Ⅷ） 听神经司听觉、平衡觉，检查包括听力和前庭功能检查。

(1) 听力：听力检查参见本章第四节相关部分。

(2) 前庭功能：询问被评估者有无眩晕、平衡失调，检查有无自发性眼球震颤，若出现眩晕、平衡失调或有自发性眼球震颤提示前庭神经病变。

7. 舌咽（Ⅸ）、迷走神经（Ⅹ） 舌咽神经司舌后1/3味觉、咽部感觉，支配咽肌、唾液分泌；迷走神经支配咽、喉肌及胸腹内脏运动的感觉和运动。先询问被评估者有无吞咽困难和饮水呛咳，注意说话声音有无嘶哑或鼻音，然后嘱被评估者张口发“啊”音，观察两侧软腭上抬是否有力、对称，腭垂有无偏斜。一侧神经受损时，该侧软腭上提减弱，腭垂偏向健侧。舌后1/3味觉减退为舌咽神经功能损害。

8. 副神经（Ⅺ） 副神经支配胸锁乳突肌和斜方肌，可进行耸肩和转颈动作。观察胸锁乳突肌与斜方肌有无萎缩。评估者将一手置于被评估者腮部，嘱被评估者对抗阻力转颈，以测试胸锁乳突肌的肌力；将两手置于被评估者双肩向下压，嘱被评估者对抗阻力耸肩，以测试斜方肌的肌力。副神经损害时，可出现一侧肌力下降或肌肉萎缩。

9. 舌下神经（Ⅻ） 舌下神经支配舌肌。检查时首先嘱被评估者张口，观察舌在口腔内的位置、形态以及有无肌纤维颤动。然后嘱被评估者伸舌，观察有无舌偏斜、舌肌萎缩。再请被评估者用舌尖分别顶推两侧口颊部，检查者用手指按压腮部测试肌力强弱。单侧舌下神经麻痹时，伸舌向患侧偏斜，常见于脑血管病变；双侧舌下神经麻痹时，舌不能伸出口外，伴语言及吞咽困难。

## 二、感觉功能评估

感觉功能包括浅感觉、深感觉和复合感觉。检查感觉功能时，环境须安静，被评估者必须意识清晰。检查前向被评估者说明检查的目的与方法，以取得被评估者的合作。检查应从感觉障碍区向正常部位移行，若感觉过敏则由健处向障碍区移行，注意两侧对比。为避免主观或暗示作用，检查时被评估者应闭目。除非被评估者有神经系统的症状和体征，一般感觉功能的检查仅限于触觉、痛觉和振动觉。

### （一）浅感觉评估

1. 痛觉 嘱被评估者闭目，用大头针的针尖均匀地轻刺被评估者皮肤，让被评估者陈述感受。注意两侧对称部位的比较，判断有无感觉障碍及其类型，包括正常、过敏、减退、消失及其范围。正常人对痛觉刺激能准确回答或手示，痛觉过敏、减退或消失则分别表现为对微弱的痛觉刺激发生强烈的反应、对痛觉刺激回答模糊、对痛觉刺

笔记

激无反应。痛觉障碍见于脊髓丘脑侧束病损。

2. 触觉 用棉签轻触被评估者的躯干及四肢皮肤或黏膜，让被评估者回答有无轻痒的感觉。正常人对轻触觉灵敏，触觉减退或消失者分别表现为对触觉刺激反应不灵敏或无反应。触觉障碍见于脊髓丘脑前束和后索病损。

3. 温度觉 用分别盛有热水（40~50℃）及冷水（5~10℃）的试管交替测试被评估者皮肤，让其陈述自己的感受。正常人能明确辨别冷、热的感觉。温度觉障碍见于脊髓丘脑侧束损伤。

### （二）深感觉评估

1. 运动觉 检查时嘱被评估者闭目，评估者用示指和拇指轻持被评估者的手指或足趾两侧做被动屈或伸的动作，让被评估者回答“向上”或“向下”，观察被评估者反应是否正确。运动觉障碍见于脊髓后索病损。

2. 位置觉 检查时嘱被评估者闭目，评估者将被评估者肢体放置在某种位置上，询问被评估者是否能明确回答肢体所处的位置。位置觉障碍见于脊髓后索损害。

3. 振动觉 用震动的音叉放置在被评估者的骨隆起处（如内踝、外踝、手指、桡尺骨茎突、胫骨、膝盖等），询问被评估者有无振动感，注意比较两侧有无差别。正常人有共鸣性振动感，无振动感觉者则属振动觉障碍。振动觉障碍见于脊髓后索损害。

### （三）复合感觉

包括皮肤定位觉、两点辨别觉、实体觉和体表图形觉。这些感觉是大脑综合分析和判断的结果，又称皮质感觉。正常人闭目情况下可正确辨别，大脑皮质病变者复合感觉障碍。

1. 实体觉 嘱被评估者用单手触摸熟悉的物体，如钢笔、钥匙、硬币等，并说出物体的名称。先测功能差的一侧，再测另一侧。功能障碍见于大脑皮质病变。

2. 皮肤定位觉 评估者以手指或棉签轻触被评估者体表某处皮肤，让被评估者指出被触部位。皮肤定位觉障碍见于皮质病变。

3. 两点辨别觉 以分开的钝脚分规同时轻触皮肤上的两点，轻触幅度以不造成被评估者疼痛为准。如被评估者能分辨为两点，则再逐步缩小双脚间距，直到被评估者感觉为一点时，测其实际间距，两侧比较。正常时全身不同部位的分辨能力不同，舌尖、鼻端、指尖敏感度最高，四肢近端和躯干最差。触觉正常而两点辨别觉障碍见于额叶病变。

4. 图形觉 被评估者闭目，以钝物在其皮肤上画方形、圆形、三角形等简单图形，观察其能否辨别。如有障碍，常为丘脑水平以上病变。

## 三、运动功能评估

运动分为自主运动和不自主运动两种。自主运动由锥体束支配，不自主运动由锥体外系和小脑管理。

### （一）肌张力

肌张力（muscular tension）是指静息状态下肌肉的紧张度。检查时嘱被评估者完全放松被检肢体，评估者通过触诊肌肉的硬度及根据肌肉完全松弛时关节被动运动时的阻力作出肌张力是否正常的判断。

1. 肌张力增高 触摸肌肉坚实，作被动运动时阻力增加。见于锥体束或锥体外

笔记

系损害。

2. 肌张力降低 触摸肌肉松软，伸屈肢体时阻力降低，关节运动范围扩大，可表现为关节过伸。见于周围神经炎、脊髓前角灰质炎或小脑病变等。

## (二) 肌力

肌力(muscle power)是指肌肉做主动运动时的最大收缩力。检查肌力有两种方式：①嘱被评估者随意活动各关节，观察活动的速度、幅度和耐久度，并施以阻力与其对抗，测试肌力大小；②让被评估者维持某种姿势，评估者施力使其改变，判断肌力强弱。检查肌力时应注意两侧肢体的对比。肌力的记录采用0~5级的6级分级法(表5-6)。

表5-6 肌力的分级

| | |
|---|---|
| 0级 | 肌肉无任何收缩现象(完全瘫痪) |
| 1级 | 肌肉可轻微收缩，但不能活动关节，仅在触摸肌肉时感觉到 |
| 2级 | 肌肉收缩可引起关节活动，但不能对抗地心引力，肢体不能抬离床面 |
| 3级 | 肢体能抬离床面，但不能对抗阻力 |
| 4级 | 能作对抗阻力的活动，但较正常差 |
| 5级 | 正常肌力 |

自主运动时肌力减退称不完全性瘫痪(轻瘫)，肌力消失称完全性瘫痪。完全瘫痪者肌力为0级，不完全瘫痪者肌力为1~4级。

不同部位或不同组合的瘫痪分别命名为：①单瘫(monoplegia)：为单一肢体瘫痪，多见于脊髓灰质炎。②偏瘫(hemiplegia)：为一侧肢体(上、下肢)瘫痪，常伴有同侧脑神经损害，见于脑出血、脑动脉血栓形成、脑栓塞、脑肿瘤等。③截瘫(paraplegia)：多为双侧下肢瘫痪，见于脊髓外伤、炎症等所致脊髓横贯性损伤。④交叉性偏瘫(crossed paralysis)：为一侧脑干损害所致的同侧周围性脑神经麻痹及对侧肢体的中枢性偏瘫。

按性质又可将瘫痪分为中枢性瘫痪与周围性瘫痪，中枢性瘫痪者瘫痪肢体无肌萎缩、肌张力痉挛性增高、深反射亢进、病理反射阳性；周围性瘫痪者瘫痪肌肉明显萎缩、肌张力降低、深反射减弱或消失、病理反射阴性。

## (三) 不自主运动

指在意识清晰的情况下，随意肌不自主收缩产生的一些无目的的异常动作，多为锥体外系损害的表现。

1. 震颤 指主动肌与拮抗肌交替收缩所引起的不自主动作。可分为：

(1) 静止性震颤(static tremor)：静止时出现，运动时减轻，睡眠时消失，常伴肌张力增高，见于帕金森病(Parkinson's disease)。

(2) 姿势性震颤(postural tremor)：身体保持某种姿势时出现，运动及休息时消失，较静止性震颤细而快。姿势性震颤包括应用肾上腺素后、甲状腺功能亢进症、焦虑状态所致的震颤。检查时嘱被评估者两上肢平伸，可见手指出现细微的不自主震颤。肝昏迷(肝性脑病)、尿毒症、慢性肺功能不全等全身代谢障碍被评估者，两上肢前伸，手指及腕部伸直维持一定姿势时，腕关节突然屈曲，而后迅速伸直至原来位置，如此反复，状如扑翼，称扑翼样震颤，也属于姿势性震颤。

(3) 动作性震颤(action tremor)：又称意向性震颤，在动作时出现，动作终末愈接近

笔记

目的物时愈明显，休息时消失。见于小脑疾患。

2. 手足搐搦（theumatic contraction） 发作时手足肌肉呈紧张性痉挛，在上肢表现为腕部屈曲、手指伸展、指掌关节屈曲、拇指内收靠近掌心并与小指相对；在下肢表现为踝关节与趾关节皆呈屈曲状。见于低钙血症和碱中毒。

3. 舞蹈样运动（choreic movement） 为面部肌肉及肢体的快速、不规则、无目的、不对称的不自主运动，表现为"做鬼脸"、转颈、耸肩、手指间断性伸屈、摆手和伸臂等舞蹈样动作，常难以维持一定的姿势，睡眠时可减轻或消失。多见于儿童期脑风湿性病变。

### （四）共济运动

共济运动是指机体完成任一动作时所依赖的某组肌群协调一致的运动，其协调有赖于小脑、前庭神经、深感觉及锥体外系的共同参与。当上述结构发生病变，动作协调发生障碍时，称为共济失调（ataxia）。共济运动的检查方法如下：

1. 一般观察 观察被评估者穿衣、扣纽扣、取物、写字和步态等动作的准确性以及言语是否流畅。

2. 指鼻试验 嘱被评估者将前臂外旋、伸直，用示指触自己的鼻尖，先慢后快，先睁眼后闭眼，重复做上述动作。正常人动作准确，小脑半球病变者同侧指鼻不准；如睁眼时指鼻准确、闭眼时出现障碍为感觉性共济失调（图 5-74）。

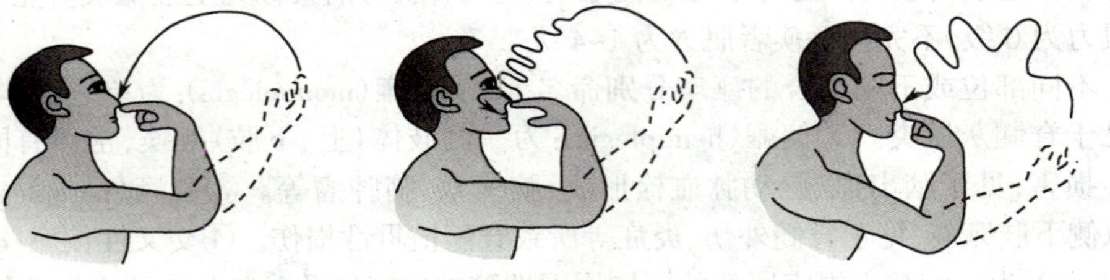

a b c

图 5-74 指鼻试验的正常和异常表现

3. 跟 - 膝 - 胫试验 嘱被评估者仰卧，先抬起一侧下肢，然后将足跟置于另一侧膝部下端，并沿胫骨徐徐滑下至足背，先睁眼后闭眼，重复进行。小脑损害时动作不稳，感觉性共济失调者闭眼时足跟难以寻到膝盖。

4. 轮替试验 嘱被评估者伸直手掌并反复作快速旋前旋后动作，或者伸指和握拳的快速交替动作。共济失调者动作缓慢，节奏不匀和不准确。

5. Romberg 征（又称闭目难立征） 嘱被评估者直立，两臂前伸，双足并拢，然后闭目，如出现身体摇晃或倾斜为阳性，仅闭眼时站不稳而睁眼时能站稳，提示两下肢有深感觉障碍，为感觉性共济失调。闭目睁目皆不稳提示小脑蚓部病变。

## 四、自主神经功能评估

自主神经分为交感神经与副交感神经，其主要功能是调整内脏、血管、竖毛肌和腺体等的活动。

### （一）一般观察

1. 皮肤及黏膜 皮肤及黏膜是反映自主神经功能的重要部位，应注意有无下列

笔记

改变:①色泽:苍白、潮红、红斑、发绀等;②质地:光滑、变硬、增厚、脱屑、潮湿、干燥;③水肿;④溃疡等。

2. 毛发、指甲营养状况　毛发有无稀少、脱落;指甲有无条纹、枯脆、裂痕等。

3. 出汗　有无全身或局部出汗过多、过少或无汗。交感神经短期损害,血管扩张、充血,局部皮肤潮红,温度升高;长期损害,血管调节功能丧失,血流淤滞,局部皮肤发绀、湿冷,温度降低。

### (二) 自主神经反射评估

1. 眼心反射　嘱被评估者仰卧,眼睑自然闭合,计数脉率。评估者将右手中指及示指置于被评估者眼球的两侧,逐渐施加压力,以被评估者不感到疼痛为度。加压20~30 秒后再次计数脉率。正常可减少 10~12 次 / 分。超过 12 次 / 分提示副交感(迷走)神经功能亢进。压迫后脉率不减少反而增加,提示交感神经功能亢进。

2. 竖毛反射　将冰块置于被评估者颈后或腋窝,数秒钟后可见竖毛肌收缩,毛囊处隆起呈鸡皮状。竖毛肌由交感神经支配,根据竖毛反射障碍的部位来判断交感神经功能障碍的范围。交感神经麻痹时会出现竖毛肌反射障碍。

3. 卧立试验　在被评估者平卧位时计数 1 分钟脉率,然后嘱被评估者起立,再次计数脉率。由卧位到立位脉率增加超过 10~12 次 / 分,为交感神经兴奋性增强。反之,如由立位到卧位脉率减慢超过 10~12 次 / 分为副交感(迷走)神经兴奋性增强。

4. 皮肤划纹试验　用棉签杆加适度压力在皮肤上划压(注意勿划伤皮肤),数秒后皮肤就会出现白色划痕并高起皮面。正常持续 1~5 分钟即消失,如果持续时间超过 5 分钟,提示交感神经兴奋性增高。经棉签杆划压后很快出现红色条纹,持续时间较长,提示副交感神经兴奋性增高。

5. Horner 综合征　是由颈交感神经损害引起颈交感神经麻痹而产生的一系列症状。被评估者患侧瞳孔缩小,眼裂变小,眼球凹陷,面部无汗。

6. 发汗试验　常用碘淀粉法,即以碘 1.5g,蓖麻油 10ml,与 95% 酒精 100ml 混合成淡碘酊涂布于皮肤,干后再敷以淀粉。皮下注射毛果芸香碱 10mg,作用于交感神经节后纤维而引起出汗,出汗处淀粉变黄色,无汗处颜色不变,可协助判断交感神经功能障碍的范围。

7. Valsalva 动作　被评估者深吸气后,在屏气状态下用力作呼气动作 10~15 秒。计算此期间最长心搏间期与最短心搏间期的比值,正常人大于或等于 1.4。若小于 1.4,提示压力感受器功能不灵敏或其反射弧的传入纤维或传出纤维损害。

## 五、神经反射评估

神经反射是通过反射弧完成的,并且受高级神经中枢控制。反射弧包括感受器、传入神经、中枢、传出神经和效应器。反射弧中任一环节病变都可使反射减弱或消失,而锥体束以上部位有病变,则会使一些反射活动失去抑制而出现反射亢进。临床根据刺激部位的不同,将反射分为浅反射和深反射两部分。

### (一) 浅反射

刺激皮肤、黏膜或角膜引起的反应称为浅反射(superficial reflex)。

1. 角膜反射(corneal reflex)　将一手示指置于被评估者眼前约 30cm 处,引导其向内上方注视,另一手用细棉签纤维由被评估者眼外侧从视野外向内接近并轻触被

笔记

评估者的角膜，注意避免触及睫毛，正常时可见该眼睑迅速闭合，称为直接角膜反射（图5-75）。如刺激一侧角膜，对侧也出现眼睑闭合反应，称为间接角膜反射。

直接角膜反射消失，间接角膜反射存在，见于该侧面神经瘫痪（传出障碍），直接与间接角膜反射均消失见于三叉神经病变（传入障碍）。深昏迷被评估者角膜反射完全消失。

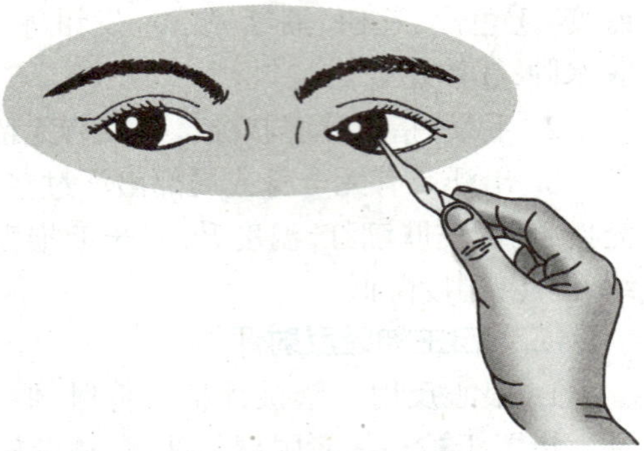
图5-75 角膜反射检查方法

2. 腹壁反射（abdominal reflex） 嘱被评估者仰卧，下肢稍屈以使腹壁放松，然后用棉签杆按上（肋缘下）、中（脐平）、下（腹股沟上）3个部位由外向内轻划腹壁皮肤（图5-76）。正常时于受刺激的部位可见腹壁肌肉收缩。

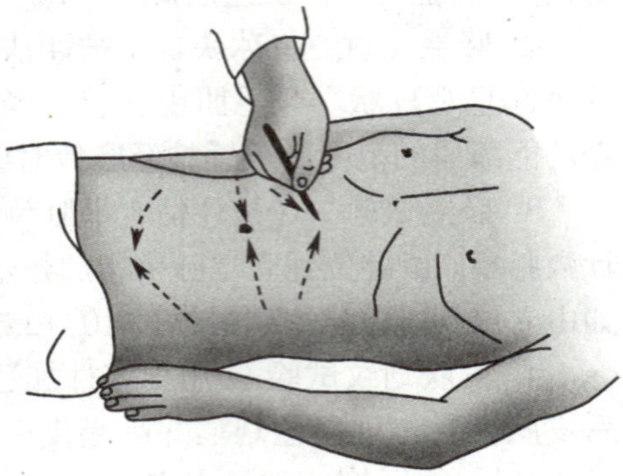
图5-76 腹壁反射检查方法

腹部上部反射消失见于胸髓7~8节病损，中部反射消失见于胸髓9~10节病损，下部反射消失见于胸髓11~12节病损。双侧上、中、下腹壁反射均消失见于昏迷或急腹症被评估者。一侧腹壁反射消失见于同侧锥体束病损。肥胖、老年及经产妇因腹壁过于松弛腹壁反射也可减弱或消失。

3. 提睾反射（cremasteric reflex） 嘱被评估者仰卧，用棉签杆由下向上轻划股内侧上方皮肤，可引起同侧提睾肌收缩，使睾丸上提。双侧反射消失见于腰髓1~2节病损。一侧反射减弱或消失见于锥体束损害。局部病变如腹股沟疝、阴囊水肿等也可影响提睾反射。

4. 跖反射（plantar reflex） 检查方法：被评估者仰卧，上下肢伸直，评估者左手托住其足部，用竹签钝头沿足底外侧缘由后向前划至小趾趾关节处再转向蹬趾侧。正常反应为各足趾向跖面屈曲（图5-77），即Babinski征阴性。

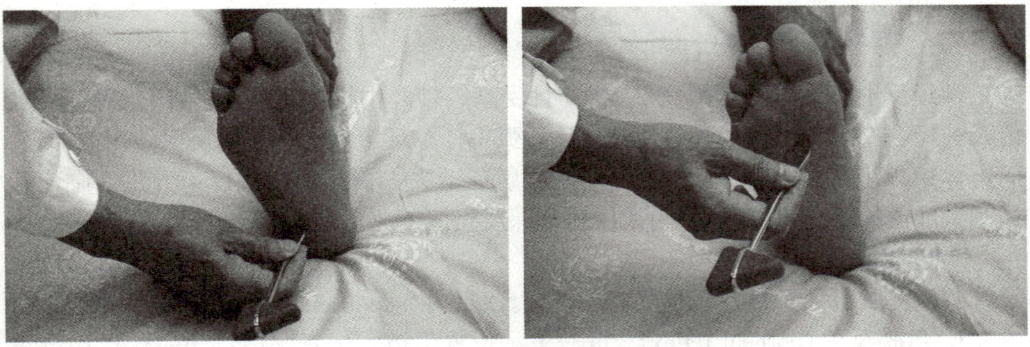
图5-77 跖反射检查法

### (二) 深反射

刺激骨膜、肌腱引起的反应称为深反射(deep reflex),又称腱反射。检查时应嘱被评估者完全放松受检肢体。评估者叩击力量要均等,注意两侧对比。

1. 肱二头肌反射(biceps reflex) 评估者以左手扶托被评估者屈曲的肘部,并将拇指置于肱二头肌肌腱上,然后用叩诊锤叩击拇指。正常反应为肱二头肌收缩,前臂快速屈曲。反射中枢为颈髓5~6节(图5-78)。

2. 肱三头肌反射(triceps reflex) 评估者用左手扶托被评估者的肘部,嘱其肘部屈曲,然后以叩诊锤直接叩击尺骨鹰嘴上方的肱三头肌肌腱,正常反应为肱三头肌收缩,前臂稍伸展。反射中枢为颈髓7~8节(图5-79)。

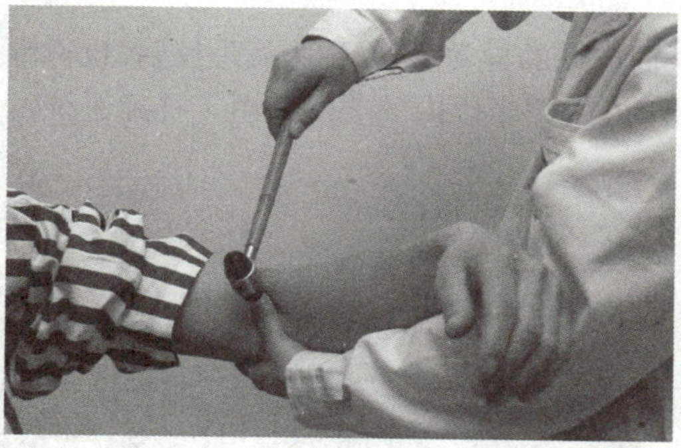

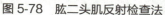

图5-78 肱二头肌反射检查法

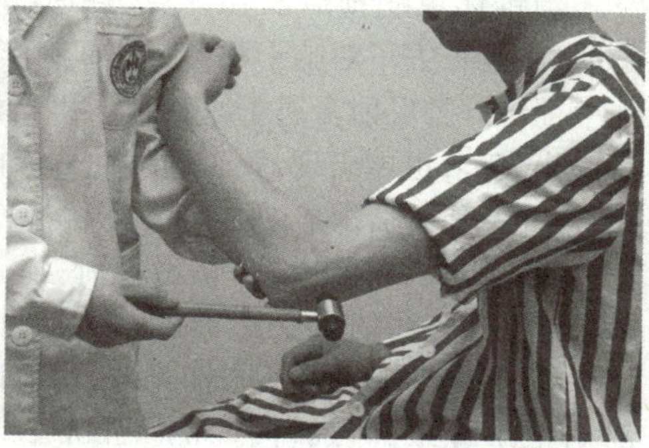

图5-79 肱三头肌反射检查法

3. 膝反射(knee jerk reflex) 被评估者取坐位检查时,小腿完全松弛,自然下垂;卧位时,评估者用左手在被评估者腘窝处托起两下肢,使髋、膝关节稍屈,然后用右手持叩诊锤叩击髌骨下方的股四头肌肌腱,正常反应为小腿伸展。反射中枢为腰髓2~4节(图5-80)。

4. 跟腱反射(achilles tendon reflex) 嘱被评估者仰卧,髋及膝关节稍屈曲,下肢取外旋外展位,评估者用左手托被评估者的足掌,使足呈过伸位,然后以叩诊锤叩击跟腱。正常反应为腓肠肌收缩,足向跖面屈曲。如卧位不能测出时,可嘱被评估者跪

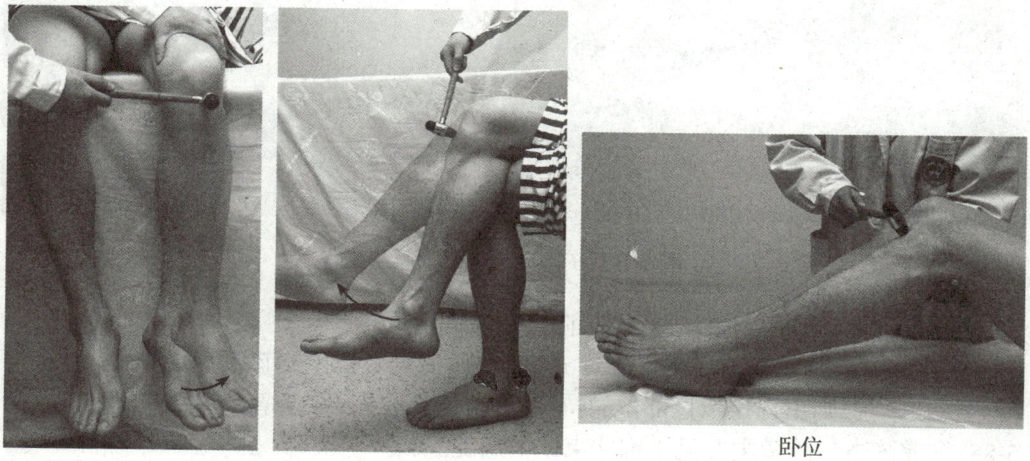

卧位

图5-80 膝反射检查法

于椅面上，双足自然下垂，然后轻叩跟腱，反应同前。反射中枢为骶髓1~2节（图5-81）。

深反射减弱或消失多为器质性病变，见于末梢神经炎、神经根炎、脊髓前角灰质炎等。骨关节病肌营养不良深反射也可减弱或消失。深反射亢进常为上运动神经元瘫痪的表现。

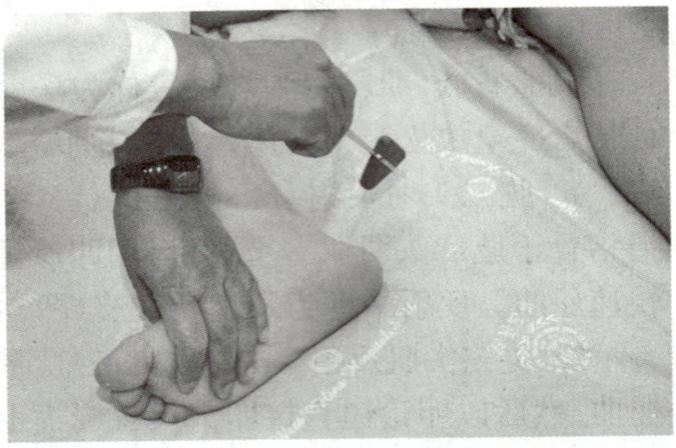

图5-81　跟腱反射检查法

## （三）病理反射

当锥体束病损以及在休克、昏迷、麻醉时，大脑失去了对脑干和脊髓的抑制作用，而出现的异常反射，称为病理反射，也称锥体束征。此类反射多属于原始脑干和脊髓反射。1岁半以内的婴幼儿由于神经系统发育尚未完善，也可出现，属于病理性。依检查方法的不同，临床常见的有以下几种。

1. Babinski征　被评估者仰卧，髋及膝关节伸直，评估者手持被评估者踝部，用棉签杆沿被评估者足底外侧缘，由后向前划至小趾跟部再转向内侧。正常表现为足趾向跖面屈曲（图5-82）。阳性反应为踇趾背伸，其余四趾呈扇形展开。见于锥体束损害。

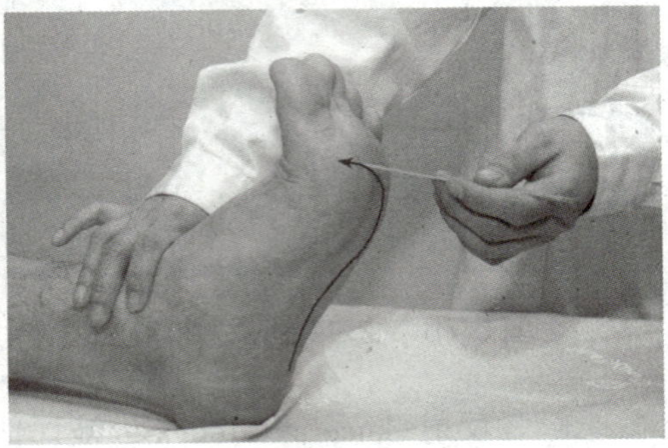

图5-82　Babinski征检查法

2. Oppenheim征　评估者用拇指和示指从膝关节下起，沿被评估者胫骨前缘用力由上向下滑压，直到踝关节上方。正常与阳性表现同Babinski征（图5-83）。

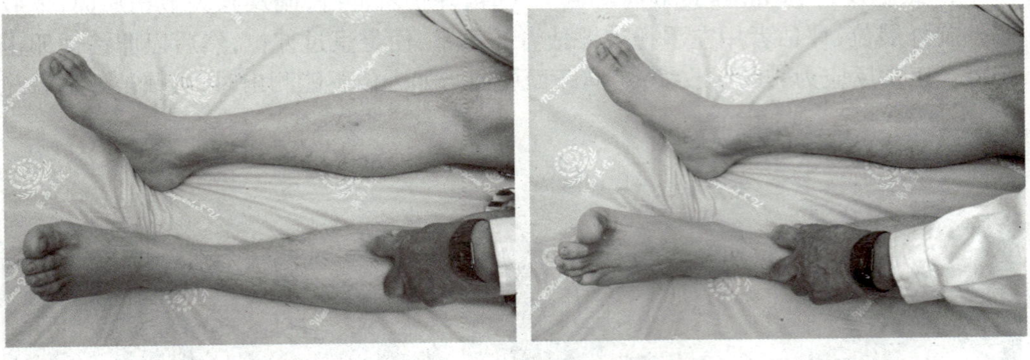

图5-83　Oppenheim征检查法

3. Gordon征　用手挤压腓肠肌，阳性反应同Babinski征（图5-84）。

4. 阵挛（clonus）　当深反射高度亢进时，如突然牵拉引出该反射的肌腱不放手，使之持续紧张，则出现该牵拉部位的持续性、节律性收缩，称痉挛，常见的有踝阵挛（图5-85）和髌阵挛。阵挛主要见于锥体束以上病变。

5. Hoffmann征　评估者左手握持被评估者腕关节上方，右手示指和中指夹住被

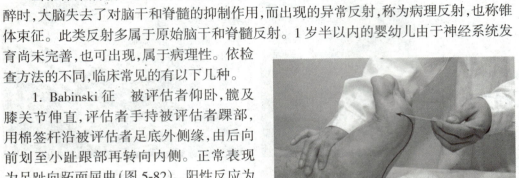

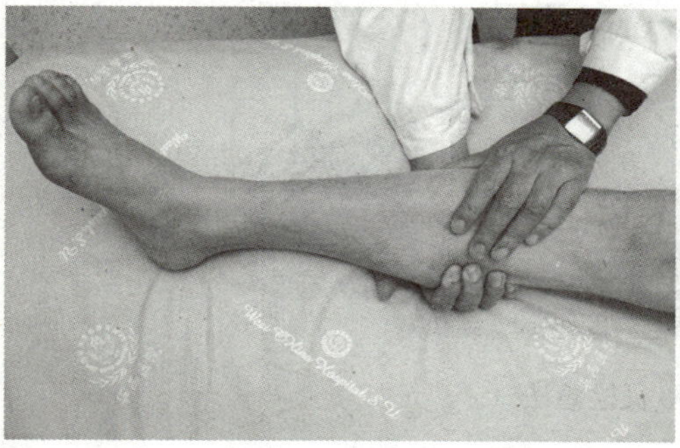

图 5-84　Gordon 征检查法

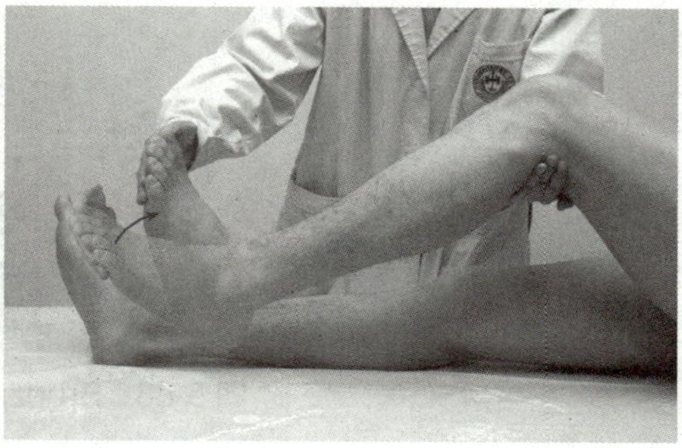

图 5-85　踝阵挛检查法

评估者中指，并向上方提拉使腕略背屈，再用拇指指甲迅速弹刮被评估者的中指指甲，阳性表现为其余四指微掌屈（图 5-86）。多见于颈髓病变。

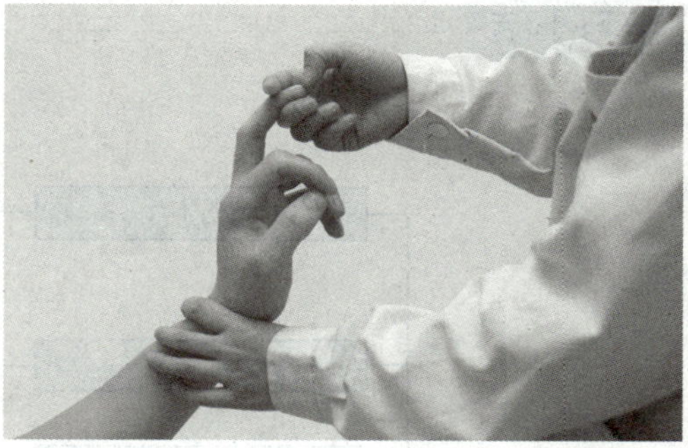

图 5-86　Hoffmann 征检查法

### （四）脑膜刺激征

脑膜刺激征为脑膜受刺激的表现。见于各种脑膜炎、蛛网膜下腔出血、脑脊液压力增高等。常见的脑膜刺激征有以下几种：

1. 颈强直　被评估者仰卧，评估者以手托扶被评估者枕部作被动屈颈动作以测试颈肌抵抗力，若抵抗力增强则为颈强直。除颅内、脊髓病变外，也见于颈椎或颈部肌肉局部病变。

2. Kernig 征　被评估者仰卧，评估者先将其一侧下肢髋、膝关节屈曲呈直角并保持不变，再将其小腿尽量上抬伸膝，正常膝关节可伸达 135° 以上。阳性表现为伸膝受限并伴有疼痛与屈肌痉挛（图 5-87）。

3. Brudzinski 征　嘱被评估者仰卧，下肢自然伸直。评估者一手置于被评估者胸前以维持胸部位置不变，另一手托其枕部使头部前屈，若出现两侧膝关节和髋关节同时屈曲，为阳性（图 5-88）。

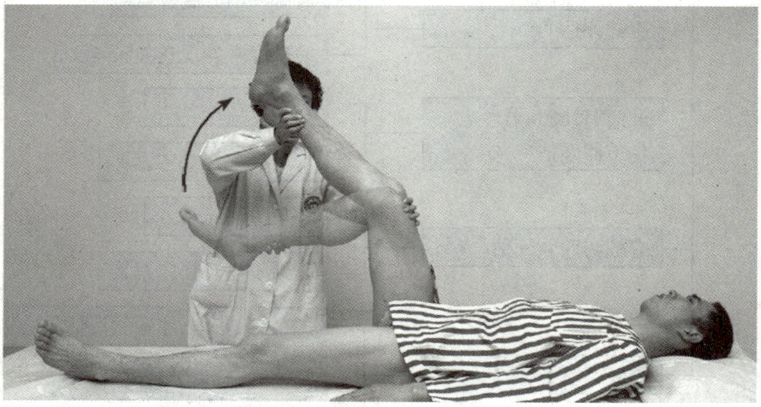

图 5-87　Kernig 征检查法

笔记

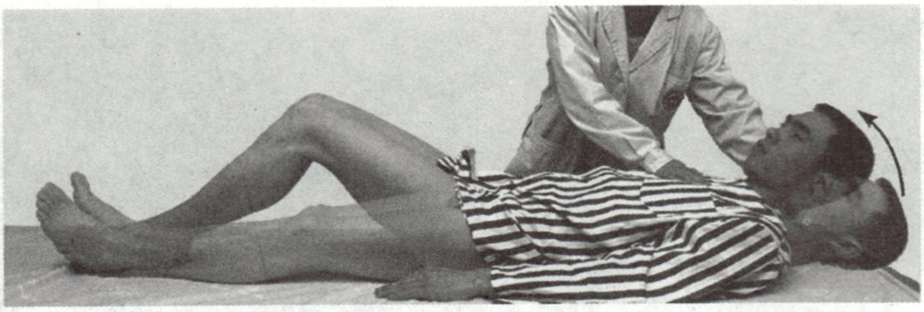

图 5-88 Brudzinski 征检查法

（张玉芳）

## 学习小结

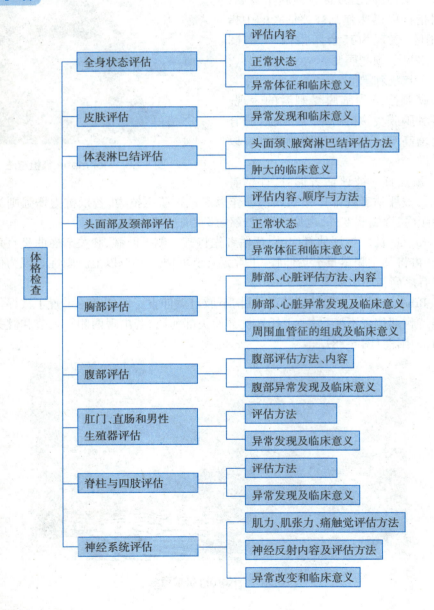

- 体格检查
  - 全身状态评估
    - 评估内容
    - 正常状态
    - 异常体征和临床意义
  - 皮肤评估
    - 异常发现和临床意义
  - 体表淋巴结评估
    - 头面颈、腋窝淋巴结评估方法
    - 肿大的临床意义
  - 头面部及颈部评估
    - 评估内容、顺序与方法
    - 正常状态
    - 异常体征和临床意义
  - 胸部评估
    - 肺部、心脏评估方法、内容
    - 肺部、心脏异常发现及临床意义
    - 周围血管征的组成及临床意义
  - 腹部评估
    - 腹部评估方法、内容
    - 腹部异常发现及临床意义
  - 肛门、直肠和男性生殖器评估
    - 评估方法
    - 异常发现及临床意义
  - 脊柱与四肢评估
    - 评估方法
    - 异常发现及临床意义
  - 神经系统评估
    - 肌力、肌张力、痛触觉评估方法
    - 神经反射内容及评估方法
    - 异常改变和临床意义

笔记

## 复习思考题

1. 如何鉴别食物、药物、黄疸引起的皮肤黄染?
2. 瘀点、紫癜、瘀斑的区别有哪些?
3. 如何进行浅表淋巴结检查? 检查顺序是什么?
4. 情景模拟:用相应的体格检查方法进行恶性肿瘤淋巴结转移的评估。
5. 如何进行咽部及扁桃体的检查? 扁桃体肿大分哪几度?
6. 情景模拟:用相应的体格检查方法进行头颈部的健康评估。
7. 左侧大叶性肺炎的典型体征有哪些?
8. 心脏瓣膜听诊区有几个? 其听诊部位及听诊顺序是什么?
9. 列表比较第一心音与第二心音的听诊特点。
10. 情景模拟:用相应的腹部体格检查方法进行右上腹痛(急性胆囊炎、局限性腹膜炎)的检查。
11. 肛门与直肠评估常用的几种检查体位及分别适用哪些情况?
12. 试述肛门、直肠视诊和触诊阳性体征的临床意义。
13. 男性生殖器评估视诊和触诊不同部位时应注意哪些情况?
14. 姿势性和器质性脊柱侧凸的区别和各自的临床意义是什么?
15. 浮髌试验的检查方法和试验阳性的临床意义是什么?
16. 进行感觉功能检查时在过程中应该注意哪些问题?
17. 肌力和肌张力有什么区别?
18. 分组情景模拟:2位同学相互扮演评估者和被评估者,应用相应的检查方法进行神经系统评估。

笔记

# 第六章

## 心理与社会评估

**学习目的**

通过学习心理评估与社会评估的内容、目的和方法等内容，为临床心理和社会的评估奠定理论基础。

**学习要点**

心理与社会评估的基础知识、评估方法和护理诊断。

**案例导入**

黄某，女，18岁，大一学生，身体健康，性格内向，父母均为农民，小学文化，有两个姐姐、一个哥哥和一个弟弟。家庭经济状况不好，父母脾气急躁，对子女要求严格。黄某出生在农村，聪明、要强。在家里和班级都很受尊重。但进入大学后却被同学看不起，产生了强烈的自卑心理，并且和同学之间也发生了剧烈的矛盾冲突。现求助者情绪焦虑，紧张，有一定自制力但易激动，近一个月来睡眠与食欲都较差。人际关系紧张，学习无法集中精力，能按时上课和参加班级活动。心理测验检测发现：①16PF：A（乐群性）-6；C（稳定性）-3；H（敢为性）-3；I（敏感性）-8；N（世故性）-2；Q4（紧张性）-9；C，H，N均呈现低分结果；I和Q4均呈现高分结果；A值为常态。②SCL-90：总分243，人际关系敏感3.2，抑郁2.4，焦虑3.5。总分超过160分，其中三项因子超过2分。

分析：1. 该被评估者出现了什么情况？其形成的原因可能有哪些？

2. 针对该被评估者的状况请提出护理诊断、并写出诊断依据、相关因素。

**重点提示**

试从心理评估的概念、分类、评估内容、护理诊断方面进行思考。

### 第一节 心理评估

随着传统生物医学模式向生物-心理-社会医学模式转变，过去认为疾病是单纯躯体发生病理转变的一种表现。新医学模式理论则认为：疾病是人在社会中生存，会

笔记

受到社会各种因素变化的影响，人的心理也会发生改变，二者共同作用于人体后，机体产生一系列复杂变化后的一种整体表现，而人被认为具有生理和心理双重属性，因此，除了体格检查外，心理评估也是健康评估的重要部分。

## 一、概述

### (一) 心理评估的内容

人的心理现象纷繁复杂，表现形式丰富多彩，心理学把统一的人的心理现象划分为既相互联系又相互区别的两个部分：心理过程和个性心理。心理过程是人脑对客观现实的反映过程，包含认知、情绪情感和意志三方面。个性是指一个人的整个心理面貌，是个人心理活动稳定的心理倾向和心理特征的总和。精神价值观是人类特有的心理现象，表现为人们对世界观、人生观和价值观的信奉和遵从，而自我概念是人格结构的重要成分，其共同构成人格的根基，而且还影响人格结构的形成和完善，是影响健康的重要因素。因此，对人的心理评估应涵盖内在和外在心理活动的两个范畴，其内容主要包括认知水平、自我概念、情绪与情感和精神价值观。

### (二) 心理评估的目的

人在疾病发展过程中的心理活动是影响其康复及预后的主要影响因素，因此了解个体的心理活动，其中包括认知、情绪情感、意志行为、个体的自我概念及精神价值观等方面现存的或潜在的健康问题是心理评估的目的之一，也便于指导制订有针对性的护理计划。

### (三) 心理评估的方法

1. 会谈法　会谈是心理评估最基本的方法，通过会谈可使交谈双方建立相互合作和信任的关系，以获得个体对其心理状况和问题的自我描述。会谈可分为自由式会谈和结构式会谈两种类型。自由式会谈是指无固定的访谈问题，无预设的程序，鼓励被评估者发表自己的看法，可以最大限度地获取被评估者的信息，收集信息量大，但比较费时，影响评估的效率。结构式会谈是按照预定的会谈提纲有目的、有计划、有步骤的交谈，具有省时、高效、切题等特点，但被评估者会觉得拘谨或例行公事。

2. 观察法　观察为评估者直接观察、记录个体的行为、表情和精神状态等，从而获得心理健康资料的方法。

(1) 自然观察：是指在自然条件下，根据观察的目的对个体心理活动的外在表现进行观察。通过自然观察，可观察到的行为表现范围较广，评估者应具有深刻的洞悉力和分析、综合能力，需花费较多的时间与被评估者接触，且对资料的分析较为困难。

(2) 控制观察：又称实验观察，系指在特殊实验环境下观察个体对特定刺激的反应，需预先设计，并按既定程序进行，每一个体都接受同样的刺激。其优点为可获取具有较强可比性和科学性的结果。但实验条件、实验环境和程序等人为因素，以及受试者意识到正在接受实验，可干扰实验结果的客观性。

3. 心理测量　心理测量是依据心理学的原理和技术，用数量化的手段对被评估者的心理现象或行为加以确定和测定，所得到的结果比较客观、科学。常用的心理测量学方法包括心理测验法和评定量表法。

(1) 心理测验法：是指在标准情形下，采用器材或量表等统一的测量手段测试个体对测量项目所做出的反应。

笔记

(2) 评定量表法：指用一套预先已标准化的测试项目（量表）来测量某种心理品质的方法。

4. 作品分析法 作品分析法是通过分析被评估者的作品，对被评估者的心理水平和心理状态进行评估，并且作为护理诊断的客观依据，可反映被评估者的心理发展水平、心理特征、行为模式以及当时的心理状态等。

5. 医学检测法 包括对被评估者的体格检查和各类实验室检查，检测结果可为心理评估提供客观的辅助资料，并对其他方法收集到的资料的真实性和准确性进行验证。

### (四) 心理评估的注意事项

1. 在健康评估中重视心理评估 人是由生理和心理两个属性构成的整体，心理评估应及时、全面和准确，切不可因强调生理评估而被忽略。

2. 以个体目前的心理状态为重点与生理评估同时进行 在心理评估过程中，应着重于个体目前的心理状况，不应与生理评估截然分开。评估者在进行生理评估时，通过观察被评估者的语言和行为，同时收集心理评估的资料。

3. 注意主、客观资料的比较 评估者应同时收集主、客观资料进行比较，以推论被评估者的心理功能。

4. 避免评估者态度、观念、偏见对评估结果的影响 评估者的态度、观念、偏见等均会影响评估结果。因此，评估时应注意评估手段的有效性，并考虑到被评估者的特殊性，以尽量避免自身的偏见。

## 二、自我概念评估

### (一) 自我概念的定义

自我概念是人们通过对自己的内在、外在特征以及他人对其反应的感知与体验而形成的对自我的认知与评价，是个体在与其心理社会环境相互作用过程中形成的动态的、评价性的“自我肖像”。

### (二) 自我概念的分类

按照Rosenberg的分类法，自我概念可分为真实自我、期望自我、表现自我三方面。

1. 真实自我 为自我概念的核心，是人们对其身体内在、外在特征及社会状况的如实感知与评价，包括社会认同、自我认同、身体意象。

2. 期望自我 又称理想自我，既包括个体期望得到的外表和生理方面的特征，也包括个体希望具备的个性特征、心理素质以及人际交往与社会方面的属性，是人们获取成就、达到个人目标的内在动力。期望自我含真实与不真实两种成分。真实成分含量越高，与真实自我越接近，人的自我概念越好，否则可产生自我概念紊乱或自尊低下。

3. 表现自我 为自我概念最富于变化的部分。指个体对真实自我的展示与暴露，由于不同的人、不同的社会团体对他人自我形象的认可标准不一样，因此，人们在不同场合，如初次见面和求职面试时，暴露自我的方式和程度也不一致，评估起来很困难。评估的结果取决于暴露自我与真实自我的相关程度。

### (三) 自我概念的组成

护理专业中的自我概念主要由身体意象、社会认同、自我认同和自尊4部分组成。

笔记

1. 身体意象　为自我概念主要组成部分之一，是个体对自己身体外形和功能的认识和评价，包括外表、感觉反馈及内在的感觉，身体意象也包括个体对自己身体功能的感受，身体意象是自我概念中最不稳定的部分，较易受疾病、手术或外伤的影响。

2. 社会认同　为个体对自己的社会人口特征如年龄、性别、职业、社会团体成员资格、社会名誉、地位的认识与评价。

3. 自我认同　指个体对自己的智力、能力、性情、道德水平等的感受与评价。自我认同障碍者无法分辨自己与他人，或无法从社会环境中将自己作为一个独立的个体区分出来。

4. 自尊　自尊是人们赞赏、重视、喜欢自己的程度；社会科学则认为自尊是指人们对自己的价值、长处、重要性等总体情感的评价。这些评价可从个体有关自我肯定或否定的陈述中反映出来。自尊是一种主观的判断和评价，与自我期望有关。当自我评价与期望自我一致时，自尊得以提高，反之则下降。

### （四）自我概念的形成与影响因素

美国社会心理学家菲斯汀格（Festinger）在“社会比较理论”中指出，个体对自己的价值判断是通过与他人的条件、能力和成就相比较而形成的。库利的“镜中我”自我概念理论认为，个体的自我概念是在与他人的交往中产生的，对自己的认识是他人关于自己看法的反映，人们会将自己观察和感知到的自我与他人对自己的态度和反应内化到自己的判断中形成自我概念。

自我概念的形成与变化还受许多因素的影响：①人格特征：Rotter 提出的控制观可分为内控型和外控型两种类型。内控型者将事物的结果归因于个人的行动和选择，多与积极的自我概念相联系，持内控型控制观者面对疾病时，会寻求并重获控制感；持外控型控制观者则将事物的结果归因于命运、运气或外部力量，多与消极的自我概念相联系。②早期生活经历：个体在早期生活经历中，如得到的身心社会反馈是积极的、令人愉快的，建立的自我概念则多半是良好的；反之，则是消极的。③生长发育过程中的正常生理变化：如妊娠、衰老过程中皮肤弹性的丧失、脱发、青春期第二性征的出现等，均可影响个体的自我感知。④健康状况：健康状况改变，如疾病、手术、外伤等，也可致自我概念，尤其是身体意象的暂时性或永久性改变，此时需个体自我调节和适应。Norris 认为个体适应体像改变的程度取决于体像改变的性质、对个体的意义、个体的适应能力、有重要意义的他人的反应以及个体获得的社会和家庭支持等。⑤其他：包括环境、文化、社会经济状况、人际关系、职业和个人角色。

### （五）自我概念紊乱的表现

自我概念紊乱可有生理、心理和行为方面的表现。在生理方面，自我概念紊乱者可有心悸、食欲减退、睡眠障碍以及机体功能的减退。心理方面可有焦虑、抑郁、恐惧等情绪改变。在行为方面，自我概念紊乱常可通过个体的语言和非语言行为表现出来，如“我真没用”、“看来我是无望了”等语言流露；非语言行为则可表现出不愿见人、不愿照镜子、不愿与他人交往、不愿看身体意象改变的部位、不愿与他人讨论伤残或不愿听到相关的谈论等。

### （六）自我概念的评估

自我概念可采用会谈、观察、画人测验、问卷等方法对进行综合评估。

笔记

1. 会谈　主要从身体自我、社会认同、自我认同等几方面进行，采用开放式和非开放式的问题进行询问。

(1) 身体意象

身体的哪一部分对你来说最重要？为什么？

你最喜欢你身体的哪些部位？最不喜欢的又是哪些部位？

你最希望自己的外表什么地方有所改变？他人又希望你什么地方有所改变？

这些改变对你的影响有哪些？你认为经过这些改变后，他人对你的看法有何改变？

(2) 社会认同

你从事什么职业？

你有哪些引以为豪的个人成就？

你是某个政治或学术团体的成员吗？

你的家庭及工作情况如何？

(3) 自我认同与自尊

你觉得你是怎样的一个人？你是如何描述你自己的？

你是否常有"我还不错"的感觉？总体来说，你对自己满意吗？

你处理工作和日常生活问题的能力如何？

你对你的个性特征、心理素质和社会能力满意吗？不满意的是哪些方面？

朋友、同事、领导如何评价你？

(4) 自我概念的现存与潜在威胁

哪些事情让你感到忧虑或痛苦？

哪些事情让你感到焦虑、恐惧、绝望？

2. 观察法　具体的观察内容包括：

(1) 外表：外表是否整洁？穿着打扮是否得体？身体哪些部位有改变？

(2) 非语言行为：是否与评估者有目光交流？面部表情是否与其主诉一致？是否有不愿见人、不愿照镜子、不愿与他人交往、不愿看形体改变的部位、不愿与他人讨论伤残或不愿听到这方面的谈论等行为表现？

(3) 语言行为：是否有"我真没用""我什么都做不好"等语言流露？

(4) 心理反应：是否有着焦虑、恐惧、抑郁等心理反应？

(5) 行为反应：有无哭泣、睡眠障碍、食欲减退、体重下降、心慌、易疲劳等表现？

3. 投射测试　是指个人把自己的思想、态度、愿望、情绪或特征等不自觉地反应于外界事物或他人的一种心理作用。画人测验(draw a person test，DPT)即是投射测验的一种，具体方法是让被评估者画自画人像并对其进行解释，从中了解被评估者对身体意象改变的内心体验。主要是适用于儿童等不能很好地理解和回答问题的个体。

4. 评定量表测评　常用的可直接测定个体的自我概念的量表有 Pieer-Harries 的儿童自我概念量表、Michigan 青少年自我概念量表、针对有中级以上阅读能力者设计的 Tennessee 自我概念量表、Sears 自我概念 48 项目量表以及 Coopersmith 青少年自尊量表，Rosenberg 自尊量表(表 6-1)等。每个量表都有其特定的适用范围，应用时应仔细选择。

笔记

表 6-1 Rosenberg 自尊量表

| 项目 | 评分 | | | |
|---|---|---|---|---|
| 1 总的来说．我对自己满意。 | SA | A | D* | SD* |
| 2 有时，我觉得自己一点都不好。 | SA* | A* | D | SD |
| 3 我觉得我有不少优点。 | SA | A | D* | SD* |
| 4 我和绝大多数人一样能干。 | SA | A | D* | SD* |
| 5 我觉得我没什么值得骄傲的。 | SA* | A* | D | SD |
| 6 有时，我真觉得自己没用。 | SA* | A* | D | SD |
| 7 我觉得我是个有价值的人。 | SA | A | D* | SD* |
| 8 我能多点自尊就好了。 | SA* | A* | D | SD |
| 9 无论如何我都觉得自己是个失败者。 | SA* | A* | D | SD |
| 10 我总以积极的态度看待自己。 | SA | A | D* | SD* |

该量表含 10 个有关自尊的项目，回答方式为非常同意（SA）、同意（A）、不同意（D）、很不同意（SD）。凡选标有 * 号的答案表示自尊低下。

## 三、认知评估

### （一）认知的定义

认知是人们根据自身感觉到的外界刺激和信息去推测并判断客观事物的心理过程。认知活动包括思维、语言和定向 3 部分。

1. 思维　思维是人脑对客观事物的一般特性和规律的间接、概括的反应，是人们对事物本质特征及其内部规律的理性认知过程。间接性和概括性是思维的主要特征。反映思维水平的主要指标包括抽象思维、洞察力和判断力。思维过程还具有连续性，一旦思维的连续性丧失时，就会出现思维障碍。

2. 语言　语言是人们进行思维的工具，是思维的物质外壳，思维的抽象与概括总是借助语言得以实现，语言可分为接受性语言和表达性语言两种，前者指理解语句的能力，后者为传递思想、观点和情感的能力。

3. 定向　定向是人们对现实的感觉，对过去、现在、将来的察觉以及对自我存在的认识，包括时间定向、地点定向、空间定向以及人物定向等。认知能力从出生到成人逐渐增强，到老年逐渐衰退。还受年龄、教育水平、生活经历、文化背景、疾病、药物作用、酗酒、吸毒等多种因素的影响。

### （二）认知水平的评估

认知水平的评估包括对个体的思维能力、语言能力以及定向力的评估。

1. 思维能力　可通过抽象思维功能、洞察力和判断力 3 方面进行评估。

（1）抽象思维功能：抽象思维功能涉及个体的记忆、注意、概念、理解和推理能力，应逐项评估。

1）记忆：记忆从时间上可分为短时记忆和长时记忆。评估短时记忆时，可让被评估者重复一句话或一组由 5~7 个数字组成的数字串。评估长时记忆时可让被评估者说出其家人的名字，当天进食哪些食品或叙述其孩童时代的事件等。

笔记

2）注意：注意可分为无意注意和有意注意两种，无意注意能力可通过观察被评估者对周围环境的变化有无反应等进行判断。评估有意注意力的方法为指派一些任务让被评估者完成，同时观察其执行任务时的专注程度。

3）概念：是人脑反映客观事物本质特征的思维形式，是在抽象、概括的基础上形成的，如可请经数次健康教育后的被评估者总结概括其所患疾病的特征、所需的自我护理知识等，从中判断被评估者对这些知识进行概念化的能力。

4）理解力：请被评估者按指示做一些由简单到复杂的动作，观察被评估者能否理解和执行指令。

5）推理：是由已知判断推出新判断的思维过程，评估推理能力时，评估者必须根据被评估者的年龄特征提出问题。

(2) 洞察力：是识别与理解客观事物真实性的能力，与精确的自我感知有关。可让被评估者描述所处情形，再与实际情形作比较看有无差异。而更深一层的洞察力评估则可让被评估者解释格言、谚语或比喻。

(3) 判断力：是指人们比较和评价客观事物及相互关系并做出结论的能力。评估时可通过展示实物让被评估者说出其属性。个体的判断力常受个体情绪、智力、受教育水平、社会经济状况、文化背景等因素的影响，评估时应充分考虑到这些因素的干扰。

2. 语言能力　语言能力是人们认知水平的重要标志，对判断个体的认知水平很有价值，并可作为护士选择与被评估者沟通方式的依据。

(1) 评估方法：主要通过提问，让被检者陈述病史、重述、阅读、书写、命名等检测被评估者的语言表达及对文字符号的理解。

1）提问：评估者提出一些由简单到复杂、由具体到抽象的问题，观察被评估者能否理解及回答是否正确。

2）复述：评估者说一简单词句，让被评估者重复说出。

3）自发性语言：让被评估者陈述病史，观察其陈述是否流利，用词是否恰当，是否完全不能陈述。

4）命名：评估者取出一些常用物品，要求被评估者说出名称。如不能，则让被评估者说出其用途。

5）阅读：让被评估者：①诵读单个或数个词、短句或一段文字；②默读一段短文或一个简单的故事，然后说出其大意。评价其读音及阅读理解的程度。

6）书写：包括：①自发性书写：要求被评估者随便写出一些简单的字、数码、自己的姓名、物品名称或短句；②默写：让被评估者写出评估者的口述字句；③抄写：让被评估者抄写一段字句。

(2) 语言障碍的类型及特点

经检查如发现被评估者存在语言障碍，可结合下述语言障碍特点进行分类。

1）失语：失语可分为①运动性失语：不能说话，或只能讲一、两个简单的字，常用词不当，对答和复述均有困难，但对他人的言语及书面文字能理解。②感觉性失语：不能理解他人的语言，自述流利，但内容不正常，发音用词错误，被评估者不能理解自己所言，他人也完全听不懂。③命名性失语：称呼原熟悉的人名、物品名的能力丧失，但能叙述如何使用，他人告知名称时，能辨别对与错。④失写：能听懂他人语言及认识书面文字，但不能书写，或写出的句子有遗漏、错误，抄写能力尚存。⑤失读：丧失对文字、图画等视觉符号的认识能力，以致不识词句、图画。失读和失写常同时存在，所以被评估者不能阅读，也不能自发书写或抄写。

2）构音困难：构音困难主要由于发音的肌肉麻痹、共济失调或肌张力增高所致。构音困难者发音不清但用词正确。

3. 定向力的评估　定向力包括时间、地点、空间和人物定向力，定向障碍者不能将自己与时间、地点、空间联系起来，可通过下述问题进行评估：

(1) 时间定向力

请问现在是几点钟？

你知道今天是星期几？

请告诉我今年是哪一年？

(2) 地点定向力

请告诉我现在你住在什么地方？

(3) 空间定向力

呼叫器在哪儿？

床旁桌放在床的左边还是右边？

(4) 人物定向力

你叫什么名字？

你知道我是谁？

## 四、情绪与情感评估

### (一) 情绪与情感的定义

情绪与情感是个体对客观事物是否满足自身需要的内心体验与反映。当需求获得满足就会引起积极的情绪与情感；反之则会产生消极的情绪与情感。

### (二) 情绪和情感的区别与联系

情绪与情感既有联系，又有区别。情绪是暂时性的、与生理需求是否满足有关的心理活动，具有较强的情境性、激动性和暂时性。而情感则是稳定的、与社会性需求是否满足相联系的人类特有的心理活动，有较强的稳定性、深刻性和持久性的心理体验。情感是在情绪稳固的基础上建立发展起来的。情感通过情绪的方式表达出来，在情绪发生过程中往往含有情感的因素。

### (三) 情绪与情感的分类

(1) 基本情绪情感：它是最基本、最原始的情绪。包括满意、喜悦、快乐、紧张、焦虑、抑郁、愤怒、恐惧、悲哀、痛苦、绝望等。

(2) 与接近事物有关的情绪情感：主要包括惊奇、兴趣以及轻视、厌恶。

(3) 与自我评价有关的情绪情感：包括犹豫、自信和自卑。这三种情绪具有强烈的社会性。

(4) 与他人有关的情感体验：分为肯定和否定两种，其中爱是肯定情感的极端，恨是否定情感的极端。

(5) 正情绪情感与负情绪情感：满意、喜悦、快乐、惊奇、兴趣、自信、友爱等这类能提高人的工作效能，增强人的体力和精力的积极情绪与情感都被视为正情绪情感，而

笔记

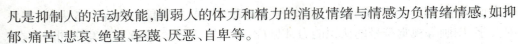

凡是抑制人的活动效能，削弱人的体力和精力的消极情绪与情感为负情绪情感，如抑郁、痛苦、悲哀、绝望、轻蔑、厌恶、自卑等。

### (四) 常见情绪

1. 焦虑　焦虑是人们对环境中一些即将来临的、可能会造成危险和灾祸而又难以应付的情况产生的一种不愉快的情绪体验。

(1) 诱因：诱发焦虑的原因很多，只要使人预感到无力避免或应对而感受到严重的、无法摆脱的威胁，就可产生焦虑。由于引起焦虑的原因和严重性不同以及个体承受能力的差异，人们可表现出轻度、中度、重度等不同程度的焦虑，甚至会发展为惊恐。

(2) 表现：焦虑可出现生理、心理和行为方面的变化。生理方面主要有心悸、食欲下降、胸闷、呼吸不畅、头晕、疲乏、睡眠障碍等。心理方面则表现为注意力不集中、易激惹等。而行为方面，人们常以语言和非语言两种形式表达内心的焦虑，如心慌、出汗、头痛、咬指甲、来回踱步、反复翻弄东西、面部表情紧张以及肢端颤抖、快语、无法平静等。

2. 抑郁　是个体在失去某种其重视或追求的东西时产生的一种以情绪低落为特征的情绪体验。在抑郁状态下，个体会有情感、认知、动机以及生理等多方面的改变。情感方面主要表现为情绪低落、心境悲观、自我感觉低沉、生活枯燥无味、哭泣、无助感；认知方面表现为注意力不集中、思维缓慢、不能做出决定；动机方面表现为过分依赖、生活懒散、逃避现实甚至想自杀；生理方面表现为易疲劳、食欲减退、体重下降、睡眠障碍、运动迟缓以及机体其他功能减退。

### (五) 情绪与情感的评估

1. 会谈　会谈是评估情绪、情感最常用的方法。可通过以下问题进行。

您如何描述您此时和平时的情绪？

有什么事情使您感到特别高兴、忧虑或沮丧？

这样的情绪存在多久了？

2. 观察法　观察与测量被评估者的呼吸频率、心率、血压、皮肤颜色和温度、食欲及睡眠状态等变化，获得情绪、情感改变的客观资料后，还要对经问诊所收集的主观资料进行验证。

3. 量表评定法　量表评定法是评估情绪与情感较为客观的方法。常用的有 Avillo 的情绪与情感形容词量表。

(1) Avillo 情绪与情感形容词量表（表 6-2）

表 6-2　Avillo 情绪与情感形容词量表

| 形容词 | 1 | 2 | 3 | 4 | 5 | 6 | 7 | 形容词 |
|---|---|---|---|---|---|---|---|---|
| 变化的 | | | | | | | | 稳定的 |
| 举棋不定的 | | | | | | | | 自信的 |
| 沮丧的 | | | | | | | | 高兴的 |
| 孤立的 | | | | | | | | 合群的 |
| 混乱的 | | | | | | | | 有条理的 |
| 漠不关心的 | | | | | | | | 关切的 |

续表

| 形容词 | 1 | 2 | 3 | 4 | 5 | 6 | 7 | 形容词 |
|---|---|---|---|---|---|---|---|---|
| 冷淡的 | | | | | | | | 热情的 |
| 被动的 | | | | | | | | 主动的 |
| 淡漠的 | | | | | | | | 有兴趣的 |
| 孤僻的 | | | | | | | | 友好的 |
| 不适的 | | | | | | | | 舒适的 |
| 神经质的 | | | | | | | | 冷静的 |

使用指南：该表共有12对意思相反的形容词，让被评估者从每一组形容词中选出符合其目前情绪与情感的词，并给予相应得分。总分在84分以上，提示情绪情感积极，否则，提示情绪情感消极。该表特别适合于不能用语言表达自己情绪情感或对自己的情绪情感定位不明者。

(2) Zung焦虑状态自评量表(self rating anxiety scale, SAS)。

(3) Zung抑郁状态自评量表(self rating depression scale, SDS)。

## 五、心理评估的护理诊断

### (一) 健康的护理诊断

1. 有增强社区应对的趋势
2. 有增强家庭应对的趋势

### (二) 现存的护理诊断

1. 焦虑
2. 功能障碍性悲哀
3. 恐惧
4. 绝望
5. 自我形象紊乱
6. 长期自尊低下
7. 情景性自尊低下
8. 自我认同紊乱
9. 自尊紊乱

### (三) 有危险的护理诊断

1. 有情景性自尊低下的危险
2. 有孤独的危险

# 第二节 社会评估

## 一、概述

人的社会功能对其生理健康具有重要的影响，因而，要衡量个体的健康水平，除评估其生理、心理功能外，社会状况的评估也是不可缺少的重要组成部分。

### (一) 社会评估的内容

社会是人类存在和发展的必要条件，由环境、人口、文化和语言四大要素组成。环

笔记

境是人类生存和发展的物质条件的总和。作为社会主体的人类的活动必然涉及经济、政治、文化与生态等主要领域并受其影响。而文化则多以语言、风俗、规范、习惯和价值观等形式体现。所以，社会评估应包括角色适应评估、文化评估、家庭评估、环境评估等要素。

### (二) 社会评估的目的

1. 评估个体的角色功能与角色适应情况，以便制定相应的护理措施，改善角色功能。

2. 评估个体的文化背景，了解被评估者的文化特征，理解健康行为，以提供符合患者文化需求的护理。

3. 评估个体的家庭状况，寻找干扰家庭正常运转的因素及其影响健康的家庭因素，以制订有针对性的家庭计划。

4. 评估个体的环境，明确现存的或潜在的影响健康的危险因素，为制定环境干预措施提供依据。

### (三) 社会评估的方法

社会评估可利用社会学的交谈、观察、量表评定等评估方法，也可以对环境评估采用实地考察和抽样调查的方法。评估时可直接询问被评估者，这是评估资料的主要来源；而次要来源也可从其亲友或熟悉他的人询问有关资料，或从相关记录中获得所需资料(如目前或以往的健康记录、病历等)。

## 二、角色与角色适应评估

### (一) 角色与角色适应评估的基础知识

1. 角色的定义　角色又称身份，社会学中的角色是指社会所规定的一系列与社会地位相对应的行为模式，以及社会对处于某一特定位置的个体的行为期待。社会角色可以是暂时的，也可以是长期的。

2. 角色分类　角色在总体上可分为以下三类：

(1) 第一角色：也称基本角色。它决定个体的主体行为，是由年龄和性别决定的角色，如儿童、妇女角色等。

(2) 第二角色：又称一般角色。是个体为完成每个生长发育阶段中的特定任务，由所处的社会情形所确定的角色，如父母、夫妻、儿女角色等。

(3) 第三角色：又称独立角色。是为完成某些暂时性任务而临时承担的角色，如护理学会会员，但有时是不可选择的，如患者角色。

以上 3 种角色的分类是相对的，在不同的情形下可相互转换。例如一个工人因患病住院，则其社会角色暂时转换为患者角色，当疾病痊愈出院后，其角色身份也随之又转换为原来的工人角色(第二角色)。

3. 角色的形成　角色的形成经历了角色认知和角色表现两个阶段。

(1) 角色认知：是个体认识自己与他人的身份、地位以及各种社会角色的区别与联系的过程。模仿是角色认知的基础。

(2) 角色表现：是个体为达到自己所认识的角色要求而采取行动的过程，也是角色成熟的过程。

4. 角色适应不良　当个体的角色表现与角色期望不协调，或无法达到角色期望

笔记

的要求时，可发生角色适应不良。角色适应不良给个体带来生理、心理两方面的不良反应。生理方面可有头痛、头晕、乏力、睡眠障碍等异常表现，心理上可产生紧张、焦虑、抑郁，甚至绝望等不良情绪。角色适应不良常见的有以下几种：

(1) 角色冲突：是指角色期望与角色表现之间差距太大，使个体难以适应而发生的心理冲突与行为矛盾。引起角色冲突的原因有两种：①个体需同时承担两个或两个以上在时间或精力上相互冲突的角色；②对同一角色有不同的角色期望标准。

(2) 角色模糊：是指个体对角色期望不明确，不知道承担这个角色应该如何行动而造成的不适应反应。引起角色模糊的原因有角色期望太复杂、角色改变太快、主要角色与互补角色间沟通不良等。

(3) 角色负荷过重和角色负荷不足：前者是指个体的角色行为在一定的时间期限内难以达到过高的角色期望，或对个体的角色期望过高。后者则为对个体的角色期望过低而使其能力不能完全发挥。角色负荷过重或不足是相对的，与个体的知识、技能、经历、观念以及动机是否与角色需求吻合有关。

(4) 角色匹配不当：指个体的自我概念、自我价值观或自我能力与其角色期望不匹配。

5. 患者角色　患者角色有以下特征：①脱离或部分脱离日常生活中的其他角色，减轻或免除相应的责任和义务。其程度取决于病情、患者的责任心及其支持系统所给予的帮助。②不要求患者单纯依靠自己的意志和决心使疾病好转，公认其对自身疾病不负责任，因此，处于一种需要照顾的状态。③有寻求治疗和恢复健康的义务，患者应根据要求休息、禁食、服药或注射等。④有享受健康服务、知情同意、寻求健康保健信息和要求保密的权利。由于患者角色的不可选择性，个体在进入或脱离被评估者角色过程中，常发生角色适应不良。

(1) 患者角色冲突：指个体在适应患者角色过程中与其常态下的各种角色发生的心理冲突和行为矛盾。

(2) 患者角色阙如：即没有进入患者角色，不承认自己有病或对被评估者角色感到厌倦，也就是对患者角色的不接纳和否定。

(3) 患者角色强化：指当个体已恢复健康，需从患者角色向常态角色转变时，仍沉溺于患者角色，对自我能力怀疑，对原承担的角色恐惧。

(4) 患者角色消退：指某种原因迫使已适应患者角色的个体转入常态角色，在承担相应的义务和责任时，使已具有的患者角色行为退化，甚至消失。

6. 评估方法与内容

(1) 交谈：通过询问、交谈，着重了解患者所承担的角色数量、角色感知和满意度、角色紧张等相关信息。

1) 角色数量：可询问被评估者所承担的角色和责任。

你从事什么职业及担任什么职务、职称？

目前在家庭单位或社会中所承担的角色与任务有哪些？

2) 角色感知：可询问患者是否清楚所承担角色的权利与义务，觉得自己所承担的角色与责任是否合适。

3) 角色满意度：询问患者对自己的角色行为是否满意、与自己的角色期望是否相符。询问患者对自己的角色行为是否感觉满意，与自己的角色期望是否相符。

笔记

4) 角色紧张:询问患者有无角色紧张的生理和心理表现。

(2) 观察:主要观察有无角色适应不良的身心行为反应。如焦虑、抑郁、睡眠障碍、头痛、心悸、缺乏对治疗护理的依从性等。

### (二) 护理诊断

1. 焦虑
2. 恐惧
3. 无能为力
4. 角色紊乱
5. 父母不称职
6. 父母角色冲突
7. 照顾者角色障碍
8. 社交障碍
9. 社交隔离
10. 有孤立的危险
11. 有父母不称职的危险
12. 有照顾者角色障碍的危险

## 三、家庭环境评估

### (一) 家庭的基础知识

1. 家庭的定义　家庭是基于婚姻、血缘或收养关系而形成的社会共同体,至少应包含2个或2个以上的成员,组成家庭的成员必须共同生活,有密切的经济和交往。

2. 家庭结构　家庭结构包括家庭人口结构、权利结构、角色结构、沟通过程和价值观。

(1) 人口结构:即家庭类型,指家庭的人口组成。按规模和人口特征分为核心家庭、主干家庭、单亲家庭、重组家庭、无子女家庭、同居家庭和老年家庭。

(2) 权利结构:家庭权利结构是指家庭中夫妻间、父母与子女间在影响力、控制力和支配权方面的相互关系。家庭权利结构的一般类型有:传统权威型、工具权威型、分享权威型和感情权威型。

(3) 角色结构:家庭角色结构是指家庭对每个家庭成员所期待的行为和规定的家庭权利与义务。良好的角色结构应具有以下特征:①每个家庭成员都能认同和适应自己的角色范围。②家庭成员对某一角色的期望一致,并符合社会规范;③角色期待能满足家庭成员的身心发展需要;④家庭角色有一定的弹性,能适应角色的变化。

(4) 沟通过程:家庭内部沟通良好是家庭和睦和家庭功能正常的保证。家庭内部沟通过程良好的特征为:①家庭成员间能进行广泛的情感交流;②沟通过程中能互相尊重对方的感受和信念;③家庭成员能坦诚地讨论个人和社会问题;④极少有不宜沟通的领域;⑤家庭根据个体的成长发育水平和需求分配权利。

(5) 价值观:家庭价值观指家庭成员对家庭活动的行为准则和目标的共同态度和基本信念。它可影响家庭的权利结构、角色结构和沟通方式。

3. 家庭生活周期　家庭生活周期指从家庭单位的产生、发展到解体的整个过程。

笔记

根据 Duvall 模式，家庭生活周期可分为新婚、有婴幼儿、有学龄前儿童、有学龄儿童、有青少年、有孩子离家创业、空巢期、老年期 8 个阶段。

4. 家庭功能

(1) 情感支持功能：建立家庭关爱气氛，使每个成员充分享受家的温馨、快乐、有归属感、安全感、亲密感和家庭幸福感。家庭必须满足成员的感情需求以维持家庭的整体性。

(2) 社会化功能：家庭是孩子社会化的主要场所。孩子通过角色模仿、教育和奖罚措施完成社会化的过程。家庭也是培养家庭成员的社会责任感，社会交往意识与技能，促进健全人格发展的场所。

(3) 繁衍和养育功能：家庭是生育子女、繁衍后代的基本单位。只有这样才能使人类种族和社会延续和生存。

(4) 经济功能：家庭提供食物、衣物、住所和卫生保健等资源以满足家庭成员的各种需求。

(5) 健康照顾功能：家庭为保护其成员健康而提供照顾、物质和精神资源等。

5. 家庭危机　家庭危机指当家庭压力超过家庭资源，导致家庭功能失衡的状态。家庭内的主要压力源有：①家庭经济收入低下或减少；②家庭成员关系改变或终结，如离婚、分居、丧偶等；③家庭成员角色改变，如初为人父、退休、收养子女等；④家庭成员的行为违背家庭期望或损害家庭荣誉，如酗酒、赌博、吸毒、乱伦等。⑤家庭成员生病、残障或无能等。

## (二) 家庭评估

家庭评估的方法以交谈、观察和量表测评为主。

1. 交谈　具体的交谈内容见(表 6-3)

表 6-3　家庭评估的交谈内容

| 项目 | 评估内容 |
|---|---|
| 人口结构 | 询问个体的家庭人口组成，确定家庭人口的结构类型 |
| 角色结构 | 询问家庭中各成员所承担的正式与非正式角色，注意是否有人扮演有损自身或家庭健康的角色，了解各成员的角色行为是否符合家庭的角色期待，是否存在角色适应不良 |
| 权利结构 | 询问家庭的角色过程，如家里大事小事通常由谁做主；家里有麻烦时，通常由谁提出意见和解决办法 |
| 沟通过程 | 了解家庭内部沟通过程是否良好，可询问：您的家庭和睦吗、快乐吗？大家有想法或要求时是否能直截了当地提出来？听者是否认真？对于你讲述的问题，对方是否重视并提出相应的意见或建议 |
| 家庭价值观 | 询问家庭最主要的日常生活规范有哪些？家庭是否将成员的健康看作头等大事？是否主张预防为主、有病及时就医？家庭生活方式如何？如何看待吸烟、酗酒、吸毒等不良生活行为？是否倡导家庭成员间相互支持、关心，个人利益服从家庭整体利益等？ |
| 家庭生活周期 | 询问结婚多长时间？有孩子吗？最大孩子多大？是否跟孩子一块住？按不同的生活周期提出相应的问题，如孩子离家外出工作能否适应？经常与孩子联系吗？孩子经常回来看看吗？ |

笔记

续表

| 项目 | 评估内容 |
| --- | --- |
| 家庭功能 | 询问家庭收入是否够用,能否满足衣、食、住、行等基本生活需求;家庭生活是否和睦、快乐;对孩子培养与成长是否满意;家庭成员间能否彼此照顾,尤其对患病的成员 |
| 家庭资源 | 询问家庭的经济条件。能否支付医疗费用、住院费用;家庭成员是否有时间、精力并乐意提供照顾;家庭成员的文化程度,能否提供所需的保健知识、就医信息;医院离家近否;医疗护理水平如何,能否满足你的就医需求;除了家人外还可以从哪些方面得到帮助,如朋友、邻居、同事、单位等 |
| 家庭压力 | 家庭生活压力是否大。家庭有无失业、搬迁、破产等状况;家庭成员有无如离婚、分居、丧偶、失业等改变;家庭成员有无生病、残障等健康问题;家庭成员有无酗酒、赌博、吸毒、等不良行为;是否有家庭危机等 |

2. 观察 观察内容包括家庭居住条件,家庭成员衣着、饮食,家庭氛围,家庭成员间的亲密程度,家庭权利结构,沟通过程等,在与家庭接触过程中,应观察是谁在回答问题、谁做决定,而谁在一直沉默,以及家庭各成员的情绪。

3. 量表测评 可采用评定量表对个体的家庭功能状况及其从家庭中可获得的社会支持情况进行测评,常用的评定量表有 Procidano 与 Heller 的家庭支持量表和 Smilkstein 的家庭功能量表。

### (三) 环境的基础知识

环境是指人类赖以生存、发展的社会与物质条件的总和。可将人的环境分为内环境和外环境。人的外环境包括自然环境、社会环境、文化环境和政治环境;人的内环境是由人的内心世界和人体的各个组织系统所构成,又称生理心理环境,其中:人的生理环境包括呼吸、循环、消化、泌尿、内分泌、神经系统等;人的心理环境包括认知、情绪情感、个性、压力应对等。

1. 自然环境 自然环境即狭义的环境,也称为物理环境,它是指一切存在于机体外环境的物理因素的综合。

2. 社会环境 社会环境包括制度、法律、经济、文化、教育、人口、民族、职业、生活方式、社会关系、社会支持等多方面。

(1) 经济:是保障个体衣、食、住、行等基本需求和享受教育、健康服务的基础物质条件,是影响健康最为明显的因素之一。

(2) 文化教育:良好的文化教育对个体健康的影响可体现在多个方面,如有助于获取健康保健信息、改变不良传统习惯、参与社会卫生、感知疾病和提高卫生服务的有效利用。

(3) 生活方式:指由经济、文化、政治等因素相互作用所形成的人们在衣、食、住、行、乐等方面的社会行为,个体的生活方式受家庭、文化、社会、风俗等影响。不良生活方式对健康是有害的。

(4) 社会关系与社会支持:个体的社会关系网包括所有与之有直接或间接联系的人或人群。社会支持包括物质、情感、信息、经济支持,社会关系网越健全、社会支持力度越大,个体的身心调解与适应也越快,则个体的生活质量也越高。

笔记

### （四）环境评估

1. 自然环境　通过交谈、实地考察、取样检测等方法综合评估。主要评估内容：家庭环境（居住环境、家庭安全），工作环境，病室环境等。还可以进行量表评定，如通过跌倒危险因素评估表评估病室中有无引起被评估者跌倒的危险因素。

（1）家庭环境：包括整洁程度、采光通风、温度湿度、噪声情况、供水卫生、食物问题、卫生设施、用电安全、化学物品和安全因素等方面。

（2）工作环境：包括整洁程度与通风情况、刺激物、有无污染源、安全作业条例及执行与否，工作防护措施等。

（3）病室环境：包括病室内采光、通风、卫生、气味、温湿度及安全防护，如地面防滑、用电和用氧安全、药物储藏、安全设施等。

2. 社会环境　通过询问、交谈、观察等方法，了解被评估者的经济、文化教育水平、生活方式、社会关系与社会支持等情况。在评估被评估者的生活方式时，还可通过直接观察被评估者及其亲朋好友、同事的饮食、睡眠、活动、娱乐方式与习惯，有无吸烟、酗酒等，以了解其家人、同事、朋友的生活方式，若有不良生活方式，则进一步了解对被评估者的影响状况。

### （五）护理诊断

1. 照顾者角色障碍
2. 父母角色冲突
3. 父母不称职
4. 家庭功能改变　①失去能力；②妥协性；③潜能性。
5. 环境改变应激综合征
6. 社区应对无效
7. 社区执行治疗方案无效
8. 潜在的社区应对能力增强
9. 有亲子依恋改变的危险
10. 有受伤的危险
11. 有围手术期受伤的危险
12. 有感染的危险

## 四、社会文化评估

### （一）文化评估的基础知识

1. 文化的定义　文化是一个社会及其成员所特有的物质和精神财富的总和，即特定的为适应社会环境和物质环境而共有的行为模式和价值观念。

2. 文化的特征

（1）民族性：各民族衍生、创造和发展了其具有本民族特色的文化，文化总是根植于民族之中，并与民族的发展相伴相生。

（2）继承性与发展性：继承性是文化的基础，文化也不是静止不变的，社会的发展和变化可导致文化的相应发展和变化，但文化特征并不轻易改变。

（3）共享性：文化必须为一个社会或群体的全体成员共同接受、共同享有的，才能成为文化。

(4) 复合性与双重性:所有的文化现象不是单一的,而是复合存在的。多种文化现象形式并存、相互间不可替代,成为全人类共同的财富,即为文化的复合性。

(5) 其他:文化还具有历史性、影响性、时代性、地区性、现实性、渗透性、阶级性和整体性等。

### (二) 文化的要素

人类学家将文化比喻为金字塔,其中塔顶为社会群体文化中的"习俗",可视性强,易通过外显行为观察,最具体且易于表达;中层为"信念与信仰";塔底为社会群体文化中的"价值观"。文化中价值观、信念和信仰、习俗是核心要素,与个体的健康密切相关。

1. 价值观　价值观是指一个社会或群体中的人们在长期社会化进程中形成的对生活方式和生活目标的看法或思想体系,一般包括生活目标以及与其相关的行为方式。价值观对个体健康观念的影响较大。

2. 信念与信仰

(1) 信念:信念是个体坚信某种观点的正确性,并支配自己行动的个性倾向。个体因不同的社会文化背景会对健康和疾病的理解不同,继而影响其相应的健康行为。

(2) 信仰:是指人们对某种事物或思想、主义的极度尊崇和信服,并把它作为自己的精神寄托和行为准则。

3. 习俗　是指一个民族的生活方式或意念,日久相沿而成的习惯,涉及人们在衣食住行、生产、社交、婚姻与家庭、医药、丧葬、节日、庆典、礼仪、祭祀等物质文化生活上的共同喜好、禁忌等方面。

4. 文化照顾　文化照顾是指用一些人们认识到的价值观、信念和已成型的表达方式,来帮助、支持个体(或群体)维持健康、改善生活方式或面对死亡与残疾。文化照顾的表达方式有:文化照顾阙如、强加、维护、调适、重建。

(1) 文化照顾阙如:护理人员忽视文化因素对被评估者的影响,提供的护理照顾缺乏文化照顾的内涵。

(2) 文化照顾强加:以自己的主观意识、文化标准、信仰及对待健康和疾病的态度,为个体或被评估者提供和选择文化照顾的方式和内容,而不考虑个体或被评估者的自身感受和看法。

(3) 文化照顾维护:帮助个体或被评估者保持或维持其健康,从疾病中康复或面对死亡。

(4) 文化照顾调适:协助个体或被评估者去适应不同于自己的文化价值观和信仰,以达到良好的健康状态或面对疾病、死亡。

(5) 文化照顾重建:帮助个体或被评估者改变其旧的健康观念及原有的生活方式,重新建立,塑造新的健康信念和有利于健康的生活方式。

### (三) 文化的评估

文化评估的方法主要是交谈与观察。对被评估者健康及健康行为的评估越全面、越准确,制订的护理计划、护理措施就更能符合个体的需求。

1. 价值观的评估　评估的交谈内容有:

(1) 通常情况下,什么对您最重要?

(2) 您的人生观、生活信念有哪些?您的做人原则、行为准则是什么?

(3) 您属哪一个民族，主要的价值观是什么？
(4) 遇到困难时，您是如何看待的，如何应对的？
(5) 一般情况下，您从何处寻求力量与帮助？您参加什么组织？
(6) 您的健康观念是什么？患病后，您的健康观念有何改变？
(7) 您对您患的疾病有什么看法？患病对您有何影响，对您的价值观有无影响？

2. 健康信念的评估　Kleinman 提出的"健康信念注解模式"是目前常用的方法，通过询问下列问题，了解个体对自身健康问题的认识和看法。

(1) 对您来说，健康指什么？不健康又指什么？
(2) 通常您在什么情况下才认为自己有病并就医？
(3) 您认为导致您健康问题的原因是什么？
(4) 您怎样、何时发现您有该健康问题的？
(5) 该健康问题对您的身心产生了哪些影响？
(6) 健康问题严重程度如何？发作时持续长还是短？
(7) 您认为您该接受何种治疗？
(8) 您希望通过治疗达到哪些效果？
(9) 您的病给您带来的主要问题有哪些？
(10) 对这种疾病您最害怕什么？

3. 信仰的评估　对有宗教信仰者，可通过询问个体及其亲属下列有关问题来进行评估。

(1) 您有宗教信仰吗？是何种类型？
(2) 平时您参加哪些宗教活动？
(3) 住院对您的宗教活动有何影响？内心感受如何？有无其他人选替你完成？需要我们为您做什么？
(4) 您的宗教信仰对您在住院、检查、治疗、饮食等方面有何特殊限制？

4. 习俗的评估　习俗的评估主要是饮食习俗和语言沟通。同时结合观察被评估者与医护人员之间、家属之间、同室病友之间交流的表情、眼神、手势、坐姿等收集资料。

(1) 您平常进食哪些食物？主食有哪些？喜欢的食物有哪些？有何食物禁忌或过敏？
(2) 您常采用的食物烹调方式有哪些？常用的调味品是什么？
(3) 您每日进食几餐？都在哪些时间？
(4) 您认为哪些食物对健康有益？哪些食物会使您的食欲下降？
(5) 哪些情况会增加您的食欲？哪些情况会使您的食欲下降？
(6) 您讲何种语言？
(7) 您喜欢的称谓是什么？
(8) 语言禁忌有哪些？
(9) 您所处的民族常用的民间疗法有哪些？

5. 文化休克的评估　通过交谈、观察的方法，了解个体对住院的感受，有无文化休克的表现，分析文化差异对个体的影响，以制定有效的预防干预措施。

### (四) 护理诊断

1. 语言沟通障碍

笔记

2. 知识缺乏
3. 娱乐活动缺乏
4. 保持健康的能力改变
5. 精神困扰
6. 个人执行治疗方案有效
7. 个人执行治疗方案无效
8. 潜在的精神健康增强
9. 有精神困扰的危险

## 学习小结

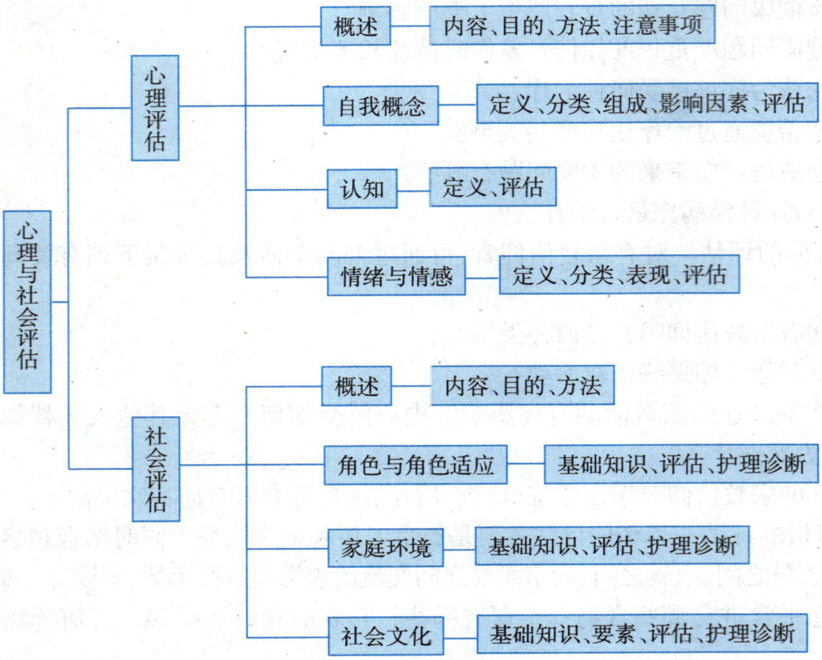


（李　玲）

## 复习思考题

1. 比较自我概念中身体意象、社会认同、自我认同及自尊的区别。
2. 比较心理社会评估与身体评估的异同点。
3. 思考在中国这个信奉“家丑不外扬”的传统文化氛围中，如何更真实地评估被评估者的家庭关系与患病的关系。
4. 分组情景模拟：嘱学生分别扮演自我概念紊乱、认知障碍、情绪与情感异常的案例，由其他学生模拟进行心理评估。
5. 分组情景模拟：嘱学生分别扮演角色适应不良、家庭关系失常、文化休克的案例，由其他学生模拟进行社会环境评估。

# 第七章

# 临床常用的实验室检查

**学习目的**

通过学习临床常用的实验室检查内容，掌握常规检查项目的选择与临床意义，为临床课程学习与护理工作奠定基础。

**学习要点**

临床常用实验室检查项目的名称，标本采集方法、注意事项和临床意义。常用实验室检查项目的临床应用范围、参考值和临床意义。

**案例导入**

患者，女性，35岁，头晕、心悸、乏力伴月经量增多，齿龈出血近1年。查体：体温正常，面色苍白，两下肢有散在瘀斑，肝脾未扪及。Hb 65g/L，RBC $2.13\times10^{12}$/L，WBC $3.1\times10^{9}$/L，中性粒细胞57%，淋巴细胞43%，PLT $38\times10^{9}$/L，网织红细胞0.5%，MCV 82fl，MCHC 305g/L，骨髓有核红细胞增生减低，粒系和红系细胞减少，巨核系细胞明显减少，淋巴细胞33%。

分析：1. 根据实验室检查本例最可能的诊断是什么？

2. 针对该患者的评估要注意哪些方面？另外还应关注什么问题？

**重点提示**

试从患者的临床症状、实验室检查项目的结果、临床意义、评估内容、评估要点及护理诊断方面进行思考。

## 第一节 概 述

实验室检查（laboratory examination）是指实验室运用物理学、化学、生物学等学科的实验技术，对患者的血液、体液、骨髓、排泄物、分泌物等标本进行检测，以获得反映机体的功能状态或病理变化的信息资料，为预防、治疗、预后评价和流行病学调查所用的医学临床活动。

笔记

## 一、实验室检查的主要内容

### （一）血液学检查

针对原发于血液系统的疾病及非造血组织疾病所致的血液学变化的检查，包括血细胞的数量、生成动力学、形态学、细胞化学以及相关参数等检查；止血功能、抗凝和纤溶功能检查；溶血的检查；血型鉴定和交叉配血试验等。

### （二）体液与排泄物的检查

对尿、粪便及胃液、胆汁、脑脊液等排泄物及分泌物的检查，主要检查标本的理化性状、标本中的有形成分及特殊细胞形态，如肿瘤脱落细胞等。

### （三）生物化学检查

对血液及体液中的生化物质及治疗药物浓度的定量检查：包括糖、脂肪、蛋白质及其代谢产物和衍生物的检查；体液、血液中的电解质、微量元素、血气、酸碱平衡、酶学、激素、内分泌等检查。

### （四）免疫学检查

包括免疫功能、血清学、肿瘤标志物、细胞因子等检查。

### （五）病原微生物学检查

包括感染性疾病病原体的检查、性传播性疾病病原体的检查等。

## 二、实验室检查在健康评估中的作用

实验室检查与临床护理工作密切相关。首先大部分实验室检查的标本需护士采集。一份合格的标本，对临床的诊断、治疗特别重要，可以说标本的质量决定着检测数据准确性。因此，临床护士需要掌握各种检验标本的采集、处理方法和注意事项，避免干扰因素对检验结果的影响。另外，实验室检查结果可反映机体的功能状态、病理变化或病因等客观资料，从而指导护士观察病情、判断病情及治疗护理效果，为形成护理诊断提供线索。因此，护士要明确各项检验的目的，熟悉各项检验的参考值及临床意义，将实验室检验结果应用于临床护理工作中。

## 三、标本的采集与处理

### （一）血液标本的采集与处理

1. 采集前的准备

(1) 医护人员的准备：完整、准确填写申请书；准备用物、通知患者。

(2) 受检者准备：要求受检者情绪稳定、不能剧烈运动、忌烟酒、咖啡、茶等，尽量不使用药物，注意食物对检验结果的影响，因为患者的情绪、饮食、运动、吸烟、饮酒、药物、体位等均会影响检验结果。原则上静脉血都应空腹采集。

(3) 用物准备：注射器、采血器、碘酒、酒精等。

(4) 采血前核对：核对患者的病房号、床号、姓名、性别、年龄、检验项目与检验申请单是否相符，携带用物是否符合检验要求，避免误采集他人血或采集标本不合格等。严格查对是护士良好素质之一。

2. 血液标本的分类　全血适用于血细胞成分的检查；血浆和血清适用于临床生化检查；凝血因子测定和游离血红蛋白测定等必须采用血浆标本。

3. 采血部位与方法

(1) 毛细血管采血：又称皮肤穿刺采血或末梢采血，主要用于急诊和床边项目，其结果代表局部的状态。成人常在指尖(WHO 推荐中指或无名指尖内侧)或耳垂；婴幼儿可在拇指或足跟；烧伤患者可选择皮肤完整处采血。采血部位应无炎症或水肿，采血穿刺深度适当，切忌用力挤压，以免造成溶血、凝血和混入组织液。

(2) 静脉采血：用于了解全身信息和需血量多时采血。常用的采血部位有肘部静脉、腕部静脉、手背静脉和股静脉；婴幼儿可在颈外静脉采血。采血使用的注射器和容器必须干燥；止血带结扎不超过 1 分钟，采血针进入静脉的同时放松止血带；标本注入试管时不要用力过猛、过快以免溶血；采抗凝血时注意混匀；进行血小板功能检查时注射器和容器要硅化处理；采血只能外抽不能内推防止空气栓塞；严禁在静脉输液管中采血，防止输液成分影响检测结果；采血过程中患者出现晕厥可针刺人中、合谷穴位并适当休息。

(3) 动脉采血：常用的采血部位有股动脉、桡动脉和肱动脉。常用于血气分析，血气分析采血时应注意：①选择合适的部位。②用肝素充分抗凝，标本无凝块。③标本必须与空气隔绝，无气泡。④抽血后立即送检，宜在 10 分钟完成检测，或者，标本置于冰浴中或 4℃冷藏，于 2 小时内完成检测。⑤正在吸氧者，如病情许可停止吸氧 30 分钟后再采血，否则注明氧浓度与氧流量。⑥穿刺部位必须压迫止血 3~5 分钟，凝血功能异常或口服抗凝剂者，压迫时间延长到 15 分钟。

(4) 采血时间：不同检验项目对采集的时间要求不同。①空腹采血：指在禁食 8 小时后采取的标本，一般在晨起早餐前采血，常用于临床生化检查。以避免饮食成分和白天生理活动对检验结果的影响。②定时采血：即在规定时间内采血，如血糖、激素等水平，随人体生物节律变化而变化；甘油三酯、维生素等有季节变化。进行药物浓度监测时，更需要定时采血，以便测得药物浓度的峰值和低谷。③急诊采血：不受时间限制。

(5) 采血器：传统的采血器包括血清管、各种抗凝管和其他特殊试管；目前多使用标准真空采血器，包括穿刺针和真空试管。

(6) 血液标本的处理：血液离开血管后，代谢活动仍在继续，因此，需尽快处理，及时送检和检测。①抗凝：常用的抗凝剂有枸橼酸盐、肝素、乙二胺四乙酸等，注意含钾、钠的抗凝剂不能用于离子检测的抗凝。②抑制糖酵解：常用的糖酵解抑制剂有氯化物和碘化物。③冰浴：用于血氨测定、血气测定、凝血试验等。④保温：如冷凝集素试验。⑤避光：避免血中某些成分遇光分解，引起结果异常。⑥微生物标本：采集后注入无菌容器，立即送检不能置冰箱，一般要求 35℃孵育。

## (二) 尿标本的采集与处理

1. 标本的种类及量

(1) 首次晨尿：尿在膀胱中存留 8 小时以上，尿液浓缩，有形成分完整，有利于有形成分的检出，一般用于尿常规检查，量为 5~10ml。

(2) 随机尿：适于门诊患者和急诊患者，尿有形成分浓度低，尿常规标本量为 5~10ml。

(3) 定时尿：用于空腹尿糖、餐后 2 小时尿胆原、Addis 计数、24 小时尿蛋白、钾钠氯等测定。

笔记

(4) 中段尿：用于细菌培养和药物敏感试验，一般要求冲洗外阴后或外阴消毒后留取中段尿，收集标本于无菌小瓶内；排尿困难者可导尿留取尿标本，一般插入导尿管后将尿弃 15ml 左右再留取培养标本；对厌氧菌的培养，采用耻骨上膀胱穿刺法收集，无菌厌氧小瓶送检。标本量一般 10~15ml。

2. 保存

(1) 冷藏：用于不能立即进行常规检测的标本。可将尿液标本置冰箱(2~8℃)保存 6~8 小时。注意有些标本冷藏后有磷酸盐、尿酸盐析出，影响有形成分的观察。

(2) 化学保存法：盐酸用于尿 17- 羟类固醇或 17- 酮类固醇、儿茶酚胺、肾上腺素等激素定量检查；甲醛用于 Addis 计数检查；甲苯用于尿蛋白、尿糖、丙酮等检查；冰醋酸用于醛固酮和 5- 羟色胺的检测；麝香草酚用于结核菌检测。

### (三) 粪便标本的采集与处理

标本采集通常采用自然排出的粪便，应注意以下事项：

1. 容器　应使用干净、不透水的一次性容器，细菌学检查用灭菌后封口的容器。

2. 采样部位　应采集病理性粪便成分，如选取含有脓血及黏液部分，外观无异常粪便要多点取样检查。

3. 标本量

(1) 常规检查：留取标本 5~10g。

(2) 血吸虫毛蚴孵化、寄生虫或虫卵计数时留取 24 小时粪便。

(3) 脂肪定量试验：先服定量脂肪膳食，每日 50~100g，连续 6 天，从第 3 天起，收集 72 小时内的粪便，将收集的标本混合称量，取出 60g 送检。如用简易法，可在正常膳食下收集 24 小时标本，混合称量，取出 60g 送检。

(4) 粪胆原定量试验：应连续收集 3 天的粪便，每日将粪便混匀称量后取出 20g 送检。

4. 避免污染　标本不得混入尿液、消毒剂、污水等。

5. 避免干扰因素　便隐血检测，患者应素食 3 天，并禁食铁剂及维生素 C 等，以免影响检验结果。

6. 避免遗漏　由于许多肠道原虫和某些蠕虫卵都有周期性排出现象，寄生虫及虫卵初筛时，应连续 3 天采集标本送检；检查蛲虫卵时，需用透明薄膜拭子或玻璃纸拭子于深夜 12 时或清晨排便前，自肛门周围皱襞处拭取粪便，立即送检。

### (四) 痰标本的采集

1. 留取方法　漱口后自然咳痰法、气管穿刺吸痰、支气管镜抽取、无痰或痰少者先用生理盐水雾化吸入。

2. 特殊标本的收集　细胞学检查留取上午 9~10 点的新鲜痰液；细菌学检查留痰于无菌容器中；观察痰量、分层情况及浓集法检查结核杆菌时留 24 小时痰液，痰咳于无色广口瓶，并加少许苯酚防腐。

### (五) 脑脊液标本采集

脑脊液标本由医生经无菌腰椎穿刺术采集，特殊情况下可行小脑延髓池或脑室穿刺术采集。穿刺后先做压力测定，正常成人卧位时脑脊液压力为 0.78~1.76kPa (80~180mm$H_2O$)或 40~50 滴 / 分钟，随呼吸波动在 10mm$H_2O$ 之内，儿童压力为 0.4~1.0kPa (40~100mm$H_2O$)。若压力超过 200mm$H_2O$，放出脑脊液量不应该超过 2ml，若压力低于正常低限可做动力试验，以了解蛛网膜下腔有无阻塞。然后撤去测压管，将脑脊液分别收集于 3 只无菌试管内，每管 1~2ml，第 1 管做细菌学检查，第 2 管做生物化学和免疫学检查，第 3 管做细胞计数和分类，如怀疑为恶性肿瘤，另留一管做脱落细胞学检查。标本收集后应立即送检，以免放置过久细胞破坏、葡萄糖分解或形成凝块等影响检查结果。标本采集后，患者应去枕俯卧或仰卧 4~6 小时，以免术后低颅压引起头痛。

#### (六) 浆膜腔积液的标本采集

人体的胸腔、腹腔、心包腔统称浆膜腔，在生理状态下，腔内有少量液体，正常成人胸腔液 <20ml，腹腔液 <50ml，心包腔液 10~50ml，在腔内起润滑作用，一般不宜采集。病理状态下，腔内有大量液体潴留，称为浆膜腔积液（serous membrane fluid）。浆膜腔积液的标本由医生经无菌胸穿、腹穿、心包穿刺获得，标本留取 4 管，第 1 管做细菌学检查，第 2 管做化学和免疫学检查，第 3 管做细胞学检查，第 4 管不加抗凝剂观察有无凝集现象，采集后立即送检。浆膜腔积液标本留取量多少不一，如做生化检查，应同时采血做相应项目检查，以进行对照。

（周秀玲）

## 第二节 血液检查

### 一、血液一般检查

血液是由细胞成分和非细胞成分组成，细胞成分包括红细胞、白细胞和血小板；非细胞成分为血浆和血浆中的其他成分。血液不断地流动于循环系统之中，直接或间接与全身各个组织器官联系，参与各项生理功能活动，在维持机体新陈代谢、功能调节以及机体内、外环境间的平衡中起重要作用。发生疾病时，直接或间接地引起血液成分的变化。临床上通过对血液成分分析了解疾病的变化程度和发展过程。

血液一般检测包括血液细胞成分的常规检测（简称血液常规检测）、网织红细胞检测和红细胞沉降率检测等。血常规检查是最常用、最具有意义的检查项目。临床医师和护理人员都应掌握其临床意义。

#### (一) 红细胞计数和血红蛋白测定

【标本采集】

非空腹采血，血液分析仪法静脉采血 EDTA 抗凝，手工法末梢采血。

【参考值】

成年男性：红细胞计数 $(4.0\sim5.5)\times10^{12}/L$；血红蛋白 120~160g/L

成年女性：红细胞计数 $(3.5\sim5.0)\times10^{12}/L$；血红蛋白 110~150g/L

新生儿：红细胞计数 $(6.0\sim7.0)\times10^{12}/L$；血红蛋白 170~200g/L

【临床意义】

1. 红细胞及血红蛋白增多　指单位容积循环血液中红细胞数及血红蛋白量高于参考值上限。成年男性红细胞 $>6.0\times10^{12}/L$，血红蛋白 >170g/L；成年女性红细胞 $>5.5\times10^{12}/L$，血红蛋白 >160g/L 即为增多。可分为相对增多和绝对增多。

(1) 相对增多：因血浆容量减少，使红细胞数量相对增多。见于严重呕吐、腹泻、出汗、烧伤、慢性肾上腺皮质功能减退、尿崩症、甲亢危象、糖尿病酮症酸中毒等。

笔记

(2) 绝对增多：生理性增多见于胎儿、新生儿、高原居民、登山运动员等；病理性增多见于严重的慢性心、肺疾患如阻塞性肺气肿、肺源性心脏病、发绀型先天性心脏病等，以上疾病由于血氧饱和度下降引起红细胞生成素代偿性的增加所致；另外，某些肿瘤和肾脏疾病可使红细胞生成素增多，如肝癌、卵巢癌、肾癌、肾盂积水、多囊肾等；真性红细胞增多症患者红细胞增多原因不明，可能与造血干细胞受累有关。

2. 红细胞及血红蛋白减少

(1) 生理性减少：见于婴幼儿、15岁以前儿童，红细胞及血红蛋白比正常人低10%~20%；部分老年人和妊娠中晚期的妇女均可使红细胞和血红蛋白减少。

(2) 病理性减少：见于各种贫血。根据贫血产生的原因和发病机制不同，可将贫血分为红细胞生成减少、红细胞破坏增多、红细胞丢失过多。

(3) 药物干扰：使用抗生素、抗肿瘤药物、利福平、阿司匹林、磺胺类等药物也可引起红细胞减少。

### (二) 血细胞比容测定

血细胞比容(hematocrit，HCT)又称红细胞压积，是指红细胞在血液中所占容积的比值。

【标本采集】

非空腹采血。血液分析仪法静脉采血EDTA抗凝，手工法末梢采血。

【参考值】

成年男性：0.40~0.50(40~50vol%)；平均0.45L/L

成年女性：0.37~0.48(37~48vol%)；平均0.40L/L

【临床意义】

血细胞比容可反映红细胞增多或减少，常用于诊断贫血、判断贫血严重程度。但易受血浆容量、红细胞体积等的影响。

1. 血细胞比容增高 相对增高见于各种原因所致的血液浓缩；绝对增高见于新生儿、高原地区居民、严重慢性心肺疾患、真性红细胞增多症等。

2. 血细胞比容降低 见于各种原因所致的贫血。血细胞比容减少与红细胞数减少不一定成正比，因此，只有将红细胞计数、血红蛋白、血细胞比容结合起来，计算出红细胞的各项平均值，对贫血的诊断才有意义。

### (三) 红细胞平均值参数

包括平均红细胞容积、平均红细胞血红蛋白量、平均红细胞血红蛋白浓度。

【标本采集】

非空腹采血，血液分析仪法静脉血采血EDTA抗凝，手工法末梢采血。

1. 平均红细胞容积(mean corpuscular volume，MCV) MCV指每个红细胞的平均体积，以飞升(fl)为单位。计算公式如下：

$$MCV=HCT\times10^{15}/RBC\times10^{12}/L \qquad 1L=10^{15}fl$$

2. 平均红细胞血红蛋白量(mean corpuscular hemoglobin，MCH) MCH指每个红细胞内所含血红蛋白的平均量，以皮克(pg)为单位。计算公式如下：

$$MCH=Hb(g/L)\times10^{12}/RBC\times10^{12} \qquad 1g=10^{12}pg$$

3. 平均红细胞血红蛋白浓度(mean corpuscular hemoglobin concentration，MCHC) MCHC指单位容积红细胞的平均血红蛋白量，以g/L表示。计算公式如下：

笔记

$$MCHC= Hb(g/L)/HCT(L/L)$$

【参考值】

仪器法：MCV 80~100fl；MCH 27~34pg；MCHC 320~360g/L

【临床意义】

根据上述3项红细胞平均值可进行贫血的形态学分类，见表7-1。

表7-1　贫血的形态学分类

| 形态学分类 | MCV(fl)(80~100) | MCH(pg)(27~34) | MCHC(g/L)(320~360) | 病因 |
|---|---|---|---|---|
| 正常细胞性 | 80~100 | 26~32 | 31~35 | 再生障碍失血性贫血、溶血性贫血、急性失血性贫血、骨髓病性贫血 |
| 大细胞性 | >100 | >34 | 32~36 | 巨幼细胞贫血及恶性贫血 |
| 小细胞低色素性 | <80 | <27 | <32 | 缺铁性贫血、珠蛋白生成障碍性贫血、铁粒幼细胞贫血、失血性贫血 |
| 小细胞正色素性 | <80 | <27 | 32~36 | 慢性感染、炎症、肿瘤、肝病、风湿性疾病等 |

### （四）红细胞体积分布宽度

红细胞体积分布宽度（red blood cell distribution width，RDW）是由血液分析仪测得的，反映红细胞大小均一程度的客观指标，以变异系数或标准差表示，对贫血的诊断有重要意义。

【参考值】

RDW：11.5%~14.5%

【临床意义】

1. 鉴别、诊断缺铁性贫血　缺铁性贫血的患者95%以上RDW增高，珠蛋白生成障碍性贫血的患者88%RDW正常。

2. 结合MCV进行贫血形态学分类。

3. 动态监测缺铁性贫血治疗效果　在缺铁潜伏期，RDW既有增高，治疗后贫血已纠正，RDW仍未降至正常水平，可能是储存铁尚未完全补足。

### （五）网织红细胞计数

网织红细胞（reticulocyte）是晚幼红细胞脱核后的细胞，由于胞质中尚残存核糖体等嗜碱性物质，煌焦油蓝或新亚甲蓝染色后，呈现浅蓝或深蓝色的网织状细胞而得名。网织红细胞较成熟红细胞稍大，直径为8.0~9.5μm，是Wright染色血涂片中的嗜多色性红细胞。

【参考值】

百分数：成人0.5%~1.5%；绝对值：$(24\sim84)\times10^9/L$

【临床意义】

1. 网织红细胞增多　表示骨髓红细胞系增生旺盛。见于增生性贫血、溶血性贫血时，网织红细胞计数可高达40%以上，急性贫血也明显增高。

2. 网织红细胞减少　表示骨髓造血功能减低。见于再生障碍性贫血，可作为急

笔记

性再生障碍性贫血的实验诊断依据，急性再生障碍性贫血时可为 0，也见于骨髓病性贫血。

3. 判断贫血治疗和实验性治疗的效果　缺铁性贫血或巨幼细胞贫血经有效治疗 3~5 天后，可见网织红细胞增高，7~10 天达高峰，2 周左右网织红细胞减低而红细胞及血红蛋白增高，此称网织红细胞反应。

### (六) 红细胞形态的检查

通过血涂片染色观察红细胞大小、形态、胞浆的着色及结构方面有无异常改变，有助于疾病的诊断。

1. 红细胞大小异常　红细胞直径 <6μm 称小红细胞，见于缺铁性贫血、珠蛋白生成障碍性贫血；红细胞直径 >10μm 称大红细胞，红细胞直径 >15μm 称巨红细胞，见于巨幼细胞贫血、部分溶血性贫血、急性贫血等。

2. 红细胞形态异常　球形细胞增多见于遗传性球形红细胞增多症，亦可见于自身免疫性溶血性贫血；椭圆形细胞增多见于遗传性椭圆形红细胞增多症；镰形细胞增多见于镰形细胞性贫血；靶形细胞增多见于海洋性贫血，异常血红蛋白病；泪滴形细胞增多见于骨髓纤维化。

3. 染色反应异常

(1) 低色素性(hypochromic)：红细胞染色过淡、中央淡染区扩大，提示血红蛋白含量明显减少，见于缺铁性、海洋性、铁粒幼细胞贫血。

(2) 高色素性(hyperchromic)：红细胞着色深，中央淡染区消失，见于巨幼红细胞性贫血，球形细胞亦呈高色素性。

(3) 嗜多色素(多染色性，polychromatic)：细胞呈淡灰或紫灰色，是刚脱核未完全成熟红细胞，正常人外周血约占 1%，其增多反映骨髓增生旺盛，见于增生性贫血，尤以溶血性贫血最常见。

4. 红细胞结构异常

(1) 嗜碱性点彩(basophilic stippling)：红细胞内见到散在的大小和数量不一的深蓝色颗粒称为嗜碱点彩，见于增生性贫血、巨幼细胞贫血、骨髓纤维化、铅中毒等。

(2) 染色质小体(Howell-Jolly)：红细胞内含有紫红色圆形小体，见于成熟红细胞或晚幼红细胞胞浆内，一个或多个，见于溶血性贫血、巨幼细胞贫血、红白血病等。

(3) 卡波环(Cabot ring)：在红细胞中出现的一种紫红色呈圆形或 8 字形细线状环，常与染色质小体同时出现。

(4) 有核红细胞(nucleated erythrocyte)：成人有核红细胞均存在于骨髓中，外周血中出现有核红细胞，均属病理现象。见于增生性贫血、红白血病、髓外造血等。

### (七) 红细胞沉降率测定

红细胞沉降率(erythrocyte sedimentation rate，ESR)是指红细胞在一定条件下沉降的速度，简称血沉。血沉受多种因素的影响：①血浆中各种蛋白的比例改变，如血浆中纤维蛋白原、球蛋白、胆固醇增加或清蛋白减少时，血沉加快。②红细胞的数量和形状；红细胞数量减少，血沉加快；球形红细胞数量增多血沉减慢；红细胞直径越大血沉越快。

【测定方法】

1. 手工法　非空腹采血，静脉血 1.6ml，以 3.8% 枸橼酸钠 0.4ml 抗凝，然后将混合均匀的血液装入血沉管，放在血沉架上，记录时间，1 小时后记录结果。

笔记

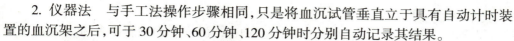

2. 仪器法　与手工法操作步骤相同，只是将血沉试管垂直立于具有自动计时装置的血沉架之后，可于30分钟、60分钟、120分钟时分别自动记录其结果。

【参考值】

成年男性：0~15mm/h；成年女性：0~20mm/h

【临床意义】

1. 血沉增快

(1) 生理性增快：12岁以下的儿童、60岁以上的高龄者、妇女月经期、妊娠3个月以上血沉可增快，可能与生理性贫血或血浆纤维蛋白原含量增高有关。

(2) 病理性增快：①各种炎症性疾病：尤其细菌性急性炎症时，炎症发生后2~3天即可见血沉增快。风湿热、结核病活动期，血沉明显增快，可能与纤维蛋白原及免疫球蛋白含量增加有关。临床上常用血沉来观察风湿热和结核病的动态变化。②组织损伤及坏死：心肌梗死时，常于发病后一周左右血沉增快，并持续2~3周，心绞痛时血沉正常。因此，可用血沉结果加以区别。③恶性肿瘤：迅速增长的恶性肿瘤血沉增快，可能与肿瘤分泌糖蛋白、肿瘤组织坏死、继发性感染或贫血有关。良性肿瘤血沉多正常。④高球蛋白血症：如系统性红斑狼疮、慢性肾炎、肝硬化时血沉常增快；多发性骨髓瘤时，浆细胞的恶性增殖使血浆病理性球蛋白高达40~100g/L或更高，故血沉增快明显；巨球蛋白症患者，血浆中IgM增多，血沉增快，若IgM明显增多而使血浆黏稠度增高反而抑制血沉，可正常甚至减慢。⑤其他：贫血患者血沉可轻度增快；动脉粥样硬化、糖尿病、肾病综合征、黏液性水肿等患者，血中胆固醇含量增高，血沉增快。

2. 血沉减慢　临床意义较小，见于真性红细胞增多症及继发性红细胞增多症、弥散性血管内凝血、低纤维蛋白原血症、球形红细胞增多症等。

### (八) 白细胞计数和白细胞分类计数

【标本采集】

非空腹采血，血液分析仪法静脉血采血EDTA抗凝，手工法末梢采血。

【参考值】

1. 白细胞计数

成人：$(4\sim10)\times10^9/L$

6个月~2岁：$(11\sim12)\times10^9/L$

新生儿：$(15\sim20)\times10^9/L$

2. 白细胞分类计数　见表7-2。

表7-2　五种白细胞正常百分数和绝对值

| 细胞类型 | 百分数(%) | 绝对值($\times10^9/L$) |
|---|---|---|
| 中性粒细胞(N) | | |
| 杆状核(st) | 0~5 | 0.04~0.05 |
| 分叶核(sg) | 50~70 | 2~7 |
| 嗜酸性粒细胞(E) | 0.5~5 | 0.05~0.5 |
| 嗜碱性粒细胞(B) | 0~1 | 0~0.1 |
| 淋巴细胞(L) | 20~40 | 0.8~4 |
| 单核细胞(MO) | 3~8 | 0.12~0.8 |

笔记

【临床意义】

白细胞总数高于参考值的高限(成人为 $10\times10^9$/L)称白细胞增多,低于参考值的低限(成人为 $4\times10^9$/L)称白细胞减少。白细胞总数的增多或减少主要受中性粒细胞数量的影响,淋巴细胞等数量上的改变也会引起白细胞总数的变化。其临床意义见白细胞分类计数的临床意义。

1. 中性粒细胞

(1) 中性粒细胞增多

1) 生理性:中性粒细胞增多:饱餐、激动、剧烈运动、高温、严寒等可使中性粒细胞暂时性升高;新生儿、月经期、妊娠5个月以上的妇女可增高,生理性增多是一过性的,不伴有白细胞质量变化。

2) 病理性中性粒细胞增多:①急性感染:是中性粒细胞增多最常见原因,尤其化脓性球菌引起的局部炎症或全身性感染。②广泛的组织损伤或坏死:严重外伤、手术、大面积烧伤、心肌梗死、肺梗死等。③急性溶血:与红细胞大量破坏导致相对缺氧,以及红细胞破坏后的分解产物刺激骨髓贮存池中的粒细胞释放有关。④急性失血:可能与大出血所致的缺氧和机体的应激反应,动员骨髓贮存池中的血细胞释放有关。⑤急性中毒:铅、汞、药物等中毒。⑥恶性肿瘤:特别是肝癌、胃癌等。

(2) 中性粒细胞减少

1) 感染性疾病:见于伤寒、副伤寒、病毒性肝炎、风疹等。

2) 血液系统疾病:见于再生障碍性贫血、巨幼细胞贫血、严重缺铁性贫血等。

3) 物理、化学因素:放射线、核素、毒物、药物等。

4) 单核巨噬细胞系统功能亢进:脾功能亢进等。

5) 其他:系统性红斑狼疮(SLE)、过敏性休克等。

(3) 中性粒细胞核象变化:中性粒细胞核象是指粒细胞分叶状况,它反映粒细胞的成熟程度。正常时,中性粒细胞分叶以3叶居多,可见少量杆状核,杆状核与分叶核之比为1∶13。在病理情况下,中性粒细胞核象可发生变化,出现核左移或核右移现象。

1) 核左移:周围血中出现不分叶核粒细胞(杆状核、晚幼、中幼或早幼粒细胞)的百分率超过5%时,称核左移。常见于感染,尤其急性化脓性感染,也可见于急性失血、急性中毒及急性溶血反应等。白血病和类白血病反应,也可出现极度核左移现象。

2) 核右移:周围血中粒细胞核出现5叶或更多分叶,其百分率超过3%时,称核右移。

主要见于巨幼细胞贫血和应用抗代谢药物治疗时,在感染的恢复期,也可出现一过性核右移现象,核右移是由于缺乏造血物质,使DNA合成障碍或造血功能减退所致。

(4) 中性粒细胞形态异常

1) 中性粒细胞的中毒性改变:在严重传染病、化脓性感染、败血症、恶性肿瘤、中毒及烧伤等病理情况下,中性粒细胞可发生中毒性和退行性变化。表现为:①细胞大小不均见于病程较长的化脓性炎症或慢性感染,可能是骨髓幼稚中性粒细胞受内毒素等影响发生不规则分裂增殖所致。②中毒颗粒:中性粒细胞胞质中出现粗大、大小不等、分布不均匀、染色呈深紫红或黑紫色。③空泡形成:中性粒细胞胞质或胞核中

笔记

出现单个或多个、大小不等的空泡，可能是细胞质发生脂肪变性所致。④核变性：中性粒细胞胞核出现核固缩、核碎裂或核溶解。以上改变可单独出现，也可同时出现。

2）巨多分叶核中性粒细胞：细胞胞体较大，细胞核分叶过多，常超过5叶以上；甚至在10叶以上，核染色质疏松，常见于巨幼细胞贫血，抗代谢药物治疗后。

3）棒状小体：白细胞胞浆中出现的紫红色细杆状物，一个或数个不等，长约1~6μm，故称棒状小体。棒状小体一旦出现在细胞中，就可拟诊为急性白血病。棒状小体在鉴别急性白血病类型时有重要价值。急性淋巴细胞白血病无此小体，在急性粒细胞白血病和急性单核细胞白血病中可见到。

2. 嗜酸性粒细胞　嗜酸性粒细胞（eosinophil，E）增多见于：①变态反应性疾病：如哮喘、荨麻疹、药物过敏等。②寄生虫病：如血吸虫、丝虫、囊虫等。③皮肤病：如湿疹、剥脱性皮炎、银屑病等。④血液病：如嗜酸性粒细胞白血病等。⑤某些恶性肿瘤。嗜酸性粒细胞减少较少见。

3. 嗜碱性粒细胞　嗜碱性粒细胞（basophil，B）增多见于变态反应性疾病、慢性粒细胞白血病、慢性溶血、切脾、嗜碱性粒细胞白血病、恶性肿瘤等。嗜碱性粒细胞减少较少见。

4. 淋巴细胞

（1）淋巴细胞（lymphocyte，L）增多：生理性增多见于出生后4~6天的婴儿至4~6岁的儿童。病理性增多见于：①感染性疾病：麻疹、风疹、肝炎、传染性单核细胞增多症等。②血液病：急、慢性淋巴细胞白血病、淋巴瘤等。

（2）淋巴细胞减少：主要见于应用免疫抑制、接触放射性物质等。

（3）异形淋巴细胞（abnormal lymphocyte）：即外周血中形态变异的不典型淋巴细胞。正常人外周血中偶可见到，但不超过2%，可能由T细胞受抗原刺激转化而来。异形淋巴细胞增多可见于：①病毒感染：引起淋巴细胞增多的病毒性疾病均可出现异形淋巴细胞增多，尤其传染性单核细胞增多症、流行性出血热等，可高达10%以上。疾病恢复后异形淋巴细胞仍可在外周血中持续数周、数月才消失。②药物过敏。③输血、血液透析后。④其他免疫性疾病，放疗后等。

5. 单核细胞

（1）单核细胞（monocyte，M）增多：生理性增多见于儿童、新生儿等。病理性增多见于：①某些感染：如疟疾、黑热病、结核病等。②血液病：单核细胞白血病、粒细胞缺乏恢复期、恶性组织病、淋巴瘤等。

（2）单核细胞减少：一般无临床意义。

### （九）血小板检查

1. 血小板计数

【参考值】

$(100\sim300)\times10^9/L$

【临床意义】

（1）血小板低于$100\times10^9/L$称血小板减少。见于：①血小板生成障碍：如再生障碍性贫血、放射性损伤、急性白血病、巨幼细胞贫血、骨髓纤维化等。②血小板破坏或消耗增多：如特发性血小板减少性紫癜（ITP）、系统性红斑狼疮（SLE）、恶性淋巴瘤、弥散性血管内凝血(DIC)、血栓性血小板减少性紫癜(TTP）等。③血小板分布异常：脾大、

笔记

血液稀释等。

(2) 血小板计数超过 $400 \times 10^9/L$ 称血小板增多。见于:①原发性增多:见于骨髓增殖性疾病等。②反应性增多:急性感染、急性溶血、某些癌症等,一般轻度增多,在 $500 \times 10^9/L$ 以下。

2. 血小板平均容积

【参考值】

7~11fl

【临床意义】

(1) 血小板平均容积减低:见于骨髓造血功能不良,血小板生成减少。血小板持续下降是骨髓造血功能衰竭的指标之一。

(2) 血小板平均容积增加:见于血小板破坏增加而骨髓造血功能良好者。骨髓造血功能抑制解除,血小板平均容积增加是造血功能恢复的首要表现。

### (十) 血细胞直方图及临床应用

20 世纪 50 年代,Coulter 研制了电阻抗法血细胞分析仪。血细胞为不良导体,用等渗电解质溶液稀释的血细胞悬液通过两侧有稳定电流的小孔时,由于细胞导电性较电解质溶液低,瞬间引起电压变化而产生一个脉冲信号,称为通过脉冲。电压变化的程度取决于细胞体积,即细胞体积越大,产生的脉冲越大,脉冲振幅越高。脉冲信号经过放大、甄别、整形后,送入计数机系统,从而得到细胞计数结果和细胞体积分布图形。这些显示细胞群分布情况的图形,称为细胞分布直方图(nomogram)(图 7-1)。直方图是由测量每个细胞通过小孔感应区的脉搏累积得到的,与细胞计数同时进行分析测量。直方图的横坐标表示细胞体积,纵坐标表示细胞的相对数量。体积数据以 fl 为单位。

1. 白细胞体积分布直方图 白细胞经过特殊的溶血剂处理后,细胞失水皱缩,各群细胞之间的体积差异增加。仪器计算机部分可将白细胞体积在 35~450fl 范围内分为若干通道,细胞根据其大小分别分配在不同的通道中,从而得到白细胞体积分布的直方图(图 7-1)。白细胞可根据体积大小区分为三个群,在直方图上表现为三个峰(区)。

(1) 第一群是小细胞区(35~90fl):主要为淋巴细胞,包括成熟淋巴细胞、异型淋巴细胞。

(2) 第二群是中间细胞区(90~160fl):包括单核细胞、原始细胞及幼稚细胞,

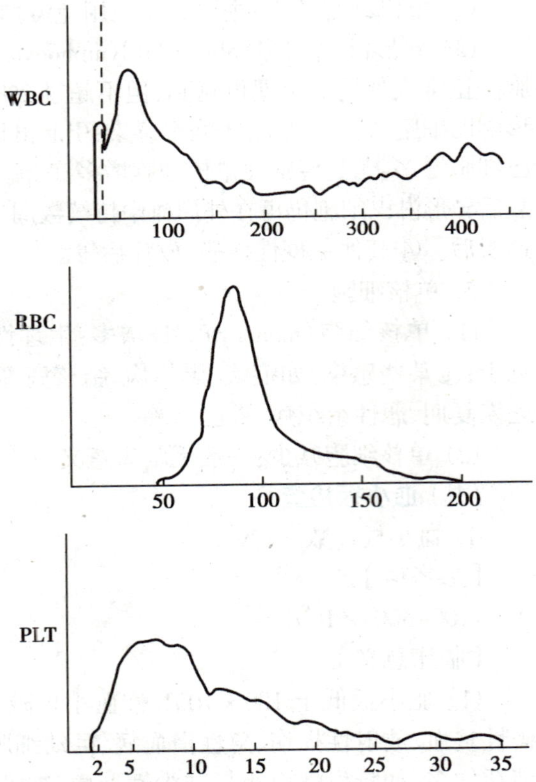


图 7-1 血细胞体积直方图

以及嗜酸性粒细胞、嗜碱性粒细胞。

(3) 第三群是大细胞区(160~450fl):包括中性分叶核粒细胞、杆状核粒细胞和晚幼粒细胞。

根据各群占总体的比例可计算出各群细胞的百分率,如再与该标本的白细胞总数相乘,即可得到各类细胞的绝对值。白细胞体积分布直方图的图形变化并无特异性,因图中细胞分群只是根据细胞体积大小来区分,在1个群体中,可能以某种细胞为主,如小细胞区主要是淋巴细胞,大细胞区以中性粒细胞为主。由于细胞体积之间有交叉,同一群中可以包括多种细胞存在,其中任何一种细胞增多,均可使直方图产生相似的变化。因此,白细胞直方图只是粗略判断细胞比例的变化或有无明显的异常细胞出现,需要进一步做血涂片显微镜检查,进行细胞分类计数及形态观察。

2. 红细胞体积分布直方图 红细胞直方图体积分布曲线的显示范围为24~360fl。仪器将大于360fl的颗粒计为红细胞,直方图上反映的是生理状态红细胞的大小。在典型的直方图上,可以看到两个细胞群体:①红细胞主群:从50fl偏上开始,有一个近似两侧对称,基底较为狭窄的正态分布曲线,又称“主峰”。②小细胞群:位于主峰右侧,约分布在130~185fl区域,又称“足趾部”。它是一些二聚体、三聚体、多聚体细胞,小孔残留物和白细胞的反映。

测量时,仪器首先将“足趾部”剪去,再对主峰的两侧边缘进行适当的整形,左侧除去细胞碎片、大血小板或血小板凝块等,右侧除去二聚体、三聚体、多聚体细胞、小孔残留物和白细胞等的干扰。与红细胞直方图相关的有2个参数,即MCV和RDW。MCV代表红细胞平均体积,与红细胞峰处在X轴上的位置有关。MCV增大,细胞峰右移,MCV变小细胞峰左移。

RDW变异性大,波峰的基底增宽;反之,基底变窄。直方图有时会呈“双峰”,则说明外周血中存在2个红细胞群。故在分析直方图图形时,要注意主峰的位置、峰的基底宽度,以及峰顶的形状及有无双峰现象。红细胞直方图图形变化,再结合其他有关参数综合分析,对某些贫血的诊断和鉴别诊断具有一定的价值。几种贫血的细胞直方图图形变化如下:

(1) 缺铁性贫血:典型的缺铁性贫血呈小细胞性贫血,MCV降低,主峰曲线的波峰左移;红细胞大小的非均一性,RDW增高,则波峰基底增宽,显示为小细胞非均一性贫血特征。

(2) 轻型β珠蛋白生成障碍性贫血:呈小细胞均一性贫血,其图形表现为波峰左移,基底变窄。因此,这一特征可作为与缺铁性贫血鉴别的指标。

(3) 铁粒幼细胞贫血:红细胞呈典型的“双形”性改变,即小细胞低色素性红细胞与正常红细胞同时存在,故出现波峰左移、峰底增宽的双峰。缺铁性贫血经治疗有效时,也可出现峰底更宽的类似的双峰图形。

(4) 巨幼细胞贫血:红细胞呈大细胞非均一性,直方图波峰右移,峰底增宽。经治疗后,正常红细胞逐渐增加,与病理性大细胞同时存在,也可出现双峰现象,故有助于判断疗效。

(5) 混合性营养性贫血:营养性巨幼细胞贫血可同时合并缺铁性贫血,前者MCV增高,后者降低,故直方图图形需视哪一类细胞占优势。如两者的严重程度相似,则反映MCV的波峰位置可显示正常,而RDW明显增高,则峰底增宽。

3. 血小板直方图 血小板直方图体积分布范围为2~20fl。血小板直方图可反映血小板数、血小板平均容积、血小板分布宽度和血小板比容等参数。

笔记

## 二、血型鉴定及交叉配血试验

血型(blood group)是一种人体血液的遗传性状。血型血清学已发展成为“免疫血液学”这一新的独立学科,在临床医学、人类学、遗传学、法医学、考古学等方面的应用日趋广泛,尤其是在输血、器官移植、骨髓移植等临床实践中发挥着重要的作用。本部分重点叙述与输血有密切联系的红细胞血型系统。

红细胞血型是发现最早的人类血型。截至1983年已报道的人类红细胞血型有20多个系统,400多种血型抗原。而其中最重要的是ABO血型系统,其次是Rh血型系统。

临床输血时,必须鉴定ABO血型和Rh血型,其他血型一般不需要鉴定。在选择相同血型的受血者和供血者之后,还必须进行交叉配血试验。只有在ABO和Rh血型相合、交叉配血试验无输血禁忌时,才能进行输血。

### (一) ABO血型系统

1. ABO血型系统的抗原和抗体　根据红细胞表面是否具有A或B抗原,血清中是否存在抗A或抗B抗体,ABO血型系统可分为四型。红细胞上有A抗原,血清中有抗B抗体为A型;红细胞上有B抗原,血清中有抗A抗体为B型;红细胞上有A和B抗原,血清中不含抗A和抗B抗体者为AB型;红细胞上不具有A和B抗原,而血清中有抗A和抗B抗体为O型。

ABO血型系统抗体有天然抗体和免疫抗体之分。所谓天然抗体可能是由一种无觉察的抗原刺激而产生。血型抗体也是免疫球蛋白,天然抗体主要是IgM,免疫性抗体主要是IgG。

2. ABO血型鉴定和交叉配血试验

(1) ABO血型鉴定:ABO血型抗体能在生理盐水中与相应红细胞抗原结合而发生凝集反应。进行ABO血型鉴定时,采用标准的抗A及抗B血清以鉴定被检者红细胞上的抗原,同时用标准的A型及B型红细胞鉴定被检者血清中的抗体。只有被检者红细胞上的抗原鉴定和血清中的抗体鉴定所得结果完全相合才能肯定其血型类别。

(2) 交叉配血试验:输血前必须进行交叉配血试验,其目的主要是进一步验证供者与受血者的ABO血型鉴定是否正确,以避免血型鉴定错误导致输血后严重溶血反应。此外,也可检出ABO血型系统的不规则抗原,以及发现ABO系统以外的其他血型抗体。

交叉配血试验常采用试管法进行。交叉配血试验主要是检查受血者血清中有无破坏供血者红细胞的抗体,故受血者血清加供血者红细胞悬液相配的一管称为主侧,供血者血清加受血者红细胞相配的一管称为次侧,两者合称为交叉配血。

结果判断:同型血之间作交叉配血时,主侧管与次侧管均无凝集反应,表示配血完全相合,才可以输血。

### (二) Rh血型系统

1. Rh血型系统的抗原和抗体　目前发现的Rh抗原主要有C、c、D、E和e五种,其中D的抗原性最强。含有D抗原的红细胞为Rh阳性,不含D抗原的为Rh阴性。我国Rh阴性者甚为少见,据血型调查资料表明,汉族人中Rh阴性率小于1%。Rh血型系统天然抗体极少,免疫性抗体为IgG。

2. Rh血型系统的鉴定　Rh抗体主要是不完全抗体,如用5种不完全抗体标准血清进行鉴定,可将Rh血型系统分为18个型别。临床上仅对意义较大的D抗原进

笔记

行鉴定。用抗 D 血清进行鉴定，则可粗略地分为 Rh 阳性及 Rh 阴性。

## 三、止血和凝血的实验室检查

生理情况下，体内存在着正常的止血、凝血和纤溶系统，共同维持着动态平衡，从而保证血液在血管内不断的循环，既不出血，也不形成血栓。一旦这种平衡受到破坏，可导致出血性疾病或血栓形成。止、凝血功能检查主要用于出血性疾病的诊断、疗效观察和调节药物剂量。也用于术前的常规检查，以防术中出血不止。参与机体止、凝血和纤溶机制的因素主要包括血管壁、血小板、血浆凝血因子和纤溶系统。

### （一）血管壁和血小板功能检测

1. 毛细血管脆性试验 毛细血管脆性试验（capillary fragility test，CFT）又称束臂试验。通过给手臂局部毛细血管施加压力，检查一定范围内皮肤新出现出血点的数目，来估计血管壁的通透性和脆性。

【检测方法】

血压计袖带充气在收缩压与舒张压之间，上臂加压 8 分钟。解除压力 5 分钟后，计数前臂直径 5cm 圆圈内新出血点。

【参考值】

新出血点，成年男性低于 5 个，儿童和成年女性低于 10 个。

【临床意义】

新的出血点超过正常范围高限值为该试验阳性。见于：①血管壁的结构和（或）功能缺陷：如遗传性出血性毛细血管扩张症、过敏性紫癜、单纯性紫癜等。②血小板数量和功能异常：原发性和继发性血小板减少症、血小板增多症以及遗传性和获得性血小板功能缺陷症等。③血管性血友病（von Willebrand disease，vWD）。④其他：高血压、糖尿病、败血症、维生素 C 缺乏症、尿毒症、肝硬化和某些药物等。

2. 出血时间 使用出血时间测定器，将皮肤刺破后，记录血液自然流出到血液自然停止所需的时间称为出血时间（bleeding tlme，BT）。

【参考值】

(6.9 ± 2.1) 分钟，超过 9 分钟为异常

【临床意义】

BT 延长见于：①血小板明显减少：如原发性和继发性血小板减少性紫癜。②血小板功能异常：如血小板无力症和巨血小板综合征等。③严重缺乏血浆某些凝血因子：如血管性血友病、弥散性血管内凝血。④血管异常：如遗传性出血性毛细血管扩张症。⑤药物影响：如服用阿司匹林、肝素和溶栓药等。

3. 血管性血友病因子抗原测定 血管性血友病因子（von Willebrand factor，vWF）由血管内皮细胞合成和分泌，参与血小板的黏附和聚集反应，起促凝血作用。

【参考值】

免疫火箭电泳法：4.1% ± 32.5%

【临床意义】

(1) 减低：见于血管性血友病（vWD），是诊断 vWD 及其分型的指标之一。

(2) 增高：见于：①血栓性疾病：急性冠脉综合征、心肌梗死、心绞痛、脑血管病变等。②肾脏疾病：急性肾炎、肾病综合征、慢性肾炎等。③其他：妊娠高血压综合征、

笔记

大手术后、糖尿病等。

4. 血小板相关免疫球蛋白测定　血小板相关免疫球蛋白（platelet associated immunog-lobulin，PAIg）包括 PAIgG、PAIgM、PAIgA。常用酶联免疫吸附试验法测定，以诊断血小板减少是否为免疫因素引起。

【参考值】

PAIgG：0~78.8ng/$10^7$ 血小板

PAIgM：0~7.0ng/$10^7$ 血小板

PAIgA：0~2.0ng/$10^7$ 血小板

【临床意义】

(1) PAIg 增高：见于 ITP、同种免疫性血小板减少性紫癜、药物免疫性血小板减少性紫癜、恶性淋巴瘤、慢性活动性肝炎、系统性红斑狼疮、慢性淋巴细胞性白血病、多发性骨髓瘤等。

(2) 观察病情：经治疗后，ITP 患者的 PAIg 水平下降；复发后，则升高。

5. 血块收缩试验（clot retraction test，CRT）　是在富含血小板的血浆中加入 $Ca^{2+}$ 和凝血酶，使血浆凝固，血浆纤维蛋白网收缩时血清析出，测定析出血清的容积，可反映血小板血块收缩能力。

血块收缩率（%）= 血清（ml）/ 全血（ml）。

【参考值】

48%~64%

【临床意义】

减低：见于血小板减少、血小板无力症、红细胞增多症、低（无）纤维蛋白原血症、多发性骨髓瘤、原发性巨球蛋白血症等；增高见于先天性和获得性因子Ⅷ缺陷症等。

### （二）凝血、抗凝血功能检测

1. 活化部分凝血活酶时间测定　活化部分凝血活酶时间（activated partial thromboplastin time，APTT）测定是内源性凝血系统功能的筛选试验。

【参考值】

32~43 秒，较正常对照延长 10 秒以上为异常。

【临床意义】

(1) APTT 延长：见于因子Ⅷ、Ⅸ、Ⅻ、Ⅺ、Ⅹ、Ⅴ、Ⅱ、PK 和纤维蛋白原缺乏，尤其因子Ⅷ、Ⅸ、Ⅺ缺乏。此外，APTT 是临床肝素治疗的首选实验室检测指标，一般要求应用肝素 APTT 是未使用肝素时的 1.5~2.5 倍为宜。

(2) APTT 缩短：见于血栓性疾病和血栓前状态。

2. 血浆凝血酶原时间检测　血浆凝血酶原时间（prothrombin time，PT）检测是外源性凝血系统功能的筛选试验。

【参考值】

(1) PT 正常为 11~13 秒，测定值超过正常对照值 3 秒以上为异常。

(2) 凝血酶原比值（prothrombin ratio，PTR）：被检者凝血酶原时间 / 正常人血浆凝血酶原时间，参考值为 1.00 ± 0.05。

(3) 国际正常化比值（international normalized ratio，INR）：INR 参考值依国际灵敏度指数（international sensitivity index，ISI）不同而异，因此，做 PT 检测时必须用标有 ISI

笔记

值的组织凝血活酶。$INR^{ISI}$ 一般为 1.0±0.1。

【临床意义】

(1) PT 延长：见于先天性凝血因子Ⅰ、Ⅱ、Ⅴ、Ⅶ、Ⅹ缺乏；获得性凝血因子缺乏，如严重肝病、维生素 K 缺乏、纤溶亢进、DIC、使用抗凝药物、血液循环中有抗凝血物质等。

(2) PT 缩短：血液高凝状态，如 DIC 早期、心肌梗死、脑血栓形成、多发性骨髓瘤等。

(3) PTR 及 INR 是监测口服抗凝剂的首选指标，在应用口服抗凝剂的过程中，PTR 维持在 1.5~2.0 为宜，INR 维持在 2.0~2.5 为宜。

3. 血浆纤维蛋白原(Fg)测定

【参考值】

2~4g/L

【临床意义】

(1) 增高：见于糖尿病、急性心肌梗死、急性肾小球肾炎、肾病综合征、多发性骨髓瘤、休克、大手术后、妊娠高血压综合征等。

(2) 减低：见于 DIC、原发性纤溶症、重症肝炎、肝硬化和低(无)纤维蛋白原血症。

4. 血浆抗凝血酶活性(AT)测定

【参考值】

108.5%±5.3%

【临床意义】

(1) 增高：见于口服抗凝剂、血友病、白血病和再生障碍性贫血的急性出血期等。

(2) 减低：见于先天性和获得性抗凝血酶缺陷症，后者见于血栓前状态、血栓性疾病和肝脏疾病等。

### (三) 纤维蛋白溶解检测

纤维蛋白溶酶(纤溶酶)可将已形成的血凝块加以溶解，产生纤维蛋白(原)的降解产物(FDPs)，从而反映纤维蛋白溶解活性。

1. 血浆凝血酶时间测定

【参考值】

正常对照：1~18 秒，比正常对照值延长 3 秒以上为异常

【临床意义】

凝血酶时间延长见于低(无)纤维蛋白原血症、异常纤维蛋白(原)血症、DIC 及存在肝素或类肝素物质，如肝素治疗中、SLE 和肝脏疾病等。

2. 血浆纤维蛋白(原)降解产物(FDPs)测定

【参考值】

<5mg/L

【临床意义】

纤维蛋白(原)降解产物增高见于原发性纤溶症和继发性纤溶症，后者如 DIC、恶性肿瘤、急性早幼粒细胞白血病、肺血栓栓塞、深静脉血栓形成、肾脏疾病、肝脏疾病、器官移植的排斥反应、溶血栓治疗等。

3. 血浆硫酸鱼精蛋白副凝固试验(3P 试验)

【参考值】

阴性

笔记

【临床意义】

(1) 阳性：见于 DIC 的早、中期。但在恶性肿瘤、上消化道出血、外科大手术后、败血症、肾小球疾病、人工流产、分娩等也可出现假阳性。

(2) 阴性：除正常人外，也可见于晚期 DIC 和原发性纤溶症。

本试验是鉴别原发性纤溶症和继发性纤溶症(DIC)的试验之一。

4. 血浆 D- 二聚体定性试验

【参考值】

阴性

【临床意义】阴性可排除深静脉血栓和肺血栓栓塞；阳性见于继发性纤溶，如 DIC；原发性纤溶阴性，此为两者鉴别的重要指标。

(周秀玲)

## 第三节 尿液检查

### 一、一般性状检查

根据尿标本的种类，确定正确的采集时间和方法，进行必要的处理并及时送检或保存，是影响尿液实验室诊断可靠性的主要分析前质量的因素，也是护理工作中重要的环节之一。

#### (一) 尿量

【参考值】

成人尿量 1000~2000ml/24h

【临床意义】

1. 尿量增多　24 小时尿量超过 2500ml，称为多尿(polyuria)。

(1) 生理性多尿：见于饮水过多、输液、应用利尿剂和某些药物等。

(2) 病理性多尿：见于：①内分泌性疾病：尿崩症、糖尿病等。②肾脏疾病：慢性肾盂肾炎、急慢性肾衰竭的多尿期等。

2. 尿量减少　成人尿量低于 400ml/24h 或 <17ml/h，称为少尿；低于 100ml/24h，为无尿。

(1) 肾前性少尿：休克、脱水、心力衰竭、肝硬化、腹水等。

(2) 肾性少尿：急进性肾炎、急性肾衰竭等。

(3) 肾后性少尿：尿路结石、肿瘤压迫等。

#### (二) 尿的颜色和透明度

1. 正常尿液外观　正常新鲜尿液清澈透明，淡黄色或琥珀色。其颜色受尿色素、尿胆原、尿胆素、卟啉等的影响。

2. 血尿　尿液内含有一定量的红细胞，称为血尿。每升尿液中含血量超过 1ml，即可出现淡红色，称肉眼血尿。尿液外观变化不明显，离心沉淀后，镜检时每高倍镜视野红细胞平均≥3 个，称镜下血尿。血尿多见于泌尿系统结石、炎症、肿瘤、结核、外伤等，也可见于血液系统疾病，如血友病、血小板减少性紫癜等。

3. 血红蛋白尿及肌红蛋白尿　当血红蛋白和肌红蛋白出现于尿中，可使尿液呈浓茶色、红葡萄酒色或酱油色。血红蛋白尿见于阵发性睡眠性血红蛋白尿、急性溶血性贫血、血型不合的输血等；肌红蛋白尿常见于挤压综合征、缺血性肌肉坏死等。

4. 胆红素尿　尿内含有大量的结合胆红素，尿液呈豆油样改变，震荡后出现黄色泡沫且不易消失，常见于阻塞性黄疸和肝细胞性黄疸。

5. 脓尿和菌尿　当尿内含有大量的脓细胞、炎性渗出物或细菌时，新鲜尿液呈白色混浊或云雾状。常见于泌尿系统感染如肾盂肾炎、膀胱炎等。

### （三）尿的气味

正常新鲜尿液的气味来自尿中挥发性的酸性物质，久置的尿液，细菌将尿素分解产生氨而散发出氨臭味。若新鲜尿即有氨味，见于慢性膀胱炎或尿潴留等；糖尿病酮症酸中毒时，酮体增高而致尿液呈烂苹果味；有机磷农药中毒时尿液呈蒜臭味；鼠臭味见于苯丙酮酸尿。

### （四）酸碱度

正常新鲜尿呈弱酸性，尿 pH 约 6.5（波动于 5.5~6.5），久置呈碱性。

1. 尿 pH 增高（碱性尿）　见于碱中毒、肾小管酸中毒、呕吐、尿潴留、应用噻嗪类或碳酸氢钠药物、多食蔬菜等。

2. 尿 pH 降低(酸性尿）　见于酸中毒、发热、痛风、糖尿病、低钾性碱中毒、白血病、食入大量肉类等。

### （五）尿比重

【参考值】

1.015~1.025，晨尿最高，一般大于 1.020，婴幼儿尿比重偏低。

【临床意义】

1. 尿比重增高　见于急性肾炎、高热、脱水、出汗过多、糖尿病、心力衰竭、休克。另外，蛋白尿、放射性造影剂均可使尿比重升高，故尿比重升高不一定都是病理性的。

2. 尿比重降低　急性肾小管坏死、肾间质性疾病、尿崩症、慢性肾衰竭、药物所致肾损等。

## 二、化学检查

### （一）尿蛋白

【参考值】

尿蛋白定性试验阴性，定量试验 0~80mg/24h

【临床意义】

尿蛋白定性试验呈阳性或定量 >150mg/24h，称为蛋白尿。

1. 生理性蛋白尿　指泌尿系统无器质性病变，尿内暂时出现蛋白质，程度较轻，持续时间短，诱因解除后消失，又称功能性蛋白尿。见于剧烈运动、发热、紧张等应急状态等。

2. 病理性蛋白尿　因各种肾脏及肾外疾病所致的蛋白尿，多为持续性蛋白尿。

(1) 肾小球性蛋白尿：肾小球受损所致的蛋白尿。肾小球轻微受损，尿中以清蛋白为主，受损严重尿中可有大、中、小分子量的蛋白质。见于肾小球肾炎、肾病综合征等原发性肾小球损害性疾病；糖尿病、高血压、系统性红斑狼疮等继发性肾小球疾病。

(2) 肾小管性蛋白尿：肾小管受损所致的蛋白尿。肾小管对正常滤过的血浆蛋白重吸收障碍，尿中以低分子量蛋白为主。见于肾盂肾炎、间质性肾炎、氨基苷类抗生

笔记

素、解热镇痛药、重金属中毒、肾移植后排斥反应等。

(3) 混合性蛋白尿：肾小球和肾小管同时受损所致的蛋白尿，如肾小球肾炎或肾盂肾炎后期，以及同时累及肾小球和肾小管的全身性疾病，如糖尿病、系统性红斑狼疮等。

(4) 溢出性蛋白尿：血浆中出现异常增多的小分子量蛋白质，超过肾小管的重吸收能力所致的蛋白尿。如血红蛋白尿、肌红蛋白尿、多发性骨髓瘤等。

### (二) 尿葡萄糖

【参考值】

尿糖定性试验阴性，定量试验 0.56~5.0mmol/24h

【临床意义】

尿糖定性试验阳性，定量增高称为糖尿，一般指葡萄糖尿。

1. 血糖增高性尿糖　见于糖尿病、甲状腺功能亢进、嗜铬细胞瘤、肝功能不全、胰腺癌、胰腺炎等。

2. 血糖正常性糖尿　见于慢性肾炎、肾病综合征、家族性糖尿等。

3. 一过性糖尿(摄入性糖尿)　如大量进食碳水化合物、静脉滴注大量高糖；应激性糖尿如颅脑外伤、心肌梗死、情绪激动、脑血管意外时，血中肾上腺素或胰高血糖素升高；药物性糖尿如应用糖皮质激素、茶碱、咖啡因、大剂量阿司匹林等引起一过性糖尿等。

4. 非葡萄糖性糖尿　当乳糖、半乳糖、果糖、戊糖等非葡萄糖摄入过多或代谢紊乱时可出现糖尿。见于哺乳期妇女的乳糖尿、肝功能不全的果糖尿，大量进食水果后的果糖尿或戊糖尿等。

5. 假性糖尿　尿中还原物如维生素 C、尿酸、或随尿排出的药物如异烟肼、阿司匹林等，可使班氏定性试验出现假阳性。

### (三) 尿酮体

【参考值】

正常人尿酮体定性试验阴性

【临床意义】

酮体由 β- 羟丁酸、乙酰乙酸和丙酮组成。尿中出现酮体称为酮体尿，简称酮尿。

1. 糖尿病性酮症　糖尿病患者一旦出现尿酮，应考虑糖尿病酮症酸中毒，是发生酮症酸中毒性昏迷的前兆。

2. 非糖尿病酮尿　高热、严重呕吐、腹泻、长期饥饿、禁食、过分节食、妊娠剧吐、酒精性肝炎、肝硬化等，因糖代谢障碍而出现酮尿。

### (四) 尿胆红素与尿胆原

【参考值】

正常人尿胆红素定性试验阴性；尿胆原阴性或弱阳性。

【临床意义】

1. 尿胆红素阳性　见于急性黄疸性肝炎、阻塞性黄疸、门脉周围炎、先天性高胆红素血症等。

2. 尿胆原增多　见于肝细胞性黄疸和溶血性黄疸。

## 三、显微镜检查

尿显微镜检查是对尿液离心沉淀物中的细胞、管型及结晶等有型成分的检查。

笔记

### (一) 尿内常见的各种细胞

1. 红细胞

【参考值】

玻片法平均 0~3 个 /HP,定量检查 0~5 个 /μl

【临床意义】

尿沉渣镜检红细胞 >3 个 /HP,称镜下血尿。异形性红细胞大于 80% 时,称肾小球性血尿,常见于急慢性肾小球肾炎、急性肾盂肾炎、狼疮性肾炎、肾病综合征等;异形性红细胞小于 50% 时,称非肾小球性血尿,见于肾结石、泌尿系统肿瘤、急性肾盂肾炎、狼疮性肾炎等。

2. 白细胞

【参考值】

玻片法平均 0~5 个 /HP,定量检查 0~10 个 /μl

【临床意义】

尿中若有大量白细胞,多为泌尿系感染如肾盂肾炎、肾结核、膀胱炎或尿道炎。也见于各种肾脏疾病。

3. 上皮细胞　尿中所见的上皮细胞可来自肾至尿道的整个泌尿系统,包括肾小管上皮细胞亦称肾细胞、移行上皮细胞和鳞状上皮细胞。肾小管上皮细胞如在尿中出现,常提示肾小管病变;肾小管上皮细胞中出现含铁血黄素颗粒,见于心力衰竭、肾梗死,肾移植后若肾小管上皮细胞持续增多或重新出现,则为排斥反应的表现;尿中大量出现或成片脱落移行上皮细胞,提示肾盂到尿道有炎性或坏死性病变;尿中大量出现或成片脱落鳞状上皮细胞,且伴有白细胞、脓细胞时见于尿道炎。

### (二) 管型

管型是以尿蛋白为基质,在肾小管、集合管中凝固而成的圆柱形蛋白聚体。形成管型的条件:①尿中少量的清蛋白和肾小管上皮细胞产生的 T-H 糖蛋白是构成管型的基质。②肾小管有浓缩、酸化尿液能力,前者可使形成管型的蛋白等成分浓缩,后者则促进蛋白变性聚集。③有交替使用的肾单位,处于休息状态的肾单位尿液淤滞,有足够时间形成管型。当该肾单位重新排尿时,已形成的管型随尿排出。常见管型的特征及临床意义如下:

1. 透明管型　主要由 T-H 糖蛋白、清蛋白和氯化物构成,为内部结构均匀、无色透明的圆柱状体。正常人偶见,老年人清晨浓缩尿中可见到,运动、重体力劳动、麻醉、发热时可一过性增高。肾病综合征、慢性肾炎、心力衰竭、应用氨基糖苷类抗生素所致肾实质性病变时可见增高。

2. 颗粒管型　为肾实质病变崩解的细胞碎片、血浆蛋白及其他有形物质凝聚于 T-H 糖蛋白而形成,颗粒总量超过 1/3 表面积管型。大量出现见于肾小球肾炎、肾病综合征及药物毒性所致的肾脏病变,并提示病变较重。

3. 细胞管型　细胞数量超过管型体积的 1/3 时称细胞管型。按其所含细胞命名为:①肾小管上皮细胞管型:见于急性肾小管坏死、急性肾小球肾炎、间质肾炎、慢性肾炎、肾淀粉样变性、中毒后肾损害等。②红细胞管型:见于急性肾炎、急进性肾炎、狼疮性肾炎、慢性肾炎急性发作,与尿中出现红细胞意义一致。③白细胞管型:见于肾盂肾炎、肾间质性肾炎。尿中出现以上管型为肾实质损害的最可靠的诊断依据之一。

笔记

4. 肾衰竭管型 由蛋白质及坏死脱落的上皮细胞碎片构成，外形宽大、不规则、易折断，又称宽幅管型。在慢性肾衰竭时若出现，提示预后不良。

5. 蜡样管型 由颗粒管型、细胞管型在肾小管中长期停留变性或直接由淀粉样变性的上皮细胞溶解形成。见于慢性肾炎晚期、慢性肾衰竭、肾淀粉样变性，预后不良。

6. 色素管型 见于肌红蛋白尿、血红蛋白尿。

7. 细菌管型 含有大量的细菌、真菌的管型，见于感染性疾病。

### （三）结晶体

尿经离心沉淀后，在显微镜下观察到的形态各异的盐类结晶。尿结晶的形成与各种物质溶解度、尿 pH、温度及胶体浓度有关。少量出现没有临床意义，新鲜尿中出现并伴有大量红细胞应警惕形成结石。易在碱性尿中出现的结晶体有磷酸钙、碳酸钙和尿酸钙晶体等。易在酸性尿中出现的结晶体有尿酸晶体、草酸钙、胆红素、胆固醇、磺胺结晶等。

## 四、尿液自动分析仪检测

临床常用的尿液自动化检查的仪器有干化学尿分析仪和尿沉渣分析仪。这两种仪器具有操作简单、快速、检出灵敏度高、重复性好等优点。

干化学尿分析仪是用于化学法检测尿中某些成分的自动化仪器，该仪器将已使用的尿试纸条应用现代光 - 电技术检测其是否有成色反应及成色程度，并用微电脑控制检测过程和处理结果。其基本组成包括试条及传送装置、光 - 电系统、微电脑三部分。尿自动分析仪常使用 8~11 种检测项目组合试验。各项目的基本检测原理、参考值见表 7-3，各监测项目的临床意义见本节内容。不同厂家的试剂组成、原理可能不同。干化学尿自动分析仪具有同时自动完成多项检测项目的优点，但影响因素多；易出现假阴性或假阳性的结果，因此，本法一般仅用作初诊患者或健康体检的筛选试验。

表 7-3 尿自动分析仪检测项目、参考值、原理

| 项目及代码 | 参考值 | 检测原理 |
|---|---|---|
| 酸碱度（pH） | 5~7 | 酸、碱指示剂 |
| 蛋白（PRO） | 阴性（<0.1g/L） | 酸性环境中带正电荷蛋白与带负电荷指示剂反应显色 |
| 葡萄糖（GLU） | 阴性（<2mmol/L） | 葡萄糖氧化酶反应 |
| 酮体（KET） | 阴性 | 亚硝基铁氰化钾反应 |
| 隐血（BLD） | 阴性（10 个红细胞 /μl） | 亚铁血红素的过氧化物酶样活性 |
| 胆红素（BIL） | 阴性（1mg/L） | 重氮反应 |
| 尿胆原（UBG） | 阴性或弱阳性 | 重氮反应或 Ehrlich 反应 |
| 亚硝酸盐（NIT） | 阴性 | 亚硝酸盐还原法 |
| 白细胞（LEU） | 阴性（15 个白细胞 /μl） | 中性粒细胞酯酶法 |
| 比重（SG） | 1.015~1.025 | 多聚电解质离子解离法 |
| 维生素 C（VC） | 阴性（10mg/L） | 吲哚酚法 |

（周秀玲）

笔记

# 第四节 粪便检查

## 一、一般性状检查

粪便检查的主要目的是了解消化道和通向消化道的器官有无炎症、出血、寄生虫感染、肿瘤等情况；了解肠道菌群分布是否合理，有无致病菌等。

【参考值】

正常成人粪便为棕黄色、成形软便；婴儿粪便呈黄色或金黄色；无寄生虫；多数正常成人每日排便一次，约为100~300g，粪便量与食物的种类、进食量及消化功能状态有关。

【临床意义】

1. 稀糊或稀汁样便　可为肠蠕动或分泌亢进所致，见于感染性和非感染性腹泻，小儿肠炎为绿色稀汁样便；大量（3000ml以上）黄绿色稀汁样便，并含有膜状物时见于假膜性肠炎。

2. 米泔样便　呈白色淘米水样，含有黏液，量大、稀水样，见于霍乱、副霍乱等。

3. 黏液便　正常粪便中的少量黏液与粪便混合不易察觉，小肠炎症时增多的黏液均匀地混于粪便中，大肠病变时黏液不易与粪便混合。单纯黏液便的黏液无色透明，稍黏稠，脓性黏液便则呈黄白色不透明，见于各种肠炎、细菌性痢疾、阿米巴痢疾等。

4. 脓血便　当肠道下段有病变如细菌性痢疾、溃疡性结肠炎、结肠癌或直肠癌等表现为脓血便，脓或血的多少取决于病变类型和程度，阿米巴痢疾以血为主，细菌性痢疾以黏液和脓为主，脓中带血。

5. 鲜血便　见于下消化道出血、直肠息肉、痔疮、肛裂、肿瘤等。痔疮时常在排便后有鲜血滴落，而其他病变则鲜血附着于粪便表面。

6. 柏油样便　稀薄、黏稠、漆黑、发亮的黑色粪便，形似柏油称柏油样便。见于消化道出血，每日出血量在50~75ml，便潜血试验阳性。服用活性炭、铋剂也可有黑便，但无光泽且便潜血试验阴性，若食用较多动物血、肝或口服铁剂等粪便也呈黑色，便潜血试验阳性，注意鉴别。

7. 白陶土样大便　见于胆道阻塞、钡餐造影术后等。

8. 寄生虫　见于蛔虫、绦虫、蛲虫等感染。

9. 气味　恶臭见于慢性肠炎、肿瘤溃烂；鱼腥味见于阿米巴痢疾；酸臭，见于消化不良。

10. 结石　粪便中可见到胆石、胰石、胃石、肠石等，最重要、最常见的是胆石，常见于排石术后。

## 二、显微镜检查

通过粪便直接涂片可以发现各种病理成分，如各种细胞、寄生虫卵、真菌、细菌和原虫等，以及食物残渣用于了解消化吸收功能。

### （一）细胞检查

1. 白细胞　正常粪便中不见或偶见。肠道炎症时增多，其数量多少与炎症轻重

笔记

及部位有关。小肠炎症时白细胞数量一般少于 15 个 /HP，细菌性痢疾遍布满视野，过敏性肠炎、肠道寄生虫时可见较多的嗜酸性粒细胞。

2. 红细胞　正常粪便中无红细胞，当下消化道出血、痢疾、溃疡性结肠炎、结肠癌和直肠癌时，粪便中可见红细胞。细菌性痢疾时红细胞少于白细胞，散在分布，形态正常；阿米巴痢疾时红细胞多于白细胞，多成堆出现并有残碎现象。

3. 巨噬细胞　正常粪便中没有巨噬细胞。溃疡性结肠炎、细菌性痢疾等可见巨噬细胞。

4. 上皮细胞　正常粪便中没有上皮细胞。各种肠炎时可见上皮细胞。

5. 肿瘤细胞　见于大肠癌，直肠最多见，常为鳞状细胞癌或腺癌。

### （二）食物残渣

正常粪便中的食物残渣是已充分消化的无定型的细小颗粒，仅可偶见淀粉颗粒和脂肪小滴等。大量的淀粉颗粒，见于慢性胰腺炎、胰腺功能不全者；大量的脂肪小滴见于急、慢性胰腺炎及胰腺癌或因肠蠕动亢进、腹泻、消化不良综合征等。

### （三）结晶

正常粪便中可见少量草酸钙、磷酸钙、碳酸钙结晶。病理性结晶主要有夏科 - 莱登结晶，常见于阿米巴痢疾、钩虫病及过敏性肠炎。

### （四）寄生虫卵或原虫

常见的寄生虫卵有蛔虫卵、钩虫卵、鞭虫卵、蛲虫卵。粪便中找到寄生虫卵是诊断寄生虫感染的最可靠、最直接的依据。

## 三、化学检查

### （一）粪便隐血试验

隐血指消化道出血时，粪便外观分辨不出出血改变，且显微镜下也未见红细胞的微量出血。此方法简单易行，但缺乏特异性。近年来多用免疫学检测方法，即应用抗人血红蛋白抗体或抗人红细胞基质抗体，检测粪便中的红细胞和血红蛋白。免疫学方法灵敏度高特异性好，一般血红蛋白为 0.2mg/L 或 0.03mg/g 粪便就可得到阳性结果，并不受动物血红蛋白影响，不需控制饮食。

【参考值】

阴性

【临床意义】

隐血试验对消化道出血鉴别诊断有一定意义，可用于消化道出血、恶性肿瘤的筛查。消化性溃疡阳性率为 40%~70%，呈间歇阳性；消化道恶性肿瘤（胃癌、结肠癌）阳性率可达95%，呈持续性阳性；急性胃黏膜病变、肠结核、炎症性肠病、钩虫病、血友病、血小板减少性紫癜等常为阳性。

### （二）粪胆红素、粪胆素试验

【参考值】

粪胆红素：阴性

粪胆素：阳性

【临床意义】

粪胆素减少或消失见于胆道梗阻，不完全梗阻时呈弱阳性，完全梗阻呈阴性；粪胆红素阳性见于成人腹泻或婴幼儿粪便。

### 四、细菌学检查

粪便中细菌极多，占干重的三分之一，多属正常菌群。婴幼儿粪便中主要有双歧杆菌、肠杆菌、肠球菌、少量芽胞菌及葡萄球菌等，成人主要有双歧杆菌、大肠埃希菌、厌氧菌及葡萄球菌等，产气杆菌、变形杆菌、铜绿假单胞菌多为过路菌，上述细菌出现没有临床意义。肠道致病菌检测主要通过粪便直接涂片镜检和细菌培养。正常菌群的量和菌谱处于相对稳定状态，革兰阴性杆菌与革兰阳性球菌之比为 10∶1。正常菌群突然消失或比例失调称肠道菌群失调症，主要见于长期使用广谱抗生素、免疫抑制剂、慢性消耗性疾病，此时，粪便中除球菌 / 杆菌比值变大外，有时可见白色假丝酵母菌。疑为肠结核或小儿肺结核不能自行咳痰者，可行粪便抗酸染色涂片查找分枝杆菌。

（周秀玲）

## 第五节　肝功能检查

肝脏是人体内最大的腺体器官，其最主要功能是物质代谢功能，尤其是在蛋白质、糖、脂类、维生素、激素等物质代谢中，肝脏起着重要作用。同时肝脏还具有分泌、排泄、生物转化及胆红素、胆汁酸代谢等重要功能。临床上常将了解肝脏功能状态的试验称为肝功能检查，这些检查对于肝脏疾病的诊断、治疗、病情和疗效观察、预后判断和某些相关疾病的预防，均有十分重要的意义。

### 一、蛋白质代谢检查

#### （一）血清总蛋白、清蛋白、球蛋白及清蛋白 / 球蛋白比值测定

90% 以上的血清总蛋白（total protein，TP）和全部的血清清蛋白（albumin，A）是由肝脏合成，因此，血清总蛋白和清蛋白含量是反映肝脏功能的重要指标。根据清蛋白与球蛋白的量，还可计算出清蛋白与球蛋白的比值（A/G）。

【标本采集】

空腹静脉采血，肝素抗凝。

【参考值】

血清总蛋白：60~80g/L

血清清蛋白：40~55g/L

血清球蛋白：20~30g/L

A/G 比值：(1.5~2.5)∶1

【临床意义】

1. 血清总蛋白与清蛋白增高　常见于血液浓缩引起的相对性增高，如：严重脱水、休克、腹泻、呕吐、饮水量不足等。

2. 血清总蛋白与清蛋白降低

(1) 肝脏损害：见于亚急性重症肝炎、肝硬化、肝癌等。清蛋白合成障碍引起总蛋白平行性降低，其中清蛋白减少的量与肝损害程度成正比。当血清总蛋白 <60g/L 或

笔记

清蛋白 <25g/L 称为低蛋白血症，临床上常出现严重水肿及胸水、腹水。

(2) 营养不良：如长期饥饿、慢性腹泻、慢性胃炎、消化系统肿瘤等。

(3) 蛋白质丢失过多：如慢性肾病、急性大出血、外科大手术、烧伤等。

(4) 消耗增加：如结核、甲状腺功能亢进症、恶性肿瘤等。

3. 血清总蛋白与球蛋白增高　常由于系统性疾病引起球蛋白反应性增多导致，如自身免疫性肝炎、慢性活动性肝炎、肝硬化、多发性骨髓瘤、结缔组织病、淋巴瘤、系统性红斑狼疮、血吸虫病、慢性感染等。当血清总蛋白 >80g/L 或球蛋白 >35g/L 称为高蛋白血症。

4. 血清球蛋白降低　见于免疫功能抑制，如肾上腺皮质功能亢进和长期应用免疫抑制剂所致的免疫球蛋白合成减少。

5. A/G 倒置　清蛋白降低或球蛋白增高均可引起 A/G 倒置，见于严重肝功能损害及 M 蛋白血症，如肝硬化、原发性肝癌、多发性骨髓瘤、原发性巨球蛋白血症等。

### (二) 血清蛋白电泳

血清中的蛋白质均带负电荷，在碱性环境中蛋白质会向阳极泳动，因蛋白质的分子量不同、所带的负电荷数量不同，故在电场中泳动的速度不同。

【方法】

常用醋酸纤维素膜法。血清蛋白经电泳后从阳极开始依次为清蛋白、$\alpha_1$ 球蛋白、$\alpha_2$ 球蛋白、β 球蛋白和 γ 球蛋白五个区带，结果用光密度计扫描图表示。

【参考值】

醋酸纤维素薄膜法：

清蛋白：0.62~0.71（62%~71%）

$\alpha_1$ 球蛋白：0.03~0.04（3%~4%）

$\alpha_2$ 球蛋白：0.06~0.10（6%~10%）

β 球蛋白：0.07~0.11（7%~11%）

γ 球蛋白：0.09~0.18（9%~18%）

【临床意义】

1. 肝脏疾病　急性及轻症肝炎时电泳结果多无异常；慢性肝炎、肝硬化、肝细胞肝癌（常合并肝硬化）时 $\alpha_1$、$\alpha_2$、β 球蛋白有减少倾向；慢性活动性肝炎和失代偿的肝硬化可引起 γ 球蛋白显著增加。这些变化与肝炎的严重程度平行，在观察肝炎的进程中有重要意义。

2. 原发性巨球蛋白血症、多发性骨髓瘤　清蛋白浓度降低，γ 球蛋白明显升高。

3. 肾病综合征、糖尿病肾病　由于血脂增高，可致 $\alpha_2$ 球蛋白及 β 球蛋白（是脂蛋白的主要成分）增高，清蛋白及 γ 球蛋白降低。

## 二、胆红素代谢检查

胆红素分为非结合胆红素（unconjugated bilirubin，UCB）和结合胆红素（conjugated bilirubin，CB），血清中的非结合胆红素与结合胆红素合称总胆红素（serum total bilirubin，STB），临床上通过检测血清总胆红素、结合胆红素、非结合胆红素、尿内胆红素及尿胆原，借以诊断有无溶血及判断肝、胆系统在胆色素代谢中的功能状态。

笔记

### (一) 血清胆红素(serum bilirubin)测定

【参考值】

总胆红素:3.4~17.1μmol/L

结合胆红素:0~6.8μmol/L

非结合胆红素:1.7~10.2μmol/L

【临床意义】

1. 判断有无黄疸及其程度 当总胆红素>17.1μmol/L可诊断为黄疸;17.1~34.2μmol/L称之为隐性黄疸;34.2~171μmol/L为轻度黄疸;171~342μmol/L为中度黄疸;>342μmol/L为重度黄疸。

2. 判断黄疸的类型 ①肝细胞性黄疸:总胆红素和结合胆红素均增高。见于急性黄疸性肝炎、慢性活动性肝炎、肝硬化、肝坏死等患者。②阻塞性黄疸:总胆红素轻度增高,结合胆红素明显增加。见于胆石症、胆管癌、胰头癌等压迫造成的胆道阻塞性疾病。③溶血性黄疸:总胆红素轻至中度增高,非结合胆红素轻度增加。见于新生儿黄疸、各种溶血性疾病、败血症、严重大面积烧伤或异型输血所引起的溶血。

3. 鉴别黄疸类型 根据结合胆红素与总胆红素比值,可协助鉴别黄疸类型。CB/STB<20%提示为溶血性黄疸,20%~50%之间常为肝细胞性黄疸,比值>50%为胆汁淤积性黄疸。

### (二) 尿胆红素(urine bilirubin)检查

【参考值】

阴性

【临床意义】

尿胆红素试验阳性提示血中结合胆红素增加,是鉴别黄疸的重要检查,阻塞性黄疸时可明显增高,肝细胞性黄疸时中度增高,而在溶血性黄疸时常呈阴性。

### (三) 尿胆原(urobilinogen)检查

【参考值】

定量:0.84~4.2μmol/(L·24h)

定性:阴性或弱阳性

【临床意义】

1. 尿胆原增多 ①肝细胞损伤:如病毒性肝炎,药物或中毒性肝损害及某些门脉性肝硬化患者。②溶血性疾病:如溶血性贫血及巨幼细胞贫血。③肠道回吸收增加:如肠梗阻、顽固性便秘。④其他:内出血时由于胆红素生成增加,尿胆原排出随之增加;充血性心力衰竭伴肝淤血时,影响胆汁中尿胆原转运及再分泌,进入血中的尿胆原增加。

2. 尿胆原减少或阙如 见于:①胆道梗阻,如胆石症、胆管肿瘤、胰头癌等;完全梗阻时尿胆原阙如,不完全梗阻时则减少,同时伴有尿胆红素增加。②新生儿及长期服用广谱抗生素时,由于肠道细菌缺乏或受到药物抑制,使尿胆原生成减少。

## 三、血清总胆汁酸测定

肝脏分泌的胆汁经毛细胆管进入胆囊,在胆囊浓缩后再经胆管系统进入十二指肠,主要作用是参与脂类的消化与吸收。成人每日分泌的胆汁约300~700ml。胆汁酸

笔记

(bileacid，BA)是胆汁的主要成分，根据结构不同又分为游离胆汁酸和结合胆汁酸，临床常用总胆汁酸(total bile acid，TBA)测定来反映肝脏合成、摄取和排泌的功能，从而应用于肝细胞损伤及胆道系统代谢功能的诊断。

【标本采集】

空腹或餐后2小时采血，血液生化分析仪法静脉血采血EDTA抗凝，手工法末梢采血。

【参考值】

酶法：TBA 0~10μmol/L

【临床意义】

血清TBA增高见于：

1. 生理性增高　进食后可一过性增高，此为生理现象。

2. 肝细胞损害　急性肝炎、慢性活动性肝炎、酒精肝、中毒性肝炎、肝硬化及肝癌时TBA显著增高，尤其肝硬化时TBA阳性率明显高于其他指标。

3. 胆道阻塞　胆结石、胆道肿瘤时胆汁排泄受阻，使TBA增高。

## 四、血清酶学检查

酶是活细胞产生的能催化生物体内化学反应的一类特殊蛋白质，存在于血清、血浆、分泌物和组织液中。肝脏是人体含酶最丰富的器官，肝细胞中所含酶在全身物质代谢及生物转化中都起重要作用，常用于临床诊断的酶具有一定组织特异性，测定血清中某些酶的活性或含量可用于诊断肝胆疾病。血清中的这些酶活性变化能反映肝脏的病理状态，是肝脏疾病实验室检查中最活跃的一个领域。同工酶是指具有相同催化活性，但分子结构、理化性质及免疫学反应等都不相同的一组酶，因此，又称同工异构酶。同工酶测定可提高酶学检查对肝胆系统疾病诊断及鉴别诊断的特异性。

### (一) 血清氨基转移酶及其同工酶测定

1. 血清氨基转移酶　氨基转移酶简称转氨酶，是一组催化氨基酸与α-酮酸之间的氨基转移反应的酶类，常用于肝功能检查的主要是丙氨酸氨基转移酶(alanine aminotransferase，ALT)和天冬氨酸氨基转移酶(aspartate aminotransferase，AST)。ALT主要分布在肝脏，其次是骨骼肌、肾脏、心肌等组织中；AST主要分布在心肌，其次在肝脏、骨骼肌和肾脏组织中。肝脏中，ALT主要在肝细胞胞浆中，而AST主要在线粒体中。正常时ALT与AST血清的含量很低，但当肝细胞受损时，肝细胞胞浆内的ALT与AST释放入血浆，致使血清ALT与AST的酶活性升高。

【参考值】

速率法(37℃)　ALT：10~40U/L

AST：10~40U/L

ALT/AST≤1

【临床意义】

(1) 急性病毒性肝炎：ALT与AST均显著升高，常达正常上限的20倍以上，以ALT升高更为明显。ALT/AST之比对于急慢性肝炎的诊断、鉴别诊断以及判断转归特别有价值。急性肝炎时ALT/AST<1，肝硬化时ALT/AST≥2，肝癌时≥3。在肝炎病毒感染后1~2周，转氨酶达高峰，在第3周到第5周逐渐下降，ALT/AST比值逐渐恢复正常。急性

笔记

重症肝炎时，转氨酶于病程初期即见升高，以 AST 为例，如在病情恶化时，黄疸进行性加重，酶活性反而降低，即出现“胆酶分离”现象，提示肝细胞坏死严重，预后不良。

(2) 慢性病毒性肝炎：血清转氨酶轻度上升(100~200U)或正常，ALT/AST>1，若 AST 升高较 ALT 显著，即 ALT/AST<1，提示慢性肝炎可能进入活动期。

(3) 非病毒性肝病：酒精性肝病、药物性肝炎、脂肪肝、肝癌等非病毒性肝病时，转氨酶轻度升高或正常，且 ALT/AST<1。酒精性肝病 AST 显著升高，ALT 几近正常，可能与酒精具有线粒体毒性有关。

(4) 肝硬化：转氨酶活性取决于肝细胞进行性坏死和纤维化的程度，终末期肝硬化转氨酶活性可正常或降低。

(5) 胆汁淤积：肝内、外胆汁淤积，转氨酶活性通常正常或轻度升高。

(6) 急性心肌梗死后 6~8 小时，AST 增高，18~24 小时达高峰，其值升高的幅度与心肌坏死范围和程度有关，4~5 天后可恢复正常。

2. AST 同工酶　在肝细胞中有两种 AST 同工酶，存在于胞浆中者称为上清液 AST(ASTs)，存在于线粒体中者称为线粒体 AST(ASTm)，正常血清中大部分为 ASTs。

【临床意义】

轻、中度急性肝炎，血清中 AST 轻度升高，其中以 ASTs 升高为主，ASTm 正常；重症肝炎、暴发性肝炎、酒精性肝病及心肌梗死时血清中 ASTm 升高。

### (二) 碱性磷酸酶及其同工酶测定

1. 碱性磷酸酶(ALP)

【参考值】

磷酸对硝基苯酚速率法(30℃)：成人 40~110U/L

儿童 <250U/L

【临床意义】

(1) ALP 生理性增高：见于妊娠、新生儿骨质生成和正在发育的儿童。

(2) 病理性增高见于：①肝胆系统疾病：各种肝内、外胆管阻塞性疾病，如胰头癌、胆道结石引起的胆管阻塞、原发性胆汁性肝硬化、肝内胆汁淤积等，ALP 明显升高，且与血清胆红素升高相平行；累及肝实质细胞的肝胆疾病(如肝炎、肝硬化、肝癌)，ALP 轻度升高。②骨骼系统疾病：如佝偻病、骨细胞瘤、纤维性骨炎、成骨不全症、骨软化症、骨折恢复期等，血清 ALP 活性也增高。

(3) 黄疸的鉴别诊断：ALP 和血清胆红素、转氨酶同时测定有助于黄疸的鉴别诊断。①阻塞性黄疸：ALP 和血清胆红素明显升高，转氨酶仅轻度增高。②肝细胞性黄疸：血清胆红素中度增加，转氨酶活性很高，ALP 正常或稍高。③肝内局限性胆道阻塞(如肝癌、肝脓肿等)：ALP 明显增高，ALT 和血清胆红素大多正常。④毛细胆管性肝炎：ALP 和 ALT 均明显增高。⑤溶血性黄疸：ALP 可正常。

2. 碱性磷酸酶同工酶　碱性磷酸酶同工酶(isoenzyme of ALP)分为 6 种：$ALP_1$ 至 $ALP_6$ 根据其来源不同，把 $ALP_2$、$ALP_3$、$ALP_4$、$ALP_5$ 分别称为肝型、骨型、胎盘型和小肠型，$ALP_1$ 是细胞膜组分和 $ALP_2$ 的复合物，$ALP_6$ 是 IgG 和 $ALP_2$ 复合物。

【参考值】

(1) 正常人血清中以 $ALP_2$ 为主，占总 ALP 的 90%，出现少量 $ALP_3$。

(2) 发育中儿童 $ALP_3$ 增多，占总 ALP 的 60% 以上。

笔记

(3) 妊娠晚期 $ALP_4$ 增多，占总 ALP 的 40%~65%。

(4) 血型为 B 型和 O 型者可有微量 $ALP_5$。

【临床意义】

(1) 急性肝炎时，$ALP_2$ 明显增加，$ALP_1$ 轻度增加，且 $ALP_1<ALP_2$。

(2) 在阻塞性黄疸，尤其是癌性梗阻时，100% 出现 $ALP_1$，且 $ALP_1>ALP_2$。

(3) 80% 以上的肝硬化患者，$ALP_5$ 明显增加，可达总 ALP 的 40% 以上。但不出现 $ALP_1$。

(4) 鉴别肝胆或骨骼疾病，被检血清经 56℃加热 10 分钟后，肝源性 ALP 仍保持较高活性，而骨源性 ALP 活性则大为降低。

### (三) γ- 谷氨酰转移酶（GGT）测定

【参考值】

硝基苯酚速率法（37℃）：<50U/L

【临床意义】

1. 阻塞性黄疸　原发性胆汁性肝硬化、硬化性胆管炎等所致的慢性胆汁淤积，肝癌时由于肝内阻塞，肝细胞和癌细胞均产生 GGT，可使 GGT 明显升高，可达参考值上限的 10 倍以上，而且与血清中胆红素、ALP 的变化相一致，阻塞发生愈快、愈重，上升愈迅速、愈显著。

2. 急慢性病毒性肝炎、肝硬化　急性肝炎时，GGT 呈中等度升高，上升幅度明显低于 ALT；慢性肝炎、肝硬化的非活动期，酶活性正常，若 GGT 持续升高，提示病变活动或病情恶化。

3. 急慢性酒精性肝炎、药物性肝炎　GGT 可呈明显或中度以上升高（300~1000U/L），ALT 和 AST 仅轻度增高或正常。酗酒者当其戒酒后 GGT 可随之下降，该指标对酒精性肝病的诊断有一定的价值。

（朱光泽）

## 第六节　肾功能检查

肾的主要功能是通过肾小球的滤过、近端肾小管的重吸收和排泌、远端肾小管的稀释 - 浓缩功能生成尿液，通过尿液排泄水分和代谢产物，保留有用的物质，以维持体内水、电解质和酸碱平衡的稳定。此外，它还具有内分泌功能，可合成和分泌促红细胞生成素、肾素、前列腺素、活性维生素 D 等多种生物活性物质，对血压、内分泌、造血和钙磷代谢等具有重要的调节功能。由于肾脏具有很强的储备和代偿能力，即使最敏感的检查方法也不能查出早期和轻微的肾实质损害。因此，肾功能检查的目的是判断肾脏疾病严重程度及预后，借以制订治疗方案。肾功能检查包括：①肾小球滤过功能。②肾小管重吸收功能。

### 一、肾小球功能检查

肾小球的主要功能为滤过，反映其滤过功能的客观指标主要是肾小球滤过率（即单位时间内经肾小球滤出的血浆液体量）。为测定肾小球滤过率（glomerular filtration rate，GFR）临床上设计了肾脏对某些物质的血浆清除率试验，即单位时间内肾脏能将

笔记

若干毫升血浆内的该物质完全清除，称为肾清除率，结果以 ml/min 表示，计算公式为：

$$\text{清除率}=\frac{\text{某物质每分钟在尿中排出的总量}}{\text{某物质在血浆中的浓度}}$$

利用清除率可分别测定肾小球滤过率、肾血流量、肾小管对各种物质的重吸收和分泌作用。各种物质经肾排出的方式大致分四种：①全部由肾小球滤出，肾小管不吸收、不分泌，如菊粉，可作为肾小球滤过率测定的理想试剂，能完全反映肾小球滤过率。②全部由肾小球滤过并被肾小管排泌，如尿素、肌酐反映肾小球滤过率。③全部由肾小球滤过后又被肾小管全部吸收，如葡萄糖，可作为肾小管最大吸收率测定。④除肾小球滤出外，大部分通过肾小管周围毛细血管向肾小管分泌后排出，如对氨马尿酸、碘锐特可作为肾血流量测定试剂。临床上最常用的清除率试验是内生肌酐清除率测定。

### （一）内生肌酐清除率测定

肌酐（creatinine，Cr）是肌肉代谢的产物，机体每 20g 肌肉每天代谢产生 1mg 肌酐，血中肌酐主要由肾小球滤过排出体外，而肾小管基本上不吸收。肾脏在单位时间内把若干毫升血液中的内生肌酐全部清除出去，称为内生肌酐清除率（endogenous creatinine clearance，Ccr）。内生肌酐清除率是测定肾小球滤过功能最常用的方法。

【方法】

1. 患者连续低蛋白饮食 3 天（蛋白质每日少于 40g），并禁食肉类（无肌酐饮食），避免剧烈运动。

2. 于第 4 天晨 8 时将尿排净，收集 24 小时尿液（次日晨 8 点尿必须留下），并加入甲苯 4~5ml 防腐。在第 4 天内任何时间，采抗凝血 2~3ml，与 24 小时尿样同时送检。

3. 测 24 小时尿量，测血及尿中的肌酐浓度。

为排除个体差异可进行体表面积的校正，可参考应用以下公式：

$$\text{Ccr（ml/min）}=\frac{\text{尿肌酐浓度（mmol/L）}}{\text{血肌酐浓度（mmol/L）}}\times\frac{1.73\text{m}^2}{\text{受检者体表面积}}$$

【参考值】

（以标准体表面积 1.73m$^2$ 体表面积计算）

成人 80~120ml/min，老年人随年龄增长，有自然下降趋势。

【临床意义】

1. 判断肾小球损害　Ccr 能敏感地反映肾小球滤过功能有无损害，成人 Ccr 80ml/min 应视为肾小球滤过功能下降。急性肾小球肾炎患者首先出现 Ccr 下降，并随病情好转而回升。慢性肾小球损害，Ccr 呈进行性下降。

2. 评估肾功能损害程度　Ccr 51~70ml/min 为轻度损害；Ccr 31~50ml/min 为中度损害；Ccr<30ml/min 为重度损害。临床常用 Ccr 代替肾小球滤过率（GFR）根据 Ccr 可将肾功能分为 4 期：肾衰竭代偿期 Ccr 51~80ml/min；肾衰竭失代偿期 Ccr 20~50ml/min；肾衰竭期 Ccr 10~19ml/min；尿毒症期或终末期肾衰竭 Ccr<10ml/min。

3. 指导治疗　①Ccr<30~40ml/min，应限制蛋白质摄入。②Ccr<30ml/min，噻嗪类利尿剂常无效。③Ccr<10ml/min 应进行人工透析治疗。

### （二）血肌酐测定

血中的肌酐由外源性（肉食）和内源性（机体肌肉代谢）两类组成。在外源性肌酐

笔记

摄入量稳定的情况下，血中肌酐浓度取决于肾小球的滤过能力。当肾实质受损肾小球滤过率降低至正常人的 1/3 时，血肌酐浓度就会明显上升。

【参考值】

全血肌酐：88.4~176.8μmol/L

血清或血浆：男：53~106μmol/L

女：44~97μmol/L

【临床意义】

1. 血肌酐升高　见于各种原因引起的肾小球滤过功能减退。由于肾代偿能力很强，故不能反映肾早期受损的程度；肾衰竭失代偿期血肌酐开始进行性升高 >178μmol/L，并与肾损害程度成正比。

2. 鉴别肾前性和肾性少尿

(1) 肾性少尿时，血肌酐常超过 200μmol/L，如器质性肾衰竭。

(2) 肾前性少尿，血肌酐上升一般不超过 200μmol/L，如心功能不全、脱水、肝肾综合征、肾病综合征等所致的有效血容量下降。

### (三) 血尿素氮测定

血尿素氮(blood urea nitrogen，BUN)是蛋白质代谢的终末产物，其生成量取决于饮食中蛋白质的摄入量及肝功能状况。尿素主要经肾小球滤过随尿排出，约 30%~40% 被肾小管重吸收，当肾实质受损肾小球滤过率降低时，BUN 在血中浓度增加。

【参考值】

成人 3.2~7.1mmol/L

儿童 1.8~6.5mmol/L

【临床意义】

血中尿素氮增高见于：

1. 肾脏疾病　如慢性肾炎、肾盂肾炎、肾动脉硬化、肾结核或肾肿瘤的晚期；当 BUN 高于正常时，说明已有 60%~70% 有效肾单位受损。

2. 肾前或肾后引起的尿量显著减少或无尿　如脱水或循环功能衰竭等，此时 BUN 升高，但肌酐升高不明显。

3. 体内蛋白质分解或摄入过多　如高热、上消化道大出血、严重创伤、大面积烧伤或高蛋白饮食等。

### (四) 血尿酸测定

尿酸(uric acid，UA)为嘌呤代谢产物，既可来自体内，亦可来至食物中嘌呤的分解代谢。肝是 UA 主要生成场所，除小部分 UA 可在肝脏进一步分解或随胆汁排泄外，大部分从肾脏排泄。

【方法】

禁食含中、高嘌呤食物(肉类、豆类、海鲜等)3 天，排除外源性尿酸干扰后静脉采血。

【参考值】

成人酶法血清尿酸浓度　男性：150~416μmol/L

女性：89~357μmol/L

【临床意义】

1. 尿酸增高　①肾小球滤过率下降：比血肌酐及尿素氮检测更敏感。②尿酸生成增多：常见于各种原因所致痛风及长期使用利尿剂、抗结核药物者。

2. 尿酸降低　各种原因导致肾小管重吸收功能下降时，尿酸可随尿液大量丢失；或严重肝脏损害所致尿酸生成减少。如范可尼综合征、急性重型肝炎、肝豆状核变性等。

## 二、肾小管功能检查

### （一）浓缩 - 稀释试验

在药物干预或特定的饮食条件下，观察患者的尿量和尿比重的变化，借此判断肾浓缩与稀释的方法称为浓缩 - 稀释试验，常用于评价肾脏的浓缩和稀释功能，是判断远端小管功能的敏感指标。临床中浓缩试验应用较多。

【方法】

昼夜尿比重试验：在特定饮食下，每餐含水量不宜超过 500~600ml，此外不再摄入任何液体。晨 8 时排尿弃去，自上午 10、12 时，下午 2、4、6 时，晚 8 时及次日晨 8 时各留尿一次（共 7 次），分别准确测定尿量及比重。

【参考值】

正常成人 24 小时尿量约为 1000~2000ml，12 小时夜间尿量不应超过 750ml；尿液至少有一次比重应在 1.020 以上。

【临床意义】

1. 夜间尿量超过 750ml 常为肾功能不全的早期表现。

2. 昼尿、夜尿量接近，最高比重小于 1.018 表示浓缩功能不全。

3. 少尿伴尿比重增高见于血容量不足引起的肾前性少尿。

4. 24 小时总尿量超过 2500ml 伴尿比重降低，或比重固定在 1.010，表明肾小管浓缩功能差，见于慢性肾炎、慢性肾衰竭、慢性肾盂肾炎、慢性间质性肾炎、急性肾衰竭多尿期或其他继发性肾小管间质疾病。

### （二）尿渗量测定

【方法】

禁水 8 小时，次晨空腹收集尿液，并采静脉血，肝素（不可用 EDTA、草酸钾等晶体盐）抗凝，分离血浆，用冰点渗透压计测定尿液和血浆渗量。其结果以毫渗量（$mOsm/kgH_2O$）表示。

【参考值】

禁饮后尿渗量 600~1000$mOsm/kgH_2O$，平均 800$mOsm/kgH_2O$；

血浆渗量 275~305$mOsm/kgH_2O$，平均 300$mOsm/kgH_2O$；

尿 / 血浆渗量比值为（3~4.5）：1。

【临床意义】

1. 判断肾浓缩功能　禁饮后，尿渗量在 300$mOsm/kgH_2O$ 左右时，即与正常血浆渗量相等，称为等渗尿；若 $<$300$mOsm/kgH_2O$，称为低渗尿；正常人禁水 8 小时后尿渗量 $<$600$mOsm/kgH_2O$，如同时尿 / 血浆渗量比值等于或小于 1，表明肾浓缩功能障碍，见于慢性肾盂肾炎、尿酸性肾病等慢性间质性病变，也可见于慢性肾炎后期，以及急、慢性肾衰竭累及肾小管和肾间质。

2. 一次性尿渗量检测可用于鉴别肾前性和肾性少尿　肾前性少尿时，肾小管浓缩功能正常，故尿渗量较高，常大于 450$mOsm/kgH_2O$；肾小管坏死所致的肾性少尿时，

笔记

尿渗量降低，常 <350mOsm/kgH$_2$O。

（朱光泽）

## 第七节　临床常用生物化学检查

临床生物化学检测主要包括：①疾病所致相关物质的生物化学改变，如糖代谢紊乱、血浆脂质和脂蛋白代谢紊乱、电解质代谢紊乱等；②疾病所致器官和组织损伤的生物化学改变，如心肌损伤相关的生物学改变及代谢紊乱等；③临床酶学等。由于生物化学检测项目和手段不断完善，提高了生物化学检测的速度和结果的准确性，为临床评估、鉴别诊断、病情观察、预后判断和指导治疗提供重要依据。

### 一、血清脂质与脂蛋白检查

#### （一）血清脂质检测

血清脂质是胆固醇（TC）、甘油三酯（TG）、磷脂（PL）与游离脂肪酸（FFA）等的总称。血清脂质检测可作为脂质代谢紊乱及有关疾病的诊断指标，还可协助原发性胆汁性肝硬化、肾病综合征、肝硬化及吸收不良综合征等疾病的诊断。

1. 血清总胆固醇测定　胆固醇（cholesterol，CHO）是胆固醇酯（cholesterol esterase，CE）和游离胆固醇（free cholesterol，FC）的总称，故称为总胆固醇（total cholesterol，TC）。胆固醇的生成和储存主要在肝内，经胆汁随粪便排出体外。血浆胆固醇测定，可反映胆固醇摄取与合成的情况，以及携带胆固醇的各种脂蛋白的合成速度及影响脂蛋白代谢的受体情况等。

【方法】

空腹，静脉采血，化学法和酶法

【参考值】

合适水平：<5.20mmol/L

边缘水平：<5.23~5.69mmol/L

升高：>5.72mmol/L

【临床意义】

由于 TC 既不灵敏又不特异，故只能作为某些疾病，特别是动脉粥样硬化的一种危险因素。因此，测定 TC 常作为动脉粥样硬化的预防、发病估计、疗效观察的参考指标。

2. 血清甘油三酯测定　甘油三酯（triglyceride，TG）是血清脂类的主要成分，又称为中性脂肪，主要功能是为机体提供能量，如果进入血浆的 TG 速度增加或清除速度下降，将引起血甘油三酯增高。TG 增高也是动脉粥样硬化的危险因素之一。

【参考值】

0.56~1.70mmol/L

【临床意义】

血清 TG 受生活习惯、饮食和年龄等因素的影响，在个体内及个体间的波动较大，因而必须在空腹 12~16 小时后静脉采集 TG 标本，以排除和减少饮食因素的影响。

(1) TG 增高：见于：①冠心病等。②原发性高脂血症、动脉粥样硬化症、肥胖症、糖尿病、痛风、甲状旁腺功能减退症、胰腺炎、肾病综合征、阻塞性黄疸、高脂饮食、酗

笔记

酒后以及妊娠和口服避孕药等。

(2) TG 减低：见于：①低 β 脂蛋白血症和先天性无 β 脂蛋白血症。②严重的肝脏疾病、营养不良综合征、甲状腺功能减退、肾上腺皮质功能减退症等。

### (二) 血浆脂蛋白检测

脂蛋白(lipoprotein，LP)是一类运输脂质的大分子物质，是脂质与蛋白质结合的复合体。根据蛋白质颗粒的大小及其密度分类，用超速离心技术可把血浆脂蛋白分成 4 类，即乳糜微粒(chylomicron，CM)、极低密度脂蛋白(very low density lipoprotein，VLDL)、低密度脂蛋白(low density lipoprotein，LDL)和高密度脂蛋白(high density lipoprotein，HDL)。检查脂蛋白不仅可以了解血脂的质与量，也能对其生理功能进行分析。

1. 乳糜微粒测定　乳糜微粒(CM)是最大的脂蛋白，其主要功能是把食物中 TG 从小肠运输送到体循环。由于 CM 在血液中代谢快，正常空腹 12 个时后血液中不应有 CM。

【参考值】

阴性

【临床意义】

血清 CM 极易受饮食中的 TG 的影响，易出现乳糜样血液。如果血液中脂蛋白脂肪酶缺乏或活性减低，血清 CM 不能及时清除，使血浆浑浊，常见于高脂蛋白血症。

2. 高密度脂蛋白测定 高密度脂蛋白(HDL)是血清中颗粒密度最大的脂蛋白，可将沉积在血管壁的胆固醇转运至肝脏而清除。因此，HDL 是一种保护因子，有抗动脉粥样硬化的作用，与冠心病的发病呈负相关。临床上一般检测 HDL 胆固醇(HDL-Ch)的含量来反映 HDL 水平。

【参考值】

正常：1.03~2.07mmol/L

合适水平：>1.04mmol/L

减低：≤0.91mmol/L

电泳法：30%~40%

【临床意义】

HDL 降低见于动脉粥样硬化、急性感染、糖尿病、慢性肾衰竭、肾病综合征等疾病；HDL 水平高的个体患冠心病的危险性小，故 HDL 可用于评价患冠心病的危险性。

3. 低密度脂蛋白测定　低密度脂蛋白(LDL)是血浆中携带胆固醇的主要微粒，LDL 与胆固醇结合后称低密度脂蛋白胆固醇(LDL-Ch)，如 LDL 在动脉内膜下累积易形成动脉粥样硬化症，故 LDL 为致动脉粥样硬化的因子。临床上以 LDL-Ch 的含量来反映 LDL 水平。

【参考值】

合适水平：≤3.12mmol/L

边缘水平：3.15~3.16mmol/L

升高：>3.64mmol/L

【临床意义】

常借 LDL 增高来判断发生冠心病的危险性，LDL 水平增高与冠心病发病呈正相关；其次，遗传性高脂蛋白血症、甲状腺功能减退症、肾病综合征、阻塞性黄疸、肥胖症以及应用雄激素、β 受体阻滞药、糖皮质激素等也可引起 LDL 升高。

笔记

### (三) 血清载脂蛋白检测

脂蛋白中的蛋白质称为载脂蛋白(apolipoprotein,Apo)。Apo 一般分为 ApoA 和 ApoB。各种 Apo 主要在肝脏合成,小肠也能少量合成。载脂蛋白 A(ApoA)主要分布于血浆乳糜微粒、HDL 中。载脂蛋白 B(ApoB)是 LDL 的主要结构蛋白。因此,ApoA 和 ApoB 可间接反映 HDL 和 LDL 的含量情况。

1. 载脂蛋白 A 测定

【参考值】

男性:0.92~2.36g/L;女性:0.80~2.10g/L

【临床意义】

ApoA 可反映 HDL 水平,ApoA 较 HDL 更能反映脂蛋白状态,且准确性与灵敏度优于 HDL,其水平与冠心病发病率呈负相关,因此 ApoA 是预测和诊断冠心病的一种较灵敏指标。

2. 载脂蛋白 B 测定

【参考值】

男性:(1.01 ± 0.21)g/L;女性:(1.07 ± 0.23)g/L

【临床意义】

ApoB 可反映 LDL 水平,因此是冠心疾的危险因素,也可用于评价降脂治疗效果,在预测冠心病的危险性方面优于 LDL 和 CHO;还可见于其他疾病,如高 β 载脂蛋白血症、糖尿病、甲状腺功能减退症、肾病综合征和肾衰竭等。

## 二、血清电解质检查

体液中的电解质主要有钾、钠、氯、钙等,在维持体液中的酸碱平衡、渗透压平衡、水平衡和神经、肌肉组织正常应激性以及酶的催化作用等方面发挥着重要的作用。

### (一) 血钾检测

钾离子是维持细胞生理活动的主要阳离子,在调节机体渗透压和酸碱平衡方面起重要作用,并参与糖、蛋白质代谢,是保持神经肌肉正常功能所必需的。每天摄入的钾由 90%~95% 通过肾脏排出,5%~10% 由粪便排出,5% 由汗液排出。98% 的钾离子分布于细胞内液,是细胞内的主要阳离子,2% 存在于细胞外液,血钾实际反映了细胞外液钾离子的浓度变化。因此,在采集血标本时,应严格防止溶血,以免影响检验结果。

【参考值】

3.5~5.5mmol/L

【临床意义】

1. 血钾增高 血钾超过 5.5mmol/L 时称为高钾血症。

(1) 摄入过多:高钾饮食、静脉输注大量钾盐或大量库存血液等。

(2) 排出减少:①肾功能不全,体内钾不能经肾脏排出体外。②肾上腺皮质功能不全,导致肾脏排钾减少。③长期使用保钾利尿剂,如螺内酯、氨苯蝶啶等。④远端肾小管上皮细胞泌钾障碍,如系统性红斑狼疮、肾移植术后等。

2. 血钾减低 血清钾低于 3.5mmol/L 时称为低钾血症。

(1) 摄入不足:长期低钾饮食、禁食、厌食和吸收障碍等。

笔记

(2) 丢失过多:①严重呕吐、长期腹泻、胃肠减压、大量出汗等。②肾衰竭多尿期、肾小管性酸中毒、肾上腺皮质功能亢进症、醛固酮增多症等,可使钾随尿丢失过多。③大量应用排钾利尿剂,如呋塞米、依他尼酸和噻嗪类利尿剂等。

## (二) 血钠检测

钠是细胞外液主要的阳离子,血清钠多以氯化钠的形式存在,其主要功能在于保持细胞外液容量、维持渗透压及酸碱平衡,并参与维持神经、肌肉的正常应激性。

【参考值】

135~145mmol/L

【临床意义】

1. 血钠增高　血钠超过 145mmol/L 并伴有血液渗透压过高者,称为高钠血症。

(1) 摄入过多:进食过量钠盐或输入大量高渗盐水。

(2) 肾排钠减少:如肾上腺皮质功能亢进、原发性或继发性醛固酮增多症、进食困难、昏迷等。

(3) 水丢失过多:大量出汗、烧伤、长期腹泻、呕吐、糖尿病性多尿、胃肠引流等。

2. 血钠减低　血钠低于 135mmol/L 称为低钠血症。

(1) 摄入不足:饥饿、营养不良、长期低钠饮食及不恰当的输液等。

(2) 丢失过多:①肾脏丢失:如慢性肾炎并发尿毒症、糖尿病酸中毒和大量应用利尿剂,特别是长期限制钠摄入的心功能不全或肾病患者易出现低血钠;②皮肤黏膜丢失:如大量出汗、大面积烧伤时血浆外渗;③医源性丢失:如大量抽取腹水,丢失大量液体等;④胃肠道丢失:如严重的呕吐、反复腹泻和胃肠引流等。

(3) 消耗性低钠:由于细胞内蛋白质分解消耗,细胞内液渗透压降低,水分从细胞内渗到细胞外,导致血钠减低。多见于肺结核、肿瘤、肝硬化等慢性疾病。

(4) 水钠潴留:①慢性肾功能不全、肾病综合征、心力衰竭、肝硬化失代偿期。②抗利尿激素分泌过多,如尿崩症、剧烈疼痛、肾上腺皮质功能减退症等。

## (三) 血钙检测

人体内 99% 以上的钙以磷酸钙或碳酸钙的形式存在于骨骼中,钙离子的主要生理功能为维持神经肌肉、心肌及其传导系统的兴奋性和节律性,参与神经冲动传导和肌肉收缩,激活脂酶和三磷酸腺苷,降低毛细血管壁及细胞膜的通透性,参与凝血过程以及组成骨骼和牙齿。血液中的钙以蛋白结合钙、复合钙(与阴离子结合的钙)。

【参考值】

总钙:2.25~2.58mmol/L

离子钙:1.10~1.34mmol/L

【临床意义】

1. 血钙增高　血清总钙超过 2.58mmol/L 为高钙血症。

(1) 摄入过多:静脉输入钙过多、饮用大量牛奶等;大量应用维生素 D、溃疡病长期应用碱性药物治疗等,均可导致钙的吸收增加。

(2) 溶骨作用增强:原发性甲状旁腺功能亢进症、甲状腺功能亢进;伴有血清蛋白质增高的疾病,如多发性骨髓瘤、骨肉瘤等;肿瘤如分泌前列腺素 $E_2$ 的肾癌、肺癌、骨转移癌等。

(3) 肾功能损害:急性肾功能不全时,钙排出减少。

笔记

2. 血钙减低 血清总钙低于2.25mmol/L称为低钙血症。

(1) 摄入不足:维生素D摄取量不足或长期低钙饮食。

(2) 吸收减少:佝偻病、婴儿手足搐搦症及骨质软化症等。

(3) 成骨作用增强:甲状腺功能减退、恶性肿瘤骨转移等。

### (四) 血氯检测

氯是细胞外液的最主要阴离子,在调节机体的酸碱平衡、渗透压、水电解质平衡和参与胃酸生成方面起重要作用。血浆中的氯主要以氯化钠的形式存在。

【参考值】

95~105mmol/L

【临床意义】

血清氯离子变化与钠离子基本呈平行关系。

1. 血氯增高 血清氯含量超过105mmol/L称为高氯血症。

(1) 摄入过多:食入或静脉补充大量的NaCl、$CaCl_2$、$NH_4Cl$溶液等。

(2) 排出减少:如肾小球肾炎所致的肾衰竭、尿路梗阻或心功能不全时,氯化物排泄减少。

2. 血氯减低 血清氯含量低于95mmol/L称为低氯血症。

(1) 摄入不足:如长期饥饿或无盐饮食等。

(2) 丢失过多:①严重呕吐、腹泻、胃肠引流、大量出汗等。②慢性肾功能不全、糖尿病以及应用噻嗪类利尿剂,使氯排出增多。③慢性肾上腺皮质功能不全,由于醛固酮分泌不足,氯随钠丢失增加。

### (五) 血清磷检测

人体中70%~80%的磷以磷酸钙的形式沉积于骨骼中,其余的构成磷脂、核苷酸等人体重要的有机化合物。磷在体内参与糖、脂质及氨基酸代谢,调节酸碱平衡,参与骨骼及牙齿的组成,也是构成能量转运的物质。

【参考值】

0.97~1.61mmol/L

【临床意义】

1. 血磷增高 见于:①内分泌疾病:如甲状旁腺功能减低。②维生素D过量。③其他:肾功能不全、重症肝炎、粒细胞白血病、多发性骨髓瘤(MM)及骨折愈合期等。

2. 血磷减低 见于输入大量葡萄糖后、甲状旁腺功能亢进、佝偻病、重症糖尿病、长期腹泻引起吸收不良及肾小管疾病等。

## 三、血糖及其代谢物检查

葡萄糖是组成人体的重要成分之一,也是能量的重要来源之一,正常情况下,体内糖的分解与合成处于动态平衡之中,故血糖的浓度也相对稳定。胰岛素是调节血糖的主要激素。血糖明显地受饮食影响,也与采血部位(毛细血管血、动脉血高于静脉血)、测定方法(如酶法、化学法、电极法等)有关,借助血糖及其代谢产物检查,可了解糖代谢的情况,并为糖代谢紊乱相关疾病的诊断、疗效判断提供依据。

### (一) 空腹血糖检测

空腹血糖(fasting blood glucose,FBG)是诊断糖代谢紊乱的最常用的指标之一。

笔记

由于标本不同,检测结果也不同,其中空腹血浆葡萄糖(fasting plasma glucose,FPG)检测方便,结果可靠。

【方法】

空腹8小时以上,静脉采血,草酸钾-氟化钠抗凝。

【参考值】

酶法:3.9~6.1mmol/L

邻甲苯胺法:3.9~6.4mmol/L

【临床意义】

血糖检测是目前诊断糖尿病的主要依据之一,也是判断病情的主要指标。

1. 血糖增高 FBG增高,但未达到诊断糖尿病标准时,称为空腹血糖过高(impaired fasting glucose,IFG);FBG增高超过7.0mmol/L时称为高血糖症。FBG超过9.0mmol/L尿糖即可呈阳性。

(1) 生理性高血糖:见于饭后2小时以内,高糖饮食、剧烈运动、情绪激动等,但不应超过10.0mmol/L。

(2) 病理性高血糖:见于:①各型糖尿病。②内分泌疾病:如甲状腺功能亢进症、巨人症、肢端肥大症、皮质醇增多症、嗜铬细胞瘤和胰高血糖素瘤等。③应激性高血糖:如颅脑外伤、颅内压增高、中枢神经系统感染、心肌梗死、大面积烧伤、急性脑血管病等。④药物影响:如噻嗪类利尿剂、口服避孕药、泼尼松等。⑤肝脏和胰腺疾病:如严重的肝病、坏死性胰腺炎等。

2. 血糖降低 FBG低于3.9mmol/L时为血糖减低,当FBG低于2.8mmol/L时称为低血糖症。

(1) 生理性或暂时性低血糖:饥饿和剧烈运动、妊娠期等。

(2) 病理性低血糖:①胰岛素过多:如胰岛素用量过多、口服降糖药过量和胰岛B细胞增生或肿瘤、胰腺腺瘤等。②抗胰岛素激素分泌不足:如肾上腺皮质激素、生长激素缺乏等。③肝糖原贮存缺乏:如肝淤血、重症肝炎、肝硬化、肝癌等。④急性酒精中毒。⑤先天性糖原代谢酶缺乏:如Ⅰ、Ⅲ型糖原累积病等。⑥慢性消耗性疾病:如严重营养不良、恶病质等。

### (二) 口服葡萄糖耐量试验

正常人口服一定量葡萄糖后,在短时间内暂时升高的血糖即可降至空腹水平,称为耐糖现象。当糖代谢紊乱时,口服一定量的葡萄糖后血糖急剧升高,长时间不能恢复至空腹水平;或血糖升高虽不明显,但在短时间内不能降至原来的水平,称为糖耐量减低。葡萄糖耐量试验是检测葡萄糖代谢功能的试验,有静脉葡萄糖耐量试验(intravenous glucose tolerance test,IGTT)和口服葡萄糖耐量试验(oral glucose tolerance test,OGTT)。临床上对空腹血糖正常或稍高,偶有尿糖,但糖尿病症状尚不明显的患者,常用OGTT试验来明确诊断。

【方法】

被检者试验前3天正常饮食,并停用胰岛素及其他影响糖代谢的药物,试验前1天正常晚餐后即不再进食,次晨抽取空腹血2ml,然后口服75g葡萄糖,并于服糖后30分钟、1小时、2小时、3小时各测血糖一次,同时每次均留取尿液标本,检查尿糖。正常人于30~60分钟血糖达高峰,2小时恢复至未服葡萄糖前的血糖值。糖尿病患者因

笔记

胰岛素分泌缺乏或释放迟缓，对葡萄糖的耐量减低，口服葡萄糖后，血糖增高明显，2小时后仍处于高糖水平。

【参考值】

(1) FPG：3.9~6.1mmol/L

(2) 口服葡萄糖后 30 分钟 ~1 小时，峰值 <11.1mmol/L

(3) 2 小时血糖 <7.8mmol/L

(4) 3 小时恢复至空腹水平

(5) 各次尿糖均为阴性

【临床意义】

1. 诊断糖尿病　临床上有以下条件者，即可诊断糖尿病。①具有糖尿病症状，FPG>7.0mmol/L。② OGTT 血糖峰值 >11.1mmol/L，OGTT 2 小时血糖 >11.1mmol/L。③具有临床症状，随机血糖 >11.1mmol/L，且伴有尿糖阳性。临床症状不典型者，需要另一次重复检测确诊。如服糖后 2 小时，血糖测定≥11.1mmol/L 即可诊断为糖尿病。

2. 糖耐量减低　如服糖后 2 小时，血糖在 7.8~11.1mmol/L 之间，称为糖耐量减低，糖耐量减低多见于空腹血糖过高、2 型糖尿病、痛风、肥胖、甲状腺功能亢进症、肢端肥大症及皮质醇增多症等。

3. 糖耐量异常　①如空腹血糖降低，服糖后血糖上升也不明显，2 小时后仍处于低水平状态，则可使葡萄糖耐量曲线低平，可见于胰岛 B 细胞瘤、甲状腺功能亢进症、腺垂体功能减低症及肾上腺皮质功能减退症。②如口服葡萄糖后血糖急剧升高，提早出现峰值，且大于 11.1mmol/L 而 2 小时后又低于空腹水平，常见于胃切除或严重肝损伤。

4. 鉴别低血糖　①功能性低血糖：FPG 正常，口服葡萄糖后出现高峰时间及峰值均正常，但 2~3 小时后出现低血糖，见于特发性低血糖症。②肝源性低血糖：FPG 低于正常，口服葡萄糖后血糖高峰提前并高于正常，但 2 小时后仍处于高水平，且尿糖阳性，常见于广泛性肝损伤、病毒性肝炎等。

## 四、心肌损伤生物标志物检查

冠状动脉疾病(coronary artery disease，CAD)和脑血管病已经成为现代生活的主要疾病和死亡原因之一。CAD 的主要病理组织学基础是冠状动脉粥样硬化，粥样硬化斑块增大、破损或脱落可使冠状动脉供血不足甚至阻塞，引起心肌细胞缺血、损伤甚至坏死，心肌损伤时机体生物化学指标变化较多，尤其是心肌酶和心肌蛋白对急性缺血性心肌损伤诊断尤为重要，特别适用于早期或症状不典型、心电图无明显改变的患者。

### (一) 肌酸激酶测定

肌酸激酶(creatine kinase，CK)广泛存在于各种组织的胞质和线粒体中，以骨骼肌、心肌含量最多，其次是脑组织和平滑肌。

【参考值】

酶偶联法(37℃)：男性 38~174U/L，女性 26~140U/L

酶偶联法(30℃)：男性 15~105U/L，女性 10~80U/L

【临床意义】

1. CK 增高

(1) 急性心肌梗死(AMI)：CK 主要用于诊断心肌梗死。在患心肌梗死后，2~4 小

笔记

时就开始增高，4~12 小时内 CK 活性急剧上升，10~36 小时达到高峰，经过 3~4 天，恢复正常。CK 升高的程度与梗死的面积成正比。因此，CK 为早期诊断 AMI 的灵敏指标之一，但应注意 CK 的时效性，发病 8 小时内 CK 不增高，应动态观察，不能排除 AMI；发病 24 小时的 CK 检测意义最大，如果此时 CK 小于参考值的上限，可排除 AMI。

(2) 心肌炎和肌肉疾病：病毒性心肌炎时 CK 明显升高，对诊断及预后有参考价值。当心包炎累及心肌时，血清 CK 活性也有轻度升高。各种肌肉疾病，如病毒性肌炎、多发性肌炎、皮肌炎、横纹肌溶解症、进行性肌营养不良、重症肌无力及肌肉损伤时 CK 明显增高。

(3) 溶栓治疗：AMI 溶栓治疗后出现再灌注，导致 CK 活性增高，使峰值时间提前。因此，CK 水平有助于判断溶栓后的再灌注情况，如果经溶栓于发病后 4 小时内 CK 即达峰值，提示冠状动脉的再通能力达 40%~60%。

2. CK 减低　见于长期卧床、甲状腺功能亢进症、激素治疗等。

### (二) 肌酸激酶同工酶测定

CK 根据存在部位不同分为三种同工酶，脑以 CK-BB 为主，骨骼肌以 CK-MM 为主；而 CK-MB 主要分布在心肌中。因而，检测 CK 的不同亚型对鉴别 CK 增高的原因有重要价值。

【参考值】

CK-MM：94%~96%

CK-MB：<5%

CK-BB：极少或无

【临床意义】

1. CK-MB 增高　① AMI：CK-MB 对 AMI 早期诊断的灵敏度明显高于总 CK，且具有高度的特异性。AMI 胸痛发作后，血清中 CK-MB 上升，9~30 小时达高峰值，至 48~72 小时恢复正常水平。②其他心肌损伤：可见于心绞痛、心包炎、慢性心房颤动、安装起搏器等。损伤心肌的心脏手术，可有一过性 CK-MB 活性升高，一般手术后 24 小时内恢复正常。

2. CK-MM 增高　① AMI：CK-MM 亚型对诊断早期 AMI 较为灵敏。②其他：肌内注射、肌肉创伤、骨骼肌疾病、重症肌无力、肌萎缩、进行性肌营养不良、多发性肌炎等，CK-MM 均明显增高。

3. CK-BB 增高　①神经系统疾病：各种原因引起的缺氧性神经系统疾病，还可见于脑梗死、急性颅脑损伤、脑膜炎、脑出血等。②肿瘤：常见于脑肿瘤等。

### (三) 乳酸脱氢酶测定

乳酸脱氢酶(lactate dehydrogenase，LDH)是一种糖酵解酶，几乎存在于所有组织中，以肾、心肌、骨骼肌中含量最丰富，其次为肝脏、脾脏、胰腺、肺脏、肿瘤组织和红细胞。所以 LDH 对诊断具有较高的灵敏度，但特异性较差。

【参考值】

连续检测法：104~245U/L

速率法：95~200U/L

笔记

【临床意义】

1. 心脏疾病　AMI 时 LDH 活性增高较 CK、CK-MB 为晚(8~18 小时开始增高),24~72 小时达到峰值,持续 6~10 天。心力衰竭、心肌炎、心包炎伴肝淤血时 LDH 活力可中度增高。

2. 肝脏疾病　急性病毒性肝炎、慢性活动性肝炎、肝硬化、阻塞性黄疸等 LDH 显著增高。

3. 恶性肿瘤　恶性淋巴瘤、白血病、肺癌、结肠癌、乳腺癌、胃癌、宫颈癌等 LDH 均明显增高。由于 LDH 的特异性较低,对肿瘤早期诊断的意义不大,但可用于观察化疗过程中有无组织器官损伤。

### (四) 乳酸脱氢酶同工酶测定

LDH 有多种同工酶,其中 $LDH_1$、$LDH_2$ 主要来自心肌,$LDH_3$ 主要来自肺、脾组织,$LDH_4$、$LDH_5$ 主要来自肝脏,其次为骨骼肌。

【参考值】

$LDH_1$:(32.7 ± 4.60)%,$LDH_2$:(45.10 ± 3.53)%;

$LDH_3$:(18.50+2.96)%,$LDH_4$:(2.90+0.89)%;

$LDH_5$:(0.85 ± 0.55)%,$LDH_1/LDH_2<0.7$。

【临床意义】

1. 心脏疾病　AMI 发病后早期,$LDH_1$、$LDH_2$ 明显增高,且 $LDH_1/LDH_2>1.0$。病毒性心肌炎、风湿性心肌炎、克山病,血清 LDH 同工酶的改变与心肌梗死相似;心绞痛和心律失常血清 LDH 同工酶谱正常。

2. 肝脏疾病　病毒性肝炎、肝硬化、原发性肝癌、传染性单核细胞增多症时,肝细胞显著受损,$LDH_5$ 升高,且 $LDH_5>LDH_4$。

3. 肿瘤　由于恶性肿瘤细胞坏死引起 LDH 增高,且肿瘤生长速度与 LDH 增高程度有一定关系。大多数恶性肿瘤患者以 $LDH_5$、$LDH_4$、$LDH_3$ 增高为主,且 $LDH_5>LDH_4>LDH_3$。

### (五) 肌钙蛋白 T 测定

肌钙蛋白(cardiac troponin,cTn)是肌肉收缩的调节蛋白。当心肌细胞损伤时,心肌肌钙蛋白 T(cardiac troponin T,cTnT)便释放入血。因此,检测 cTnT 浓度变化对诊断心肌缺血损伤的严重程度有重要价值。

【参考值】

正常:0.02~0.13μg/L

临界值:>0.2μg/L,如 >0.5μg/L,即可以诊断 AMI

【临床意义】

由于 cTnT 与骨骼肌中的异质体不同,具有独特的抗原性,因而其特异性更优于 CK-MB。心肌损伤后游离的 cTnT 从心肌细胞胞质内释放入血,使血清中 cTnT 浓度迅速增高,持续的时间较长,在较长时间内可保持高水平状态。

1. 确定有无心肌损伤　①诊断 AMI:cTnT 是诊断 AMI 的确定性标志物。AMI 病后 3~6 小时的 cTnT 即升高,10~24 小时达峰值,10~15 天恢复正常。②微小心肌损伤:不稳定型心绞痛患者常发生微小心肌损伤,这种心肌损伤只有检测 cTnT 才能确诊。因而,cTnT 水平的变化对诊断微小心肌损伤和判断不稳定型心绞痛预后有重要意义。

2. 预测血液透析患者是否发生心血管事件　血清 cTnT 增高提示预后不良或发生猝死的可能性增大。

### (六) 肌钙蛋白 I 测定

心肌肌钙蛋白 I(cardiac troponin I,cTnI)可抑制肌动蛋白中 ATP 酶活性,使肌肉松弛,防止肌纤维收缩。当心肌损伤时,cTnI 即可释放人血液中,它在血中出现较早,是反映心肌损害的较敏感、较特异的诊断指标。

【参考值】

正常:<0.2μg/L

临界值:>1.5μg/L

【临床意义】

确定有无心肌损伤:诊断 AMI 时与 cTnT 比较,cTnI 具有较低的初始灵敏度和较高的特异性。cTnI 与 AMI 发病后 3~6 小时升高,14~20 小时达到峰值,5~7 天恢复正常。

### (七) 肌红蛋白测定

肌红蛋白(myoglobin,Mb)存在于骨骼肌和心肌细胞中,是一种低分子量含血红素的蛋白质。正常人血清 Mb 含量极少,AMI 后心肌组织中的 Mb 进入血液循环中,并经肾脏从尿排出。因此,测定血清及尿液中的 Mb 对 AMI 诊断具有重要价值。

【参考值】

定性:阴性

定量:ELISA 法 50~85μg/L,RIA 法 6~85μg/L

临界值:>75μg/L

【临床意义】

1. 诊断 AMI　由于 Mb 分子量小,心肌细胞损伤后即可释放入血,故在 AMI 发病后 0.5~2 小时即见升高,5~12 小时达到高峰,18~30 小时恢复正常,所以 Mb 可作为早期诊断 AMI 的指标,明显优于 CK-MB 和 LDH。Mb 增高还可见于缺血性心脏病、心绞痛、心肌损伤等。

2. 判断 AMI 病情　AMI 患者血清中增高的 Mb 很快从肾脏清除,一般于发病后 18~30 小时内即可恢复正常。如果此时 Mb 持续增高或反复波动,提示心肌梗死持续存在,或再次发生梗死以及梗死范围扩大等。

(朱光泽)

## 第八节　临床常用免疫学检查

免疫学检查因具有高度特异性和敏感性,在临床上占有重要而不可替代的作用,这些检查项目主要用于感染性疾病、免疫系统疾病、变态反应性疾病、肿瘤的诊断、鉴别诊断和预后,以及抑制后免疫监测和治疗等。

### 一、免疫球蛋白检测

免疫球蛋白(immunoglobulin,Ig)是具有抗体活性的球蛋白,在免疫应答中 B 淋巴细胞转化为浆细胞,由浆细胞合成分泌。Ig 存在于人体的血液、体液、外分泌液和某些细胞膜上。按其功能和理化性质分为 IgG、IgA、IgM、IgE、IgD 五大类(表 7-4)。

笔记

表 7-4 各类 Ig 的特性及免疫功能

| Ig 类型 | 特性 | 免疫功能 |
|---|---|---|
| IgG | 1. 占血清 Ig 总量的 70%~80%<br>2. 是唯一能通过胎盘的 Ig<br>3. 是半衰期最长的 Ig(16~24 日) | 1. 机体抗感染起主要作用<br>2. 新生儿通过母体获得免疫力 |
| IgA | 1. 血清型占 Ig 总量的 10%~15%<br>2. 分泌型(SIgA)存在于分泌液(消化道、呼吸道、泌尿生殖道、泪液) | 1. 机体局部抗感染起重要作用<br>2. 通过哺乳婴儿从母体初乳中获得局部免疫力 |
| IgM | 1. 占血清 Ig 总量的 5%~10%<br>2. 免疫应答中产生最早的 Ig<br>3. 是红细胞 ABO 血型的天然 Ig | 1. 最早发挥免疫效应的 Ig<br>2. 具有很强的激活补体、凝集和溶解细胞作用 |
| IgE | 1. 占血清 Ig 总量的 0.002%,含量极微<br>2. 结合肥大细胞膜,是亲细胞性抗体 | 1. 与过敏反应的发生相关<br>2. 与寄生虫感染有关 |
| IgD | 占血清 Ig 总量的 0.02%~1% | 功能尚不完全明确 |

【参考值】

免疫比浊法:血清 IgG:7.0~16.6g/L,血清 IgA:0.7~3.5g /L

SIgA:唾液 0.3g/L,泪液 30~80g/L,初乳 5.06g/L,IgM:0.5~2.7g/L

ELISA(酶联免疫吸附试验)法:IgE:0.1~0.9mg/L

【临床意义】

凡引起 B 淋巴细胞增生活跃或浆细胞增多的疾病均可导致 Ig 增高;凡各种原因导致免疫缺陷、免疫低下或使用免疫抑制剂,均可导致 Ig 降低。

1. Ig 增高

(1) 多克隆性增高:即 IgG、IgA、IgM 均增高。主要见于各种慢性感染、慢性肝病、肺结核、淋巴瘤自身免疫病如系统性红斑狼疮、类风湿关节炎等。

(2) 单多克隆性增高:即只有一种 Ig 增高。主要见于免疫增生性疾病,如多发性骨髓瘤、巨球蛋白血症等,表现为 IgG、IgA、IgM 分别增高,患者血液中出现大量单克隆 Ig。

(3) IgE 增高:见于各种过敏性疾病,如过敏性哮喘、过敏性鼻炎、荨麻疹、过敏性皮肤病、寄生虫感染等。

2. Ig 降低　见于各种先天性或获得性体液免疫缺陷病、长期使用免疫抑制剂等。

## 二、细胞免疫检测

人体的淋巴细胞根据功能不同分为T淋巴细胞、B淋巴细胞、NK细胞和K细胞等。临床常对淋巴细胞表面标志进行检查,以了解机体细胞免疫情况。

### (一) T 淋巴细胞表面标志测定

T 淋巴细胞表面有多种特异性抗原,称为白细胞分化抗原(cluster differentiation, CD)。主要有:$CD_3$ 代表所有 T 细胞;$CD_4$ 代表辅助性 T 细胞(TH),其功能是诱导 B 细胞增殖分化,产生抗体,发挥体液免疫效应;$CD_8$ 代表抑制 T 细胞(TS)等,其功能是抑制机体的细胞免疫和体液免疫。

笔记

【参考值】

免疫荧光法（IFA）：$CD_3$：63.1% ± 10.8%

$CD_4$（TH）：42.8% ± 9.5%

$CD_8$（TS）：19.6% ± 5.9%

$CD_4/CD_8$ =（2.2 ± 0.7）/L

【临床意义】

1. $CD_3$ 降低　见于自身免疫性疾病，如系统性红斑狼疮（SLE）、类风湿关节炎等。

2. $CD_4$ 降低　遗传性免疫缺陷病、免疫抑制剂应用者、恶性肿瘤等。

3. $CD_8$ 降低　见于自身免疫性疾病、变态反应性疾病等。

4. $CD_4/CD_8$ 比值降低　见于艾滋病等。

5. $CD_4/CD_8$ 比值增高　见于恶性肿瘤、自身免疫性疾病、变态反应、病毒感染等。患者做器官移植手术后 $CD_4/CD_8$ 比值增高，提示发生排斥反应。

### （二）B 淋巴细胞表面标志检测

用 $CD_{19}$、$CD_{20}$、$CD_{21}$、$CD_{22}$ 等单克隆抗体，在一定条件下分别与 B 淋巴细胞表面分化抗原结合，通过流式细胞法进行检测，分别算出 $CD_{19}$、$CD_{20}$、$CD_{21}$、$CD_{22}$ 阳性细胞百分率。$CD_{19}$ 为全部 B 淋巴细胞共有的表面标志，B 淋巴细胞活化后不消失，因此是最重要的 B 淋巴细胞标志分子。

【参考值】

流式细胞法：$CD_{19}$ 细胞 11.74% ± 3.73%

【临床意义】

$CD_{19}$ 比率增高见于 B 淋巴细胞性恶性肿瘤；降低见于体液免疫缺陷。

### （三）肿瘤坏死因子测定

肿瘤坏死因子（tumor necrosis factor，TNF）由 T 淋巴细胞、单核细胞等产生，是能引起肿瘤组织出血坏死的细胞因子，并参与免疫调节，具有抗感染效应。

【参考值】

ELISA 法：（4.3 ± 2.8）μg/L

【临床意义】

TNF 具有抗肿瘤作用，杀伤和破坏肿瘤细胞；能抑制病毒复制和杀伤病毒感染细胞；有炎症介质作用，能阻止内毒素休克。血中 TNF 水平增高，对某些感染性疾病的病情观察有价值。

## 三、血清补体检测

补体（complement，C）是一组存在于血清和组织液中的具有酶活性的蛋白质。补体由 30 余种可溶性蛋白质与膜结合蛋白组成，故称为补体系统，包括 $C_1$~$C_9$、B、D、P 因子等。补体经传统途径或替代途径激活而具有酶活性。补体系统以非特异性方式参与免疫调节，与抗体协同或单独对机体防御起重要作用，但在某些状态下也引起炎症反应，导致自身组织细胞损伤。

### （一）总补体溶血活性检测

总补体溶血活性也称为 50% 总补体溶血活性（$CH_{50}$）。补体 $C_1$~$C_9$ 能使经抗体致敏的绵羊红细胞溶解，其溶血程度与补体量呈正相关，为 S 形曲线关系。通常以 50%

笔记

溶血作为检测终点。

【参考值】

试管法：50~100kU/L

【临床意义】

$CH_{50}$ 主要反映补体传统活化途径 $C_1$~$C_9$ 的活性程度。

1. $CH_{50}$ 增高　见于急性炎症、组织损伤和某些恶性肿瘤。

2. $CH_{50}$ 降低　对疾病诊断更有意义，见于各种自身免疫性疾病、肾小球肾炎、病毒性肝炎、慢性肝病等。

### (二) 补体 $C_3$ 含量检测

$C_3$ 是补体的第三成分，由肝细胞合成，在 $C_1$~$C_9$ 中含量最高，是激活补体的传统途径和替代途径的关键物质。

【参考值】

0.8~1.5g/L

【临床意义】

1. $C_3$ 增高　见于急性炎症、传染病早期、肿瘤、排异反应等。

2. 对急性肾小球肾炎有诊断和鉴别诊断意义　①急性肾小球肾炎（包括轻型和不典型病例）约70%患者在6周内 $C_3$ 降低，故有诊断价值。②病毒感染后肾炎 $C_3$ 正常，有鉴别意义。③狼疮性肾炎患者 $C_3$ 降低，病情缓解后恢复，故具有判断病程转归价值。④活动性系统性红斑狼疮、类风湿关节炎等 $C_3$ 降低。

### (三) 补体 $C_4$ 含量检测

$C_4$ 是一种多功能 $β_1$ 球蛋白，在补体活化、促进吞噬、中和病毒、防止免疫复合物沉淀等方面发挥重要作用。

【参考值】

0.20~0.60g/L

【临床意义】

1. $C_4$ 增高　见于急性风湿热、结节性动脉周围炎、皮肌炎、心肌梗死、组织损伤等。

2. $C_4$ 降低　见于系统性红斑狼疮、自身免疫性肝炎、类风湿关节炎、狼疮性肾病、1型糖尿病、胰腺癌等。

## 四、自身抗体检测

自身抗体检测用于诊断自身免疫性疾病。当机体免疫功能紊乱，对自身组织细胞发生免疫应答，产生自身抗体，造成组织损害和功能障碍，称为自身免疫性疾病（autoim-mune disease，AID）。检测自身抗体是诊断自身免疫性疾病的重要方法之一。

### (一) 类风湿因子测定

类风湿因子（rheumatoid factor，RF）是因变性的 IgG 成为自身抗原，刺激机体产生的一种自身抗体，主要为 IgM、IgG 和 IgA 型。

【参考值】

速率比值法：<30U/L；血清稀释度 <1∶10

【临床意义】

1. 类风湿性疾病　70%~90% 类风湿性疾病 RF 增高，其中类风湿关节炎阳性率

笔记

达 70%。IgG 型与类风湿关节炎患者对滑膜炎、血管炎和关节外症状相关；IgA、IgM 型与骨质破坏有关。RF 增高是类风湿关节炎活动性的指标。

2. 其他自身免疫性疾病 RF 增高　见于多发性肌炎、干燥综合征、硬皮病、系统性红斑狼疮、慢性活动性肝炎等。

### （二）抗核抗体测定

抗核抗体（antinuclear antibody，ANA）是以细胞核成分为靶细胞的自身抗体的总称，其细胞核成分包括脱氧核糖核蛋白（DNP）、DNA、RNA、核抗原（ENA）等。由于核抗原成分的多样性，每种抗原均可产生相对应的抗体，故形成了抗核抗体的多样性和复杂性，用免疫荧光法检测时形成不同的图像，是鉴别诊断的基础。

【参考值】

IFA 法：阴性，血清稀释度 <1∶10

【临床意义】

1. ANA 阳性　作为自身免疫性疾病的筛选试验，当血清稀释度 >1∶40 认定为阳性。其中 <1∶80 为弱阳性，1∶（80~320）为中等阳性，>1∶320 为强阳性。

2. 系统性红斑狼疮　阳性率达 80%~100%，系统性红斑狼疮活动期 ANA 达 100% 阳性。ANA 阳性还见于混合性结缔组织病（100%）、全身硬皮病（85%~90%）、多发性肌炎（30%~90%）、狼疮性肝炎（95%~100%），以及类风湿关节炎、桥本甲状腺炎等。

### （三）抗 DNA 抗体测定

抗脱氧核糖核酸抗体（anti-DNA antibody，抗 -DNA）包括抗双链 DNA 抗体（ds-DNA）和抗单链 DNA 抗体（ss-DNA），其中抗 ds-DNA 抗体单靶细胞是细胞核中的 DNA 双螺旋结构，有重要的临床诊断意义。

【参考值】

阴性

【临床意义】

抗 ds-DNA 抗体阳性：是系统性红斑狼疮的重要诊断指标，有 70%~90% 的系统性红斑狼疮活动期患者呈阳性。此外，少数风湿患者也可呈阳性。

### （四）抗甲状腺球蛋白抗体测定

甲状腺球蛋白（TG）是由甲状腺细胞合成的一种糖蛋白，抗甲状腺球蛋白抗体主要是 IgG，对桥本甲状腺炎的诊断有重要意义。

【参考值】

阴性

【临床意义】

有 50%~100% 的桥本甲状腺炎、52%~58% 的甲状腺功能亢进、35% 左右的甲状腺癌患者抗 TG 呈阳性。此外，重症肌无力、肝脏病、糖尿病以及少数 40 岁以上妇女也可呈阳性。

## 五、肿瘤标志物检测

肿瘤标志物（tumor marker，TM）是指由肿瘤细胞，自身合成、释放的某种蛋白质，或机体对肿瘤细胞反应而产生的某类物质，因与肿瘤的存在和发生发展密切相关，故称为肿瘤标志物。肿瘤标志物包括蛋白质类、酶类、激素、核酸和糖蛋白等。肿瘤标

笔记

志物在肿瘤普查、辅助诊断、疗效观察和预后判断中有重要意义，同时因为是肿瘤相关抗原，其检测结果并非完全特异性，因此，利用肿瘤标志物进行诊断、鉴别诊断和疗效判断时，要结合临床表现和其他辅助检查，综合分析判断。

### (一) 血清甲胎蛋白测定

甲种胎儿球蛋白简称甲胎蛋白(alpha fetoprotein，AFP)是在胎儿早期由肝脏合成的一种糖蛋白，正常人出生后AFP合成被抑制，AFP检测呈阴性。当肝细胞和生殖腺胚胎组织发生恶性病变时，相关基因被重新激活，细胞重新合成AFP，血中AFP升高。

【参考值】

定性试验：阴性；定量(ELISA法)：<25μg/L

【临床意义】

1. AFP增高主要见于原发性肝细胞癌，其诊断阈值为>300μg/L，其阳性率为75%~80%，约10%~20%的原发性肝细胞癌患者AFP可呈阴性。
2. 生殖腺胚胎癌(睾丸癌、卵巢癌、畸胎瘤等)、胃癌、胰腺癌，AFP可增高。
3. 病毒性肝炎、肝硬化、妊娠等，AFP可有不同程度增高，一般为20~200μg/L。

### (二) 血清癌胚抗原测定

癌胚抗原(carcinoembryonic antigen，CEA)是胎儿早期合成的蛋白复合物，妊娠6个月后含量减少，出生后含量极低。部分恶性肿瘤患者血清中CEA含量明显增高，对肿瘤的诊断、预后、复发判断有一定价值。

【参考值】

定性试验：阴性；定量(ELISA法)：<15μg/L

【临床意义】

1. CEA明显增高见于胰腺癌、结肠癌、乳腺癌、肺癌等患者，常超过60μg/L，其中90%胰腺癌患者检测CEA增高。
2. 动态观察病情，当病情好转时CEA下降，而病情加重时CEA增高。
3. 胰腺炎、结肠炎、肝脏疾病、肺气肿、支气管哮喘发作CEA轻度增高。
4. 胃液和唾液中CEA增高，对胃癌诊断有参考价值。

### (三) 血清癌抗原15-3测定

【参考值】

ELISA法：<2.5万U/L

【临床意义】

主要用于乳腺癌诊断、监测其疗效、转移和复发，但不能用于乳腺癌的早期诊断。

### (四) 血清癌抗原125测定

【参考值】

ELISA法：<3.5万U/L

【临床意义】

癌抗原125(CA125)是一种糖蛋白性肿瘤相关抗原。①明显增高见于卵巢癌，其阳性率60%~90%，对诊断卵巢癌有重要价值。②子宫内膜癌、宫颈癌、乳腺癌也可增高。③性卵巢癌、子宫肌瘤以及肝硬化失代偿CA125也出现增高。

### (五) 血清前列腺特异性抗原测定

前列腺特异抗原(prostate specific antigen，PSA)是一种由前列腺腺管上皮细胞分

笔记

泌的糖蛋白，在前列腺癌时血清 PSA 明显增高。血清总 PSA（t-PSA）以两种形式存在，80% 以结合形式存在（c-PSA），20% 以游离形式存在（f-PSA），其比值对诊断更有特异性和准确性。

【参考值】

ELISA 法：t-PSA<4.0μg/L，f-PSA<0.8μg/L，f/t 比值 >0.25

【临床意义】

1. 前列腺癌患者 60%~90% 血清中 PSA 明显增高。当手术切除肿瘤后，90% 患者血清 PSA 明显下降。若术后 PSA 水平又增高，提示肿瘤已有转移或复发。

2. 良性前列腺瘤、前列腺肥大、急性前列腺炎时，约 14% 患者血清 PSA 水平轻度增高，此时应注意鉴别。

## 六、感染免疫检测

### （一）C 反应蛋白

C 反应蛋白（C-reactive protein，CRP）是一种肝脏合成的，能与肺炎双球菌细胞壁上的多糖起反应的急性时相反应蛋白，广泛存在于血清和其他体液中。CRP 除了能结合多种细菌、真菌及寄生虫等体内的多糖，还可以与卵磷脂和核酸结合，有激活补体、促进吞噬和调节免疫的作用。

【参考值】

速率散射比浊法 <2.87mg/L

【临床意义】

CRP 升高见于：

1. 感染类疾病　化脓性感染、组织坏死、恶性肿瘤、结缔组织病及排斥反应等 CRP 升高，而非细菌性感染 CRP 不升高。

2. 风湿病　风湿热活动期 CRP 升高，稳定期不升高。

### （二）病毒性肝炎血清标志物检测

目前已知的肝炎病毒有 7 型，即甲型（HAV）、乙型（HBV）、丙型（HCV）、丁型（HDV）、戊型（HEV）、庚型（HGV）和输血传播肝炎病毒（TTV 病毒）。肝炎病毒标志物主要包括各型肝炎病毒相关抗原、抗体及核酸，一般实验室可通过检查相关病毒的血清学标志物来获取肝炎病毒的感染情况。本节主要介绍常见的甲型、乙型和丙型肝炎标志物检测。

1. 甲型肝炎病毒抗体测定　机体感染 HAV 后，可产生相关的抗体。临床常用酶标（EIA）和放射免疫（RIA）方法做血清学检查检测抗 HAV 抗体，包括抗 HAV-LgG 和抗 HAV-lgM 抗体。

【参考值】

ELISA 和 RIA 法：阴性；lgG 阳性可见于感染后的人群

【临床意义】

（1）抗 HAV-lgM：是甲型肝炎的特异性早期诊断标志，提示 HAV 感染期，在急性期早期即出现，特异性高，约持续半年。

（2）抗 HAV-IgG：在急性期后期和恢复期出现，长期持续提示既往感染，是获得免疫力的标志。检测抗 HAV-IgG 可了解人群对 HAV 的免疫水平，可作为流行病学调查

笔记

的指标。

2. 乙型肝炎病毒标志物测定 乙型肝炎病毒(HBV)为嗜肝DNA病毒,完整的HBV颗粒又称Dane颗粒,分为包膜与核心两部分。主要通过血液途径进行传播,亦可由性接触传播和母婴垂直传播。机体感染HBV后产生相应的免疫反应,形成三种不同的抗原抗体系统。

(1) 乙型肝炎病毒表面抗原(HBsAg):HBsAg是HBV中Dane颗粒外层的脂蛋白膜,在感染后1~2个月出现于血清中,可持续数周,甚至数年。

【参考值】

阴性

【临床意义】

阳性者见于急性乙型肝炎潜伏期、急性期、慢性或迁延性乙型肝炎活动期、肝炎后肝硬化或原发性肝癌、无症状HBsAg长期携带者。发病后3个月不转为阴性,则易发展成慢性乙型肝炎或肝硬化。HBsAg本身不具传染性,但因其常与HBV同时存在,常作为传染性标志之一。

(2) 乙型肝炎病毒表面抗体(HBsAb):HBsAb是针对HBsAg的保护性抗体,它对HBsAg有中和作用,使机体具有免疫力的标志。

【参考值】

阴性

【临床意义】

阳性者见于:①受过HBV感染。②注射疫苗后如抗体滴度明显提高,表示疫苗免疫效果好。③观察乙型肝炎病程,HBsAb出现即表示疾病处于恢复期,预后良好。HBsAb约在感染后3~6个月出现,可持续多年。

(3) 乙型肝炎病毒e抗原(HBeAg):HBeAg是HBV核心颗粒中的一种可溶性蛋白质,具有抗原性。

【参考值】

阴性

【临床意义】

HBeAg为HBV急性感染的早期标志。阳性者表明乙肝病毒处于复制期,肝细胞有进行性损害并具有高度传染性。HBeAg存在于血清中的时间短,约3~6周,如患者持续阳性,表明肝细胞损害较重,可发展为慢性乙型肝炎或肝硬化;HBeAg如长期阳性,无抗体出现表示慢性乙型肝炎活动期,而HBeAg转变成抗-HBe阳性表示疾病在恢复;慢性迁延型乙型肝炎患者和HBsAg携带者中如HBsAg、HBeAg和抗-HBc三项均为阳性称为大三阳,具高度传染性、难以转阴。

(4) 乙型肝炎病毒e抗体(HBeAb):HBeAb是患者或携带者经HBeAg刺激后产生的一种特异性抗体。

【参考值】

阴性

【临床意义】

HBeAb阳性表示大部分乙肝病毒被消除,病毒复制在减少,传染性在减低,但并非无传染性。一些慢性乙型肝炎、肝硬化、肝癌患者可检出HBeAb。

笔记

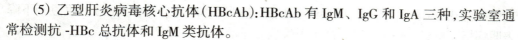

(5) 乙型肝炎病毒核心抗体(HBcAb):HBcAb 有 IgM、IgG 和 IgA 三种,实验室通常检测抗 -HBc 总抗体和 IgM 类抗体。

【参考值】

抗 HBc 总抗体:阴性

抗 HBc-IgM:阴性

【临床意义】

急慢性乙肝、肝癌患者可见抗 -HBc 总抗体阳性,抗 -HBc 总抗体对机体无保护作用,阳性可持续数十年甚至终身。抗 -HBc-IgM 阳性见于急性乙型肝炎发病期,是乙肝病毒近期感染的敏感指标,也是 HBV 在体内持续复制的指标,提示患者有传染性;其检出率比 HBsAg 更敏感,可作为 HBsAg 阴性的 HBV 感染的敏感指标。抗 -HBc-IgM 阴转,提示乙肝逐渐恢复。HBcAb 也可用作乙型肝炎疫苗和血液制品的安全性鉴定和献血员的筛选,也可用于治疗药物选择及疗效观察(表 7-5)。

表 7-5 HBV 标志物检测与分析

| HBsAg | 抗 -HBs | HBeAg | 抗 -HBe | 抗 -HBc | 检查结果分析 |
|---|---|---|---|---|---|
| + | − | − | − | − | HBV 携带者或乙肝患者潜伏期 |
| − | + | − | − | − | 病后或接种乙肝疫苗后获得性免疫 |
| − | − | − | − | + | 既往 HBV 感染,未产生抗 -HBs |
| + | − | + | − | − | 急性 HBV 感染早期,HBV 复制活跃 |
| + | − | + | − | + | 俗称大三阳,HBV 复制活跃,传染性强 |
| + | − | − | + | + | 俗称小三阳,HBV 复制停止,传染性低 |
| − | + | − | − | + | HBV 感染恢复阶段 |

3. 丙型肝炎病毒抗体(HCVAb)

【参考值】

ELISA 和 RIA 法均为阴性。

【临床意义】

可用 ELISA 法测抗 -HCV 抗体,但出现晚,多用于献血员筛选;IgM 主要用于早期诊断,持续阳性常可作为转为慢性肝炎的指标,或提示病毒持续存在并有复制,是判断病情活动性的指标之一;IgG 阳性表明已有 HCV 感染,但不能作为感染的早期指标,在疾病早期如检测不到抗 -HCV 抗体,可做 HCV-RNA 检测,以排除 HCV 感染。

### (三) 抗链球菌溶血素“O”检测

溶血素“O”是 A 群溶血性链球菌产生的毒素,具有溶解红细胞、杀伤白细胞、损害心肌等作用。人体感染链球菌后,溶血素“O”刺激机体产生的相应抗体称为抗链球菌溶血素“O”抗体(抗 O 或 ASO)。

【参考值】

乳胶法(LAT):<400U/L

免疫比浊法:0~200IU/L

【临床意义】

1. ASO>400U/L 并逐渐增高,提示近期有 A 群溶血性链球菌感染,可辅助诊断活

笔记

动性风湿热、风湿性关节炎、风湿性心脏病、急性肾小球肾炎等；当 ASO 滴度逐渐下降表明病情缓解；当 ASO 恒定在高水平疾病处于活动期。

2. ASO 增高还见于皮肤软组织化脓性感染、急性上呼吸道感染、A 群溶血性链球菌所致败血症等。

### （四）伤寒与副伤寒的血清学检查

伤寒沙门菌感染人体后，菌体 O 抗原和鞭毛 H 抗原可刺激人体产生相应的抗体；副伤寒杆菌分甲、乙、丙三型，其各自的菌体抗原和鞭毛抗原亦产生相应的抗体。

1. 肥达反应（Widal reaction，WR） 是常用的伤寒和副伤寒感染的免疫学检测方法，它是利用伤寒和副伤寒菌液为抗原。检测患者血清中有无相应抗体的一种凝集试验。

【参考值】

直接凝集法：伤寒 H<1∶160；O<1∶80

副伤寒甲、乙、丙三型均 <1∶80

【临床意义】

(1) 单份血清抗体效价 H≥1∶160 及 O≥1∶80 者有诊断意义。动态观察（每 5~7 天检测一次）若抗体效价随病程延长而升高 4 倍以上，更具有诊断价值。

(2) 感染伤寒菌后，O 抗体（IgM）出现较早，维持时间仅半年左右；H 抗体（IgG）出现稍晚，维持时间可达数年。若 O 增高而 H 不高，可能是感染早期或其他沙门菌引起的交叉反应；若 H 增高而 O 不高，可能是预防接种伤寒疫苗或非特异性回忆反应所致。

2. 伤寒和副伤寒沙门菌 IgM 测定

【参考值】

ELISA 法：阴性；或抗体滴度 <1∶20

副伤寒甲、乙、丙三型均 <1∶80

【临床意义】

IgM 抗体于发病一周即出现升高，有早期诊断价值。

### （五）结核分枝杆菌抗体和 DNA 检测

用结核菌素纯蛋白衍生物（PPD）、分枝杆菌细胞壁中提取的脂阿拉伯甘露糖脂（LAM）或人型结核杆菌包膜蛋白作为抗原，检测血清中抗结核抗体，可帮助诊断结核病。

【参考值】

ELISA 法：结核抗体阴性

PCR 法：结核分枝杆菌 DNA 阴性

【临床意义】

血清学方法检测结核抗体其敏感性和特异性可达 90%，比痰涂片抗酸染色、结核菌培养等方法更简便、快速、灵敏。结核抗体弱阳性可见于健康人群，应注意鉴别。PCR 法检测结核分枝杆菌 DNA 灵敏、快速且特异性强。

### （六）梅毒血清学检测

梅毒螺旋体（treponema pallidum，TP）是人类梅毒的病原体，主要通过性接触传播，其次可通过胎盘母婴传播引起先天性梅毒。测定特异性抗体的确诊试验有：梅毒螺旋体血凝试验（TPHA）、荧光密螺旋体抗体吸收试验（FTA-ABS）；测定非特异性抗体的定性试验有：快速血浆反应素试验（RPR）、不加热血清反应素试验（USR）、性病研究实验室试验（VDRL）。

笔记

【参考值】

以上试验均为阴性

【临床意义】

1. 非特异性抗体的定性试验用于初筛，一期梅毒阳性率为70%，二期梅毒阳性率为100%，在此基础上进行确诊试验。

2. 确诊试验FTA-ABS敏感性高、特异性强，如为阳性可确诊梅毒。

### （七）艾滋病抗体和RNA检测

获得性免疫缺陷综合征（acquired immunodeficiency disease，AIDS）简称为艾滋病（AIDS），是由人类免疫缺陷病毒（HIV，即艾滋病毒）感染引起的严重传染病。人感染HIV数周至半年后可在血清中产生抗-HIV抗体。HIV进入细胞后即与宿主细胞DNA整合，不能在细胞内清除，因此，HIV抗体阳性可持续终身。目前检测HIV抗体是确定HIV感染的主要手段。用PCR技术测定HIV-RNA有确诊价值。

【参考值】

筛选试验（ELISA法）：抗体阴性

确诊试验（蛋白印迹试验）：RNA阴性

【临床意义】

抗HIV确诊试验阳性，特别是HIV-RNA阳性，对确定艾滋病毒感染诊断和早期诊断很有价值。对已有临床症状者可诊断为艾滋病；对HIV抗体阳性、无症状者HIV携带者，HIV抗体可持续数年、数十年甚至终身。

（朱光泽）

# 第九节 血液气体分析和酸碱度测定

血液气体和酸碱平衡正常是机体内环境稳定、保证健康的一个重要方面。血液气体分析直接测定血液的酸碱度（pH）、氧分压（$PO_2$）、二氧化碳分压（$PCO_2$）三项指标，利用公式推算出其他指标，由此可以了解$O_2$的供应情况及酸碱平衡的情况，是危重患者抢救和手术患者监护的重要指标之一，尤其对重症呼吸系统患者进行监护、判定预后、呼吸衰竭及低氧血症分型、指导氧疗和机械通气有重要意义。

## 一、常用的血气分析指标

### （一）动脉血氧分压

动脉血氧分压（$PaO_2$）是指动脉血中物理溶解的氧分子所产生的压力，随年龄增长而降低。

【参考值】

95~100mmHg（12.6~13.3kPa）

【临床意义】

1. 判断有否缺氧及缺氧的程度 造成低氧血症的原因有肺泡通气不足、通气/血流比例失调、弥散功能障碍等。根据$PaO_2$的高低，将低氧血症分为轻、中、重三型：轻型60~80mmHg(8.0~10.7kPa)；中型40~60mmHg(5.3~8.0kPa)；重型<40mmHg(5.3kPa)。当$PaO_2$低于20mmHg时，有氧代谢不能正常进行，生命难以维持。

2. 判断有无呼吸衰竭　若在安静状态下呼吸时 $PaO_2$<60mmHg(8kPa)，且除外其他因素所致的低氧血症，即可诊断为呼吸衰竭。根据动脉血气，呼吸衰竭可分为Ⅰ型和Ⅱ型。Ⅰ型是指缺氧而无 $CO_2$ 潴留($PaO_2$<60mmHg，$PaCO_2$ 降低或正常)；Ⅱ型是指缺氧伴有 $CO_2$ 潴留($PaO_2$<60mmHg，$PaO_2$>50mmHg)。

## (二) 动脉血氧饱和度

动脉血氧饱和度($SaO_2$)是指动脉血中氧与血红蛋白结合的程度，是单位血红蛋白含氧的百分数，由于并非所有血红蛋白全部都能氧合，而且血中还存在其他血红蛋白，因此 $SaO_2$ 难以达到 100%。

【参考值】

95%~98%

【临床意义】

1. 可用于判断机体是否缺氧　$SaO_2$ 与 $PaO_2$ 的相关曲线称氧合血红蛋白解离曲线，呈 S 型，即 $PaO_2$ 在 60mmHg 以上，曲线平坦，在此段即使 $PaO_2$ 有大幅度变化，$SaO_2$ 的增减变化很小；曲线中部陡直，组织中 $PaO_2$ 稍减低，$SaO_2$ 则明显减低，有利于 $O_2$ 的释放以供组织需要。因此，较轻度缺氧时尽管 $PaO_2$ 已有明显下降，$SaO_2$ 可无明显变化。

2. 氧合血红蛋白解离曲线　受 pH、$PaCO_2$、温度和红细胞内 2,3 二磷酸甘油酸(2,3-DPG)含量等因素影响而左右移动。pH 降低，曲线右移，在相同 $PaO_2$ 条件下，$SaO_2$ 有所下降，此时在肺内虽不利于血红蛋白从肺泡摄取氧，但在外周氧合血红蛋白易于释放氧，可防止组织缺氧；pH 升高，曲线左移，$SaO_2$ 虽增高，但氧合血红蛋白不易释放氧，会加重组织缺氧。

## (三) 动脉血二氧化碳分压

动脉血二氧化碳分压($PaCO_2$)是指动脉血中物理溶解的 $CO_2$ 分子所产生的压力，是衡量肺泡通气功能的指标。

【参考值】

35~45mmHg(4.7~6.0kPa)

【临床意义】

1. 判断呼吸衰竭类型与程度　Ⅰ型呼吸衰竭，无 $CO_2$ 潴留，故 $PaCO_2$ 正常或略低；Ⅱ型呼吸衰竭，$PaCO_2$>50mmHg(6.67kPa)；如发生肺性脑病，$PaCO_2$ 一般应 >70mmHg(9.93kPa)。

2. 判断酸碱平衡失调　患有慢性阻塞性肺疾病、哮喘、呼吸肌麻痹等疾病出现肺泡通气不足时，$PaCO_2$ 增高，当 $PaCO_2$>50mmHg 提示呼吸性酸中毒；各种原因所致的通气增加时，肺泡通气过度，$PaCO_2$ 则下降，提示呼吸性碱中毒；在代谢性酸碱平衡失调时，$PaCO_2$ 会发生相应变化，如代谢性酸中毒时，$PaCO_2$ 会代偿性降低，最大代偿极限为 $PaCO_2$ 降至 10mmHg；代谢性碱中毒时，$PaCO_2$ 会代偿性升高，最大代偿极限为 $PaCO_2$ 升至 55mmHg。

## (四) pH 值

pH 值是血液中氢离子浓度[$H^+$]的负对数值，反映血液的酸碱度。pH 值的高低取决于血液中碳酸氢盐缓冲对($BHCO_3/H_2CO_3$)，当两者比值为 20∶1 时，血 pH 为 7.40，其中碳酸氢盐由肾脏调节，碳酸由肺脏调节。

【参考值】

pH：7.35~7.45，平均 7.40

笔记

[$H^+$]:35~45mmol/L，平均 40mmol/L

【临床意义】

pH 值是判断酸碱失调中机体代偿程度的重要指标。pH<7.35 为失代偿性酸中毒；pH>7.45 为失代偿碱中毒；pH 在正常范围有三种可能：无酸碱失衡、代偿性酸碱失衡或混合性酸碱失衡。

### （五）碳酸氢盐

碳酸氢盐包括标准碳酸氢盐（SB）和实际碳酸氢盐（AB），是反映机体酸碱代谢状况的指标。

1. 标准碳酸氢盐　SB 是指动脉血在 38℃、$PaCO_2$ 在 40mmHg（5.33kPa）、$SaO_2$ 100% 的标准条件下，所测得的血浆碳酸氢盐（$HCO_3^-$）的含量。

【参考值】

22~27mmol/L，平均 24mmol/L

【临床意义】

不受呼吸因素影响，为血液碱储备，能够准确地反映代谢性酸碱平衡的指标。

2. 实际碳酸氢盐　AB 是指隔绝空气的血标本，在实际条件下测得的 $HCO_3^-$ 的含量。

【参考值】

22~27mmol/L，平均 24mmol/L

【临床意义】

AB 受呼吸性和代谢性双重因素的影响。正常 AB=SB。AB 与 SB 的差值，反映呼吸因素对血浆 $HCO_3^-$ 影响的程度。①AB>SB 提示呼吸性酸中毒。②AB<SB，提示呼吸性碱中毒。③AB=SB= 正常值，提示酸碱平衡。④AB=SB，如 < 正常值，提示代谢性酸中毒。⑤AB=SB，如 > 正常值，提示代谢性碱中毒。

### （六）缓冲碱

缓冲碱（BB）是指血液中一切具有缓冲作用的碱性物质（负离子）的总和，主要包括 $HCO_3^-$、血红蛋白、血浆蛋白和 $HPO_4^{2-}$。$HCO_3^-$ 是 BB 的主要成分，是反映代谢型因素的指标。

【参考值】

45~55mmol/L，平均 50mmol/L

【临床意义】

BB 反映机体对酸碱平衡失调的总缓冲能力，不受呼吸因素、$CO_2$ 改变的影响。在血浆蛋白和血红蛋白稳定情况下，BB 的增减取决于 SB；其减少提示代谢性酸中毒；其增加提示代谢性碱中毒。

### （七）剩余碱

剩余碱（BE）是指在 38℃、$PaCO_2$ 40mmHg、$SaO_2$ 100% 的标准条件下，将血浆标本滴定至 pH 为 7.40 时所需酸或碱的量，反映全血或血浆中碱储备增加或减少的情况。需加酸者为正值，说明血中有多余的碱，即缓冲碱增加，固定酸减少；需加碱者为负值，说明血中碱缺失，即缓冲碱减少，固定酸增加。

【参考值】

（0 ± 2.3）mmol/L

BE 不受呼吸因素影响，为反映代谢性酸碱失衡的重要指标。

## 二、酸碱平衡失调的判断

人体的体液环境必须具有适宜的酸碱度才能维持机体正常的代谢和生理功能，正常人体血浆的酸碱度在范围很窄的弱碱性环境内变动，机体通过酸碱平衡调节机制调节体内酸碱物质含量及其比例，以使血液 pH 值维持在恒定范围内的过程，称为酸碱平衡。体内无论是酸性物质还是碱性物质过多，超出机体的代偿能力，或者肺和肾脏调节酸碱平衡功能发生障碍，均可导致酸碱平衡的失调。酸碱平衡失调在临床上表现有多种类型，包括有单纯型酸碱失调和混合型酸碱失调，本节主要介绍单纯型酸碱失调。

### （一）呼吸性酸中毒

呼吸性酸中毒是指因呼吸功能障碍导致原发的血浆 $PaCO_2$ 升高、$H^+$ 浓度增加，pH 下降的病理生理过程，多是由于肺泡通气不足，导致体内 $CO_2$ 潴留，$PaCO_2$ 升高。发生的原因大致为：①中枢麻痹或受抑制。②神经肌肉疾病。③急性气道梗阻。④慢性阻塞性肺疾病。⑤胸廓畸形等。

血气改变特点：急性呼吸性酸中毒时，$PaCO_2$ 增高，pH 下降，AB 正常或略升高、BE 基本正常。慢性呼吸性酸中毒时，$PaCO_2$ 增高，pH 正常或降低，AB 升高，AB>SB，BE 正值增大。急、慢性呼吸性酸中毒时，肾脏均可发生代偿，表现为 $HCO_3^-$ 增高，但肾脏代偿有一定的限度，急性呼吸性酸中毒时，$HCO_3^-$ 不超过 32mmol/L，慢性呼吸性酸中毒时 $HCO_3^-$ 不超过 45mmol/L。

### （二）呼吸性碱中毒

呼吸性碱中毒是指由于过度通气使血浆 $PaCO_2$ 下降引起的一系列病理生理过程，是由于肺泡通气过度，使体内 $CO_2$ 排出增多，致 $PaCO_2$ 下降。发生的原因大致为：①中枢神经疾患，如颅脑损伤、脑炎、脑肿瘤。②缺氧。③肝性脑病。④精神因素，如癔症。⑤机械通气应用不当。

血气改变特点：$PaCO_2$ 下降，pH 正常或升高，AB 在急性呼吸性碱中毒时正常或轻度下降，慢性呼吸性碱中毒时下降明显，AB<SB，BE 负值增大。在急、慢性呼吸性碱中毒时，肾脏均发生代偿，致 $HCO_3^-$ 减少。

### （三）代谢性酸中毒

代谢性酸中毒是指以 $HCO_3^-$ 下降为原发改变而引起的一系列病理生理过程。引起代谢性酸中毒主要由于机体产酸过多、排酸障碍和碱性物质损失过多等原因所致。发生的大致为：①酮症酸中毒：如糖尿病、饥饿性酮症及急慢性酒精中毒等。②乳酸性酸中毒：见于休克、缺氧、高热、外伤等。③尿毒症。④使用酸性药物过多：如大量使用水杨酸类药物等。代谢性酸中毒可通过肺脏代偿，排出 $CO_2$，使 $PaCO_2$ 下降，但这种代偿有一定限度，超过限度 pH 不正常。

血气改变的特点为：AB、SB、BB 下降，pH 接近或达到正常，BE 负值增大，$PaCO_2$ 下降。当机体不能代偿时，$PaCO_2$ 正常或增高，pH 下降。

### （四）代谢性碱中毒

代谢性碱中毒是指原发的血浆 $HCO_3^-$ 升高而引起的一系列病理生理过程。当体液中固定酸丧失过多或摄入碱性物质过多时，均可引起代谢性碱中毒。发生的原因大致为：①电解质紊乱：如严重低血钾或低血氯。②失酸过多：如呕吐等。③盐皮质

笔记

激素过多：如库欣综合征。④用碱性药物或抗酸剂过多。代谢性碱中毒通过抑制呼吸，减少 $CO_2$ 排出进行代偿，使 $PaCO_2$ 增高，但这种代偿有一定限度。

血气改变特点：AB、SB、BB 增高，pH 接近正常，BE 正值增大，$PaCO_2$ 上升。机体失代偿时，$PaCO_2$ 反而降低或正常，pH 上升。

（朱光泽）

## 第十节　内分泌功能检查

### 一、肾素 - 血管紧张素 - 醛固酮系统测定

肾素是一种酸性蛋白水解酶，由肾小球旁细胞合成并分泌，可催化由肝脏生成的血管紧张素原生成血管紧张素Ⅰ、Ⅱ，后者可产生多种效应，还可促进肾上腺皮质释放醛固酮，此即肾素 - 血管紧张素 - 醛固酮系统。其主要作用是收缩全身微动脉及促进肾小管和集合管对 $Na^+$ 和水的重吸收。

【参考值】

肾素　普通饮食：立位采血 0.3~1.9ng/（ml·h），卧位采血 0.05~0.79ng/（ml·h）；低钠饮食：卧位采血 1.14~6.13ng/（ml·h）。

醛固酮　普通饮食：立位采血(418.9 ± 245.0)pmol/L，卧位采血(238.6 ± 104.0)pmol/L；低钠饮食：卧位采血 (646.6 ± 333.4)pmol/L。

【临床意义】

1. 原发性醛固酮增多症　醛固酮升高，肾素降低。如肾上腺皮质肿瘤。

2. 继发性醛固酮增多症　醛固酮与肾素均升高。如心力衰竭、肾病综合征、肝硬化、腹水、高血压及长期低钠饮食等。但应用转化酶抑制剂治疗的高血压醛固酮可减少。

3. 醛固酮降低常见于肾上腺皮质功能减退症。

### 二、甲状腺激素、甲状旁腺素测定

甲状腺激素具有重要的生理作用，参与人体的生长、发育、糖、蛋白质、脂肪的代谢调节，对神经系统、内分泌系统、心血管活动以及生殖功能也有相当的影响。甲状腺激素包括甲状腺素、游离甲状腺素、三碘甲腺原氨酸（$T_3$）和游离三碘甲腺原氨酸（$FT_3$）、四碘甲腺原氨酸（$T_4$）和游离四碘甲腺原氨酸（$FT_4$）等。通过对这些激素的检测有助于甲状腺疾病的诊断和治疗。

#### （一）血清总 $T_3$、$T_4$（$TT_3$、$TT_4$）测定

甲状腺滤泡上皮主要合成和分泌两种碘化酪氨酸，即 3,5,3’,5’ - 四碘甲腺原氨酸，简称 $T_4$；3,5,3’ - 三碘甲腺原氨酸，简称 $T_3$。$T_3$、$T_4$ 均为具有活性的甲状腺激素，具有促进糖、脂肪、蛋白质代谢，产生能量和热，促进生长发育的作用。$T_3$、$T_4$ 以与蛋白质结合的结合型甲状腺素和游离的游离型甲状腺素的形式存在，$TT_3$、$TT_4$ 即分别是结合型与游离型 $T_3$、$T_4$ 之和。

【参考值】

$TT_3$：1.6~3.0nmol/L

$TT_4$：65~155nmol/L

笔记

【临床意义】

1. $TT_4$ $TT_4$是判断甲状腺功能的基本指标。

(1) $TT_4$增高：甲状腺功能亢进症、亚急性甲状腺炎、先天性甲状腺素结合球蛋白增多症、原发性胆汁性肝硬化、大量服用甲状腺素、妊娠，以及口服避孕药或雌激素等。

(2) $TT_4$减低：甲状腺功能减退症（包括原发、继发性）、缺碘性甲状腺肿、慢性淋巴细胞性甲状腺炎、低甲状腺素结合球蛋白血症等。

2. $TT_3$ $T_3$的检测对甲状腺功能亢进症的诊断及对甲状腺功能亢进症治疗后复发的监测，比$T_4$灵敏。

(1) $TT_3$增高：①甲状腺功能亢进时$TT_3$可高出正常人4倍，$TT_4$为2.5倍。往往在$TT_4$增高前已有$TT_3$增高，故可作为甲状腺功能亢进症复发的先兆。②$TT_3$是诊断$T_3$型甲状腺功能亢进症的特异性指标。$T_3$增高而$T_4$不增高是$T_3$型甲状腺功能亢进症的特点，见于功能亢进型甲状腺腺瘤、多发性甲状腺结节性肿大等。

(2) $TT_3$减低：甲状腺功能减退症的早期$TT_3$下降不明显，甚至代偿性增高，因此，单独测定$TT_3$对甲状腺功能减退症的诊断意义不大。可见于肢端肥大症、肝硬化、肾病综合征和应用雌激素等。

### (二) 血清游离$T_3$和游离$T_4$测定

人体内大部分的$T_3$、$T_4$与血清甲状腺素结合球蛋白结合，因而游离$T_3$($FT_3$)、游离$T_4$($FT_4$)含量极少，它们之间处于可逆的平衡状态。甲状腺激素直接发挥生理效应的是血液循环中$FT_3$、$FT_4$，它不受甲状腺球蛋白（TBG）改变的影响，因此，测定$FT_4$或$FT_3$，对了解甲状腺功能比测定$TT_3$或$TT_4$更有意义。

【参考值】

$FT_3$：6.0~11.4pmol/L

$FT_4$：10.3~25.7pmol/L

【临床意义】

1. $FT_4$ $FT_4$不受血浆TBG的影响，直接测定$FT_4$对了解甲状腺功能状态较$TT_4$更有意义。

(1) $FT_4$增高：见于各种原因所致的甲状腺功能亢进症，$FT_4$增高对诊断甲状腺功能亢进症的灵敏度明显优于$TT_4$。$FT_4$增高还可见于甲状腺功能亢进危象、甲状腺激素不敏感综合征、多结节性甲状腺肿以及大量服用甲状腺激素后等。

(2) $FT_4$减低：常见于甲状腺功能减退症，应用抗甲状腺药物、糖皮质激素、苯妥英钠、多巴胺等，也可见于肾病综合征等。

2. $FT_3$ $FT_3$的测定也不受血浆TBG含量的影响，是反映甲状腺功能的灵敏指标。

(1) $FT_3$增高：见于各种原因所致的甲状腺功能亢进症，$FT_3$对诊断甲状腺功能亢进症非常灵敏。$T_3$型甲状腺功能亢进症时$T_3$增高较明显，$FT_4$可正常。

(2) $FT_3$减低：$FT_3$减低见于各种原因所致的甲状腺功能减退症、低$T_3$综合征、慢性淋巴细胞性甲状腺炎晚期、应用糖皮质激素等。

### (三) 血清反三碘甲腺原氨酸测定

反三碘甲腺原氨酸又称反$T_3$($rT_3$)，是由$T_4$内环脱碘转变而成的，血清中的$rT_3$几乎全部(97%)由$T_4$在外周组织转化而来，$rT_3$生物活性很低，也是反映甲状腺功能的一个指标。

笔记

【参考值】

0.2~0.8nmol/L

【临床意义】

1. $rT_3$ 增高　①各种原因所致的甲状腺功能亢进症：$rT_3$ 增高诊断甲状腺功能亢进症的符合率为100%。②非甲状腺疾病：如AMI、肝硬化、尿毒症、糖尿病、脑血管病、心力衰竭、恶性肿瘤、创伤、烧伤、颅脑外伤，以及手术、饥饿等，$rT_3$ 也增高。③药物影响：普萘洛尔、胺碘酮、地塞米松、丙硫嘧啶等可抑制 $T_4$ 向 $T_3$ 转化，致 $rT_3$ 增高。当甲状腺功能减退症应用甲状腺激素替代治疗时，$rT_3$、$T_3$ 正常说明用药量合适；若 $rT_3$、$T_3$ 增高，而 $T_4$ 正常或偏高，提示用药量过大。

2. $rT_3$ 减低　①甲状腺功能减退症：甲状腺功能减退症时 $rT_3$ 明显减低，对轻型或亚临床型甲状腺功能减退症诊断其灵敏性优于 $T_3$、$T_4$。②慢性淋巴细胞性甲状腺炎：如 $rT_3$ 减低，常提示发生甲状腺功能减退症。③药物影响：应用抗甲状腺药物治疗时，$rT_3$ 减低较 $T_3$ 缓慢，当 $rT_3$、$T_4$ 低于参考值时，提示用药过量。

### （四）甲状腺素结合球蛋白测定

甲状腺素结合球蛋白（TBG）是一种酸性糖蛋白，由肝脏合成。TBG可特异性地与 $T_3$、$T_4$ 结合，TBG与 $T_4$ 的结合力是 $T_3$ 的10倍。与TBG结合的 $T_3$、$T_4$ 不能经过肾小球滤过，延缓了激素的排泄，有利于激素到达靶细胞。

【参考值】

15~34mg/L

【临床意义】

1. TBG增高

(1) 甲状腺功能减退症：甲状腺功能减退症时TBG增高，可随病情好转而逐渐恢复正常。

(2) 肝脏疾病：如肝硬化、病毒性肝炎等疾病时，TBG显著增高，可能与肝脏间质细胞合成、分泌TBG增多有关。

(3) 其他：如Graves病、甲状腺癌、风湿病、先天性甲状腺素结合球蛋白增多症、应用雌激素、避孕药等可见TBG增高。

2. TBG减低　TBG减低常见于甲状腺功能亢进症、遗传性甲状腺素结合球蛋白减少症、肢端肥大症、肾病综合征、恶性肿瘤、严重感染、大量应用糖皮质激素和雄激素等TBG可减低。

### （五）甲状旁腺素测定

甲状旁腺素（PTH）是甲状旁腺主细胞分泌的一种肽类激素，其主要靶器官有肾脏、骨骼和肠道等。血浆中PTH的主要生理作用是拮抗降钙素、动员骨钙释放、加快磷酸盐的排泄和维生素D的活化等。

【参考值】

免疫化学发光法：1~10pmol/L

RIA：氨基酸活性端（N-terminal）：230~630ng/L

氨基酸无活性端（C-terminal）：430~1860ng/L

【临床意义】

1. PTH增高　是诊断甲状旁腺功能亢进症的主要依据。若PTH增高，同时伴有

笔记

高血钙、低血磷，可诊断为原发性甲状旁腺功能亢进症，见于维生素 D 缺乏、肾衰竭、吸收不良综合征等。还可见于肺癌、肾癌所致的异源甲状旁腺功能亢进等。

2. PTH 减低　主要见于甲状腺或甲状旁腺手术后、放射性治疗或特发性甲状旁腺功能减退症等。

### (六) 降钙素测定

降钙素(CT)是由甲状腺滤泡旁 C 细胞分泌的多肽激素。CT 的主要作用是降低血钙和血磷，其主要靶器官是骨骼，对肾脏也有一定的作用。CT 的分泌受血钙浓度的调节，当血钙浓度增高时，CT 的分泌也增高。CT 与 PTH 共同维持着血钙浓度的相对稳定。在病理条件下，此激素具有一定的异质性，主要由肾脏代谢。

【参考值】

<100ng/L

【临床意义】

1. CT 增高　CT 增高是诊断甲状腺髓样癌的重要标志之一，对判断手术疗效及术后有无复发也有重要价值。

2. CT 减低　主要见于甲状腺切除术后、甲状腺功能减退症、单纯性甲状腺肿、重度甲状腺功能亢进症、糖尿病性骨质疏松等。

## 三、胰岛素 C 肽测定

胰岛素 C 肽是胰岛素原在蛋白水解酶的作用下分裂而成的与胰岛素等分子的肽类物，和胰岛素同是胰岛细胞的分泌产物，但由于与胰岛素呈等分子分泌，且不受肝脏和肾脏胰岛素酶的灭活，故测定血中 C 肽水平可以反映血中内生胰岛素的水平。

【参考值】

空腹 C 肽：0.3~1.3nmol/L

【临床意义】

血清 C 肽测定可鉴别胰岛素的来源，如同一份标本测定结果为胰岛素和 C 肽同时增加，说明是内源性的，提示为胰岛细胞瘤；肝硬化时血清 C 肽也增高；C 肽测定有助于糖尿病分型，血清 C 肽降低见于 1 型糖尿病及各种原因引起的胰腺 B 细胞功能减退；空腹血清 C 肽降低，见于糖尿病；C 肽水平不升高，而胰岛素增高，提示为外源性高胰岛素血症，如胰岛素用量过多等。监测糖尿病患者治疗过程中内源性胰岛素的量，可以指导治疗。

## 四、尿液 17- 羟、17- 酮测定

### (一) 尿 17- 羟皮质类固醇测定

尿 17- 羟皮质类固醇(17-OH)是肾上腺糖皮质激素及其代谢产物，其含量高低可以反映肾上腺皮质功能。由于糖皮质激素的分泌具有明显的昼夜节律性，因此，通常检测 24 小时的尿 17-OH。

【参考值】

男性：13.8~41.4μmol/24h

女性：11.0~27.6μmol/24h

笔记

【临床意义】

1. 17-OH 增高　常见于肾上腺皮质功能亢进症，如库欣综合征、肾上腺皮质腺瘤、双侧增生以及原发性肾上腺皮质肿瘤等。

2. 17-OH 减低　常见于原发性肾上腺皮质功能减退症、垂体功能减退症、甲状腺功能减退症、肝硬化等。

### （二）尿 17-酮皮质类固醇测定

17-酮皮质类固醇（17-KS）是雄激素代谢产物，包括雄酮、异雄酮、脱氧异雄酮及原胆烷醇酮等的总称。女性、儿童尿中 17-KS 主要来自肾上腺皮质，而男性 17-KS 约 2/3 来自肾上腺皮质，1/3 来自睾丸。因此，女性、儿童尿中 17-KS 含量高低主要反映了肾上腺皮质内分泌功能，而男性尿中 17-KS 含量则反映了肾上腺和睾丸的功能状态。

【参考值】

男性：34.7~69.4μmol/24h

女性：17.5~52.5μmol/24h

【临床意义】

1. 17-KS 增高　多见于肾上腺皮质功能亢进症、肾上腺皮质癌、睾丸癌、腺垂体功能亢进、女性多毛症等。若 17-KS 明显增高，多提示肾上腺皮质肿瘤及异源 ACTH 综合征等。

2. 17-KS 减低　多见于肾上腺皮质功能减退症、腺垂体功能减退、睾丸功能低下等。也可见于结核、肝硬化、糖尿病及重症营养不良等疾病。

（朱光泽）

## 第十一节　浆膜腔积液检查

人体的胸腔、腹腔和心包腔等通常称为浆膜腔。生理状态下，浆膜腔内有少量液体，正常成人胸腔液 <20ml，腹腔液 <50ml，心包腔液 10~50ml，在腔内主要起润滑作用，一般不易采集到。病理状态下，腔内有多量液体潴留，成为浆膜腔积液（serous membrane fluid）。区别积液的性质对疾病的诊断、治疗和护理有重要意义。

### 一、浆膜腔积液分类和发生机制

正常人浆膜腔内少量液体来自壁浆膜毛细血管内的血浆滤出，并通过脏浆膜的淋巴管和小静脉的回吸收，当液体的产生和回吸收不平衡时，引起积液。根据浆膜积液产生的原因及性质不同，将其分为漏出液和渗出液两大类。

#### （一）漏出液

漏出液（transudate）为非炎性积液。其形成的主要原因有：①血浆胶体渗透压降低：当血浆清蛋白低于 25g/L 时，导致血管与组织间渗透压平衡失调，水分进入组织或潴留在浆膜腔而形成积液。常见于晚期肝硬化、肾病综合征、重度营养不良等。②毛细血管内流体静脉压升高：使过多的液体滤出，组织间液增多并超过代偿限度时，液体进入浆膜腔形成积液。常见于慢性充血性心力衰竭、静脉栓塞。③淋巴管阻塞：见于丝虫病或肿瘤压迫等，此时积液可以是乳糜样的。前两种原因形成的漏出液常为多浆膜腔积液，同时伴有组织液增多引起的水肿。

笔记

### (二) 渗出液

渗出液(exudate)为炎性积液,炎症时由于病原微生物的毒素、组织缺氧以及炎症介质作用使血管内皮细胞受损,导致血管通透性增加,以致血液中大分子物质如清蛋白、球蛋白、纤维蛋白原等各种成分渗出血管壁。渗出液形成主要原因有:①感染性:如化脓性细菌、分枝杆菌、病毒或支原体等。②非感染性:如外伤、化学性刺激(尿素、胰液、胆汁和胃液)。此外,恶性肿瘤、风湿性疾病也可引起渗出液的积液。渗出液常表现为单一浆膜腔积液,甚至是一侧胸膜腔积液,如结核性胸膜炎。

## 二、检测项目

### (一) 一般性状检查

1. 颜色 漏出液多为淡黄色,渗出液的颜色随病因而变化,如血性积液可为淡红色或暗红色,见于恶性肿瘤、急性结核性胸腹膜炎、风湿性疾病、出血性疾病、外伤或内脏损伤等;淡黄色脓性见于化脓菌感染;绿色多见铜绿假单胞菌感染;乳白色见于胸导管或淋巴管阻塞引起的真性乳糜液,如积液含有大量脂肪变性细胞,也呈乳糜样,称假性乳糜液。

2. 透明度 漏出液多为清晰透明,渗出液因含有大量细胞、细菌而呈不同程度混浊。

3. 比重 漏出液比重多在 1.018 以下,渗出液因含有多量蛋白及细胞,比重多高于 1.018。

4. 凝固性 漏出液中纤维蛋白原含量少,一般不易凝固,渗出液因含有纤维蛋白原等凝血因子、细菌和组织裂解产物,往往自行凝固或有凝块出现。

### (二) 化学检查

1. 黏蛋白定性试验(Rivalta 试验) 浆膜上皮细胞受炎症刺激分泌黏蛋白量增加,黏蛋白是一种酸性糖蛋白,等电点为 pH 3~5,可在稀醋酸溶液中析出,产生白色沉淀。漏出液黏蛋白含量很少,多为阴性反应,渗出液中因含有大量黏蛋白,多呈阳性反应。

2. 蛋白定量试验 总蛋白是鉴别渗出液和漏出液最有用的试验。漏出液蛋白总量常小于 25g/L,而渗出液的蛋白总量常在 30g/L 以上。蛋白如为 25~30g/L,则难以判明其性质。

3. 葡萄糖测定 漏出液中葡萄糖含量与血糖相似,渗出液中葡萄糖常因细菌或细胞酶的分解而减少,如化脓性胸(腹)膜炎、化脓性心包炎,积液中葡萄糖含量明显减少,甚至无糖。30%~50% 的结核性渗出液,10%~50% 的癌性积液中葡萄糖含量可减少。类风湿性浆膜腔积液糖含量常 <3.33mmol/L,红斑狼疮积液糖基本正常。

4. 乳酸测定 浆膜腔积液中乳酸含量测定有助于渗出液与漏出液的鉴别诊断,当乳酸含量 >10mmol/L 时,高度提示为细菌感染,尤其在应用抗生素治疗后的胸水,一般细菌检查为阴性时更有价值。风湿性、心功能不全及恶性肿瘤引起的积液中乳酸含量可见轻度增高。

5. 乳酸脱氢酶(LDH) 乳酸脱氢酶测定有助于漏出液与渗出液的鉴别诊断,化脓性胸膜炎乳酸脱氢酶活性显著升高,可达正常血清 30 倍。癌性积液中度增高,结核性积液略高于正常。

### (三) 显微镜检查

1. 细胞计数 漏出液白细胞数常 $<100\times10^6/L$,渗出液白细胞数常 $>500\times10^6/L$。但这是人为划定的界限,在鉴别漏出液与渗出液时,必须结合多项指标分析。

笔记

2. 细胞分类 抽取积液后立即离心沉淀，用沉淀物涂片作瑞氏染色、巴氏或 HE 染色检查。漏出液中细胞主要为淋巴细胞和间皮细胞，渗出液中各种细胞增多的临床意义不同：①中性粒细胞为主：常见于化脓性积液及结核性积液的早期。②淋巴细胞为主：多见于慢性炎症如结核性、梅毒性、肿瘤性以及结缔组织病引的积液。③嗜酸性粒细胞增多：常见于气胸、血胸、过敏性疾病或寄生虫病所致的积液。④其他细胞：炎症时，积液中出现大量中性粒细胞的同时，常伴有组织细胞出现；浆膜刺激或受损时，间皮细胞增多；在狼疮性浆膜炎中，偶可查见狼疮细胞；陈旧性出血的积液中可见含铁血黄素细胞。

3. 脱落细胞检测 在浆膜腔积液中检出恶性肿瘤细胞是诊断原发性或继发性癌肿的重要依据。

### （四）细菌学检查

若肯定或疑为渗出液，则应经无菌操作离心沉淀，取沉淀物涂片作革兰染色或抗酸染色镜检，查找病原菌，必要时可进行细菌培养。培养出细菌后做药物敏感试验以供临床用药参考。

## 三、漏出液与渗出液的鉴别诊断

区别积液性质对某些疾病的诊断和治疗均有重要意义，两者鉴别要点见表 7-6。

表 7-6 漏出液及渗出液鉴别要点

| 鉴别要点 | 漏出液 | 渗出液 |
|---|---|---|
| 原因 | 非炎症所致 | 炎症、肿瘤、化学或物理性刺激 |
| 外观 | 淡黄，浆液性 | 不定，可为血性、脓性、乳糜性等 |
| 透明度 | 透明或微混 | 多混浊 |
| 比重 | 低于 1.018 | 高于 1.018 |
| 凝固 | 不自凝 | 能自凝 |
| 黏蛋白定性 | 阴性 | 阳性 |
| 蛋白定量 | <25g/L | >30g/L |
| 葡萄糖定量 | 与血糖相近 | 常低于血糖水平 |
| 细胞计数 | 常 $<100 \times 10^6$/L | 常 $>500 \times 10^6$/L |
| 细胞分类 | 以淋巴细胞、间皮细胞为主 | 不同病因分别以中性粒或淋巴细胞为主 |
| 细菌学检测 | 阴性 | 可找到病原菌 |
| 积液 / 血清总蛋白 | <0.5 | >0.5 |
| 积液 / 血清乳酸脱氢酶比值 | <0.6 | >0.6 |
| 乳酸脱氢酶 | <200IU | >200IU |

传统检测中，积液的比重和蛋白量测定被认为是最有价值的分类标准，但近年研究表明，应用积液 / 血清总蛋白的比值，积液 / 血清乳酸脱氢酶的比值和乳酸脱氢酶三项检测，可作出 100% 正确的积液分类。在解释实验室结果时应结合临床考虑，若为渗出液，要区别是炎症性还是肿瘤性，此时，应进行细胞学和细菌学检测。

（朱光泽）

笔记

## 第十二节 脑脊液检查

脑脊液(cerebrospinal fluid,CSF)是循环流动于脑和脊髓表面的一种无色透明液体,大约70%来自脑室系统脉络丛的超滤和分泌,其余由脑室的室管膜和蛛网膜下腔所产生,通过蛛网膜绒毛回吸收入静脉。正常脑脊液容量成人约为90~150ml,新生儿约为10~60ml。脑脊液主要功能包括:保护大脑和脊髓免受外界震荡损伤;调节颅内压力变化;供给大脑、脊髓营养物质并运走代谢产物;调节神经系统碱储量,维持正常pH等。生理状态下,血液和脑脊液之间的血脑屏障对某些物质的通透性具有选择性,并维持中枢神经系统内环境的相对稳定。中枢神经系统任何部位发生感染、炎症、肿瘤、外伤、水肿、出血、缺血和阻塞等都可以引起脑脊液性状和成分的改变,如脑脊液的颜色、浊度、细胞数量和化学成分发生变化及颅内压的增减。因此,通过脑脊液检查对神经系统疾病的诊断、疗效观察和预后判断均有重要意义。

### 一、一般性状检查

#### (一) 颜色

正常脑脊液为无色透明液体。病理状态下脑脊液颜色可正常,也可发生改变,不同疾病颜色改变不同。脑脊液可有如下颜色改变:

1. 红色　常因出血引起,主要见于穿刺损伤、蛛网膜下腔或脑室出血。前者在留取标本时,第1管为血性,以后2管颜色逐渐变浅,离心后红细胞全部沉至管底,上清则无色透明。如为蛛网膜下腔或脑室出血,3管均呈血性,离心后上清液为淡红色或黄色。

2. 黄色　又称黄变症(xanthochromia),常因脑脊液中含有变性的血红蛋白、胆红素或蛋白量异常增高引起,见于蛛网膜下腔出血,进入脑脊液中的红细胞溶解、血红蛋白破坏,释放氧合血红蛋白而呈现黄变;血清中胆红素超过256μmol/L或脑脊液中胆红素超过8.6μmol/L时,可使脑脊液黄染;椎管阻塞(如髓外肿瘤)、多神经炎和脑膜炎时,由于脑脊液中蛋白质含量升高(>1.5g/L)而呈黄变症。

3. 乳白色　多因白细胞增多所致,常见于各种化脓菌引起的化脓性脑膜炎。

4. 微绿色　见于铜绿假单胞菌、肺炎链球菌、甲型链球菌感染引起的脑膜炎等。

5. 褐色或黑色　见于脑膜黑色素瘤等。

#### (二) 透明度

正常脑脊液清晰透明。病毒性脑膜炎、流行性乙型脑膜炎、中枢神经系统梅毒等由于脑脊液中细胞数仅轻度增加,脑脊液仍清晰透明或微浊;结核性脑膜炎时细胞数中度增加,呈毛玻璃样混浊;化脓性脑膜炎时,脑脊液中细胞数极度增加,呈乳白色混浊。

#### (三) 凝固物

正常脑脊液不含有纤维蛋白原,放置24小时后不会形成薄膜及凝块。当有炎症渗出时,因纤维蛋白原及细胞数增加,可使脑脊液形成薄膜及凝块。急性化脓性脑膜炎时,脑脊液静置1~2小时即可出现凝块或沉淀物;结核性脑膜炎的脑脊液静置12~24小时后,可见液面有纤细的薄膜形成,取此膜涂片检查结核杆菌阳性率极高。蛛网膜下腔阻塞时,由于阻塞远端脑脊液蛋白质含量常高达15g/L,使脑脊液呈黄色胶冻状。

笔记

### (四) 压力

正常成人压力一般为0.78~1.76kPa；儿童为0.4~1.0kPa；婴儿为0.29~0.78kPa。脑脊液压力增高见于化脓性脑膜炎、结核性脑膜炎等颅内各种炎症性病变；脑肿瘤、脑出血，脑积水等颅内非炎症性病变；高血压、动脉硬化等颅外因素；其他，如咳嗽、哭泣、低渗溶液的静脉注射等。脑脊液压力减低主要见于脑脊液循环受阻、脑脊液流失过多、脑脊液分泌减少等因素。

## 二、化学检查

### (一) 蛋白质测定

生理状态下，由于血脑屏障的作用，脑脊液中蛋白含量甚微，不到血浆蛋白含量的1%，主要为清蛋白。病理情况下脑脊液中蛋白质含量增加，脑脊液中蛋白质的测定，有助于神经系统疾病的诊断。

1. 蛋白定性试验（Pandy 试验）

【参考值】

阴性或弱阳性

【临床意义】

见蛋白定量试验。

2. 蛋白定量试验

脑脊液中蛋白参考值在不同的实验室、不同的检测方法常有较大的变化，此外，还受年龄和穿刺部位影响，儿童蛋白含量较低，腰椎穿刺脑脊液中蛋白含量高于脑室穿刺。

【参考值】

腰椎穿刺：0.20~0.45g/L

小脑延髓池穿刺：0.10~0.25g/L

脑室穿刺：0.05~0.15g/L

【临床意义】

以腰椎穿刺脑脊液中蛋白定量计算，蛋白含量增加见于：①脑神经系统病变使脑屏障通透性增加，常见原因有脑膜炎（化脓性脑膜炎时显著增加，结核性脑膜炎时中度增加，病毒性脑膜炎时轻度增加）、出血（蛛网膜下腔出血和脑出血等）、内分泌或代谢性疾病（糖尿病性神经病变、甲状腺及甲状旁腺功能减退、尿毒症及脱水等）、药物中毒（乙醇、酚噻嗪、苯妥英钠等）。②脑脊液循环障碍，如脑部肿瘤或椎管内梗阻（脊髓肿瘤、蛛网膜下腔粘连等）。③鞘内免疫球蛋白合成增加伴血脑屏障通透性增加，如Guillain-Barre 综合征、胶原血管疾病、慢性炎症性脱髓鞘性多发性神经根病等。

### (二) 葡萄糖测定

【参考值】

2.5~4.5mmol/L（腰池）

【临床意义】

脑脊液中葡萄糖含量降低主要由于病原菌或破坏的细胞释出葡萄糖分解酶使糖无氧酵解增加；或是中枢神经系统代谢紊乱，使血糖向脑脊液转送障碍，导致脑脊液中糖降低。

1. 化脓性脑膜炎　脑脊液中糖含量可显著减少或阙如，但其敏感性约为55%，因此，糖含量正常亦不能排除细菌性脑膜炎。

2. 结核性脑膜炎 糖减少不如化脓性脑膜炎显著。

3. 其他 累及脑膜的肿瘤（如脑膜白血病）、结节病、梅毒性脑膜炎、风湿性脑膜炎、症状性低血糖等都可有不同程度的糖减少。脑脊液中葡萄糖含量增高主要见于病毒性神经系统感染、脑出血、下丘脑损害、糖尿病等。

### （三）氯化物测定

【参考值】

120~130mmol/L（腰池）

【临床意义】

结核性脑膜炎时脑脊液中氯化物明显减少，可降至102mmol/L以下；化脓性脑膜炎时减少不如结核性脑膜炎明显，多为102~116mmol/L；非中枢系统疾病如大量呕吐、腹泻、脱水等造成血氯降低时，脑脊液中氯化物亦可减少。其他中枢系统疾病则多属正常。脑脊液中氯化物含量增高主要见于慢性肾功能不全、肾炎、尿毒症、呼吸性碱中毒等。

### （四）酶学测定

正常脑脊液中含有多种酶，如天冬氨酸氨基转移酶、肌酸激酶、乳酸脱氢酶等，其含量低于血清，绝大多数酶不能通过血脑屏障。在炎症、肿瘤、脑血管障碍疾病时，由于脑组织破坏，脑细胞内酶的溢出或血脑屏障通透性增加使血清酶向脑脊液中移行；或肿瘤细胞内酶释放等均可使脑脊液中酶活性增高。

1. 乳酸脱氢酶及其同工酶测定

【参考值】

成人3~40U/L

【临床意义】

(1) 细菌性脑膜炎脑脊液中的乳酸脱氢酶活性多增高，同工酶以$LDH_4$、$LDH_5$为主，有利于与病毒性脑膜炎的鉴别。

(2) 颅脑外伤因新鲜外伤的红细胞完整，脑脊液中乳酸脱氢酶活性正常；脑血管疾病乳酸脱氢酶活性多明显增高。

(3) 脑肿瘤、脱髓鞘病的进展期脑脊液中乳酸脱氢酶活性增高，缓解期下降。

2. 天冬氨酸氨基转移酶测定

【参考值】

5~20U/L

【临床意义】

脑脊液中天冬氨酸氨基转移酶活性增高见于脑血管病变、中枢神经系统感染、脑肿瘤、脱髓鞘病、颅脑外伤等。

3. 肌酸激酶测定

【参考值】

(0.94 ± 0.26)U/L（比色法）

【临床意义】

CK-BB增高主要见于化脓性脑膜炎，其次为结核性脑膜炎、脑血管疾病及肿瘤。病毒性脑膜炎CK-BB正常或轻度增高。

## 三、显微镜检查

细胞计数：正常脑脊液中无红细胞，仅有少量白细胞，当穿刺损伤引起血性脑脊液时，白细胞计数需经校正后才有价值，也可以以红细胞与白细胞之比为 700∶1 的关系粗略估计白细胞数。

【参考值】

成人 $(0\sim8)\times10^6$/L

儿童 $(0\sim15)\times10^6$/L

【临床意义】

脑脊液中细胞增多见于：

1. 中枢神经系统感染性疾病　①化脓性脑膜炎细胞数显著增加，白细胞总数常在 $(1000\sim2000)\times10^6$L 之间，分类以中性粒细胞为主。②结核性脑膜炎细胞中度增加，多不超过 $500\times10^6$/L，中性粒细胞、淋巴细胞及浆细胞同时存在是本病的特征。③病毒性脑膜炎，细胞数仅轻度增加，以淋巴细胞为主。④新型隐球菌性脑膜炎，细胞数中度增加，以淋巴细胞为主。

2. 中枢神经系统肿瘤性疾病　细胞数可正常或稍高，以淋巴细胞为主，脑脊液中找到白血病细胞，可诊断为脑膜白血病。

3. 脑寄生虫　脑脊液中细胞数可升高，以嗜酸性粒细胞为主，脑脊液离心沉淀镜检可发现血吸虫卵、阿米巴原虫、弓形虫、旋毛虫的幼虫等。

4. 脑室和蛛网膜下腔出血　为均匀血性脑脊液，除红细胞明显增加外，还可见各种白细胞，但仍以中性粒细胞为主，出血时间超过 2~3 天可发现含有红细胞或含铁血黄素的吞噬细胞。

## 四、细菌学检查

细菌学检查可用直接涂片法或离心沉淀后取沉淀物涂片。疑为化脓性脑膜炎，做革兰染色后镜检；疑为结核性脑膜炎，将脑脊液静置 24 小时取所形成的薄膜，涂片做抗酸染色镜检；疑为隐球菌脑膜炎，则在涂片上加印度墨汁染色，可见未染色的荚膜。亦可用培养或动物接种法。

## 五、免疫学检查

### （一）免疫球蛋白检测

免疫球蛋白由浆细胞合成和分泌，感染时合成量可增加数倍，脑脊液中也可见增加。

【参考值】

IgG：0.01~0.04g/L

IgA：0.001~0.006g/L

IgM：0.00011~0.00022g/L

【临床意义】

1. IgG 增加　见于多发性硬化、亚急性硬化性全脑炎、结核性脑膜炎和梅毒性脑膜炎等。

2. IgA 增加　见于各种脑膜炎及脑血管疾病。

笔记

3. 正常脑脊液中无 IgM，若出现 IgM，提示中枢神经系统近期有感染，如急性化脓性脑膜炎、急性病毒性脑膜炎、脑肿瘤及多发性硬化症。

### （二）抗结核杆菌抗体、抗原检测

应用 ELISA 法检测结核性脑膜炎患者血清及脑脊液中抗结核杆菌抗原的特异性 IgG 抗体，若脑脊液中抗体水平高于自身血清，有助于结核性脑炎的诊断。用聚合酶链反应（PCR）可检出脑脊液中微量结核杆菌，是目前最敏感的方法，但易出现假阳性。

### （三）乙型脑炎病毒抗原检测

用荧光素标记的特异性抗体，检测细胞内乙型脑炎病毒抗原，可用于乙型脑炎的早期诊断，但阳性率不高。

### （四）癌细胞检测

当常规细胞学检查脑脊液中癌细胞形态难以肯定或出现假阴性结果时，采用单克隆抗体技术检测脑脊液中癌细胞，不仅有助癌性脑病的早期诊断，还可鉴定癌性细胞的组织来源。

## 六、常见中枢神经系统疾病脑脊液特点

### （一）正常人

压力在 0.69~1.76kPa；无色透明；蛋白质定性试验阴性，定量 0.2~0.4g/L；葡萄糖 2.5~4.5mmol/L；氯化物 120~130mmol/L；白细胞计数（0~8）×$10^6$/L，多为淋巴细胞。

### （二）化脓性脑膜炎

压力显著升高；外观浑浊，呈脓性，可有脓块；蛋白质定性试验 +++ 以上，定量试验显著增加；葡萄糖显著减少或阙如；氯化物轻度减少；白细胞计数显著增加，以中性粒细胞为主；细菌检测阳性。

### （三）结核脑膜炎

压力升高；外观微混，呈毛玻璃样，静置后有薄膜形成；蛋白质定性试验 +~+++，定量试验增加；葡萄糖减少；氯化物减少；白细胞计数增加，以淋巴细胞为主；抗酸染色可以看到抗酸杆菌。

### （四）病毒性脑膜炎

压力轻度升高；外观透明或微浊；蛋白质定性试验 +~++，定量试验轻度增加；葡萄糖含量正常或轻度增加；氯化物含量正常；白细胞计数增加，以淋巴细胞为主；细菌检测阴性。

### （五）流行性乙型脑炎

压力轻度升高；外观多透明或微浊；蛋白质定性试验 +，定量试验轻度增加；葡萄糖含量正常或轻度增加；氯化物含量正常；白细胞计数增加，早期以中性粒细胞为主，其后以淋巴细胞为主；细菌检测阴性。

### （六）脑肿瘤

压力升高；外观无色或黄色；蛋白质定性试验 +~++，定量试验轻度增加；葡萄糖含量正常；氯化物含量正常；白细胞计数稍增加，以淋巴细胞为主；细菌检测阴性。

### （七）脑室及蛛网膜下腔出血

压力轻度升高；外观呈血性；蛋白质定性试验 +~++，定量试验轻度增加；葡萄糖含量轻度增加；氯化物含量正常；白细胞计数增加，以红细胞为主；细菌检测阴性。

（朱光泽）

笔记

## 学习小结

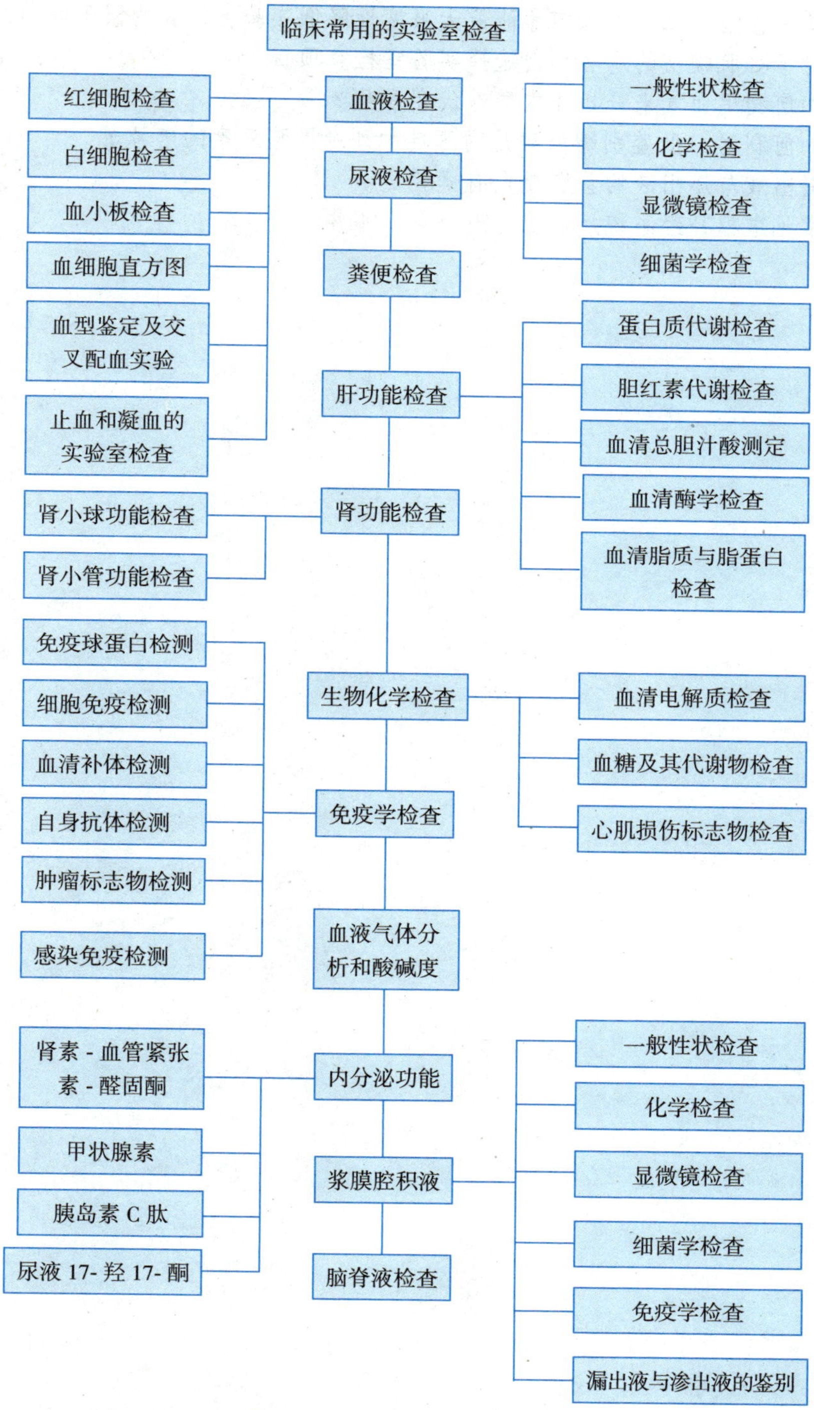
临床常用的实验室检查
血液检查
红细胞检查
白细胞检查
血小板检查
血细胞直方图
血型鉴定及交叉配血实验
止血和凝血的实验室检查
尿液检查
一般性状检查
化学检查
显微镜检查
细菌学检查
粪便检查
肝功能检查
蛋白质代谢检查
胆红素代谢检查
血清总胆汁酸测定
血清酶学检查
血清脂质与脂蛋白检查
肾功能检查
肾小球功能检查
肾小管功能检查
生物化学检查
血清电解质检查
血糖及其代谢物检查
心肌损伤标志物检查
免疫学检查
免疫球蛋白检测
细胞免疫检测
血清补体检测
自身抗体检测
肿瘤标志物检测
感染免疫检测
血液气体分析和酸碱度
内分泌功能
肾素 - 血管紧张素 - 醛固酮
甲状腺素
胰岛素 C 肽
尿液 17- 羟 17- 酮
浆膜腔积液
一般性状检查
化学检查
显微镜检查
细菌学检查
免疫学检查
漏出液与渗出液的鉴别
脑脊液检查

## 复习思考题

(1) 实验室检查在临床工作中的地位如何，其优势体现在哪几个方面？
(2) 护士在临床工作中如何才能最大限度地降低实验室检查的假阳性率？
(3) 对于心肌损伤的患者如何选择实验室检查项目？
(4) 如何利用血气来分析体内酸碱代谢紊乱？
(5) 如何利用 C 肽鉴别糖尿病是内源性和外源性胰岛素的来源？
(6) 漏出液与渗出液的鉴别要点有哪些？
(7) 常见中枢神经系统疾病脑脊液特点有哪些？

# 第八章

# 心电图检查

### 学习目的

通过学习心电图产生的原理，心电图各波段的形成与命名，心电图的导联系统，正常心电图的测量方法、波形特点与正常值，常见异常心电图，心电图分析方法及临床应用价值，心电图和心电监护的操作要领等内容，为临床心电图的测量、记录和分析奠定基础。

### 学习要点

心电图各波段的形成与命名；心电图的导联系统；正常心电图的测量方法、波形特点与正常值；常见异常心电图的特点；心电图分析方法及临床应用价值，心电图和心电监护的操作要领。

### 案例导入

王某，女，63 岁，因活动后胸闷、心前区疼痛 3 年，加重 3 小时入院。患者 3 年前因劳累或情绪激动时出现胸闷、心前区疼痛，呈压榨性，休息或舌下含化硝酸甘油 1~5 分钟可以缓解。今晨起床时(3 小时前)突然出现胸痛，较前加重，服用硝酸甘油无效，伴恶心呕吐、出冷汗。既往有高血压、冠心病史。入院查体：T 37.5℃，P 112 次 / 分，R 20 次 / 分，BP 155/95mmHg。神志清楚，急性面容，双侧呼吸音减弱，未闻及干湿啰音，心率 115 次 / 分，第一心音强弱不等，未闻及杂音，腹部检查无异常。

分析：1. 该患者发生了什么情况？

2. 根据该患者目前病史情况，下一步首要的评估内容是什么？如何分析？

### 重点提示

试从心电图的操作、各波段的形成和命名、各波形特点、心电图测量方法及异常心电图的特征等方面进行思考。

## 第一节　心电图学基本知识

心脏在发生机械收缩之前，首先产生电激动。电激动沿心脏特殊传导系统下传，

笔记

使心房和心室产生电活动变化，形成微弱的电流可经人体组织传到体表。将测量电极放置在体表的不同部位，利用心电图仪将心脏每一心动周期所产生的电活动变化描记成的曲线图形，称为心电图（electrocardiogram，ECG）。

心电图检查是心血管疾病最常用的临床诊断技术，也是进行临床诊断或健康检查时不可缺少的检查项目之一，是记录心脏电生理特性的实用方法。观察并分析心电图曲线的变化规律及其与临床疾病的关系就是心电图学所研究的内容。

## 一、心电图产生原理

### （一）心肌细胞的电位变化规律

心肌细胞的生物电变化表现为细胞膜内外的电位变化（图 8-1）。

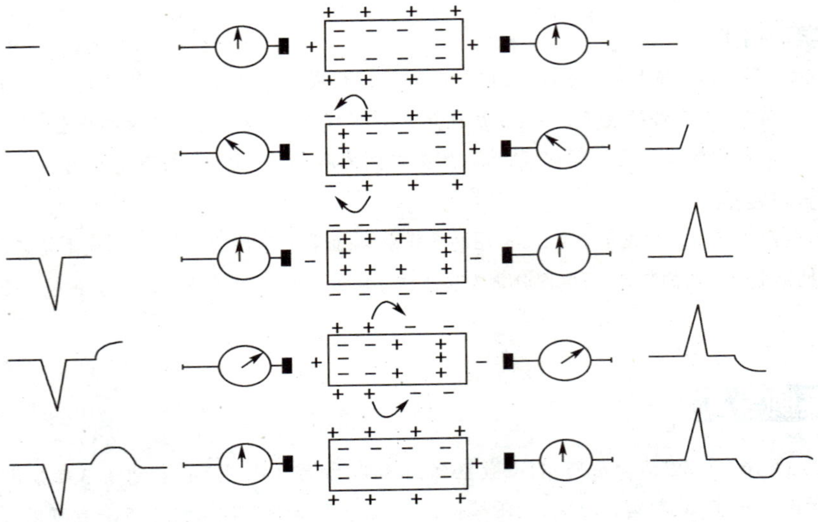

图 8-1　心肌细胞除极和复极过程以及细胞膜内外电位变化示意图

1. 静息状态　心脏电生理研究指出：静止的心肌细胞保持复极化状态，细胞膜外侧集聚着带正电荷的阳离子，细胞膜内侧集聚着同等数量带负电荷的阴离子，两侧保持平衡的极化状态，不产生电位变化，故细胞表面无电位差，此时探测电极描记出一水平线。

2. 心肌细胞的除极　当心肌细胞一端的细胞膜受到一定强度的刺激（阈刺激）时，心肌细胞膜对钾、钠、氯、钙等离子的通透性发生改变，引起细胞膜内外阴、阳离子的流动，主要是钠离子内流，使细胞膜内外的正、负电荷分布发生逆转，受刺激部位的细胞膜出现除极化，使膜外侧带负电荷，膜内侧带正电荷，这一过程称为除极（depolarization）。由于已除极部位膜外带负电荷，临近未除极部分仍保持正电荷，两者之间构成一对电偶，产生电流。电源（正电荷）在前，电穴（负电荷）在后，电流的方向由电源流入电穴，并沿着一定的方向迅速扩展，而除极的方向是由电穴指向电源。此时若在面对正电荷（即面对电源）端置一探测电极，可描记出向上的波，反之，探测电极面对负电荷（即面对电穴）则描记出向下的波。若探测电极置于细胞中央处则描记出先正后负的双向波。随着除极的迅速推进，直至整个心肌细胞除极完毕，细胞膜内外分别均匀地聚集正、负电荷，细胞膜外的电位差消失，无电流存在，则描记为一平线。

3. 心肌细胞的复极　心肌细胞完成除极后，由于心肌细胞的代谢作用，再经过细胞膜内外阴、阳离子的流动，主要是钾离子外流，使心肌细胞恢复到细胞膜外侧带正电荷，膜内侧带负电荷，这一过程称为复极（repolarization）。此时细胞内外两侧的各种离子基本回复到除极前的分布状态，复极完成后，整个心肌细胞恢复到静息状态水平。复极过程与除极过程方向一致，但因复极化的电偶是电穴在前，电源在后，复极方向总是由电源指向电穴，故描记的复极波方向与除极波方向相反。

心电图检查是将探测电极置于体表来记录心脏产生的电位变化，而不是置于单个心肌细胞膜内或膜外来记录其电位变化。因此，单个心肌细胞在除极和复极过程中膜内外的电位变化与心电图不同，正常人心室的除极是从心内膜逐渐向心外膜方向进行除极，而复极是从心外膜逐渐向心内膜方向进行的，故心电图检查所描记到的除极波方向与复极波方向一致。

在人体体表所描记到的心脏电位强度受多种因素的影响，其中心肌细胞的数量（心肌厚度）与其成正比；探测电极位置和心肌细胞之间的距离与其成反比；探测电极的方位和心肌除极的方向所构成的角度有关，夹角越大，心电位在导联上的投影越小，电位越弱（图 8-2）。

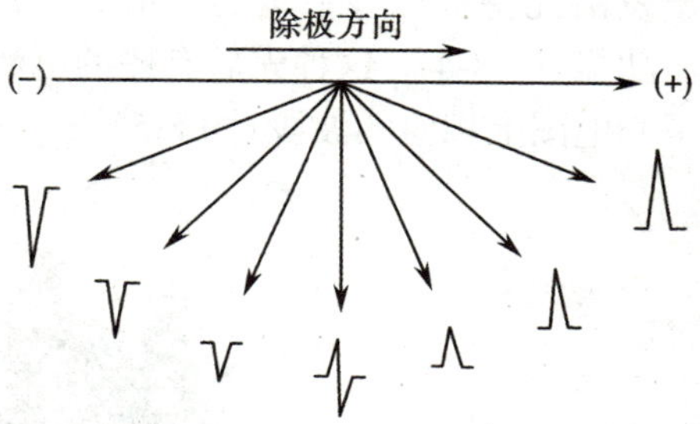

图 8-2　探测电极方向与心电除极方向

## （二）心电向量

物理学上用来表明既有数量大小，又有方向性的量叫做向量（vector），亦称矢量。如前所述，心肌细胞在除极和复极时可产生电偶。电偶两极的电荷数目聚集得越多，两极间的电位差越大。电偶既有数量大小，又有方向性，故电偶是向量。通常规定电偶正极所指的方向作为电偶的方向，故电偶的方向是由电穴指向电源。由心脏所产生的心电变化不仅具有量值，而且还具有方向性，故称心电向量。通常用长度表示其电位的量值，而用箭头表示其方向。心肌细胞除极和复极时产生的心电向量分别称为除极向量和复极向量。除极向量的方向与除极方向一致，而复极向量的方向与复极方向相反。

心脏由许多心肌细胞组成，这些心肌细胞排列方向不一。心脏在电激动过程中将产生许多大小方向均不相同的心电向量。一般按照向量综合的原理把某一瞬间许多大小、方向不同的向量综合成一个向量，这就是瞬间心电综合向量。由无数个依次产生的瞬间心电综合向量组成了心脏的除极向量和复极向量。

心电综合向量合成原理：若同一轴上的两个心电向量的方向相同者，其综合向量为两者之和，方向与原来的方向相同；若方向相反者，其综合向量为两者之差，方向与较大的向量方向一致；若两个心电向量的方向构成一定的角度者，则可按照平行四边形法则，取其对角线为综合向量（图 8-3）。

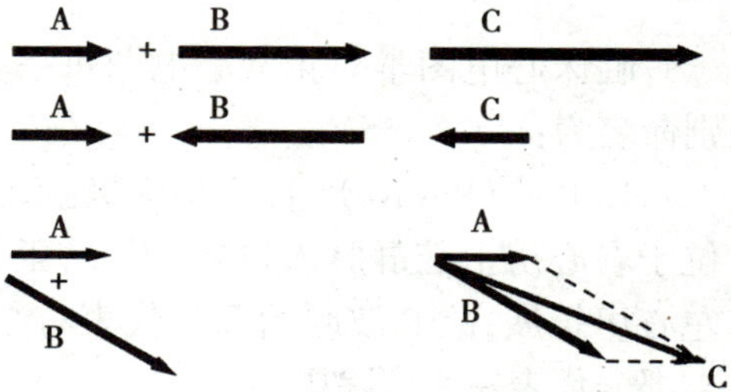

图 8-3　向量的综合方法

心脏是一个立体器官，它产生的瞬间心电综合向量在空间指向四面八方，将每一瞬间心电综合向量的尖端连成一点，则在整个心动周期中随着时间的推移，把移动的各点连接起来的环形轨迹就构成空间心电向量环，分别有 P 环、QRS 环及 T 环，它们分别代表心房除极的瞬间、心室除极和复极的瞬间产生的既有大小又有方向的瞬间综合心电向量。

因此，临床上由体表所描记的心电变化，均是全部参与电激动的心肌细胞所产生的电位变化按上述原理综合的结果。

## 二、心电图各波段的组成与命名

心脏的起搏传导系统由窦房结、结间束（分为前、中、后结间束）、房间束（起自前结间束，称 Bachmann 束）、房室结、房室束或希氏束（Hisbundle）、左束支（分为左前分支、左后分支）、右束支以及浦肯野纤维（Purkinie fibers，PF）所构成。心脏每一心动周期顺序出现的心电变化与其传导系统密切相关。正常心脏的电激动起源于窦房结，并从此出发沿此特殊传导系统的通道下传，先后兴奋心房和心室，使心脏收缩，执行心脏泵血功能（图 8-4）。这种先后有序的电激动的传播，将引起心脏一系列的电位变化，形成了心电图上相应的波段（图 8-5）。

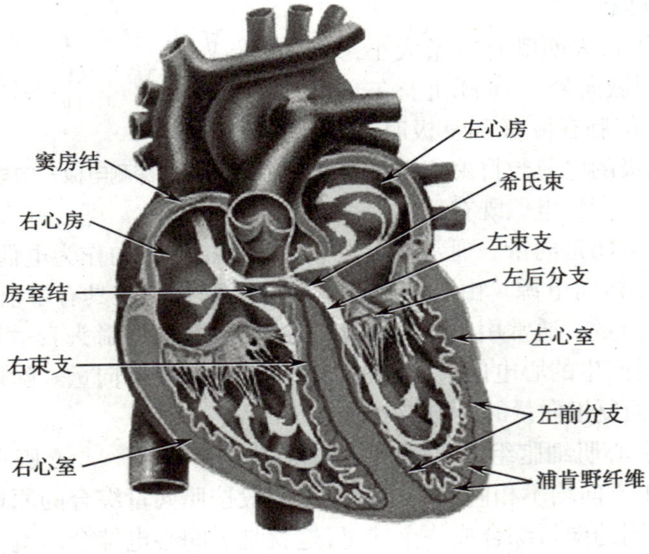


图 8-4 心脏传导系统示意图

临床心电图学对正常心电图每一心动周期的一系列波段规定了统一的名称，分别命名为：

1. P 波（P wave） 即心房除极波，反映心房除极过程的时间和电位改变。窦房结位于右心房上腔静脉入口处，因此，正常窦房结所发出的冲动，从右心房开始逐渐向左心房扩展，故 P 波起始部分代表右心房除极，中间部分代表左右心房都在除极，终末部分代表左心房除极。

2. Ta 波（Ta wave） 反映心房的复极过程，也称心房复极波，在心电图上很难辨认。

笔记

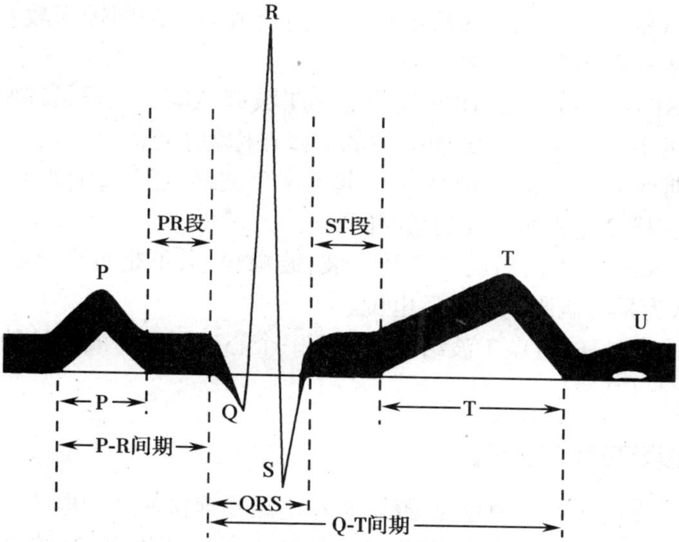


图 8-5 心电图各波段的示意图

3. P-R 段(P-R segment) 是指 P 波终点到 QRS 波群起点间的线段(实为 PQ 段,传统称为 P-R 段),反映心房复极过程及房室结、希氏束、束支的电活动所需的时间。

4. P-R 间期(P-R interval) 包括 P 波和 P-R 段在内,反映心房开始除极至心室开始除极的时间,即电激动从窦房结传到心室所需要的时间。

5. QRS 波群(QRS wave) 即心室除极波,反映左、右心室肌除极时的电位变化和时间变化。由于探测电极的位置不同,QRS 波在各导联上所形成心电图的波形不一,统一命名原则如下:在 QRS 波群中出现的第一个负向波称为 Q 波;第一个出现的正向波称为 R 波;R 波后的第一个负向波称为 S 波;S 波之后再出现的正向波称为 R′波;R′波后再出现的负向波称为 S′波。如 QRS 波群只有负向波统称为 QS 波。各波的大小,分别以英文字母的大、小写形式来表示。波形的波幅≥0.5mV,用大写的英文字母 Q、R、S 表示;波形的波幅 <0.5mV,用小写的英文字母 q、r、s 表示。如果在等电线同侧,一个波上可见 2 个或 2 个以上的转折点,称为切迹或顿挫(图 8-6)。正常心室的除极始于室间隔中部,从左向右方向除极,然后左右心室游离壁从心内膜向心外膜方向除极,左心室基底部和右心室肺动脉圆锥部是心室肌最后除极的部位。这种规律的心室肌除极顺序,对于理解不同形态的 QRS 波群的形成尤为重要。

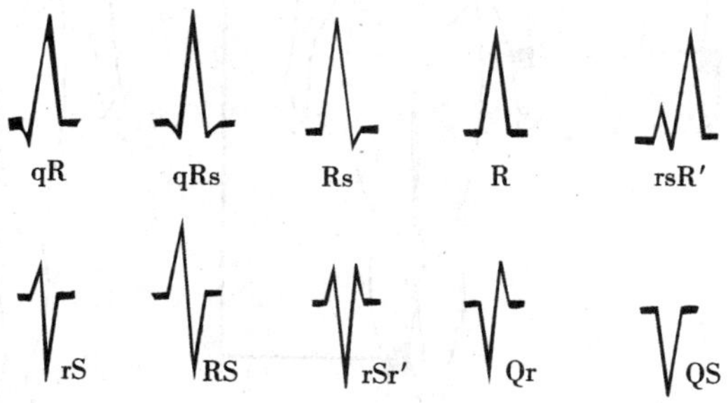


图 8-6 QRS 波群的命名示意图

6. T 波(T wave) 指 QRS 波后出现一个向上或向下的圆钝而较宽的波,反映心室晚期快速复极过程的电位变化。

7. ST 段(ST segment) 指 QRS 波终点至 T 波起点间的线段,反映心室复极早期缓慢复极过程的电位变化。其与 QRS 波的交接点称为 J 点。

8. QT 间期(QT interval) 指 QRS 波起点至 T 波终点间的时间,反映心室开始除极到心室复极完毕全过程所需要的总时间。

9. U 波(U wave) T 波后的一个较小波,波幅很小,不是每个导联都出现。发生机制不清,多认为是心肌激动的激后电位。

10. TP 段(TP segment) T 波结束后至下一个心动周期 P 波开始的平段。通常以 TP 段作为等电线(基线)。

## 三、心电图的导联体系

导联(lead)在电子学的原意是导线,指在电路中连接两点的电线。将电极置于人体的任何两点并通过导线与心电图机电流计的正负极相连接,这种放置电极与心电图机连接的线路,称为心电图导联。电极位置与连接方法不同,可组成不同的导联。目前临床应用最普遍的是由 Einthoven 创设的国际通用导联体系(lead system),称为常规心电图导联体系,共包括 12 导联。

### (一)双极肢体导联

双极肢体导联(bipolar limb leads)亦称标准导联(standard leads),反映心电变化在两肢体之间的电位差变化(图 8-7)。

1. 标准Ⅰ导联 心电图机的正极与左上肢电极相连,负极与右上肢电极相连,反映左上肢与右上肢的电位差。

2. 标准Ⅱ导联 心电图机的正极与左下肢电极相连,负极与右上肢电极相连,反

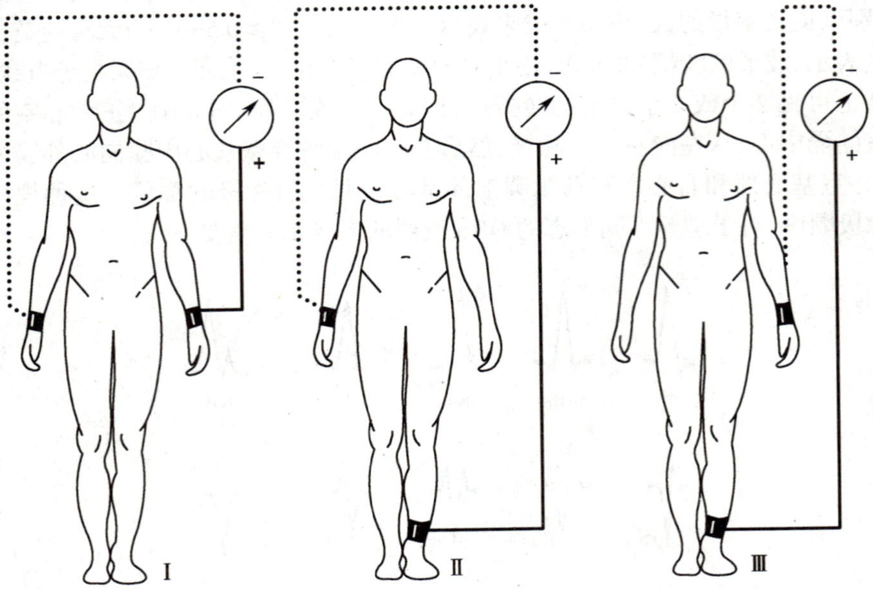


图 8-7 标准导联连接方法示意图

映左下肢与右上肢的电位差。

3. 标准Ⅲ导联　心电图机的正极与左下肢电极相连，负极与左上肢电极相连，反映左下肢与左上肢的电位差。

## （二）加压单极肢体导联

标准导联只是反映体表某两点之间的电位差，而不能探测某一点的电位变化，如果把心电图仪的负极接在零电位点上，把正极即探测电极接在人体任一点上，就可以测得该点的电位变化，这种导联方式称为单极导联。把左上肢、右上肢和左下肢的三个电极各通过5000欧姆高电阻，然后用导线连接在一点，组成无干电极或称为中心电端(central terminal)。中心电端的电位在整个心脏激动过程中的每一瞬间始终稳定，接近于零。在临床上，就是将心电图仪的负极与中心电端连接，探测电极分别连接人体的左上肢、右上肢、左下肢，即构成单极肢体导联，分别称为左上肢单极导联（VL）、右上肢单极导联（VR）和左下肢单极导联（VF）。

由于单极肢体导联（VL、VR、VF）的心电图形波幅较小，不便于观测。为此，在描记某一个肢体的单极导联心电图时，将该肢体与中心电端的连接线断开，这样就可使心电图波形的波幅增加50%，这种导联方式称为加压单极肢体导联（图8-8）。加压单极肢体导联负极电位几乎为零，正极所测出的电位是该处的实际电位改变。

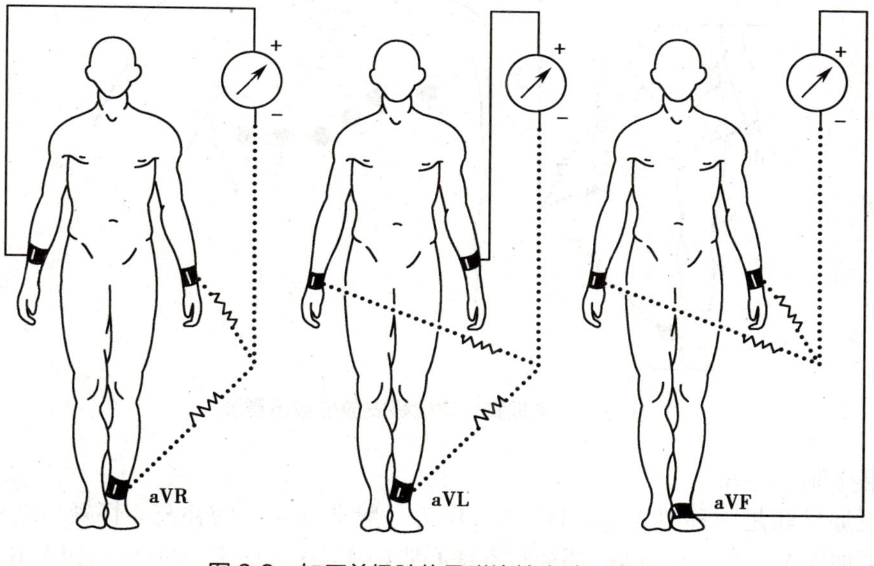


图8-8　加压单极肢体导联连接方法示意图

1. 加压单极右上肢导联（aVR）　心电图机正极接右上肢，负极通过中心电端与左上肢和左下肢相连。

2. 加压单极左上肢导联（aVL）　心电图机正极接左上肢，负极通过中心电端与右上肢和左下肢相连。

3. 加压单极左下肢导联（aVF）　心电图机正极接左下肢，负极通过中心电端与右上肢和左上肢相连。

## （三）胸导联

胸导联（chest leads）属单极导联。将探测电极分别放置在胸前的一定部位，负极

笔记

与中心电端相连，这就是胸导联。这种导联方式，探测电极离心脏很近，只隔着一层胸壁，因此，心电图波形波幅较大。常规胸导联有 $V_1$~$V_6$，又称心前区导联（图 8-9），安放电极位置及其主要临床意义：

$V_1$ 导联：探测电极置于胸骨右缘第 4 肋间，反映面对右心室壁的电位改变。

$V_2$ 导联：探测电极置于胸骨左缘第 4 肋间，反映面对右心室壁的电位改变。

$V_3$ 导联：探测电极置于 $V_2$ 与 $V_4$ 连线的中心，反映左、右心室移行处（过渡区）的电位改变。

$V_4$ 导联：探测电极置于左锁骨中线与第 5 肋间相交处，反映左、右心室移行处（过渡区）的电位改变。

$V_5$ 导联：探测电极置于左腋前线与 $V_4$ 水平线相交处，反映面对左心室壁的电位改变。

$V_6$ 导联：探测电极置于左腋中线与 $V_4$ 水平线相交处，反映面对左心室壁的电位改变。

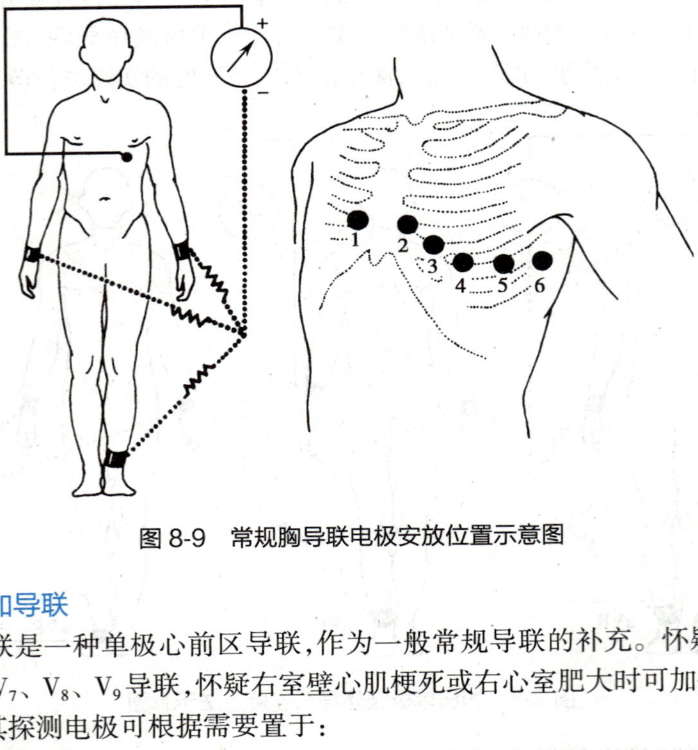


图 8-9 常规胸导联电极安放位置示意图

### （四）附加导联

附加导联是一种单极心前区导联，作为一般常规导联的补充。怀疑后壁心肌梗死时可加作 $V_7$、$V_8$、$V_9$ 导联，怀疑右室壁心肌梗死或右心室肥大时可加作 $V_3R$、$V_4R$、$V_5R$ 导联。其探测电极可根据需要置于：

$V_7$ 导联：探测电极置于左腋后线与 $V_4$ 同一水平处，有助于后壁心肌梗死的诊断。

$V_8$ 导联：探测电极置于左肩胛线与 $V_4$ 同一水平处，有助于后壁心肌梗死的诊断。

$V_9$ 导联：探测电极置于后正中线左侧脊柱旁与 $V_4$ 同一水平处，有助于后壁心肌梗死的诊断。

$V_3R$ 导联：探测电极置于右胸前壁，位置与 $V_3$ 处相对称处，有助于右心病变的诊断，尤其对右室壁心肌梗死的诊断有帮助。

$V_4R$ 导联：探测电极置于右胸前壁，位置与 $V_4$ 处相对称处，有助于右心病变的诊断，尤其对右室壁心肌梗死的诊断有帮助。

笔记

$V_5R$ 导联：探测电极置于右胸前壁，位置与 $V_5$ 处相对称处，有助于右心病变的诊断，尤其对右室壁心肌梗死的诊断有帮助。

### （五）导联轴

某一导联正负两极之间的假想连线称该导联的导联轴，方向由负极指向正极。这样，6 个肢体导联就可以有 6 个不同方向的导联轴。如果将右上肢、左上肢和左下肢设想为一个以心脏为核心的等边三角形的三个顶点 R、L、F，中心电端位于三角形的中心，于是，标准导联的导联轴可以画一个等边三角形来表示。R 与 L 的连线代表Ⅰ导联的导联轴，R 侧为负，L 侧为正；同理 R 与 F 的连线代表Ⅱ导联的导联轴，R 侧为负，F 侧为正；L 与 F 的连线代表Ⅲ导联的导联轴，L 侧为负，F 侧为正。等边三角形的中心相当于零电位点或中心电端，按导联轴的定义不难看出 OR、OL 、OF 分别是单极肢体导联 VR、VL、VF 的导联轴。标准导联和加压单极肢体导联的导联轴都位于额面。为了更清楚地表明这六个导联轴之间的关系，可将三个标准导联的导联轴平行移动到三角形的中心，使各导联轴均通过中心电端 0 点，再加上加压单极肢体导联的三个导联轴，这样就构成额面六轴系统（hexaxial system）。每一个导联轴从中心 0 点分为正负两半，各个轴之间均为 30°，从Ⅰ导联正侧端顺钟向的角度为正，逆钟向的角度为负，例如Ⅰ导联的正侧为 0 度，负侧为 ±180°；aVF 导联的正侧为 +90°，负侧为 −90°，Ⅱ导联的正侧为 +60°，负侧为 −120°（或 +240°），依次类推。六轴系统对测定额面心电轴及判断肢体导联心电图波形很大帮助（图 8-10）。

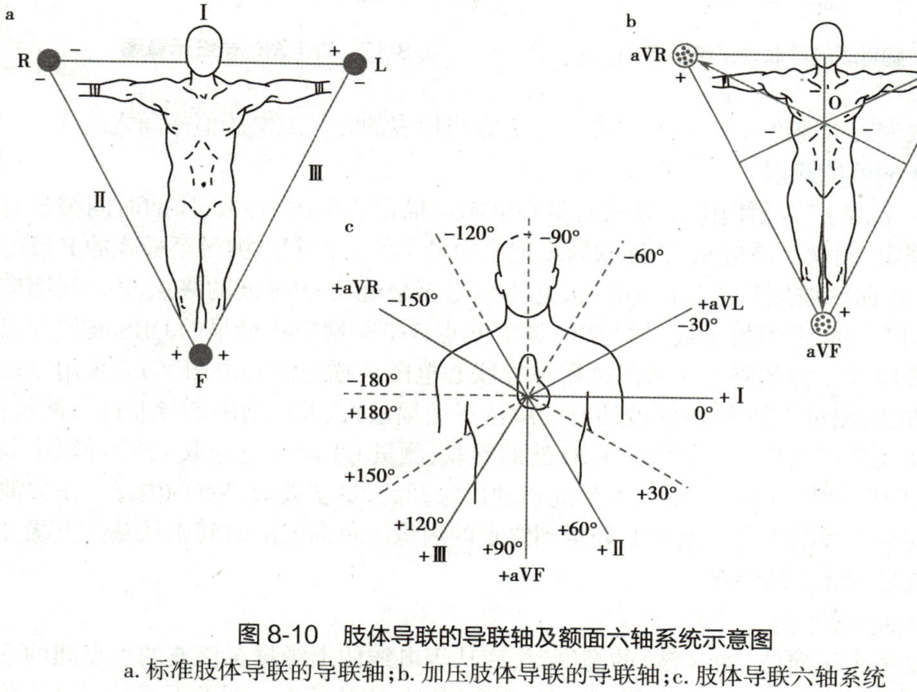


图 8-10　肢体导联的导联轴及额面六轴系统示意图

a. 标准肢体导联的导联轴；b. 加压肢体导联的导联轴；c. 肢体导联六轴系统

同样，6 个胸导联的导联轴分别从人体水平面的不同部位探测心电活动，以中心电端为中心，探测电极侧为正，其对侧为负，构成了胸导联的额面六轴系统，对判断胸导联心电图波形有帮助（图 8-11）。

笔记

## 四、心电图的测量

心电图是一种具有正向波及负向波的波形曲线，可以直接将图形描记在心电图记录纸上。心电图记录纸是一种由纵线和横线划分成无数个 1mm×1mm 的小方格组成的记录纸（图 8-12），横向距离（小格的宽度）代表时间，用来计算各波和各间期所占的时间。按国内采用的 25mm/s 走纸速度描记心电图时，每两条纵线间（1mm）相当于 0.04 秒，5 小格（两根粗纵线之间）为 0.2 秒；纵向距离（小格的高度）代表电压，用来计算各波波幅的高度或深度。当输入定标电压为 1mV 时，正好能将心电记录器上的描笔上下移动 10mm，每两条横线间（1mm）相当于 0.1mV 的电压。5 小格（两根粗横线之间）为 5mm，相当于 0.5mV。

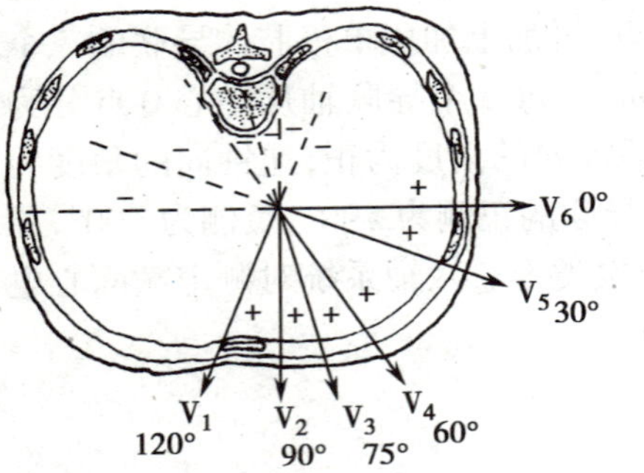


图 8-11 胸导联的导联轴系统示意图

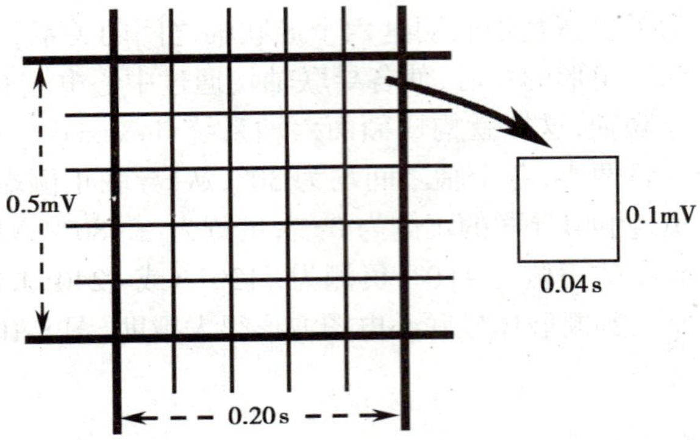


图 8-12 心电图记录纸示意图

若改变走纸速度或定标电压，则一个小方格代表的时间或电压值亦随之改变。

### （一）时间的测量

近年来由于广泛使用 12 导联同步心电图仪描记心电图，各波、段的时间测量有了新的规定：测量 P 波应从 12 导联同步记录中最早的 P 波起点测量至最晚的 P 波的终点；测量 QRS 波应从最早的 QRS 波起点测量至最晚的 QRS 波的终点；P-R 间期应从最早的 P 波起点测量至最早的 QRS 波的起点；QT 间期应从最早的 QRS 波的起点测量至最晚的 T 波的终点。如果采用单导联心电图仪描记的心电图，仍应采用以往的测量方法：测量 P 波和 QRS 波的时间应选择波幅最大、波形清晰的导联进行测量；测量 P-R 间期应选择 P 波宽大且有 Q 波的导联；测量 QT 间期应选取 12 个导联中最长的 QT 间期（图 8-13）。一般从波形起点的内缘开始，量至波形终点的内缘。正向波的时间应从基线的下缘开始上升处量到终点的内缘。负向波的时间则从基线上缘开始下降处量到终点的内缘。

### （二）波幅的测量

测量一个正向波（如 R 波）的高度时，应从等电线的上缘量至该波的顶点间的垂直距离；测量一个负向波（如 Q 波或 S 波）的深度时，应从等电位线的下缘量至该波的最低处间的垂直距离；若为双向波，则以正负相加的代数和来计算（图 8-14）。P 波起始前的水平线是测量 P 波波幅的参考水平线，QRS 波起始部是测量 QRS 波群、ST 段、T 波和 U 波波幅采用的参考水平线。所测量的波幅（即高度和深度）可以 mm 计。

笔记

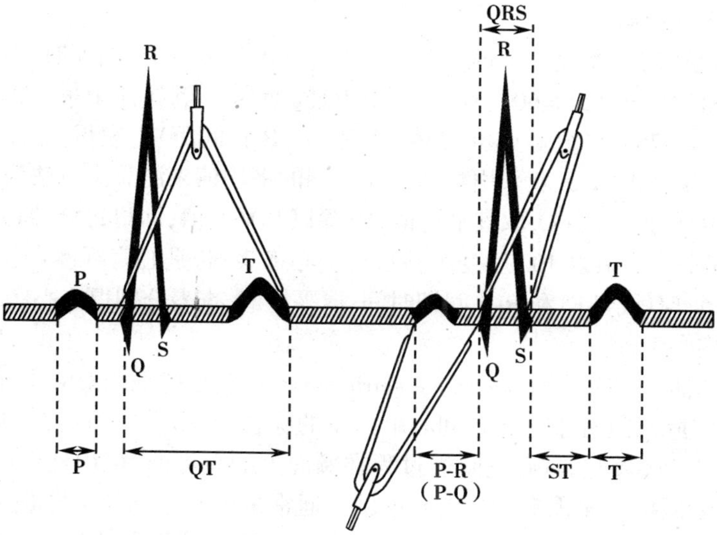


图 8-13　心电图各波段时间测量方法示意图

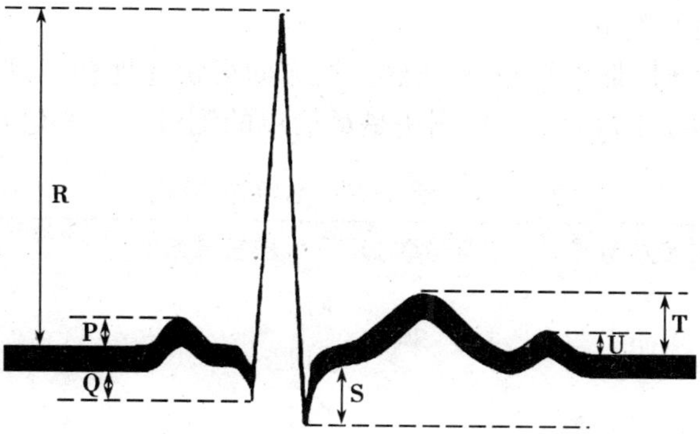


图 8-14　心电图各波波幅测量方法示意图

测量 ST 段移位时，通常取 J 点后 60ms 或 80ms 处为测量点。当 ST 段抬高时，测量该点 ST 段上缘至对照基线上缘的垂直距离；当 ST 段下移时，测量该点 ST 段下缘至对照基线下缘的垂直距离（图 8-15）。对照基线一般以 T-P 段为标准。临床上在报告 ST 段的测量结果时，应说明 ST 段测量点和 ST 段移位的类型（水平型、下垂型、上斜型）。

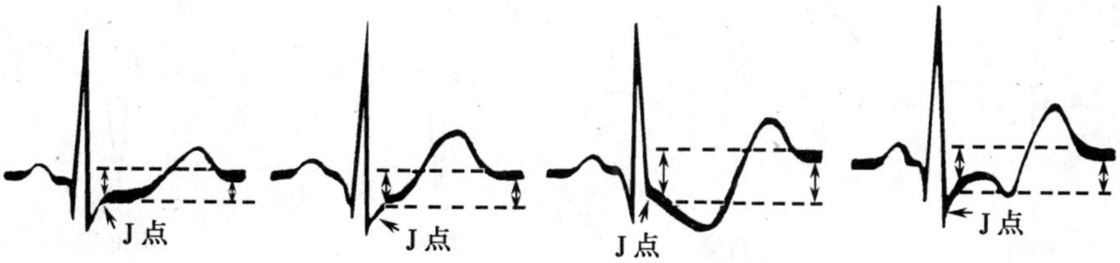


图 8-15　ST 段移位的测量示意图

### （三）心率的计算

1. 心律规则时　测量心率时，只需测量 1 个 P-P（或 R-R）间期时间（s），然后应用公式：每分钟心率（次 / 分）=60（s）/P-P（或 R-R）间期（s）。例如：P-P 间期时间为 0.8 秒，则心率为 60/0.8=75 次 / 分。亦可按 P-P 间距（或 R-R 间距）查表得到。

2. 心律不规则时　一般采用数个心动周期的平均值来测算。方法为：测量 5 个以上 P-P（或 R-R）间期时间（s），取其平均值，60 除以其平均值，即得每分钟心房率（或心室率）；也可取其平均值乘以 100 后变为整数再查心率表；若是心房纤颤（或心房扑动），应连续测量 10 个 f-f（或 F-F）和 R-R 间期时间，取平均值，查表分别得出心房率及心室率。

### （四）平均心电轴

平均心电轴亦称心电轴（cardiac electric axis），一般是指平均 QRS 电轴（mean QRS axis），它是心室除极过程中全部瞬间心电向量的综合，它是有空间性的，但临床心电图学通常是用它来代表左、右心室除极过程在额面上的总方向，可用任何两个肢体导联的 QRS 波群的振幅或面积来计算出心电轴。通常采用心电轴与Ⅰ导联正侧端所构成角度表示平均心电轴的偏移方向。正常人的心电轴在额面上的投影指向左下方，正常范围 0° ~+90°。临床上每份心电图的心电轴均有自己的方向和角度，心脏病变时该心电轴可能发生不同程度的偏移。

1. 平均心电轴的测量

（1）目测法：根据Ⅰ、Ⅲ导联 QRS 波群主波方向可快速地初步判断心电轴是否正常或左偏或右偏（表 8-1、图 8-16）。目测法是最简单的测量平均心电轴的方法。

表 8-1　目测法判断心电轴的标准

| Ⅰ导联 QRS 波群主波方向 | Ⅲ导联 QRS 波群主波方向 | 心电轴 |
|---|---|---|
| 向上 | 向上 | 不偏 |
| 向下 | 向上 | 右偏 |
| 向上 | 向下 | 左偏 |
| 向下 | 向下 | 不确定 |

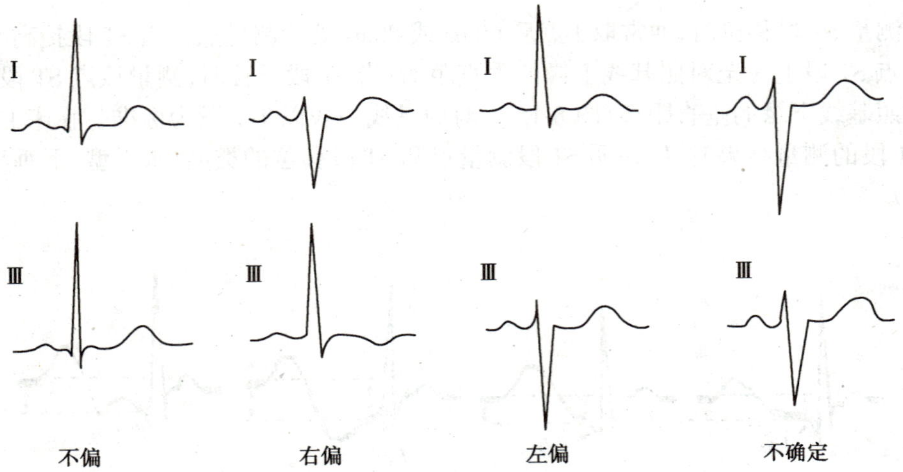


图 8-16　目测法判断心电轴的示意图

(2) 作图计算法：分别测量Ⅰ、Ⅲ导联 QRS 波波幅，将Ⅰ导联中的 QRS 波波幅的代数和记于六轴系统的Ⅰ导联轴上，将Ⅲ导联中 QRS 波波幅的代数和记于Ⅲ导联轴上。然后分别在Ⅰ、Ⅲ导联轴上的代数和的位置引一条垂直线；两条垂直线相交于一点，该点与中心电端的连接线即为心电轴，该轴与Ⅰ导联轴正侧的夹角即为心电轴的角度。根据该心电轴的位置即可判断心电轴偏移的方向及程度(图 8-17)。

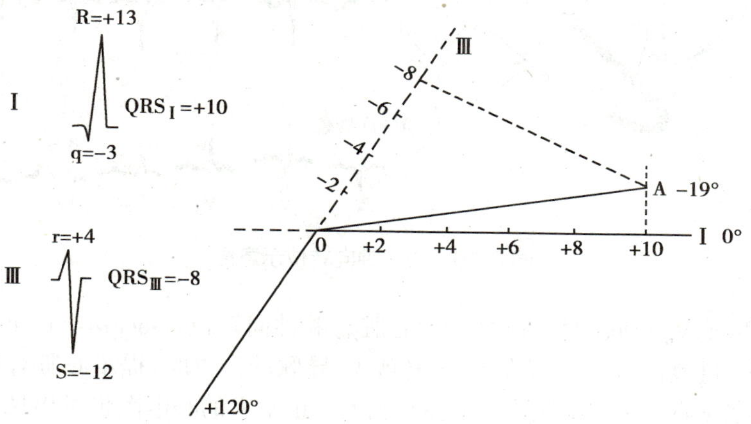


图 8-17 波幅计算法测定心电轴示意图

(3) 查表法：分别计算Ⅰ导联及Ⅲ导联 QRS 波群正负波波幅的代数和，将其数值从一专用的心电轴表中直接查得相应的额面心电轴角度。

2. 平均心电轴偏移的临床意义 临床上根据额面心电轴偏移的度数将其分为正常、轻、中、重度左偏或右偏；不确定电轴(indeterminate axis)(图 8-18)。心电轴的偏移，一般受年龄、体重、心脏在胸腔内的位置、左右心室的质量比、心室内传导系统的功能以及激动在室内的传导状态等因素的影响。正常人平均心电轴可变动于 0°~+90°之间；心电轴在 0°~−30° 之间者为“电轴轻中度左偏”；心电轴在 −30°~−90°之间为“电轴重度左偏”，见于横位心(肥胖体型、晚期妊娠及重症腹水等)、左心室肥大、左前分支阻滞等。心电轴在 +90°~+120°之间，称为“电轴轻中度右偏”，见于正常垂位心、右心室肥大、侧壁心肌梗死等；若心电轴在 +120°~+180°之间为“电轴重度右偏”，见于左后分支阻滞、重度右心室肥大、部分右心室流出道增大等。若心电轴在 −90°~−180°为“不确定电轴”，不确定电轴可见于正常人，亦可见于肺心病、高血压、冠心病等某些病理情况。

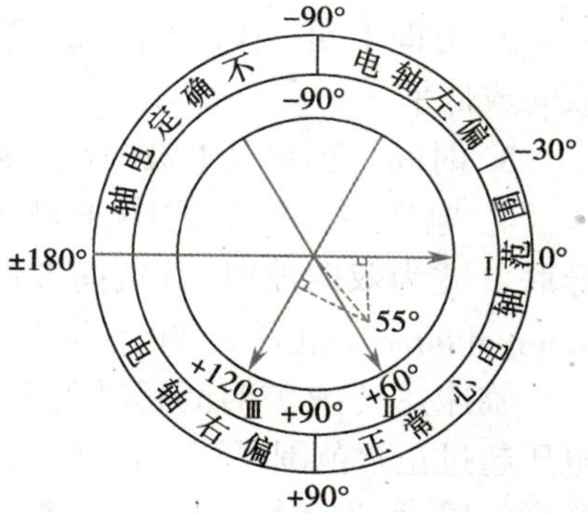


图 8-18 心电轴正常范围与偏移示意图

## (五) 钟向转位

钟向转位指心脏沿其长轴(自心尖向心底部观察)发生顺钟向或逆钟向的转动。可通过胸导联中左右心室过渡区波形出现的位置来判断(图 8-19)。正常人过渡区波形多出现在 $V_3$ 导联或 $V_4$ 导联上，其正向波与负向波之比约为 1。当过渡区波形出

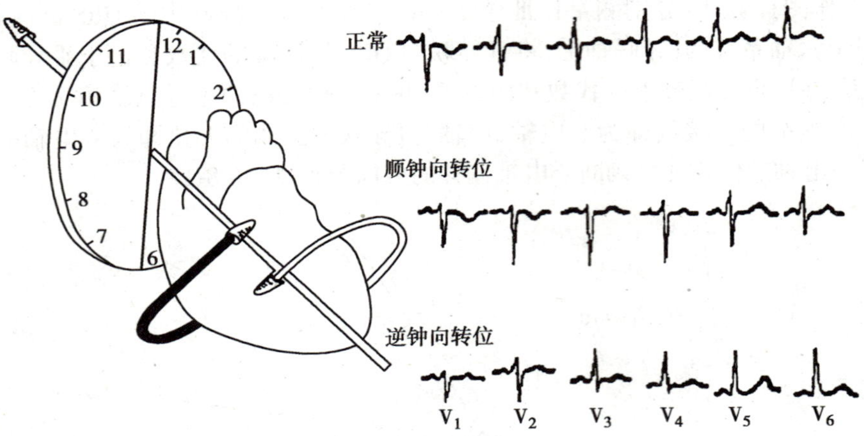


图 8-19 心脏钟向转位示意图

现在 $V_5$ 导联或 $V_6$ 导联的位置时，提示心脏有顺钟向转位（clockwise rotation），常见于右心室肥大；过渡区波形出现在 $V_1$ 导联或 $V_2$ 导联的位置时，提示心脏有逆钟向转位（counter clcockwise rotation），常见于左心室肥大。正常人的心电图也可出现这种转位图形，提示这种图形改变有时是心电位的变化，并不都是心脏在解剖位置上转位的结果。

## 五、正常心电图的波形特点与正常值

### (一) P 波

1. 形态　P 波的形态大部分导联呈圆钝形，有时可能有轻度切迹，但切迹双峰间距小于 0.04 秒。

2. 方向 Ⅰ、Ⅱ、aVF、$V_4$~$V_6$ 导联直立，aVR 导联倒置，Ⅲ、aVL、$V_1$~$V_3$ 导联可倒置、双向或低平。

3. 时间　正常人 P 波时间一般 <0.12 秒。

4. 电压　在肢导联中，P 波波幅 <0.25mV；在胸导联中，P 波波幅 <0.20mV。$V_1$ 导联 P 波为双向波时，其负向波的波幅与时间的乘积称为 $V_1$ 导联 P 波终末电势（P terminal force）。正常人 $Ptf_{V1}$（绝对值）<0.04mm·s。

临床意义：P 波时间超过正常范围，见于左房肥大或不完全性房内传导阻滞；P 波电压超过正常范围，见于右房肥大或右房内压力增高。P 波在 aVR 导联直立，Ⅱ、aVF 导联倒置，称为逆行 P 波，表示激动起源于房室交界区。

### (二) P-R 间期

成人 P-R 间期的正常范围为 0.12~0.20 秒。P-R 间期与年龄及心率快慢有关，年龄越小、心率越快，P-R 间期越短。

临床意义：P-R 间期延长，表示有房室传导阻滞；P-R 间期缩短，多见于预激综合征。

### (三) QRS 波群

1. 形态与电压

(1) 肢体导联：①形态：一般Ⅰ、Ⅱ、aVF 导联的 QRS 波群主波向上，呈 qR、RS 或 R 型；Ⅲ、aVL 导联变化较多；少数人在 aVL、aVF 导联中呈 QR 型；aVR 导联的 QRS 波群

笔记

主波向下，可呈 rS、rSr′、Qr 或 QS 型。②电压：aVR 导联的 R 波 <0.5mV，aVL 导联的 R 波 <1.2mV，aVF 导联的 R 波 <2.0mV，Ⅰ导联的 R 波 <1.5mV，Ⅱ导联的 R 波 <2.5mV，Ⅲ导联的 R 波 <1.5mV，$R_{Ⅰ}+S_{Ⅲ}$<2.5mV，$R_{Ⅱ}+R_{Ⅲ}$<4.0mV。

(2) 胸导联：①形态：$V_1$、$V_2$ 导联的 QRS 波群多呈 rS 型；$V_5$、$V_6$ 导联的 QRS 波群多呈 qR、qRs、Rs 或 R 型；$V_3$、$V_4$ 导联的 QRS 波群呈 RS 型（R 波与 S 波振幅大致相等）。②电压：$V_1$ 导联的 R 波 <1.0mV，$V_5$ 导联的 R 波 <2.5mV；$V_1$ 导联的 R/S<1，$V_5$ 导联的 R/S>1，$Rv_5+Sv_1$<3.5mV（女性）或 4.0mV（男性），$Rv_1+Sv_5$<1.2mV。

2. 时间　一般测量标准导联中最宽的 QRS 波群，或在 $V_3$ 导联中测量之，正常成人 QRS 波时间多数为 0.06~0.10 秒，最宽不超过 0.12 秒。儿童 0.04~0.08 秒。

临床意义：QRS 波群时间超过 0.12 秒，表示室内传导障碍。QRS 波群电压超过上述指标，考虑左或右心室肥厚，若每个肢体导联的 QRS 波群的正向波和负向波的绝对值相加都不超过 0.5mV 或每个胸导联 QRS 波群的正向波和负向波的绝对值相加都不超过 0.8mV，称为低电压，常见于心包积液、肺气肿、甲状腺功能低下、胸腔积液或积气、高度水肿和肥胖人等。

3. R 峰时间　指从 QRS 波群的起点到 R 波峰所做垂直线之间的水平距离。若 R 波有切迹或有 R′波，则以最后的 R 波峰为准。它代表心室激动波从心室肌的内膜面到达外膜面的时间，借以了解心室是否肥厚。正常人 $V_1$ 导联的 R 峰时间不超过 0.03 秒，$V_5$ 导联的 R 峰时间不超过 0.05 秒。

4. Q 波　除 aVR 导联可呈 QS 或 Qr 型外，其他导联的 Q 波波幅不超过同导联 R 波的 1/4，时间 <0.04 秒。$V_1$、$V_2$ 导联不应有 q 波，但可以呈 QS 型；$V_5$、$V_6$ 导联经常可见到正常范围的 q 波。如出现超过正常范围的 Q 波称为异常 Q 波，常见于心肌梗死、心肌病等。

### （四）J 点

QRS 波群的终点与 ST 段起始的交接点，称为 J 点。一般位于等电线上，可随 ST 段的偏移而发生移位。有时可因心肌提早复极等原因发生 J 点上移，还可由于心动过速等原因，使心房复极与心室除极并存，导致心房复极波重叠于 QRS 波群的后段，发生 J 点下移。

辨别不清 J 点会直接影响 ST 段测量的准确性。

### （五）ST 段

正常的 ST 段为一等电线，但可有轻度向上或向下偏移，下移在 R 波为主的导联上不应超过 0.05mV；而 $V_1$、$V_2$ 导联 ST 段上移不超过 0.3mV，$V_3$ 导联 ST 段上移不超过 0.5mV，其余导联不应超过 0.1mV。

临床意义：ST 段下移超过 0.05mV 提示心肌缺血或心肌损伤；ST 段异常上抬多见于急性心肌梗死、变异型心绞痛、急性心包炎等。

### （六）T 波

1. 形态　T 波钝圆而宽大，波形多不对称，其前肢（T 波起始点至波峰或波谷）较长，后肢（T 波波峰或波谷至 T 波终末）较短。

2. 方向　正常 T 波的方向常和 QRS 波群的主波方向一致，在Ⅰ、Ⅱ、$V_4$~$V_6$ 导联直立，aVR 导联倒置，其他导联可以直立、双向或倒置，但若 $V_1$ 导联直立，$V_3$ 导联就不应倒置。

笔记

3. 电压　心前区导联中，T 波较高，可高达 1.2~1.5mV，但不应超过 1.5mV，在以 R 波为主的导联上，T 波不应低于同导联 R 波的 1/10。

临床意义：T 波显著增高（尤其是双肢对称），可见于心肌梗死早期、高血钾；T 波低平或倒置，见于心肌缺血、心肌损伤、低血钾。

### （七）QT 间期

QT 间期一般为 0.32~0.44 秒，其长短与心率的快慢有密切关系，心率越快，QT 间期越短，反之则越长。由于 QT 间期受心率的影响很大，所以常用校正的 QT 间期，即 $QTc=Q\text{-}T/\sqrt{R\text{-}R}$。正常 QTc 的最高值为 0.44 秒，超过此限即为延长。QT 间期延长伴 T 波异常可出现极为严重的心律失常。

临床意义：QT 间期延长，见于先天性长 QT 间期综合征、低血钾、低血钙、心肌缺血、心肌损害、胺碘酮等药物影响或中毒；QT 间期缩短：见于洋地黄效应、高血钙等。

### （八）U 波

在 T 波后 0.02~0.04 秒出现的小波，其方向一般与 T 波一致，波幅很小，不高于同导联 T 波，一般在胸导联 $V_2$~$V_4$ 导联较清楚，其电压可高达 0.2~0.3mV。

临床意义：U 波明显增高，常见于低血钾等；U 波倒置见于高血钾、心肌缺血、心肌梗死等。

## 六、小儿心电图特点

小儿心电图（infantile electrocardiogram）指小儿不同年龄组的心电图。小儿作为特殊群体，生理发育过程迅速，其解剖学与生理学特点均与成人不同，心电图也与成人有明显不同。小儿年龄越小，心电图变化越大。总的趋势可概括为自起初的右心室占优势型转变为左心室占优势型的过程，其具体特点归纳如下：

1. 小儿心率较成人快　不同的年龄，心率的波动范围较大，生后 1 周内的新生儿心率较慢。生后 1 周至 1 月心率最快，可达 120~140 次 / 分，以后随着发育，心率再逐渐减慢，至 10 岁以后即可大致保持在成人的心率水平，即 60~100 次 / 分。小儿的 P-R 间期较成人为短，7 岁以后趋于恒定（0.10~0.17 秒），小儿的 QTc 间期较成人略长。

2. 小儿的 P 波的时间较成人稍短　正常 P 波的时间为婴儿 0.04~0.07 秒；儿童 0.06~0.10 秒，超过应视为延长；P 波的电压在新生儿较高，新生儿由于肺动脉压较高，在肢体导联其电压可达 0.3mV，以后则较成人为低。

3. 婴幼儿常呈右心室占优势的 QRS 图形特征　可出现电轴右偏、右心室的部分表现：Ⅰ导联有深 S 波；$V_1$ 导联多呈高 R 波，而 $V_5$、$V_6$ 导联常出现深 S 波；$V_1$ 导联的 R 波电压随年龄增长逐渐减低，$V_5$ 导联的 R 波随年龄增长逐渐增高。小儿 Q 波较成人深（常见于Ⅰ、Ⅲ、aVF 导联）；3 个月以内婴儿的 QRS 初始向量向左，因而 $V_5$、$V_6$ 导联常缺乏 q 波。

4. 小儿 T 波的变异较大　在新生儿期，其肢体导联及右胸导联常出现 T 波低平、倒置。

## 七、老年人心电图特点

在老年人中，不论有无心脏病，其心血管系统在形态学和功能方面均发生了一系列生理上的退行性变化，心脏的电激动自起搏点经特殊传导系统到心肌普遍延缓，导

笔记

致心电图各波的电压降低、时间延长。老年人心电图完全正常者不足受检总人数的1/5~2/5，异常心电图的出现率可高达青年人的3倍以上。老年人心电图有以下特点：

1. P波电压低　P波电压低的主要原因与心房内传导阻滞有关。

2. P-R间期轻度延长　与房室传导延缓有关。

3. QRS波群时间延长　老年人心电图QRS波群时间比中青年人延长，这与肺气肿、脊柱后凸所引起的心脏位置改变有关，也与胸壁的厚度有关。

4. QT间期延长　QT间期随年龄增长而延长，但不超过青年人的正常上限值。

5. 可有心电轴左后偏移。

6. ST-T波改变　可出现T波电压降低。

（彭正禄）

# 第二节　异常心电图

## 一、心房、心室肥大

### （一）心房肥大

心房壁较薄，故心房肥大时多表现为心房腔的扩大，较少表现为心房肌肥厚。心电图主要表现为P波形态、时间及振幅的改变。可分为左心房肥大、右心房肥大和双侧心房肥大。由于左、右心房的解剖位置、激动顺序和除极向量不同，从而使P波有不同的改变。

1. 左心房肥大（left atrial enlargement）　正常情况下左心房除极晚于右心房。当左心房肥大时，使左心房的除极时间延长，表现为P波时间延长、双峰间距增大。

（1）心电图特征

1）P波增宽，其时间延长≥0.12秒，常呈双峰型，双峰间距≥0.04秒，以Ⅰ、Ⅱ、aVL导联明显。

2）P-R段缩短，P波时间与P-R段时间之比>1.6。

3）$V_1$导联P波常呈先正后负的双向波（负向明显深宽），P波终末电势（$Ptf_{V1}$）的绝对值≥0.04mm·s（图8-20）。P波终末电势是$V_1$导联负向P波的时间乘以负向P波的振幅。

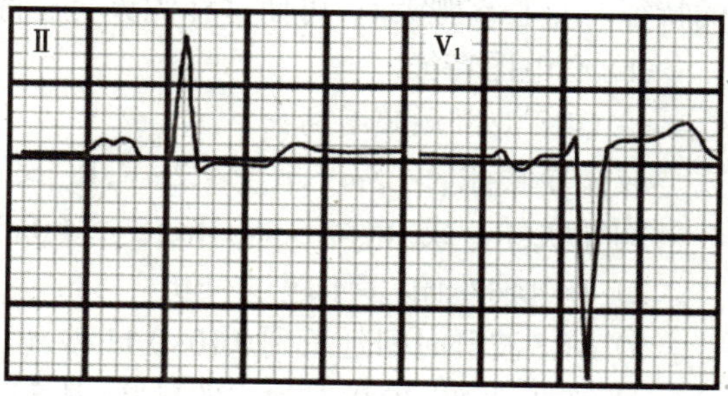

图8-20　左心房肥大

（2）病因：常见于风湿性心脏病，尤其是二尖瓣狭窄，所以又称"二尖瓣型P波"。其他病因如扩张型心肌病、高血压、慢性左心衰竭等引起的左心房肥大也可出现类似的心电图表现。

2. 右心房肥大（right atrial enlargement）　正常情况下右心房除极早于左心房，且早结束。当右心房肥大时，其除极时间虽延长，但整个心房的总除极时间并不延长，心电图主要表现为P波振幅增高。

（1）心电图特征

1）P波高尖，振幅≥0.25mV，以Ⅱ、Ⅲ、aVF导联最明显。

2）$V_1$、$V_2$ 导联 P 波，直立时振幅≥0.15mV；双向时其振幅的算术和≥0.20mV。

3）P 波时间正常，<0.12 秒（图 8-21）。

（2）病因：常见于肺源性心脏病，所以又称“肺型 P 波”。房间隔缺损、肺动脉高压、法洛四联症等引起的右心室肥大也可出现类似的心电图表现。

3. 双心房肥大（biatrial enlargement）　双心房肥大时，心房除极向量增大，除极时间延长，心电图表现为 P 波振幅增大，时间延长。

（1）心电图特征

1）P 波高大、增宽，呈双峰型，振幅≥0.25mV，时间≥0.12 秒，双峰间距离≥0.04 秒。

2）$V_1$ 导联 P 波高大双向，上下振幅均超过正常范围（图 8-22）。

（2）病因：多见于严重的先天性心脏病。

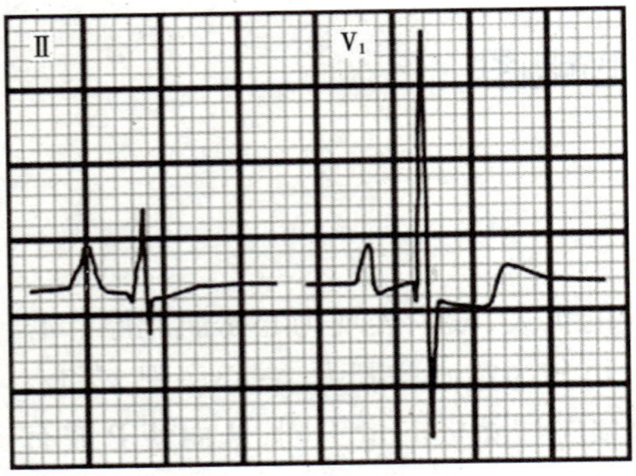

图 8-21　右心房肥大

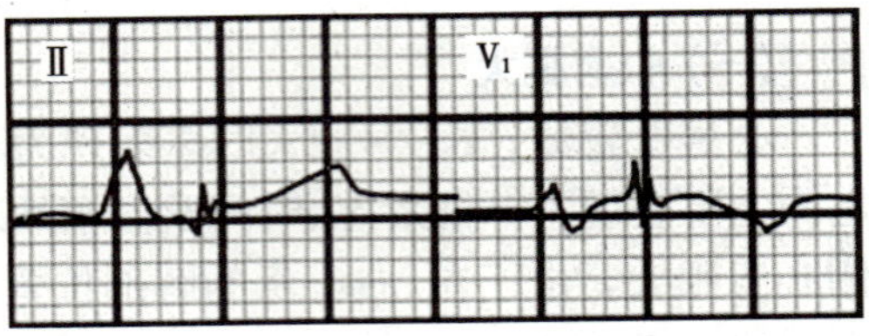

图 8-22　双心房肥大

## （二）心室肥大

心室肥大主要表现为心室腔扩大和（或）心室壁肥厚，是由于心脏收缩期压力负荷或舒张期容量负荷过重所致，达到一定程度时可在心电图上出现特征性改变：QRS 波群振幅增高，时间延长，心电轴偏移以及相应的 ST-T 改变。

1. 左心室肥大（left ventricular hypertrophy，LVH）　正常左心室位于心脏的左后下方，且左心室壁明显厚于右心室，故正常时心室除极的综合向量表现为左心室占优势的特征。左心室肥大时，可使这种优势会显得更加突出。

（1）心电图特征

1）QRS 波群振幅增高：

肢体导联：$R_{Ⅰ}$>1.5mV；$R_{avL}$>1.2mV；$R_{avF}$>2.0mV；$R_{Ⅰ}+S_{Ⅲ}$>2.5mV。

胸导联：$R_{V5}$ 或 $R_{V6}$>2.5mV；$R_{V5}+S_{V1}$>4.0mV（男）或 >3.5mV（女）。

2）心电轴左偏，多不超过 −30°。

3）QRS 波群时间延长到 0.10~0.11 秒，但一般<0.12 秒。R 峰时间 $V_5$ 或 $V_6$>0.05 秒。

4）ST-T 改变：在 R 波为主的导联，其 ST 段可呈下斜型压低达 0.05mV 以上，同时伴有 T 波低平、双向或倒置。在以 S 波为主的导联则可见直立的 T 波。

当 QRS 波群振幅增高同时伴有 ST-T 改变者，称左室肥大伴劳损。此类 ST-T 变化多为继发性改变，亦可能同时伴有心肌缺血（图 8-23）。

判断左心室肥大，QRS 波群振幅增高是必备条件，在此基础上结合其他一项阳性指标，即可诊断。符合的条件越多及超过正常范围越大者，诊断左心室肥大的可靠性

笔记

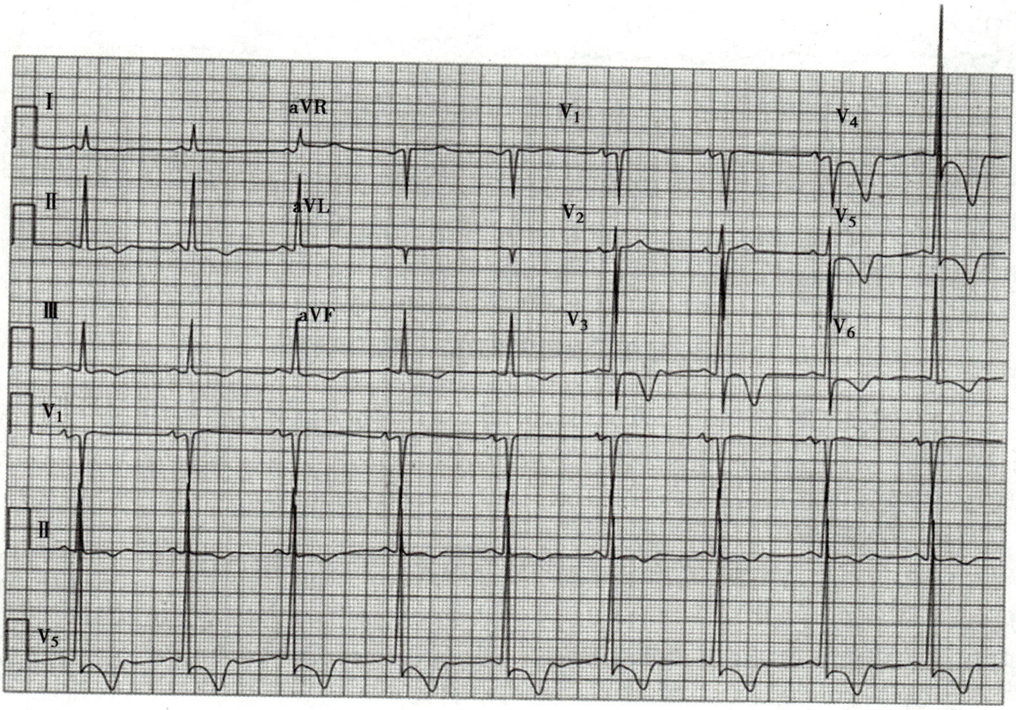


图 8-23　左心室肥大伴劳损（医院临床采集）

越大。如仅有 QRS 波群振幅增高，而无其他任何阳性指标者，诊断应为左心室高电压。

(2) 病因：临床上多见于高血压性心脏病、冠状动脉粥样硬化、肥厚型心肌病、二尖瓣关闭不全、主动脉瓣狭窄或关闭不全、动脉导管未闭等。

2. 右心室肥大（right ventricular hypertrophy，RVH）　正常右心室壁厚度仅为左心室壁的 1/3，故轻度右心室肥大时，左心室的除极向量仍占优势，不会引起心电图的明显改变。只有当右心室肥大到一定程度时，才会使综合向量由左心室优势转为右心室优势，出现特异性的心电图改变。

(1) 心电图特征

1) QRS 波群形态与振幅改变：①$V_1$、$V_2$ 或 $V_3$ 导联 R/S≥1，呈 R 型或 Rs 型，$R_{V1}$>1.0mV 或 $R_{V1}+S_{V5}$>1.05mV（重症 >1.2mV）；②$V_5$、$V_6$ 导联 R/S ≤ 1，呈 rS 或 RS 型；③aVR 导联 R/Q 或 R/S≥1，$R_{aVR}$>0.5mV。

2) QRS 波群时间多正常，R 峰时间 $V_1$>0.03 秒。

3) 心电轴右偏，一般≥+110°。

4) ST-T 改变：右胸导联（$V_1$、$V_2$）ST 段压低及 T 波双向或倒置。当以上心电图改变同时伴有 ST-T 改变者，称为右心室肥大伴劳损（图 8-24）。

诊断右心室肥大，有时定性诊断（依据 $V_1$ 导联 QRS 形态 R/S≥1 及电轴右偏等）比定量诊断更有价值。一般来说，阳性指标愈多，则诊断的可靠性越高。虽然心电图对诊断明显的右心室肥大准确性较高，但敏感性较低。

(2) 病因：右心室肥大临床上多见于肺源性心脏病、二尖瓣狭窄、法洛四联症、原发性肺动脉高压、房间隔缺损、室间隔缺损、肺动脉瓣狭窄或关闭不全等。

笔记

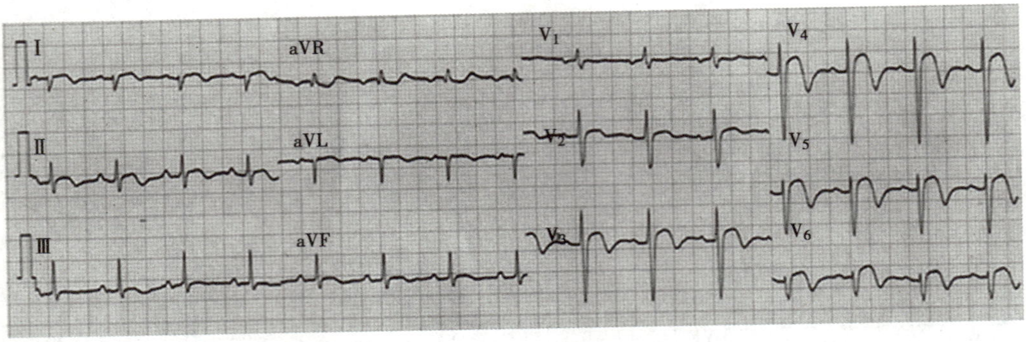


图 8-24 右心室肥大伴劳损（医院临床采集）

3. 双侧心室肥大（biventricular hypertrophy） 双侧心室肥大的心电图改变并不是简单地把左、右心室的异常表现相加，而是取决于左、右心室肥大的程度，心电图可出现各自相应及抵消的改变。

（1）心电图特征

1）大致正常心电图：是由于双侧心室肥厚程度较轻，不能在心电图上表现出来，或双侧心室虽明显肥厚，但增加的向量互相抵消所致。

2）单侧心室肥大心电图：常以一侧心室肥大改变为主，另一侧心室肥大的图形被掩盖。一般以仅表现为左心室肥大多见。

3）双侧心室肥大心电图：改变即有右室肥大的心电图特征(如 $V_1$ 导联 R/S≥1，心电轴显著右偏，$R_{aVR}$>0.5mV 等)，又存在左室肥大的某些征象（如心电轴左偏，$R_{V5}$≥2.5mV 等）（图 8-25）。

（2）病因：双侧心室肥大临床上多见于各种心脏疾病晚期。

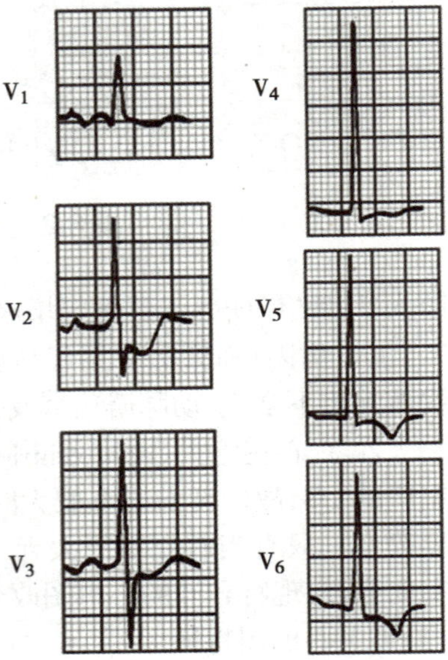


图 8-25 双侧心室肥大

## 二、心肌缺血

心肌缺血（myocardial ischemia）通常发生在冠状动脉粥样硬化基础之上。当心肌某一部位缺血时，直接影响心肌电活动，尤其引起心肌复极发生延迟，继而出现相关导联 ST-T 的改变。心肌缺血的心电图改变类型取决于缺血的严重程度、持续时间和缺血发生的部位。

### （一）心肌缺血的心电图类型

1. 缺血型心电图改变 正常情况下，心室复极是从心外膜开始向心内膜方向进行的。发生心肌缺血时，复极过程异常改变，心电图上主要表现为 T 波变化。因缺血部位不同，T 波改变有以下类型（图 8-26）：

（1）T 波高大直立：心内膜下心肌缺血时，心室复极的方向仍正常，只是缺血部位的心肌复极时间较正常延长，使原来存在的与心外膜复极向量相抗衡的心内膜复极向量减小或消失，致使 T 波向量增加，在相应导联出现高大直立的 T 波。

笔记

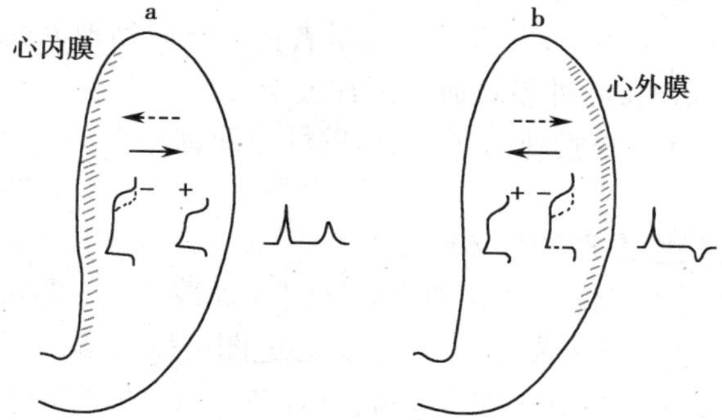


图 8-26　心肌缺血与 T 波变化的关系

a. 心内膜下缺血；b. 心外膜下缺血（虚线箭头示复极方向，实线箭头示 T 波向量方向，动作电位中的虚线部分示未发生缺血时的动作电位时程）

（2）T 波倒置：心外膜下心肌缺血（包括透壁性心肌缺血）时，心肌复极顺序的发生逆转，即复极方向由心内膜开始向心外膜进行。已复极的心内膜膜外电位为正，而缺血的心外膜心肌尚未复极，膜外电位仍呈负性，于是在相应导联出现与正常方向相反的 T 波向量。此时面向缺血区的导联出现倒置的 T 波，甚至会出现双肢对称且倒置并逐渐加深的 T 波。由于这种倒置尖深、双肢对称的 T 波多出现于冠状动脉供血不足时，又称为"冠状 T 波"。

（3）T 波低平或双向：心脏双侧对应部位心内膜下心肌均发生缺血或心内膜与心外膜下心肌同时缺血时，心肌心电向量的改变可相互抵消，在相应导联可表现出 T 波低平或双向。

2. 损伤型心电图改变　心肌缺血除了可出现 T 波改变外，还可出现损伤型的 ST 段改变。心肌损伤时，ST 向量从正常心肌指向损伤心肌，相应导联表现为 ST 段压低和 ST 段抬高两种类型（图 8-27）：

（1）心内膜下心肌损伤时，ST 向量背离心外膜面指向心内膜，使位于心外膜面的导联出现 ST 段压低≥0.05mV。

（2）心外膜下心肌损伤时（包括透壁性心肌缺血），ST 向量指向心外膜面导联，引起 ST 段抬高 >0.1~0.3mV。

发生损伤型 ST 改变时，对侧部位的导联常可记录到相反的 ST 改变。

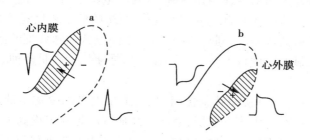


图 8-27　心肌损伤与 ST 偏移的关系

a. 心内膜下损伤；b. 心外膜下损伤（箭头示 ST 向量方向）

另外，临床上发生透壁性心肌缺血时，心电图往往表现为心外膜下缺血（T 波深、倒置）或心外膜下损伤（ST 段抬高）类型。有学者把引起这种现象的原因归为：

1）透壁性心肌缺血时，心外膜缺血范围常大于心内膜。

2）因检测电极靠近心外膜缺血区，故透壁性心肌缺血在心电图上主要表现为心外膜缺血的改变。

### （二）心肌缺血心电图图形的临床意义

心肌缺血的心电图可仅仅表现为ST段改变或T波改变，也可同时出现ST-T改变。临床上约 50% 的冠心病患者未发生心绞痛时，心电图可以正常，而仅于心绞痛发作时才记录到 ST-T 动态改变。约 10% 的冠心病患者在心绞痛发作时心电图仍正常或仅有轻度 ST-T 变化。心肌缺血类型不同，心电图表现也不一：

1. 急性冠脉供血不足

（1）典型心绞痛的心电图表现为：面向缺血部位的导联呈缺血型 ST 段压低（水平型或下斜型下移≥0.1mV）和（或）T 波倒置。

（2）变异型心绞痛（冠状动脉痉挛为主要因素）的心电图表现为：面向缺血部位的导联呈暂时性 ST 段抬高并常伴有高大 T 波；对应导联出现 ST 段压低，这是急性严重心肌缺血的表现。若 ST 段持续抬高，提示将发生心肌梗死。

2. 慢性冠脉供血不足　心电图表现为长期持续且较恒定的 ST 改变（水平型或下斜型下移≥0.05mV）和（或）T 波低平、负正双向和倒置，而于心绞痛发作时出现 ST-T 改变加重或伪性改善。

### （三）鉴别诊断

除冠心病外，其他疾病如心肌病、心肌炎、瓣膜病、心包炎、脑血管意外（尤其颅内出血）、低钾血症、高钾血症等电解质紊乱、药物（洋地黄、奎尼丁等）影响、自主神经调节障碍等均可引起 ST-T 改变。此外，心室肥厚、束支传导阻滞、预激综合征等也可引起继发性 ST-T 改变。因此，必须结合其他临床资料进行综合分析进行鉴别诊断。

## 三、心肌梗死

临床上，绝大多数心肌梗死（myocardial infarction，MI）是由冠状动脉粥样硬化所致，属于冠心病的严重类型。除了临床表现、心肌坏死标志物升高外，心电图的特征性改变及演变规律对确定心肌梗死诊断、治疗方案、判断病情和预后起着重要作用。

### （一）心肌梗死的基本图形

急性冠状动脉发生闭塞后，随时间的推移在心电图上可先后出现缺血、损伤和坏死 3 种类型的图形改变。因梗死部位从中心到边缘的病变程度是不同的，故往往同时出现上述 3 种图形的改变。心肌各部分接受不同冠状动脉分支的血液供应，因此，图形改变常具有明显的区域特点。心电图显示的是梗死后心肌多种心电变化的综合结果（图 8-28）。

1.“缺血型”改变　冠状动脉急性闭塞后，最早出现的变化是缺血性 T 波改变：①通常缺血最早出现在心内膜下肌层，使面向缺血区的导联出现高大而直立的 T 波。②若缺血发生在心外膜下肌层，则面向缺血区的导联出现 T 波倒置，呈“冠状 T”。缺血使心肌复极时间延长，可引起 QT 间期延长。

2.“损伤型”改变　随着缺血时间延长，缺血程度进一步加重，继而造成心肌损

笔记

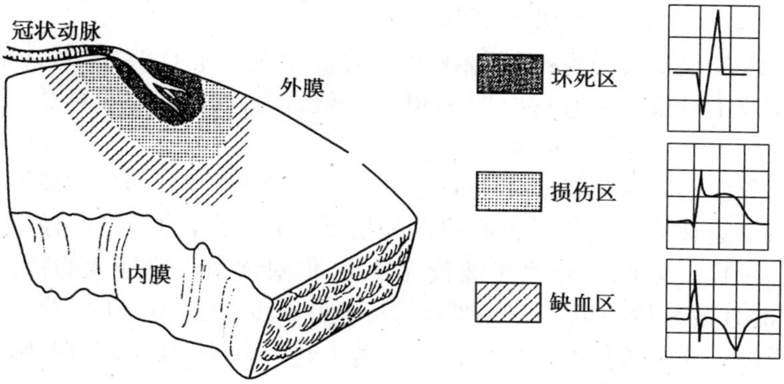


图 8-28　心肌梗死病变的分布及相应的坏死、损伤、缺血综合图形

伤，心电图上就会出现“损伤型”图形改变。主要表现为面向损伤心肌的导联出现 ST 段弓背向上抬高(图 8-29)。其产生机制，目前有两种解释：①“损伤电流学说”：认为心肌发生严重损害时，损伤的心肌细胞膜的极化状态不能维持正常，静息跨膜电位明显降低，使细胞膜外正电荷分布较少而呈相对负电位，而正常心肌由于充分极化使细胞膜外正电荷分布较多而呈相对正电位，二者之间因有电位差而产生“损伤电流”。如将电极放于损伤区，即描记出低电位的基线。当全部心肌除极完毕时，此区完全处于负电位而不产生电位差，于是等电位的 ST 段就相对高于除极前低电位的基线，形成 ST 段“相对”抬高。②“除极受阻学说”：当部分心肌受损时，产生保护性除极受阻，即大部分正常心肌除极后呈负电位时，而损伤心肌不除极，仍为正电位，结果出现电位差，产生从正常心肌指向损伤心肌的 ST 向量，使面向损伤区的导联出现 ST 段抬高。损伤型改变一般不会持久，可在心肌供血改善后恢复，或进一步发展为坏死型改变。

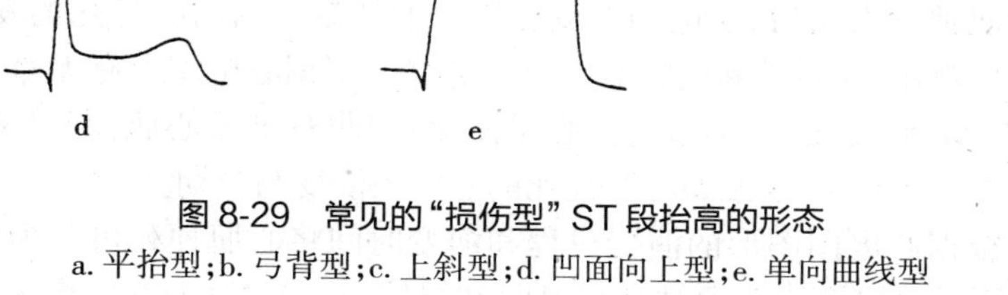

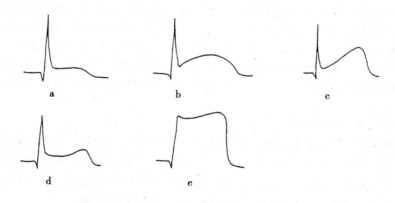


图 8-29　常见的“损伤型” ST 段抬高的形态

a. 平抬型；b. 弓背型；c. 上斜型；d. 凹面向上型；e. 单向曲线型

3. “坏死型”改变　长时间的缺血导致心肌细胞变性、坏死。坏死的心肌细胞丧失了电活动，不再产生心电向量，但正常心肌仍正常除极，故产生一个方向与坏死区域相反的心电综合向量。由于心肌梗死主要发生于室间隔或左室壁心肌，往往引起

笔记

起始 0.03~0.04 秒除极向量背离坏死区。

心电图改变主要表现为：面向坏死区的导联出现异常 Q 波（时间≥0.04 秒，振幅≥同导联 R 波 1/4）或者呈 QS 波（图 8-30）。一般认为：梗死的心肌直径 >20~30mm 或厚度 >5mm 才可产生病理性 Q 波。

临床上急性心肌梗死描记出的心电图是三种改变的混合图形：坏死区的异常 Q 波或 QS 波；靠近坏死区周围受损心肌的损伤型改变；而外边受损较轻的心肌呈缺血型改变（图 8-31）。其中，缺血型 T 波较为常见，但对诊断心肌梗死的特异性较差；ST 段抬高、异常 Q 波是诊断急性心肌梗死的特征性改变，尤其是 ST 弓背向上抬高是急性心肌梗死最具诊断价值的心电图改变。若上述三种改变同时存在，则急性心肌梗死的诊断基本确立。

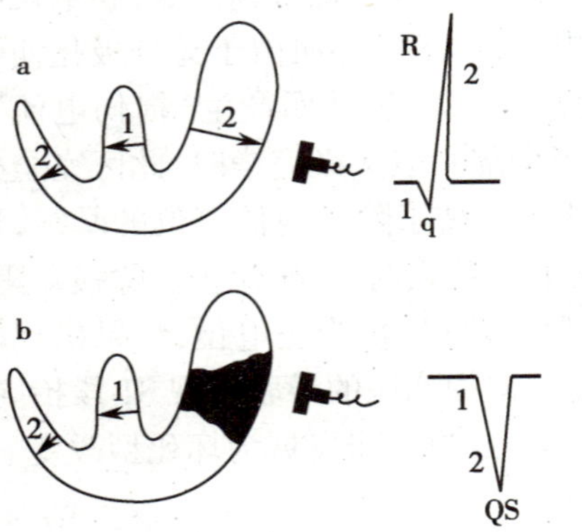


图 8-30　坏死型 Q 波及 QS 发生机制

a. 正常心肌除极顺序：1. 室间隔向量，产生 q 波；2. 左右心室综合除极向量，产生 R 波；b. 心肌坏死后，面向坏死区只能描记到相反的除极向量，产生 QS 波

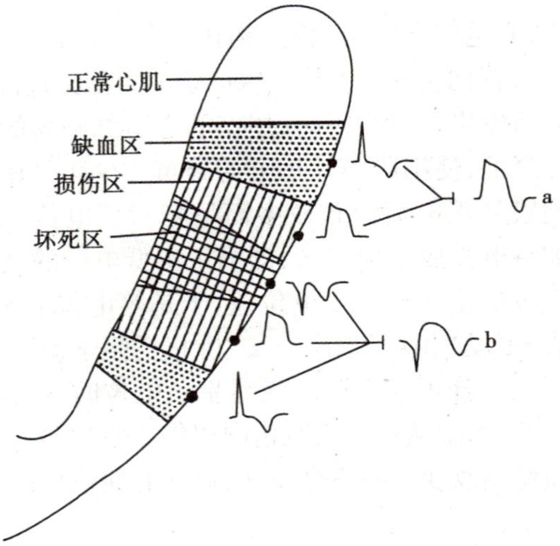


图 8-31　急性心肌梗死心电图的特征性改变

a. 位于坏死区周围的体表电极记录到缺血和损伤型的图形；b. 位于坏死区中心的体表电极同时记录到缺血、损伤、坏死型的图形（图中“●”示直接置于心外膜的电极可分别记录到缺血、损伤、坏死型的图形）

### （二）心肌梗死的图形演变及分期

急性心肌梗死发生后，心电图的变化随着心肌缺血、损伤、坏死的发展和恢复而呈现一定演变规律，这对诊断同样具有重要意义。根据心电图上有无 Q 波，心肌梗死可分为 Q 波型心肌梗死（又称透壁性心肌梗死）和非 Q 波型心肌梗死（又称非透壁性心肌梗死）。本节只介绍 Q 波型心肌梗死的心电图演变与分期。

临床上根据心电图图形的演变过程和演变时间将心肌梗死可分为超急性期（早期）、急性期（充分发展期）、亚急性期（近期）和慢性稳定期（陈旧期）（图 8-32）。

1. 超急性期（早期）　急性心肌梗死发生数分钟后，首先出现短暂的心内膜下心肌缺血，心电图表现为：

（1）直立高大的 T 波。

（2）以后迅速出现 ST 段呈上斜型或弓背向上型抬高，与高耸直立 T 波相连。

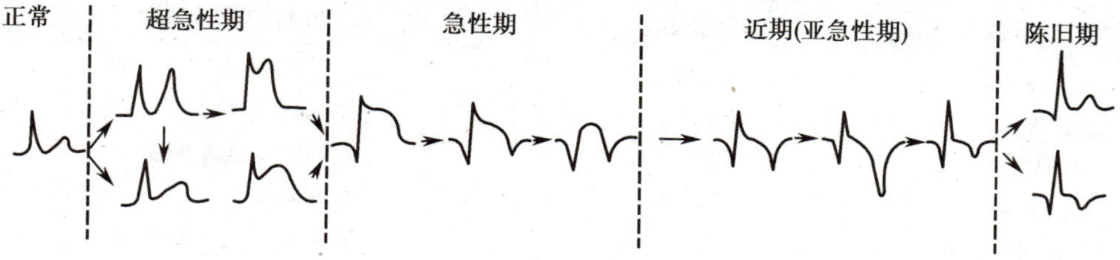


图 8-32　典型的急性心肌梗死的图形演变过程及分期

(3) 由于急性损伤性阻滞，可见 QRS 振幅增高，并轻度增宽。

(4) 无异常 Q 波。

这些表现仅持续数小时，临床上多因持续时间太短而不易记录到。此期若能及时有效治疗，可避免发展为心肌梗死或使已发生梗死的范围趋于缩小。

2. 急性期(充分发展期)　此期开始于梗死后数小时或数日，可持续 3~6 周。在此期内，坏死型 Q 波、损伤型 ST 段抬高和缺血型 T 波倒置可同时并存，心电图呈现一个动态演变过程：

(1) ST 段呈弓背向上抬高，抬高显著者可形成单向曲线，继而逐渐下降。

(2) 心肌坏死导致面向坏死区导联的 R 波振幅降低或丢失，出现异常 Q 波或 QS 波。

(3) T 波由直立开始倒置，并逐渐加深。

3. 亚急性期(近期)　出现于梗死后数周至数月，一般持续 3~6 个月，此期以坏死及缺血图形为主要特征，心电图表现为：

(1) 坏死型 Q 波持续存在。

(2) 缺血型 T 波由倒置较深逐渐变浅。

(3) 抬高的 ST 段恢复至基线。

4. 慢性稳定期(陈旧期)　常出现在急性心肌梗死 3~6 个月之后或更久，心电图表现为：

(1) ST 段和 T 波恢复正常或 T 波持续倒置、低平，趋于恒定不变。

(2) 残留坏死型的 Q 波。

理论上异常 Q 波将终生存在。但实际随着瘢痕组织的缩小和周围心肌的代偿性肥大，其范围在数年后有可能明显缩小。小范围梗死的图形改变有可能变得很不典型，异常 Q 波甚至可消失。

近年来，通过对急性心肌梗死患者早期实施有效治疗(溶栓、抗栓或介入性治疗等)，已显著缩短整个病程，心电图的表现也出现了变化，可不再呈现上述典型的心电图演变过程。

### (三) 心肌梗死的定位诊断

心肌梗死的部位主要根据心电图坏死型图形(异常 Q 波或 QS 波)出现于哪些导联而作出判断(图 8-33，图 8-34)。发生心肌梗死的部位多与冠状动脉分支的供血区域相关，因此，心电图的定位基本上与病理一致(表 8-2)。

表 8-2 心电图导联与心室部位及冠状动脉供血区域的关系

| 导联 | 心室部位 | 供血的冠状动脉 |
|---|---|---|
| $V_1$~$V_3$ | 前间壁 | 左前降支 |
| $V_3$~$V_5$ | 前壁 | 左前降支 |
| Ⅰ、aVL、$V_5$、$V_6$ | 侧壁 | 左前降支或左回旋支 |
| $V_1$~$V_5$ | 广泛前壁 | 左前降支 |
| Ⅱ、Ⅲ、aVF | 下壁 | 冠状动脉或左回旋支 |
| $V_7$~$V_9$ | 正后壁 | 左回旋支或右冠状动脉 |
| $V_{3R}$~$V_{4R}$ | 右心室 | 右冠状动脉 |

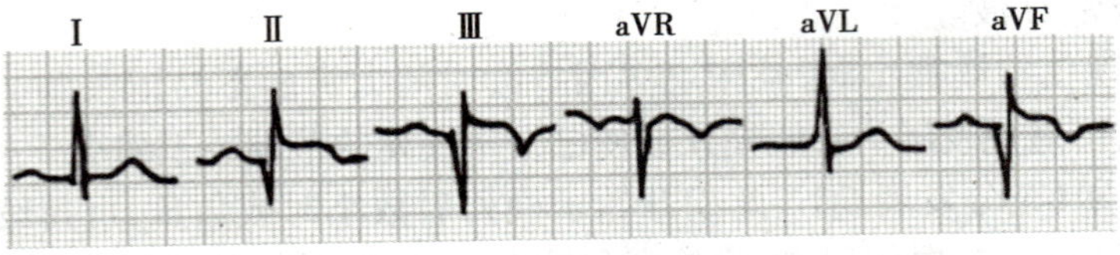


图 8-33 急性下壁心肌梗死

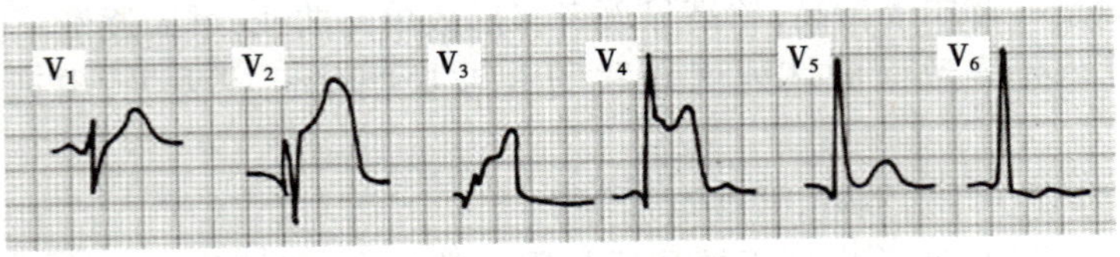


图 8-34 急性前壁心肌梗死

在急性心肌梗死早期(数小时内),尚未出现坏死型 Q 波,可根据 ST-T 异常(ST 段抬高或压低,或 T 波异常变化)出现于哪些导联来判断梗死的部位。

为提高心电图诊断急性心肌梗死的敏感性和准确性,应注意:

(1) 描记的心电图应注意前后对比。

(2) 对疑诊者,可描记 18 导联心电图,即加做 $V_7$~$V_9$、$V_3R$~$V_5R$。

(3) 除观察 QRS 波群和 ST 段变化外,还应注意 P-R 段和 P 波变化,如发现 P-R 段抬高或明显下移,提示心房梗死。

(4) 应反复多次描记心电图,在发病 12~24 小时内,心电图可出现一过性伪正常化。

## 四、心律失常

### (一) 心律失常的概述

正常人的心脏起搏点位于窦房结,窦房结按一定的频率发出激动,并按正常传导系统顺序激动心房和心室。由于各种原因使心脏激动的起源和(或)传导出现异常而引起的心脏节律改变,称为心律失常(arrhythmias)。心律失常的发生可由于:

1. 激动起源异常 可分为两类:

(1) 为窦房结起搏点本身激动的程序与规律异常。

笔记

(2) 为心脏激动全部或部分起源于窦房结以外的部位，称为异位节律，异位节律又分为主动性和被动性。

2. 激动的传导异常　最多见的一类为传导阻滞，包括传导延缓或传导中断；另一类为激动传导通过房室之间的附加异常旁路，使心肌某一部分提前激动，属传导途径异常。

3. 激动起源异常和激动传导异常同时存在，相互作用，此可引起复杂的心律失常表现。

心律失常目前按发生机制分类如下：

- 心律失常
  - 激动起源异常
    - 窦性心律失常：过速、过缓、不齐、停搏
    - 异位心律
      - 被动性：逸搏与逸搏心律（房性、房室交界性、室性）
      - 主动性
        - 期前收缩（房性、房室交界性、室性）
        - 心动过速（房性、房室交界性、室性）
        - 扑动与颤动（心房、心室）
  - 激动传导异常
    - 生理性传导障碍：干扰与脱节（包括心脏各个部位）
    - 病理性传导障碍
      - 窦房阻滞
      - 房内阻滞
      - 房室传导阻滞（一度、二度Ⅰ型和Ⅱ型、三度）
      - 室内阻滞（左、右束支及分支阻滞）
    - 传导途径异常：预激综合征

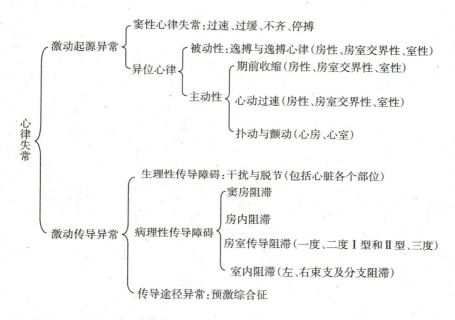

### （二）窦性心律及窦性心律失常

窦房结为正常心脏的起搏点，由窦房结发出激动引起的心律称为窦性心律（sinus rhythm）。窦性心律属正常节律。

1. 窦性心律的心电图特征　心电图机一般描记不出窦房结激动电位，所以都是以窦性激动发出后引起的心房激动 P 波特点来推测窦房结的活动。正常成人窦性心律的心电图特征：

(1) P 波规律出现，频率 60~100 次 / 分钟，呈钝圆形，且 P 波形态表明激动来自窦房结（即 P 波在Ⅰ、Ⅱ、aVF、$V_4$~$V_6$ 导联直立，在 avR 导联倒置）。

(2) P-R 间期 0.12~0.20 秒。

(3) PP 间期固定，同一导联上 PP 间期相差 <0.12 秒（图 8-35）。

2. 窦性心动过速（sinus tachycardia）

(1) 心电图特征：①具有窦性心律特点；②成人窦性心律的频率 >100 次 / 分钟，一般 <150 次 / 分钟；③P-R 间期及 QT 间期相应缩短，有时可伴有继发性 ST 段轻度压低和 T 波振幅降低（图 8-36）。

(2) 病因：常见于运动、情绪紧张、饮酒、饮浓茶或咖啡、吸烟等。病理可见于发热、甲状腺功能亢进、贫血、失血、休克、心功能不全等，及应用肾上腺素、阿托品等药物。

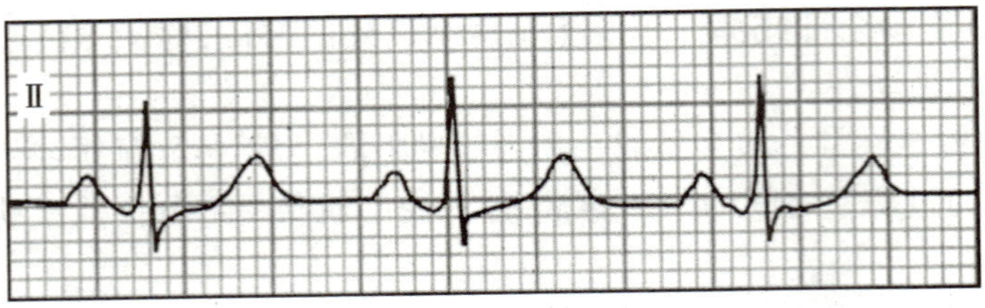


图 8-35　正常窦性心律

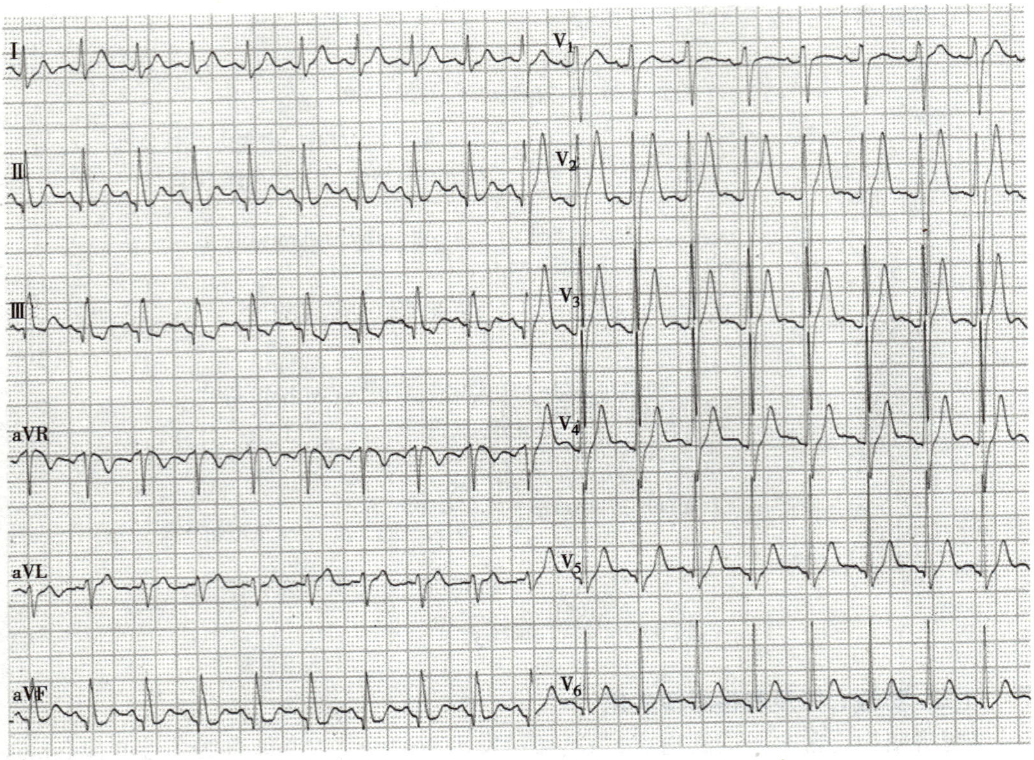


图 8-36　窦性心动过速（医院临床采集）

3. 窦性心动过缓（sinus bradycardia）

（1）心电图特征：①具有窦性心律特点；②成人窦性心律的频率 <60 次 / 分钟，一般为 40~50 次 / 分钟（图 8-37）。

（2）病因：常见于老年人、运动员、重体力劳动者、睡眠等生理情况。也可见于病态窦房结综合征、颅内压增高、甲状腺功能低下、高钾血症等病理情况，及应用某些药物（例如 β 受体阻滞药、洋地黄过量等）。

4. 窦性心律不齐（sinus arrhythmia）

（1）心电图特征：①具有窦性心律特点；②在同一导联上，PP 或 RR 间期差值 >0.12 秒（图 8-38）。

（2）病因：较常见的一类心律不齐，与呼吸周期有关，称呼吸性窦性心律不齐，多见于正常儿童和青少年，一般无临床意义。另有一些比较少见与呼吸无关的窦性心律不齐，如与心室收缩排血有关的窦性心律不齐及窦房结内游走性心律不齐等。

笔记

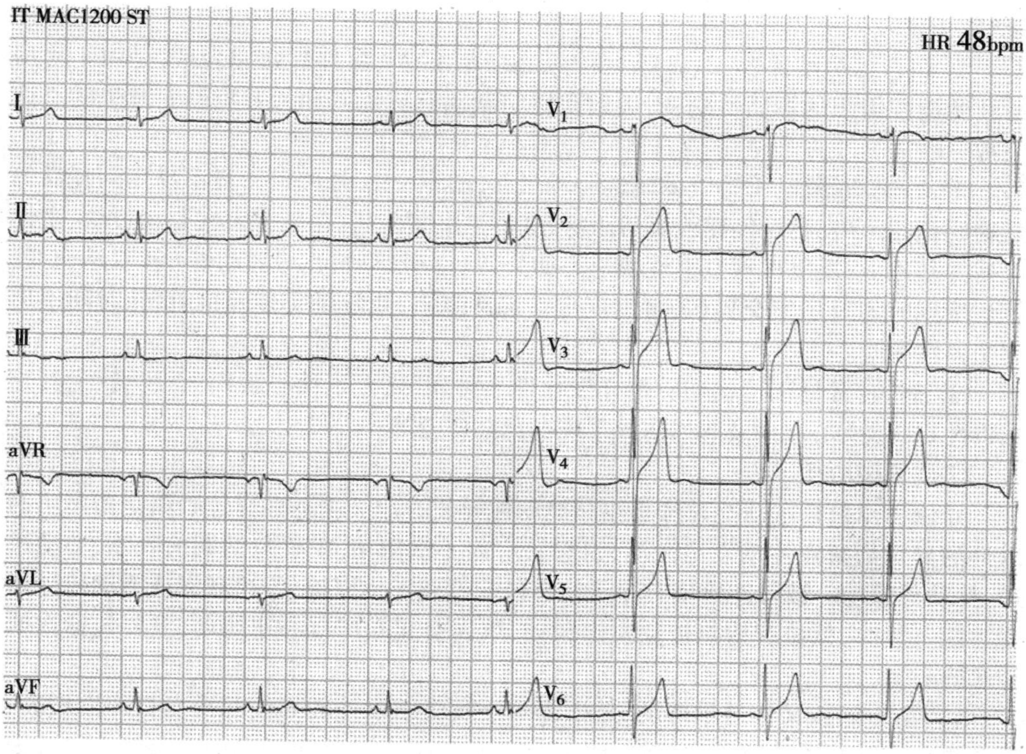


图 8-37 窦性心动过缓(医院临床采集)

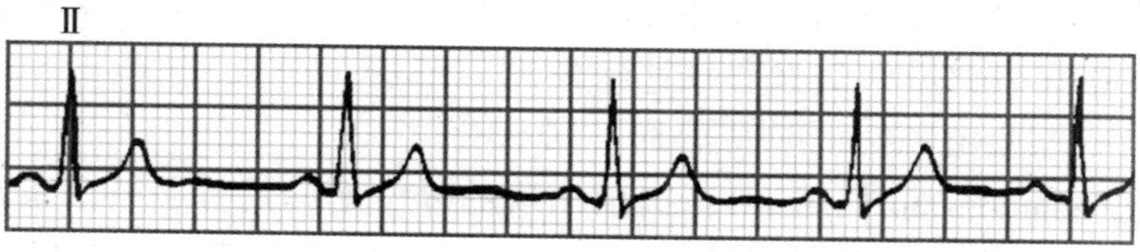


图 8-38 窦性心律不齐

5. 窦性停搏(sinus arrest)

亦称窦性静止。在规律的窦性心律中,有时因迷走神经张力增大或窦房结功能障碍,在一段时间内窦房结停止发放激动。

(1) 心电图特征:①具有窦性心律特点;②规则的 PP 间距中突然出现 P 波脱落,形成长 PP 间距,且长 PP 间距与正常 PP 间距不成倍数关系;③窦性停搏后常出现逸搏或逸搏心律(图 8-39)。

(2) 病因:常见于迷走神经张力增大,如吞咽、咽部刺激、按压颈动脉窦、气管插管等,病理可见于急性心肌梗死、窦房结退行性纤维化等,及应用洋地黄和奎尼丁过

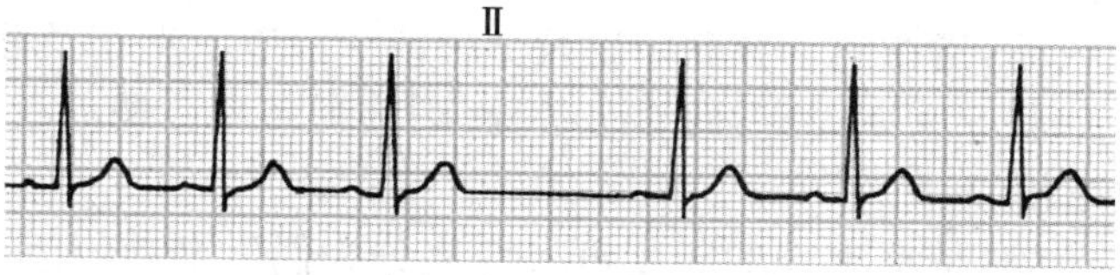


图 8-39 窦性停搏

量等。

6. 病态窦房结综合征（sick sinus syndrome，SSS） 简称病窦综合征，是由于窦房结及其周围组织的器质性病变，导致窦房结激动形成障碍和传导障碍而产生的心律失常。

(1) 心电图特征：①持续的窦性心动过缓，心率 <50 次 / 分钟，且不易用阿托品等药物纠正；②多发窦性停搏或窦房阻滞；③慢 - 快综合征：在显著窦性心动过缓、窦性停搏等基础上，反复出现室上性快速心律失常（心房扑动、心房颤动等）；④双结病变：若病变同时累及房室交界区，可出现房室传导障碍，或发生窦性停搏时，长时间不出现交界性逸搏。

(2) 病因：常见于冠状动脉粥样硬化性心脏病、高血压性心脏病、心肌炎（尤其是病毒性心肌炎）、心肌病及起搏传导系统退行性病变等。

### （三）异位心律

异位心律包括主动性异位心律和被动性异位心律。主动性异位心律是指窦房结以外的异位起搏点主动发出激动，引起心房或心室搏动，主要包括期前收缩、心动过速、扑动与颤动。被动性异位心律是指高位起搏点发生停搏、节律减慢或激动传导障碍不能下传时，低位起搏点被动发出激动，继而引起心房或心室搏动，主要包括逸搏和逸搏心律。

1. 期前收缩 又称过早搏动，是指起源于窦房结以外的异位起搏点自律性增高、折返激动或触发活动，在窦房结激动尚未抵达之前，抢先发出激动而引起的一次心脏搏动，是临床上最常见的心律失常。

根据异位起搏点发生的部位，可分为房性、交界性和室性期前收缩，其中以室性期前收缩最为常见，房性次之，交界性比较少见。

描述期前收缩心电图特征时常用到下列术语：

代偿间歇（compensatory pause）指提前出现的异位搏动代替了一个正常窦性搏动，其后出现一个较正常心动周期为长的间歇。由于房性异位激动，常易逆传侵入窦房结，使其提前释放激动，引起窦房结节律重整，因此，房性期前收缩大多为不完全性代偿间歇（即期前收缩前后两个窦性 P 波的间距小于正常 PP 间距的两倍）。而交界性和室性期前收缩，距窦房结较远，不易侵入窦房结，故往往表现为完全性代偿间歇（即期前收缩前后两个窦性 P 波的间距等于正常 PP 间距的两倍）。

联律间期（coupling interval）或称配对间期，指期前收缩与其前正常搏动之间的时距。折返途径与激动的传导速度等可影响联律间期长短。房性期前收缩的联律间期应从异位 P 波起点测量至其前窦性 P 波起点；而室性期前收缩的联律间期应从异位搏动的 QRS 起点测量至其前窦性 QRS 起点。

单源性期前收缩：指期前收缩来自同一异位起搏点或有固定的折返径路，其形态、联律间期相同。

多源性期前收缩：指在同一导联中出现 2 种或 2 种以上形态及联律间期互不相同的异位搏动。如联律间期固定，而形态各异，则称为多形性期前收缩，其临床意义与多源性期前收缩相似。

频发性期前收缩：依据出现的频度可人为地分为偶发期前收缩（≤ 5 次 / 分钟）和频发（>5 次 / 分钟）性期前收缩。二联律（bigeminy）与三联律（trigeminy）就是

笔记

常见的有规律的频发性期前收缩。二联律是指期前收缩与窦性心搏交替出现；三联律是指每2个窦性心搏后出现1次期前收缩或每次正常窦性心搏后出现两个期前收缩。

（1）心电图特征

1）室性期前收缩（P-Remature ventricular contraction）：①提早出现的QRS-T波前无P波或相关P波；②提早出现的QRS形态宽大畸形，时间>0.12秒，T波方向多与QRS的主波方向相反；③伴有完全性代偿间歇（图8-40）。

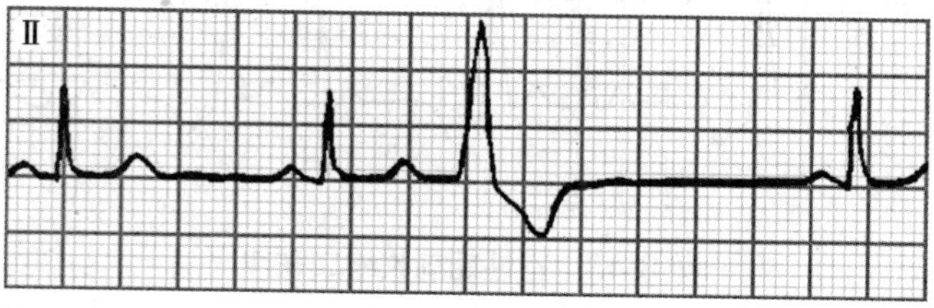


图8-40 室性期前收缩

插入性室性期前收缩是指插入在两个相邻正常窦性心律之间，并不取代下一次窦性激动对心脏控制的室性期前收缩，又称间位性室性期前收缩，此种期前收缩常无代偿间歇，多发生于窦性心律较缓慢时。

2）房性期前收缩（P-Remature atrial contraction）：①提前出现的异位P'波，形态与窦性P波不同；②P'R间期>0.12秒；③提前出现的QRS波群形态多正常；④常为不完全性代偿间歇（图8-41）。

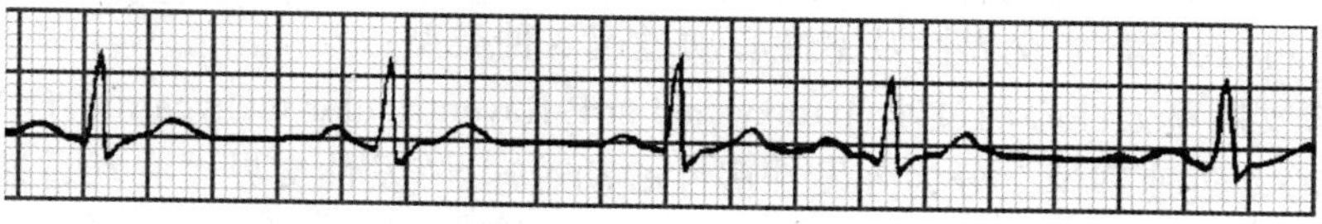

图8-41 房性期前收缩

房性期前收缩的P'R间期可以延长；如异位P'波后无QRS-T波，则称为未下传的房性期前收缩；有时P'下传心室引起QRS波群增宽变形，多呈右束支阻滞图形，称房性期前收缩伴室内差异性传导。

3）交界性期前收缩（P-Remature junctional contraction）：①期前出现的QRS波群，形态多正常，个别伴有室内差异传导可畸形；②逆行P'波可发生于QRS波群之前（P'R间期<0.12秒）、QRS波群之后（RP'间期<0.20秒）或与QRS波群相重叠；③多为完全性代偿间歇（图8-42）。

（2）病因及临床意义：期前收缩可见于情绪激动、剧烈运动、饱餐、过量饮酒、吸

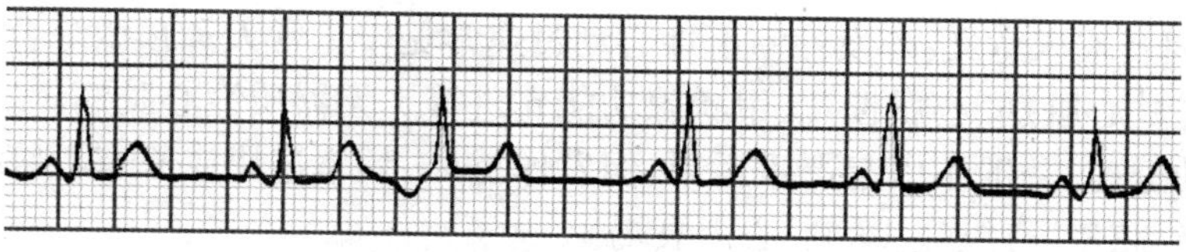

图8-42 交界性期前收缩

笔记

烟、过度劳累等生理情况；但更多见于器质性心脏病如冠状动脉粥样硬化性心脏病、高血压、心肌炎、心肌病等。此外也可见于甲状腺功能亢进、低钾血症及儿茶酚胺类、抗心律失常药、三环类抗抑郁药、洋地黄等药物影响。偶发性期前收缩多无重要临床意义，而频发性（图 8-43）、多源性（图 8-44）的室性期前收缩多见于病理情况。

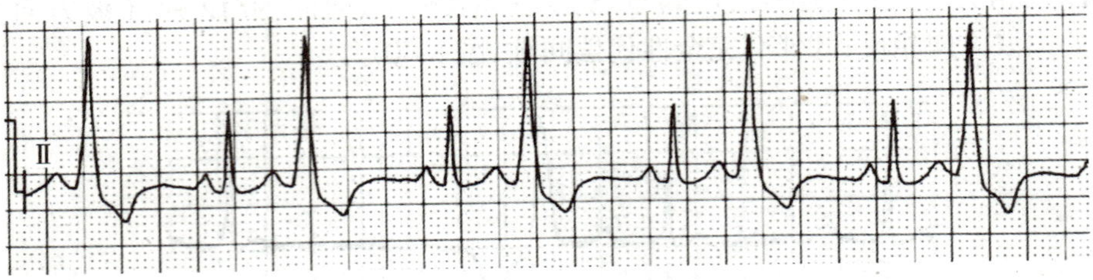


图 8-43　室性期前收缩二联律

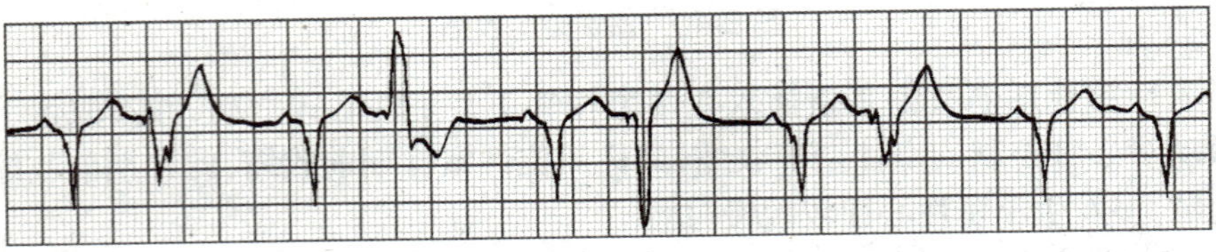

图 8-44　多源性室性期前收缩

2. 心动过速　心动过速为心脏的异位起搏点自律性增高或折返激动，致使出现连续 3 次或 3 次以上的前期收缩，是一种发作性快速异位心律。根据异位起搏点发生的部位，可分为房性、交界性及室性心动过速 3 种类型：

(1) 阵发性室上性心动过速（paroxysmal suP-Raventricular tachycardia，PSVT）：阵发性室上性心动过速理论上分为阵发性房性心动过速、阵发性交界性心动过速，但常因 P’不易辨别，故统称为阵发性室上性心动过速。

1) 心电图特征：①连续 3 次或以上快速均齐的 QRS 波群，形态与时间正常。若伴有室内差异传导或束支阻滞时，QRS 波群可畸形、增宽；②心率多在 160~250 次 / 分钟，心律绝对规则；③可伴有继发性 ST-T 改变。（图 8-45）

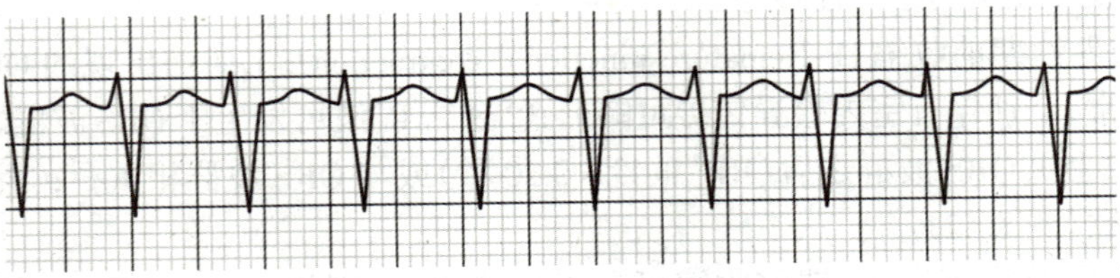

图 8-45　阵发性室上性心动过速

2) 病因及临床意义：阵发性室上性心动过速常见于正常人和预激综合征者，少数可见于风湿性心脏病、心肌梗死、甲状腺功能亢进等。无器质性心脏病者发生阵发性室上性心动过速，一般不引起严重后果，但发作持久、频率过快或原有心脏病者，可出现血压下降、眩晕、心绞痛、晕厥、心力衰竭。

(2) 阵发性室性心动过速（paroxysmal ventricular tachycardia，PVT）：连续 3 次室性

异位激动，可称为短阵室性心动过速，若持续数十秒或数分钟则称为阵发性室性心动过速。

1）心电图特征：①连续3次或以上快速、宽大畸形的QRS波群，时间>0.12秒；②心室率140~200次/分钟，节律可稍不齐；③多无P波，如能发现P波，并且P波频率慢于QRS波频率，P-R无固定关系（房室分离），则可明确诊断；④常伴有继发性ST-T改变；⑤偶有心室夺获或发生室性融合波，也支持室性心动过速的诊断（图8-46）。

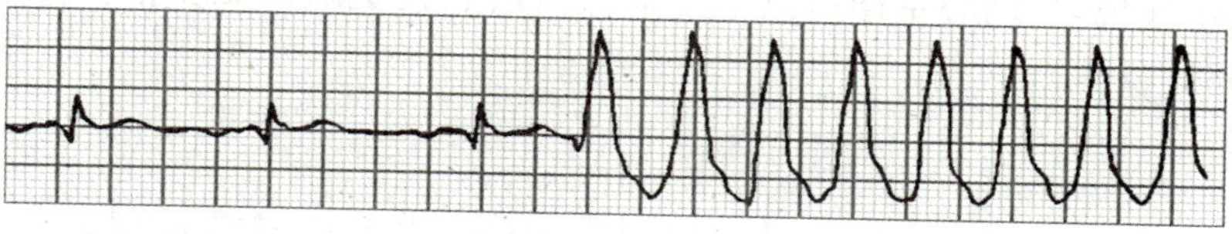

图8-46　阵发性室性心动过速

心室夺获是指窦房结激动到达交界区时，恰遇交界区已脱离不应期，使窦性激动得以下传，从而激动心室，形成的QRS波群提前出现，形似窦性心律。室性融合波是指若窦性激动下传仅激动心室一部分，心室的另一部分被室性异位节律点所激动，形成的QRS波群形态介于窦性心律和室性异位心律之间。

2）病因及临床意义：阵发性室性心动过速是一种严重的心律失常，90%~95%并发严重心脏病，如冠状动脉粥样硬化性心脏病、急性心肌梗死、风湿性心脏病和心肌病等；也可见于洋地黄中毒、低钾血症或高钾血症等电解质紊乱；偶见于无器质性心脏病者。其临床症状取决于发作时的心室率、发作持续时间以及原心脏功能状况，严重者可发展为心室扑动或心室颤动。

（3）扭转型室性心动过速（torsade de pointes，TDP）：此类心动过速是一种特殊类型的阵发性室性心动过速，是一种严重的室性心律失常。

1）心电图特征：表现为一系列宽大畸形的QRS波群围绕基线不断扭转其主波的正负方向，通常以每3~10个QRS波群即扭转一次，心室率为180~250次/分钟(图8-47)。

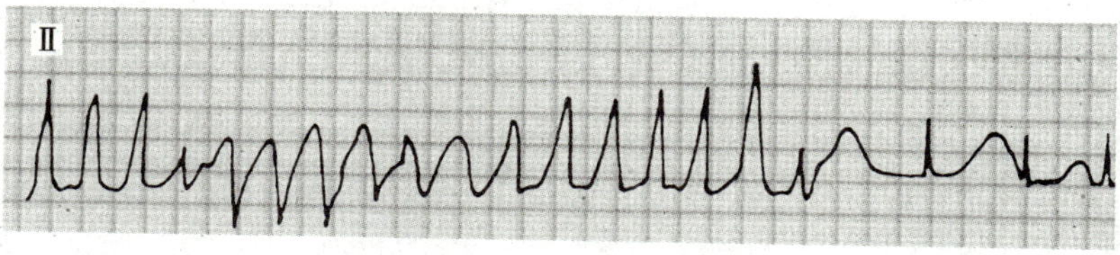


图8-47　扭转型室性心动过速

2）病因及临床意义：可见于先天性长QT间期综合征、严重的房室传导阻滞、严重低钾血症，以及奎尼丁、胺碘酮等药物副作用。每次发作持续数秒至数十秒而自行终止，但极易复发或转为心室颤动，预后凶险。患者表现为反复发作心源性晕厥或称为阿-斯综合征，甚至猝死。

3. 扑动与颤动　扑动与颤动是一种比频率比阵发性心动过速更快的异位心律，主要发生机制是异位起搏点自律性增高，不应期缩短，同时伴有一定的传导障碍，形成环形激动及多发微折返。根据异位心律的起源与节律不同，可分为心房扑动、心房颤动、心室扑动、心室颤动。

笔记

(1) 心房扑动和心房颤动：是临床上较常见的心律失常，多与心房肥大和心房肌受损有关。

1）心房扑动（atrial flutter，AFL）的心电图特征：①正常 P 波消失，代之以形态、间距及振幅均一致的连续呈大锯齿状的心房扑动波（F 波），多在Ⅱ、Ⅲ、aVF 导联中清楚；F 波间无等电位线，频率为 250~350 次 / 分钟；②大多不能全部下传，常以固定房室比例（2∶1、3∶1 或 4∶1）下传，故心室律规则。如果房室传导比例不恒定或伴有文氏传导现象，则心室律可以不规则；③ QRS 波形态、时间正常，可伴有差异传导（图 8-48）。

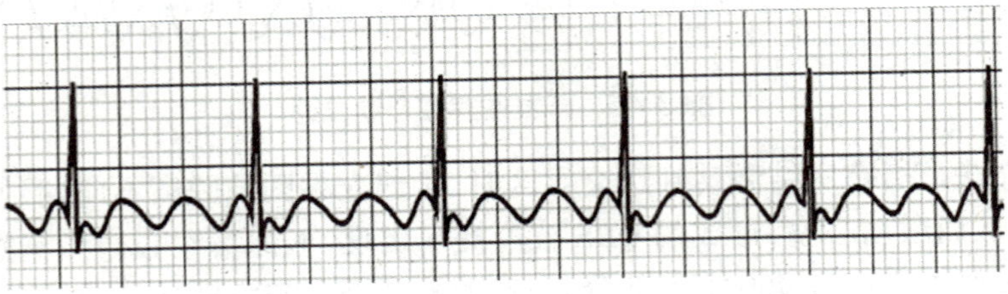

图 8-48 心房扑动

2）心房颤动（atrial fibrillation，AF）的心电图特征：① P 波消失，代之以大小、形状、间距均不等的心房颤动波（f 波），多以 $V_1$ 导联最明显；频率为 350~600 次 / 分钟；②心室律绝对不规则；③ QRS 波形态、时间正常，可伴有差异传导（图 8-49）。

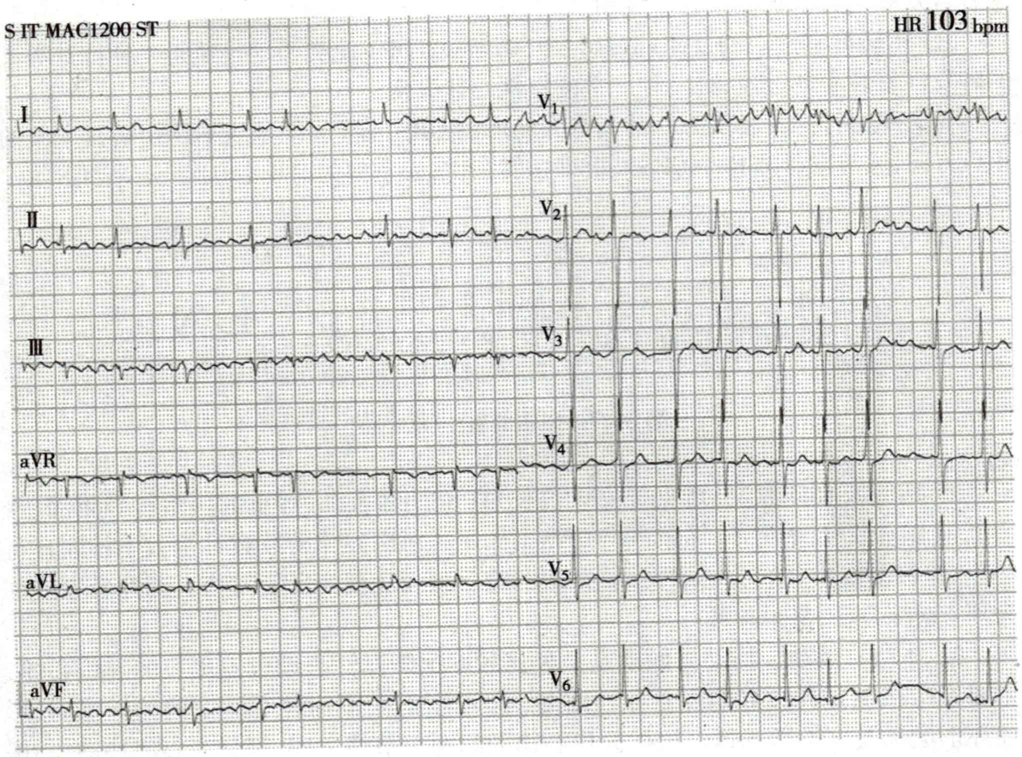


图 8-49 心房颤动（医院临床采集）

3）病因及临床意义：临床上很常见的心律失常，多见于器质性心脏病、冠状动脉粥样硬化性心脏病、高血压心脏病、心肌病、肺心病等；也可见于低钾血症、洋地黄中毒、甲状腺功能亢进等；偶见于无器质性心脏病者。心房颤动时，整个心房失去协调一致的收缩，对心排出量的影响较心房扑动严重，且长时间的心房颤动易形成附壁血栓。

（2）心室扑动及心室颤动：心室扑动和心室颤动是最严重的心律失常，其出现一般具有两个条件：①心肌明显受损、缺氧或代谢异常；②异位激动落在易颤期。

1）心室扑动（ventricular flutter）的心电图特征：正常 P、QRS、T 波均消失，代之以连续、快速而节律相对规则的大振幅波，频率 200~250 次 / 分钟（图 8-50）。

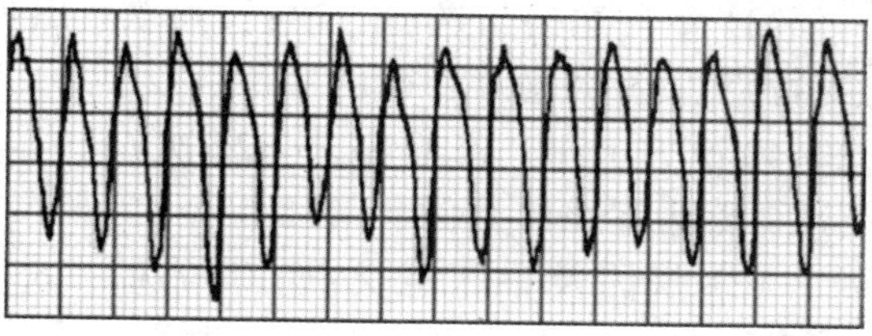

图 8-50　心室扑动

心室扑动时心脏失去排血功能，常不能持久，不是很快恢复，就是转为室颤而导致死亡。

2）心室颤动（ventricular fibrillation）的心电图特征：正常 P、QRS、T 波均消失，代之以形态、节律极不规则的连续的小振幅波，频率为 250~500 次 / 分钟（图 8-51）。

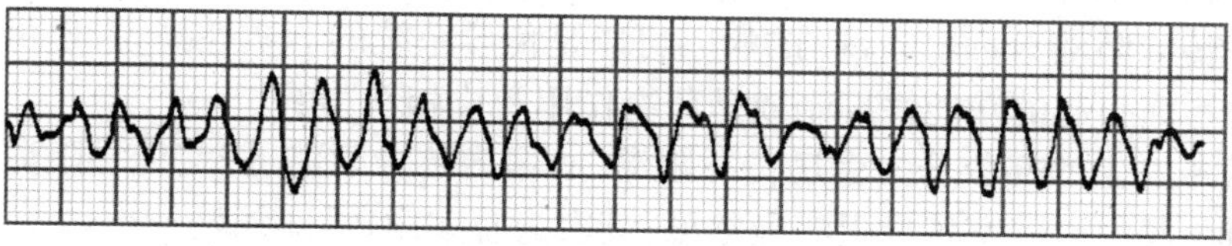

图 8-51　心室颤动

3）病因及临床意义：心室颤动时由于心脏出现多灶性局部兴奋，以致完全失去排血功能。往往是心脏停搏前的短暂征象，也可因急性心肌缺血或心电紊乱而发生。

心室扑动和心室颤动均是极严重的致死性心律失常，多见于严重的器质性心脏病、电解质紊乱、严重药物中毒、各种疾病的终末期等。

4. 逸搏与逸搏心律　当高位节律点发生病变或受到抑制而出现停搏或节律明显减慢时（如病态窦房结综合征），或因传导障碍而不能下传时（如窦房或房室传导阻滞），或其他原因造成长的间歇时（如期前收缩后的代偿间歇等），作为一种保护性的反应，低位起搏点就会发出一个或一连串的冲动，激动心房或心室。仅发生 1~2 次称为逸搏（escape），连续 3 次或以上称为逸搏心律（escape rhythm）。

按发生的部位分为房性、房室交界性和室性逸搏。其 QRS 波群的形态特点与各相应的期前收缩相似，二者的差别是期前收缩属提前发生，为主动节律，而逸搏则在长间歇后出现，属被动节律。临床上以房室交界性逸搏最为多见，室性逸搏次之，房性逸搏较少见。

（1）心电图特征

1）房性逸搏与逸搏心律：长间歇后出现的 P’-QRS-T 波群，形态符合房性期前收缩的特点。房性逸搏心律的频率多为 50~60 次 / 分钟。

2）交界性逸搏与逸搏心律：长间歇后出现的 P’-QRS-T 波群，形态符合交界性期前收缩的特点。交界性逸搏心律的频率多为 40~60 次 / 分钟，慢而规则。（图 8-52）

笔记

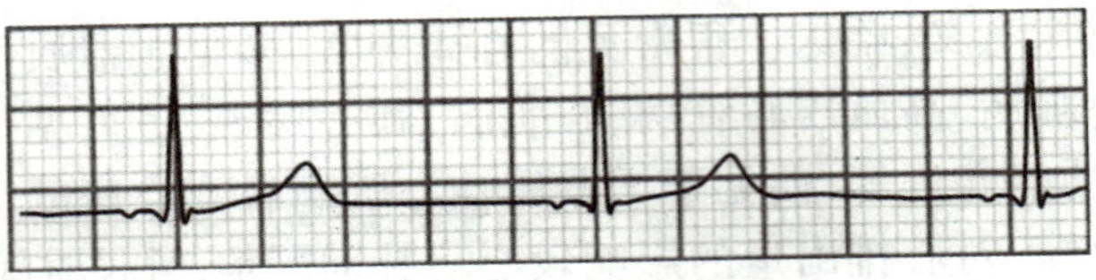

图 8-52 交界性逸搏心律

交界性逸搏心律是最常见的逸搏心律，见于窦性停搏以及三度房室传导阻滞等情况。

3）室性逸搏与逸搏心律：长间歇后出现的 QRS-T 波群，形态符合室性期前收缩的特点。室性逸搏心律的频率多为 20~40 次 / 分钟。若心室率 <22 次 / 分钟，称为室性自主心律（图 8-53）。

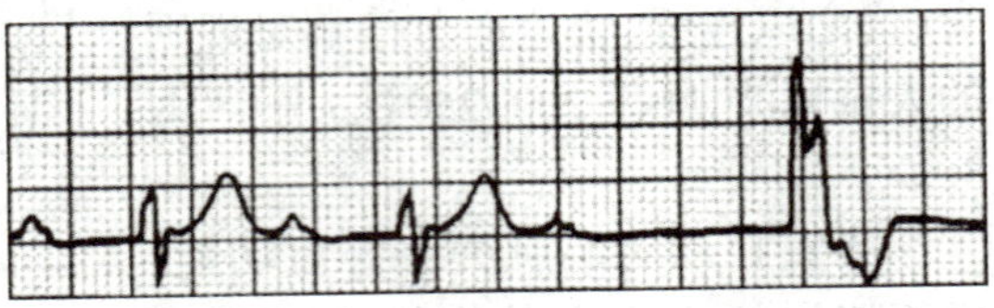

图 8-53 室性逸搏心律

（2）病因及临床意义：逸搏与逸搏心律多见于严重的窦性心动过缓、窦性心律不齐、窦性停搏、双结病变、Ⅱ度以上房室传导阻滞、期前收缩后的长间歇等。患者可出现头晕、心悸等供血不足的临床表现。

### （四）传导阻滞

心脏传导阻滞（heart block）的病因可以是传导系统的器质性损害，也可能是迷走神经张力增高引起的功能性抑制或是药物作用及位相性影响。

按阻滞发生的部位分为窦房传导阻滞、心房内传导阻滞、房室传导阻滞和心室内传导阻滞。其中以房室传导阻滞最常见，其次为心室内传导阻滞。

1. 房室传导阻滞（atrioventricular block，AVB） 房室传导阻滞是由于房室交界区不应期延长，使激动从心房向心室传导过程中发生传导延缓或中断，心电图表现为 P 与 QRS 波的关系异常。根据阻滞程度，可将房室传导阻滞分为三度：①一度房室传导阻滞：全部激动均可下传至心室，但传导时间延长。②二度房室传导阻滞：部分激动因阻滞而不能下传至心室。③三度房室传导阻滞：由于房室交界区的绝对不应期极度延长，以致房室交界区以上的激动完全不能通过阻滞部位，又称完全性房室传导阻滞。

（1）心电图特征

1）一度房室传导阻滞：心电图主要表现为 P-R 间期延长。P-R 间期可随年龄、心率而变化，故诊断标准需相适应。即：① P 波规律出现，每个 P 波后都跟有一个 QRS 波群；②成人 P-R 间期 >0.20 秒，老年人 P-R 间期 >0.22 秒；③对前后两次检测结果进行比较，心率没有明显改变情况时，即使 P-R 间期仍在正常范围内，但两次的差值 >0.04 秒也可诊断为一度房室传导阻滞（图 8-54）。

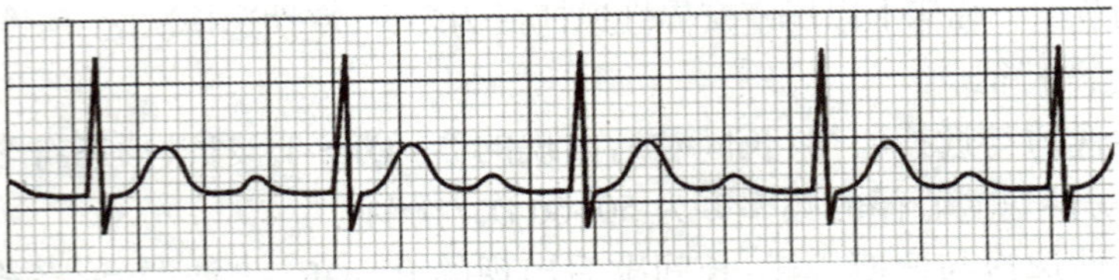

图 8-54 一度房室传导阻滞

2）二度房室传导阻滞：主要表现为部分 P 波后 QRS 波脱漏。按其脱漏的特点可分为两种类型：①二度Ⅰ型房室传导阻滞，又称莫氏Ⅰ型（Morbiz Ⅰ）：表现为 P 波规律地出现，P-R 间期逐渐延长（通常每次延长的绝对增加值多呈递减），直到一个 P 波后脱漏一个 QRS 波群，漏搏后房室传导阻滞得到一定改善，P-R 间期又趋缩短，之后又复逐渐延长，如此周而复始地出现，称为文氏现象（wenckebach phenomenon）。通常以 P 波个数与 P 波下传个数的比例来表示房室阻滞的程度，例如 3∶2 传导表示 3 个 P 波中有 2 个 P 波下传到心室，而只有 1 个 P 波不能下传（图 8-55）。②二度Ⅱ型房室传导阻滞，又称莫氏Ⅱ型（Morbiz Ⅱ）：表现为 P-R 间期恒定（可正常或也可延长），部分 P 波后有 QRS 波群脱漏，可形成 2∶1、3∶2、4∶3、5∶4 等房室传导（图 8-56）。凡连续出现 2 次或 2 次以上的 QRS 波群脱漏者（如呈 3∶1、4∶1 传导的房室传导阻滞），称高度房室传导阻滞，易发展为完全性房室传导阻滞。

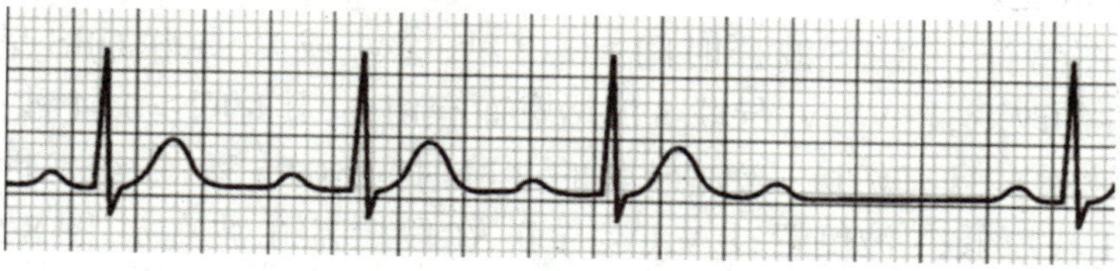

图 8-55　二度Ⅰ型房室传导阻滞

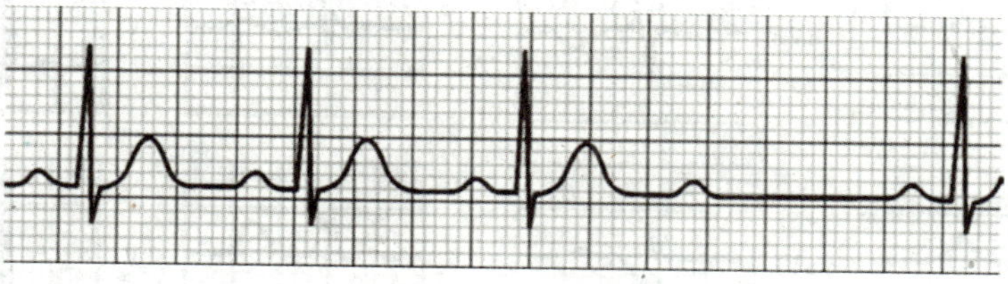

图 8-56　二度Ⅱ型房室传导阻滞

3）三度房室传导阻滞：又称完全性房室传导阻滞。表现为：① P 波与 QRS 波互不相关(P-R 间期不固定)，但 PP 间期和 RR 间期各自有其节律；②心房率快于心室率；③ QRS 波群的形态、时间和频率取决于潜在起搏点的位置。若阻滞部位在希氏束以上，潜在起搏点多在房室交界区内，形成交界性逸搏心律，即 QRS 波群形态、时间正常，频率在 40~60 次 / 分钟；若阻滞部位在希氏束以下，潜在起搏点位于心室，形成室性逸搏心律，即 QRS 波群宽大畸形，频率多在 40 次 / 分钟以下。如果偶尔出现 P 波下传心室者，称为几乎完全性房室传导阻滞（图 8-57）。

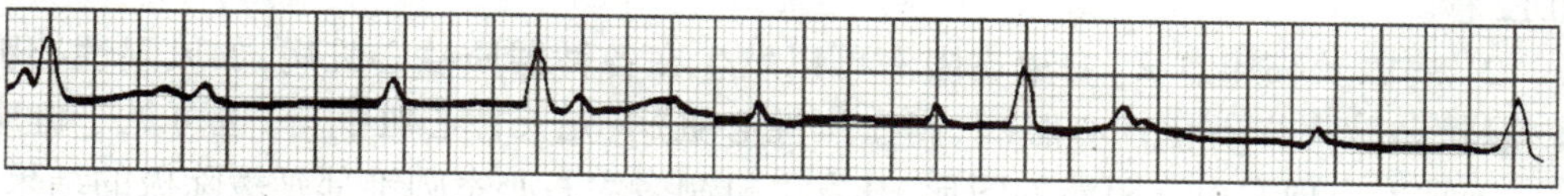

图 8-57　三度房室传导阻滞

（2）病因及临床意义：多见于冠状动脉粥样硬化性心脏病、心肌炎、心肌病、药物中毒（洋地黄、奎尼丁等）、严重电解质紊乱及传导系统退行性变等。

一度和二度Ⅰ型房室传导阻滞可见于正常人，与迷走神经张力增高有关。二度Ⅰ型

笔记

房室传导阻滞较Ⅱ型常见，前者多为功能性或病变位于房室结或希氏束的近端，预后较好，而后者多属器质性损害，病变大多位于希氏束远端或束支部位，预后较差。一般阻滞部位越低，潜在起搏点的稳定性越差，危险也就越大。

2. 室内传导阻滞　发生在房室束以下的阻滞，统称为室内传导阻滞或束支传导阻滞。根据阻滞部位可分为右束支阻滞、左束支阻滞、左束支分支(左前或左后分支)阻滞、室内双束支阻滞和室内三束支阻滞。按阻滞的程度可分为完全性和不完全性阻滞。

(1) 右束支阻滞(right bundle branch block，RBBB)：因右束支细长，由单侧冠状动脉分支供血，其不应期比左束支长，故传导阻滞比较多见。右束支阻滞时，心室除极仍始于室间隔中部，自左向右方向除极，接着正常快速激动左室，最后通过缓慢的心室肌传导激动右室。因此 QRS 波群前半部接近正常，主要表现在后半部 QRS 时间延迟和形态发生改变。

1) 心电图特征：①QRS 波群时间≥0.12 秒；②$V_1$ 或 $V_2$ 导联 QRS 呈 rsR’ 型，此为最具特征性的改变；Ⅰ、$V_5$、$V_6$ 导联 S 波增宽而有切迹，其时间≥0.04 秒；aVR 导联呈 QR 型，其 R 波增宽且有切迹；③$V_1$ 导联的 R 峰时间 >0.05 秒；④继发性 ST-T 改变：$V_1$、$V_2$ 导联 ST 段压低，T 波倒置；Ⅰ、$V_5$、$V_6$ 导联 ST 段抬高，T 波直立(图 8-58)。

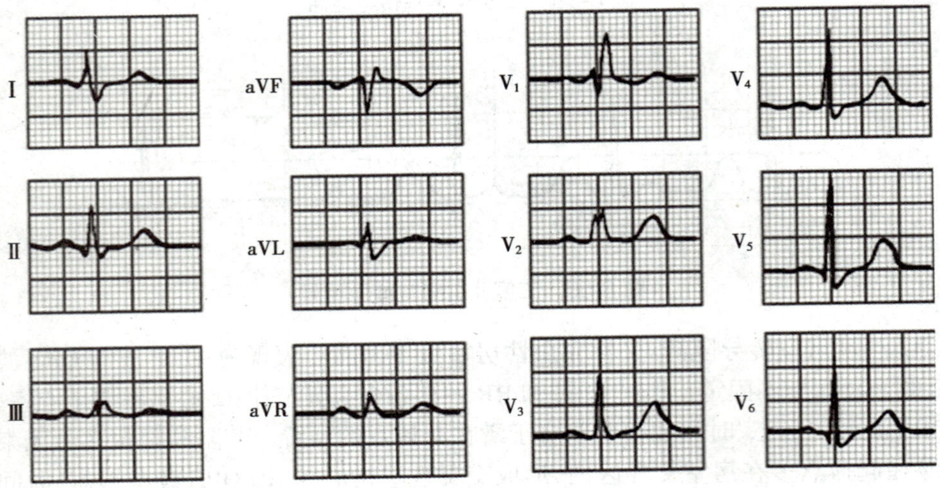

图 8-58　不完全性右束支传导阻滞

不完全性右束支阻滞时，QRS 形态和完全性右束支阻滞相似，仅 QRS 波群时间 <0.12 秒。

2) 病因及临床意义：右束支阻滞可以发生在各种器质性心脏病，如风湿性心脏病、冠状动脉粥样硬化性心脏病、高血压性心脏病、先天性心脏病等，也可见于健康人。正常人出现右束支阻滞的图形，其发生机制多为右心室圆锥部延缓除极的结果，并非右束支真正受累；也可能是局限性心肌病变后遗留瘢痕所致。在年轻人，如过去心电图一直正常，突然出现右束支阻滞，则应视为异常；40 岁以上出现右束支阻滞，应考虑冠状动脉粥样硬化性心脏病的可能。

(2) 左束支阻滞(1eft bundle branch block，LBBB)：左束支粗而短，由双侧冠状动脉

分支供血，不易发生传导阻滞。如有发生，多为器质性病变所致。

左束支阻滞时，激动沿右束支先使室间隔从右向左除极，即心室除极顺序从开始就发生改变。由于室间隔除极变为右向左除极，导致Ⅰ、$V_5$、$V_6$导联室间隔除极波(q波)消失；左室除极时间明显延长；心室除极向量主要向左后，其QRS向量中部及终末部除极过程缓慢，使QRS主波（R波或S波）增宽、粗钝或有切迹。

1）心电图特征：①QRS波群时间≥0.12秒；②$V_1$、$V_2$导联QRS波群呈rS型或QS型；Ⅰ、aVL、$V_5$、$V_6$导联R波增宽、顶部粗钝或有切迹，Ⅰ、$V_5$、$V_6$导联q波一般消失；③心电轴左偏；④$V_5$、$V_6$导联的R峰时间>0.06秒；⑤继发性ST-T改变：以R波为主的导联ST段下移，T波倒置；以S波为主的导联ST段上抬，T波直立(图8-59)。

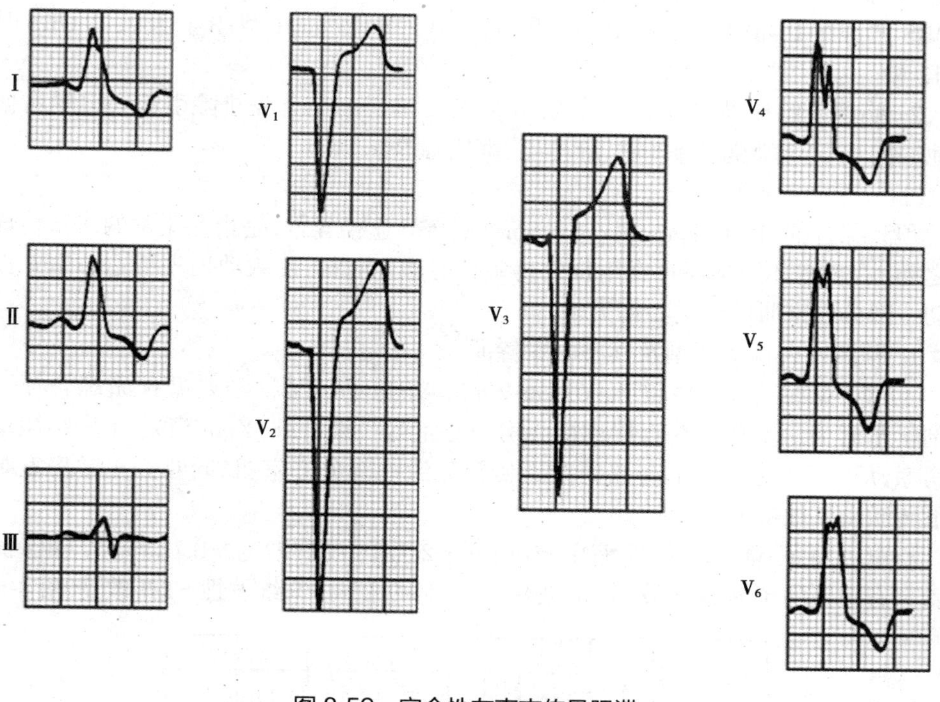


图8-59 完全性左束支传导阻滞

不完全性左束支阻滞时，QRS形态和完全性左束支阻滞相似，仅QRS波群时间<0.12秒。

2）病因及临床意义：主要见于器质性心脏病，约90%以上为冠状动脉粥样硬化性心脏病、原发性高血压或主动脉瓣疾病所引起。左束支阻滞多为永久性。

(3) 左前分支阻滞(1eft anterior fascicular block，LAFB)：左前分支细长，由一侧冠状动脉分支供血，易发生传导阻滞。

左前分支阻滞时，激动先沿左后支向下方使室间隔的后下部及膈面内膜除极，然后向左上激动心室前侧壁，主要变化在前额面。

1）心电图特征：①心电轴左偏在–30°~–90°，以≥–45°有较肯定的诊断价值；②Ⅱ、Ⅲ、aVF导联的QRS波群呈rS型，$S_{Ⅲ}>S_{Ⅱ}$；Ⅰ、aVL导联呈qR型，$R_{aVL}>R_{Ⅰ}$；③QRS时间轻度延长，但<0.12秒(图8-60)。

笔记

2）病因及临床意义：常见于冠状动脉粥样硬化性心脏病、原发性高血压、心肌退行性变、心肌炎等；也可见于高钾血症、冠状动脉造影、肺梗死、休克等引起的暂时性左前分支阻滞；偶可见于正常人。

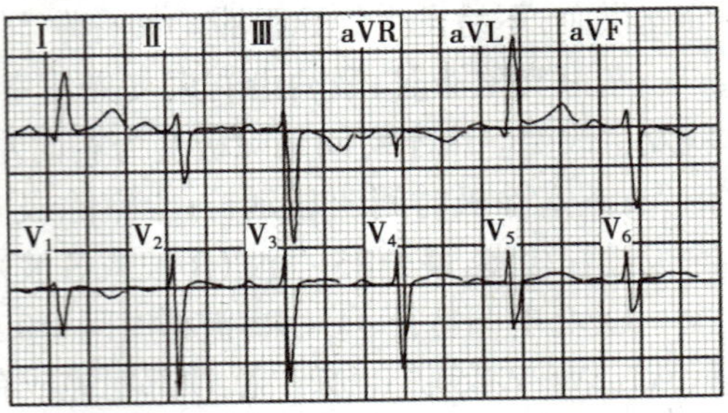


图 8-60 左前分支传导阻滞

(4) 左后分支阻滞(1eft posterior fascicular block，LPFB)：左后分支粗短，向下向后散开分布于左室的膈面，具有双重血液供应，故左后分支阻滞比较少见。

1）心电图特征：①电轴右偏在 +90°~+180°，以超过 +120°有较肯定的诊断价值；②QRS 波群在 I、aVL 导联呈 rS 型，Ⅱ、Ⅲ、aVF 导联呈 qR 型；$R_{Ⅲ}>R_{Ⅱ}$；③ QRS 时间 <0.12 秒。

2）病因及临床意义：临床上诊断左后分支阻滞时应首先排除引起心电轴右偏的其他原因（右心室肥厚、肺气肿、肺梗死、垂位心等）。

## (五) 预激综合征

预激综合征（P-Reexcitation syndrome）属传导途径异常，是指在正常的房室传导途径之外，沿房室环周围还存在附加的房室传导束（旁路），使激动抢先抵达心室并提前激动一部分心室肌的一类心律失常。

1. 预激综合征的类型及其心电图特征

(1) WPW 综合征（Wolff-Parkinson-While syndrome）：又称经典型预激综合征。其解剖学基础为房室环存在直接连接心房与心室的一束纤维（Kent 束）。窦房结激动或心房激动可经传导很快的旁路纤维下传预先激动部分心室肌，同时经正常房室结途径下传激动其他部分心室肌。

心电图特征：① P-R 间期缩短 <0.12 秒；② QRS 波群增宽≥0.12 秒；③ QRS 波群起始部有粗钝的预激波（δ 波，delta 波）；④ P-J 间期正常；⑤继发性 ST-T 改变（图 8-61）。

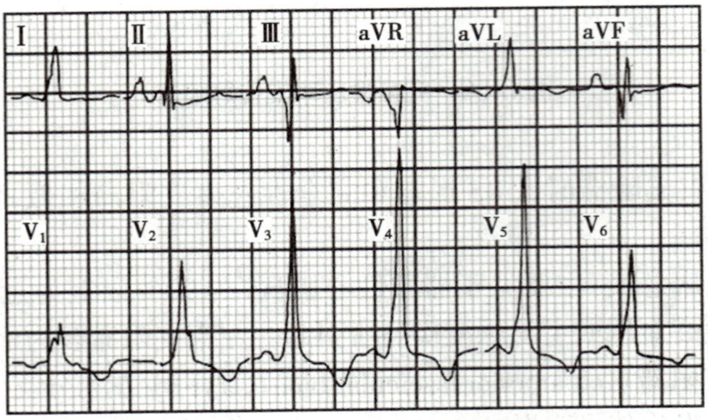


图 8-61 WPW 预激综合征

根据 $V_1$ 导联预激波和 QRS 主波方向可对旁路进行初步定位。如 $V_1$ 导联预激 δ 波正向且以 R 波为主，为左侧旁路，称 A 型预激，一般为左侧旁路；如 $V_1$ 导联预激波负向或 QRS 主波以负向波为主，为右侧旁路，称 B 型预激，大多为右侧旁路。

部分患者的房室旁路没有前向传导功能，仅有逆向传导功能，心电图上 P-R 间期

笔记

正常，QRS 起始部无预激波，但可反复发作房室折返性心动过速（AVRT），此类旁路称之为隐匿性旁路。

(2) LGL 综合征（Lown-Ganong-Levine syndrome）：又称短 P-R 综合征。

目前 LGL 综合征的解剖生理有两种观点：①存在绕过房室结传导的旁路纤维 James 束；②房室结较小发育不全，或房室结内存在一条传导异常快的通道引起房室结加速传导。

心电图表现：P-R 间期 <0.12 秒，但 QRS 波群起始部无预激波。

(3) Mahaim 型预激综合征：其解剖学基础是存在连接右心房与左束支远端或右心房与三尖瓣环下右心室旁道，即 Mahaim 束。此类旁路只有前传功能，没有逆传功能。心电图上表现为 P-R 间期正常或长于正常值，QRS 波起始部可见预激波。

2. 病因及临床意义　预激综合征多见于健康人，其主要危害是常可引发房室折返性心动过速。WPW 综合征如合并心房颤动，还可引起快速的心室率，甚至发生室颤，属一种严重心律失常类型。

## 五、电解质紊乱与药物影响

### （一）电解质紊乱（electrolytes disturbance）

心肌细胞内外各种电解质的平衡对维持心脏的正常功能有一定的作用，一旦其发生紊乱，将影响心肌的电活动，可反映在心电图上。心电图虽有助于电解质紊乱的诊断，但由于受其他因素的影响，心电图改变与血清中电解质水平并不完全一致。如同时存在各种电解质紊乱时又可互相影响，加重或抵消心电图改变。因此，在利用心电图诊断电解质紊乱时，应密切结合病史和临床表现进行判断。

1. 低钾血症（hypokalemia）　低钾血症是指血清钾浓度低于 3.5mmol/L。心电图主要改变为：

(1) ST 段压低，T 波低平或倒置。

(2) u 波显著增高：u 波 >0.1mV 或同导联 T 波的振幅，并可与 T 波融合呈双峰型。

(3) QT 间期一般正常或轻度延长，表现为 QT 间期实为 QU 间期延长。

(4) 严重的低血钾可使 QRS 波群时间延长，P 波振幅增高（图 8-62）。

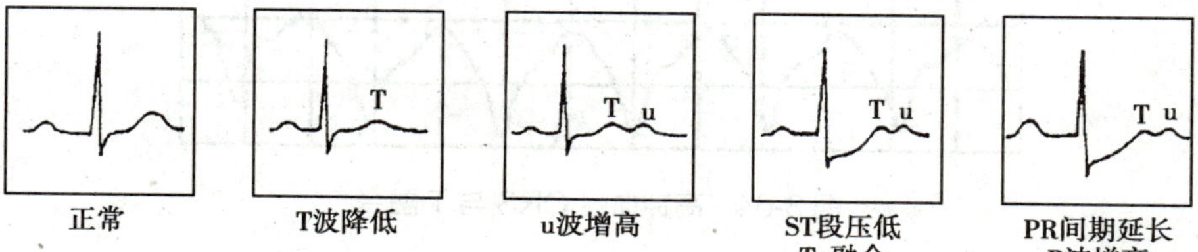


图 8-62　低血钾：随血钾水平逐渐降低引起的心电图改变示意图

低钾血症可引起房性或室性心动过速、室性期前收缩、室内传导阻滞、房室传导阻滞等各种心律失常。

2. 高钾血症（hyperkalemia）　高钾血症是指血清钾浓度超过 5.5mmol/L。高钾血症的心电图特征与血清钾浓度密切相关：

(1) 血钾 >5.5mmol/L，QT 间期缩短，T 波高尖，基底部变窄，两肢对称，此为高钾血症最早出现且最常见的心电图改变（图 8-63）。

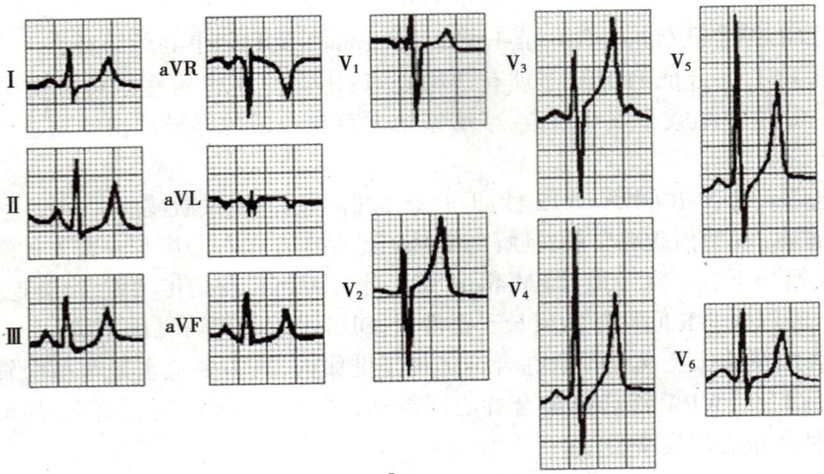


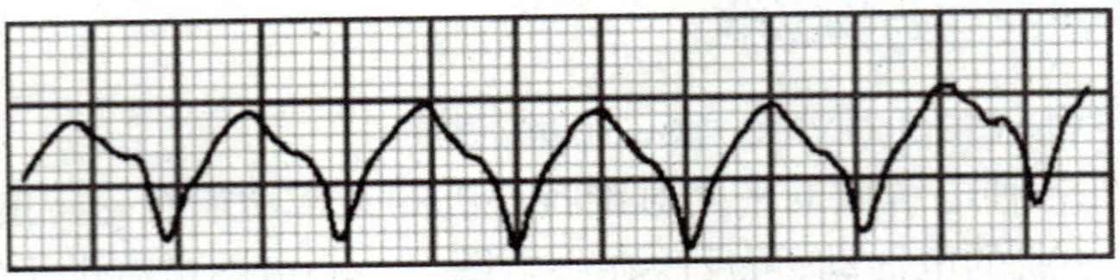


图 8-63　高钾血症（T 波高尖）

（2）血钾 >6.5mmol/L 时，QRS 波群增宽，P-R 间期及 QT 间期延长，R 波电压降低及 S 波加深，ST 段压低。

（3）血钾 >7mmol/L，QRS 波群继续增宽，P-R 间期及 QT 间期继续延长，P 波增宽，振幅减低甚至消失，出现"窦室传导"。此时窦房结仍在发出激动，并沿 3 个结间束经房室交界区传入心室，因心房肌受抑制而无 P 波，称之为"窦室传导"。

（4）高钾血症的最后阶段，宽大的 QRS 波与 T 波融合呈正弦波（图 8-64）。

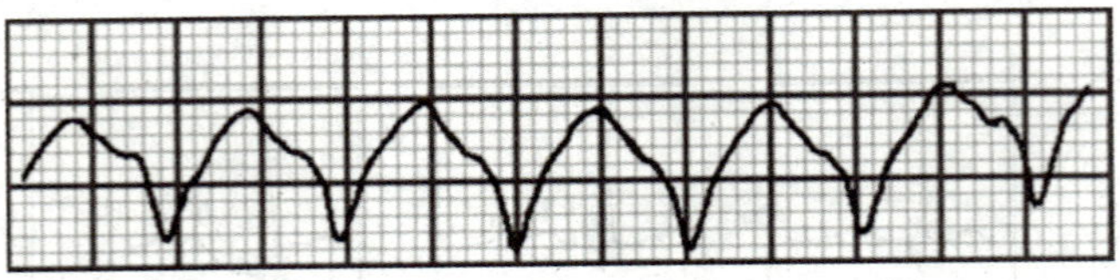

图 8-64　高钾血症 QRS 与 T 融合

高钾血症可引起室性心动过速、心室扑动或心室颤动，甚至心脏停搏。

3. 低钙血症（hypocalcemia）　低钙血症是指血清钙浓度低于 2.25mmol/L。心电图主要改变为：

（1）ST 段明显延长、致使 QT 间期显著延长。

（2）T 波变窄、低平或倒置（图 8-65）。

（3）一般很少发生心律失常。

4. 高钙血症（hypercalcemia）　高钙血症是指血清钙浓度超过 2.58mmol/L。心电

笔记

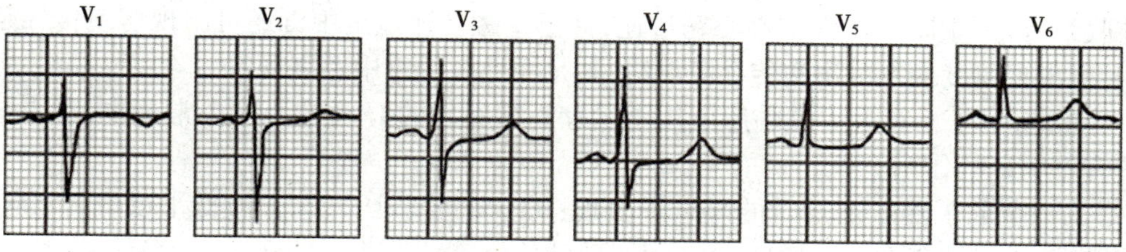


图 8-65 低钙血症

图主要改变为：

(1) ST 段缩短或消失。

(2) QT 间期缩短，可伴有 u 波增高。

(3) T 波低平或倒置(图 8-66)。

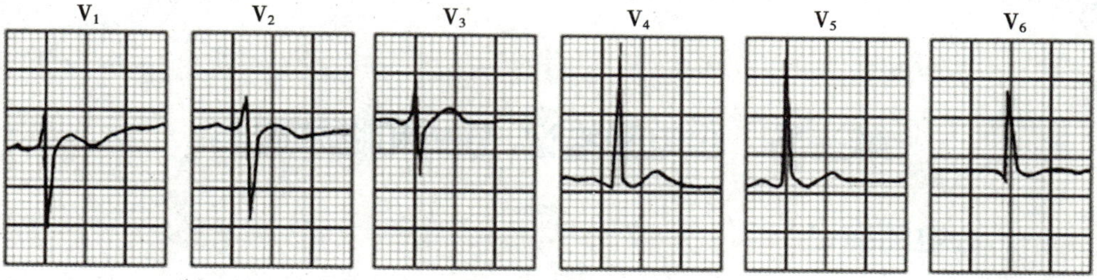


图 8-66 高钙血症

严重高钙血症(例如快速静注钙剂时)，可发生窦性静止、窦房阻滞、室性期前收缩、阵发性室性心动过速等。

## (二) 药物影响

许多药物可影响心肌的除极和复极过程，使心电图发生相应改变，如洋地黄类药、抗心律失常药物(奎尼丁、胺碘酮、β 受体阻滞药)等。

1. 洋地黄类药物 洋地黄类药物的安全范围狭窄，治疗剂量与中毒剂量十分接近，且个体差异大，用药后容易出现中毒反应。洋地黄类药物的治疗剂量与中毒剂量所引起的心电图变化有所不同，前者称为洋地黄效应或洋地黄作用心电图，后者则称为洋地黄中毒或洋地黄过量心电图。

(1) 洋地黄效应(digitalis effect)的心电图特征性表现：①ST-T 改变：以 R 波为主的导联，先出现 T 波低平、负正双向或倒置，ST 段下斜型压低，然后 ST 与 T 波融合呈“鱼钩型”；②QT 间期缩短。

上述心电图表现常为已经接受洋地黄治疗的标志，即所谓洋地黄效应(图 8-67)。

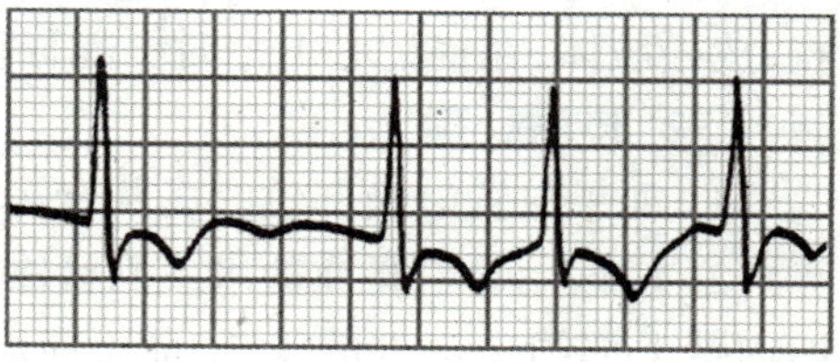

图 8-67 洋地黄效应

(2) 洋地黄中毒(digitalis toxicity)的患者可以有胃肠道症状和神经系统症状，但出现各种心律失常是洋地黄中毒的主要表现。常见的心律失常有：窦性静止或窦房阻滞、心房扑动、心房颤动、频发性及多源性室性期前收缩等，严重时可出现室性心动过速，甚至室颤。洋地黄中毒还可出现房室传导阻滞，当出现二度或三度房室传导阻滞时，则是洋地黄严重中毒表现。

2. 奎尼丁　奎尼丁是临床上用于治疗心律失常的 $I_A$ 类抗心律失常药物，对心电图有较明显的作用。

(1) 奎尼丁治疗剂量时的心电图表现：① QT 间期延长；② T 波低平或倒置；③ u 波增高；④ P 波稍宽可有切迹，P-R 间期稍延长。

(2) 奎尼丁中毒时的心电图表现：① QT 间期明显延长；② QRS 波群时间明显延长(用药过程中，QRS 时间不应超过原来的 25%，如达到 50% 应立即停药)；③各种程度的房室传导阻滞，以及窦性心动过缓、窦性静止或窦房阻滞；④各种室性心律失常，严重时发生扭转型室性心动过速，甚至室颤引起晕厥和突然死亡。

3. 其他药物　如胺碘酮及索他洛尔等也可使心电图 QT 间期延长。β 受体阻滞药可出现窦性心动过缓、房室传导阻滞、窦性静止、窦房阻滞等。

（武学润）

## 第三节　心电图描记、分析和临床应用

### 一、心电图描记

合乎标准的心电图是正确诊断的重要保证。为了获得质量符合标准的心电图，除了心电图机性能必须合格以外，还要求环境符合条件，受检者的配合和医务人员的正确操作方法。

#### (一) 环境要求

1. 室内保持温暖，一般室温不低于 18℃，以避免因寒冷而引起的肌电干扰。

2. 使用交流电源的心电图仪必须有可靠的接地线，一般接地线的接地电阻应低于 0.5 欧姆。

3. 放置心电图仪的位置应使其电源线尽可能远离检查床和导联线，床旁不要摆放其他电器用具(不论通电与否)或交叉穿行的电源线。

4. 检查床的宽度不应过窄，一般不窄于 80cm，以免肢体紧张而引起肌电干扰，如果检查床的一侧靠墙，则必须确定墙内无电线通过。

#### (二) 准备工作

1. 检查前按申请单核对姓名。

2. 对初次接受心电图检查者，必须事先作好解释工作，说明心电图检查对人体无害也无痛苦，消除受检者的紧张心理。

3. 在每次作常规心电图之前受检者应经充分休息，解开上衣，取平卧位进行检查，放松肢体，在描记心电图时不能移动四肢及躯体，保持平静呼吸。

#### (三) 皮肤处理

1. 如果放置电极部位的皮肤有污垢或毛发过多，则应预先清洁皮肤或剃毛。

2. 应该用导电膏或盐水或酒精涂擦于受检者两手腕屈侧腕关节上方约 3cm 处及两内踝上部约 7cm 处的皮肤，而不应该只把导电膏涂在电极上，以减少伪差。

笔记

### （四）电极安置

1. 肢体导联　导联末端接电极板处有颜色标记：红色端电极接右上肢；黄色端电极接左上肢；绿色端电极接左下肢；黑色端电极接右下肢。这样可记录6个肢体导联的心电图。

2. 胸导联　导联末端接电极板处的颜色排列依次为红色、黄色、绿色、褐色、黑色、紫色，一般分别代表 $V_1$~$V_6$ 导联。但它们也可任意记录各胸导联心电图，关键取决于其电极安放的相应位置。必要时应加做其他胸壁附加导联，若女性乳房下垂，应托起乳房，将 $V_3$、$V_4$、$V_5$ 导联的电极安置在乳房下缘胸壁上，而不应安置在乳房上。

### （五）描记心电图

1. 接通电源，一般选择走纸速度25mm/s，定标电压1mV。记录笔调节在记录纸的中心位置上。心电图仪的性能必须符合标准。若使用热笔式的记录纸，其热敏感性和储存性应符合标准。单通道记录纸的可记录范围不窄于40mm。

2. 导联切换　按照心电图仪使用说明进行操作，依次记录肢体导联的Ⅰ、Ⅱ、Ⅲ、aVR、aVL、aVF 及胸导联的 $V_1$~$V_6$ 导联，共12个导联。每次切换导联后，必须等到基线稳定后再启动记录纸，每个导联记录3~5个完整的心动周期(即需记录3~5个 QRS 波)即可。

3. 在记录纸上立即注明日期、受检者姓名、性别、年龄、病区、床号等，并标明各导联。

**知识链接**

**动态心电图**

动态心电图(ambulatory electrocardiography，AECG)是连续描记24小时或更长时间的心电图。该项检测技术首先由美国学者 Norman.Holter 发明，于20世纪60年代初期用于临床，因此又称为 Holter 心电图检测。动态心电图能够对被评估者在日常生活活动、身体和精神状态不断变化的情况下进行连续的心电图监测，可提供被评估者白天和晚上不同状态下的心电活动信息。动态心电图检查具有常规心电图等其他检查无法替代的作用和价值，已广泛应用于无创性心血管疾病的检查。

来源：万学红，卢学峰．诊断学[M]. 第8版．北京：人民卫生出版社，2013.

## 二、心电图的分析方法和步骤

心电图在临床上是很重要的客观资料，当面对一份心电图作出诊断时，由于业务水平不同，可能会作出不同的结果。因此，在临床上作心电图检查时，单纯地死记硬背正常心电图的标准范围及常见异常心电图的诊断标准是远远不行的，甚至会发生误诊。分析心电图必须熟练掌握心电图分析的方法和技巧，按照一定的程序进行分析，并善于把心电图的各种变化与具体病例的临床情况密切结合起来，才可能对心电图作出正确的诊断和解释。

1. 快速浏览　将各导联的心电图大致浏览一遍，确认定标电压、走纸速度等，注意有无伪差。凡不是由于心脏电激动而发生的心电图改变，都称为伪差。产生伪差的常见原因有：

(1) 交流电干扰：在心电图上出现每秒50次规则而纤细的锯齿状波形，应将附近

笔记

可能发生交流电干扰的电源关闭，如电扇、电脑、电灯等。

(2) 肌肉震颤干扰：由于被评估者精神紧张、寒冷或震颤性麻痹等，在心电图上出现杂乱不整的小波，频率 10~300 次 / 秒左右，有时很像心房颤动的 f 波。

(3) 基线不稳：由于患者身体移动或呼吸影响，使心电图基线不完全在一水平线上，而是上下移动。基线不稳将影响对心电图各波，尤其是 ST 段的判断。

(4) 导联有无连接错、松脱或断离：常见于左右手互换，可观察有关导联图形以判断。

(5) 定标电压是否准确：临床心电图一般定标电压为 1mV。

(6) 电极板生锈、皮肤准备不当，导致电极板与皮肤接触不良。

(7) 心电图机性能不合格。

2. 判断心律与心率　首先找出 P 波，根据 P 波的有无、形态来确定其基本心律是窦性心律或是异位心律并进一步确定其为房性、房室交界性或室性。一般 P 波在Ⅱ、$V_1$ 导联最清楚。然后测量 P-P 间期或 R-R 间期，分别计算出心房率或心室率。

3. 判断心电轴是否偏移及钟向转位　观察Ⅰ、Ⅲ导联，判断心电轴有无偏移；观察胸导联，判断心脏的钟向转位。

4. 分析各导联波形的特点　观察和测量各导联的 P 波、QRS 波群、ST 段和 T 波的形态、方向、电压和时间，以及各波之间的相互关系，尤其注意分析 P 波与 QRS 波群的相互关系。

5. 测量 P-R 间期和 QT 间期。

6. 作出心电图诊断　心电图描记的只是心肌激动的电活动，心电图检查技术本身有一定的局限性且受个体差异等多方面的影响。很多心脏疾病在早期阶段，心电图可以正常，多种疾病也可引起同一种图形改变，如心肌炎、心肌病等都可出现异常 Q 波。因此，除综合各导联图形及测量结果外，还必须结合心电图申请单上的各项目，注意年龄、性别、用药情况、临床诊断以及其他检查结果等临床资料，最后作出心电图诊断。

## 三、心电图的临床应用价值

随着心电图在临床上的广泛应用，心电图检查已成为临床诊断疾病，尤其是诊断心血管疾病的重要方法。主要用途及临床意义：

1. 分析与鉴别各种心律失常，心电图是最精确的方法。

2. 观察冠状动脉血液循环状况，判定有无心肌缺血等。特征性的心电图变化及其演变规律是诊断心肌梗死的可靠方法。心电图可以准确地反映心肌有无缺血、损伤或坏死，并能对心肌缺血、损伤或坏死部位、范围及演变状况做出较为明确的诊断。

3. 可提示心脏有无房、室肥大，对各种心脏疾病的诊断提供有价值的资料。

4. 观察某些药物对心肌的影响，以及对心律失常的治疗效果，为临床用药提供依据。

5. 协助判断有无电解质紊乱，如血钾和血钙的高低等。

6. 用于监测手术麻醉、心导管检查、人工心脏起搏、电击转复心律等；以及监测登山运动员、宇航员的心脏情况。

7. 监护各种危重患者的心脏变化。

笔记

尽管心电图有如此重要的应用价值，但对心力衰竭等则难以做出诊断，并且某些较轻的心脏病，特别是疾病早期，心电图可以是正常的，所以心电图在临床应用上有一定的局限性，检查时应注意掌握心电图使用的适应证，并结合临床其他资料作出相应诊断。

知识链接

**心电图运动负荷试验与运动试验导联系统**

心电图运动负荷试验是判断是否存在心肌缺血和早期发现冠心病的一种检查手段，其操作方法简便实用、无创伤、相对安全，一直被公认为是一项重要的心血管疾病检查手段。

心电图运动负荷试验应根据患者的年龄和病情情况设定运动负荷量。其运动负荷量分为极限负荷量和亚极限负荷量两种。极限负荷量是指心率达到人体生理极限的运动量。这种极限量一般多采用统计所得各年龄组的预计最大心率为指标。最大心率估算方法为：220 减评估者年龄。亚极限负荷量是心率达到 85%~90% 最大心率的运动量。临床上大多采用亚极限运动负荷试验。

对于规范运动试验的检查和正确判断心电图改变的意义，运动试验导联系统的选择是非常重要的。国际上普遍采用 Mason-Likar 对标准 12 导联进行改进的导联系统来描记运动试验心电图。目前推荐 12 导联同步心电图描记，以便全面准确地了解患者在运动试验中出现的心肌缺血的程度、部位和心律失常等情况。

目前采用的方法是踏车运动试验和平板运动试验两种。

运动试验的结果判定：目前国内外公认的阳性标准为：①运动中出现典型的心绞痛的表现；②运动中出现 ST 段水平型或下斜型下移 ≥ 0.1mV，持续时间超过 1 分钟。

来源：万学红，卢学峰 . 诊断学 [M]. 第 8 版 . 北京：人民卫生出版社，2013.

（彭正禄）

## 第四节　多参数心电监护仪的使用

### 一、概述

心电监护是通过显示屏连续观察监测心脏电活动情况的一种是无创的监测方法。心电监护仪的基本原理是通过传感器感应各种生理变化，然后放大器会把信息强化，再转换成电信息，这时数据分析软件就会对数据进行计算，分析和编辑，最后在显示屏中的各个功能模块显示出来，或根据需要打印记录下来。

多参数心电监护仪可以同时对患者的多项生理或生化参数如心电变化、呼吸、脉搏、体温、血压、血氧饱和度等进行长时间、连续自动监测，并可与已知设定值进行比较，若出现超标则发出警报。可适时观察病情，为医护人员的临床诊断、治疗及抢救提供重要依据，以最大限度减少并发症，缓解并消除危重病情，尤其为恶性心律失常患者赢得抢救时间。

笔记

## 二、多参数心电监护仪的临床应用

随着医学科学的发展，多参数心电监护仪在临床上的使用范围日益广泛，主要用于：

1. 心肺复苏　有助于分析心搏骤停的病因和指导治疗；及时发现心律失常；复苏成功后应继续检测心率和心律变化，直至病情稳定为止。

2. 恶性心律失常　心电监护是临床发现各种恶性心律失常、预防猝死和指导治疗的重要方法之一。

3. 危重患者　急性心肌梗死、心力衰竭、心源性休克、重症感染和心脏手术等应进行心电监护。

4. 接受某些有心肌毒性或影响心脏传导系统药物治疗的患者应进行心电监护。

5. 一些诊断、治疗操作（心导管检查、心包穿刺等）均可能发生心律失常，导致猝死，必须进行心电监护。

6. 高压氧舱和分娩室。

## 三、多参数心电监护仪的操作程序

护士是多参数心电监护仪的直接操作者和观察者，其识别和处理各种影响监护效果的原因的能力高低直接决定监护仪能否发挥其最大的效能。现就使用方法及注意事项介绍如下：

### （一）操作程序

1. 准备用品　多参数心电监护仪及模块、导联线、电极、袖带、氧饱和度传感器、生理盐水及棉球等。

2. 核对床号、姓名，做好心理护理和健康指导

(1) 评估患者的心理状态及合作程度，清醒患者做好解释工作，取得患者配合，安置患者舒适卧位。

(2) 告知患者不要自行移动或摘除电极。

(3) 严禁在监测仪附近使用手机等电子产品，以免干扰监测。

3. 安放电极片，连接各通道插孔和插头。

(1) 五监测导联的电极安放

左臂电极 LA（黑色）：左锁骨中线锁骨下或左上肢连接躯干部位。

右臂电极 RA（白色）：右锁骨中线锁骨下或右上肢连接躯干部位。

左腿电极 LL（红色）：左锁骨中线第 6~7 肋间或左髋部。

参照电极 RL（绿色）：右锁骨中线第 6~7 肋间或右髋部。

胸部电极　C（棕色）：胸骨左缘第 4 肋间。

(2) 三监测导联的电极安放

左臂电极 LA（黑色）：左锁骨中线锁骨下或左上肢连接躯干部位。

右臂电极 RA（白色）：右锁骨中线锁骨下或右上肢连接躯干部位。

左腿电极 LL（红色）：左锁骨中线第 6~7 肋间或左髋部。

4. 打开心电监护仪主机电源开关，调整各项所需监测项目参数，根据病情合理设定报警限并始终处于开启状态，调至主屏。必要时床边备吸氧装置、吸引器和抢

笔记

救车等。

5. 密切观察心电图波形及相应指标并记录，严格交接班，发现异常及时处理。如出现监测数据与病情不符，应及时找明原因，给予处理。

6. 填好登记卡，包括床号、姓名、诊断、开机时间等。

7. 询问患者需要，交代注意事项。

### （二）使用的注意事项

1. 心电监护　放置电极时避开伤口及除颤部位。在监护过程中，电缆线应尽量稳定在某一处，不要乱动。定时观察（尤其对躁动患者）有无电极和导线脱落及导线打折缠绕，观察电极周围皮肤状况，如有异常及时处理。

2. 血压测量　血压袖带分为成人袖带、儿童袖带、新生儿袖带，不能混用。选择合适的袖带，袖带缠扎松紧要适宜，气囊中央应固定在上臂肱动脉搏动处。袖带与心脏应在同一水平。

佩戴袖带的上臂在每次充气时，应自然放置且保持静止、放松。在充气过程中，患者若晃动手臂、反复用力握拳或挤压袖带、橡胶管，监护仪将自动识别为有外界干扰而不予测量，从而出现连续充气现象。

如果充气时间过长（>1 分钟）、袖带充不上气、放气过慢或过快，应检查气路、接头是否严密、漏气。每次测量时间间隔，最短不少于 1 分钟，以 2 分钟以上为宜。

3. 血氧饱和度测量　血氧探头指夹分为成人、儿童、新生儿三种型号，标准配置为成人血氧探头指夹。监测时，手指及指甲应用酒精把烟滓、指甲油等颜色、污垢清洗干净，指夹内发光处应对准指甲壳。

不要把血氧探头指夹夹在正测血压的手臂上。不要长时间夹在同一手指上，以免血流不畅引起患者手指的不适。长时间监测应定时更换所夹手指。

血氧探头指夹属于易损部件，应避免用力挤压、抠撮血氧探头指夹。

4. 脉率测量　监测脉率时，原理上血氧探头上的传感器从手指处监测到的脉率与心率数值相同，鉴于血氧饱和度的测量原理，传感器感受到的是手指组织表层毛细血管里血流的动脉搏动的次数，在测量过程中，手指、手臂、手腕的活动都会引起肌肉给毛细血管以外力，从而给血流以搏动力，类似心脏传来的搏动力，从而和心脏的搏动叠加在一起，增加了脉动次数，影响了脉率的数值。

用血氧探头指夹传感器测出的脉率值一般高于心率值，有时可高出 20 次 / 分，在相对静止时，这两个数值相近或相等。

5. 体温测量　探头正常情况是夹紧在患者腋下，若是昏迷危重患者，则可用胶布将探头粘贴牢靠。因为体温传感器是通过金属表面的热传导实现体表温度测量，所以一定要将探头的金属面与皮肤良好接触，且在 5 分钟后可得到稳定的数值。

6. 外接电源的注意事项　配电盒质地应优良可靠，插接应牢靠。以免会出现插头接触不良，使主机不能正常工作，甚至造成主机电源损坏。供电线路要求交流电 220V ± 10%（不能把 380V 接入配电盒）。以电源供应不间断、稳定为原则。

7. 地线连接的注意事项　地线连接时应把带有铜片套的一端，接在主机后面板的接地端子上。地线另一端带有夹子，应夹在建筑设施的公共接地端（自来水管、暖气片上等与大地直接相通的地方）。切不可随意把地线夹在与接地无关的病床或其他金属上，如果不接地线或地线连接不好可能会造成心电波形干扰较大，同时可能对仪

笔记

器操作人的人身安全带来伤害。

8. 为监护仪制定有效的维护计划，定期进行清洁、消毒，在清洁或消毒之前应断开监护仪的电源线。

9. 当监护仪不能启动、工作或出现其他故障时，应向厂家或专业人员咨询维修。

（武学润）

## 学习小结

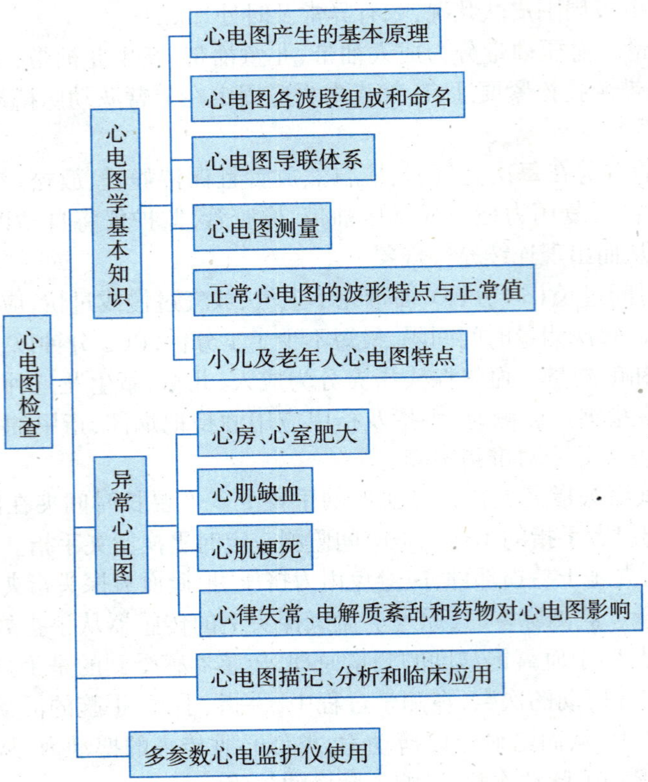


### 复习思考题

1. 试述正常心电图各波段的形成及临床意义。
2. 试述心肌梗死各期的心电图表现特点。
3. 如何分析心律失常的心电图？
4. 举例说明心率测量的方法。
5. 试述心电图分析方法与诊断步骤。

# 第九章

# 影像学检查

## 学习目的

通过学习常见影像学检查方法、临床应用及检查前准备等内容，学会影像学检查的基本原理，正常与异常检查结果的表现及异常表现的临床意义为临床护理课程奠定基础。

## 学习要点

影像学检查的检查方法，临床应用以及各种影像学检查前的，正常与异常检查结果的表现及异常表现的临床意义。

## 案例导入

患者，女性，17岁，2012年初，感左下肢疼痛、跛行，先后在当地医院行X线、CT、磁共振检查。X线片示：左侧胫骨上段内缘见局限骨质缺损区，病变边缘轻度硬化，周围软组织未见明显异常密度灶，病变未累及关节面。CT片示：左侧胫骨上段内缘见局限骨质缺损区，病变边缘轻度硬化边，病灶内见少量点状高密度影，缺损区见软组织密度影。MRI片示：左侧胫骨上段内缘见不规则形长T2、等和长T1混杂信号灶，边界尚清晰，T2压脂像中病灶仍呈高信号，邻近软组织呈片状长T2信号，边界不清。

分析：1. 根据该患者影像资料，分析该病例并作出疾病诊断？

2. 针对该患者的评估要注意哪些方面？

## 重点提示

试从各种影像学检查的基本原理，正常与异常检查结果的表现及异常表现的临床意义等方面进行思考。

影像学检查（imaging examination）包括X线检查、CT检查、超声检查、核素及磁共振检查，它借助不同的成像手段使人体内部结构和器官显示出影像，从而了解人体解剖、生理及病理变化，通过了解不同影像学检查方法的特点、原理、诊断效果、临床应用价值以及检查前准备，有助于护理人员更好地理解影像检查的临床意义，并掌握在

笔记

影像学检查中护士应做的工作。

## 第一节 X线检查

自1895年德国物理学家伦琴发现X线以后，X线被广泛应用于医学并形成了X线诊断学科，为影像学发展奠定了基础。X线诊断是影像诊断中的基础内容，也是最重要的内容，其应用已十分普遍。

### 一、基本知识

1. X线的特性

(1) 穿透性：X线因为波长很短，对物质有很强的穿透力，能穿透普通光线不能穿透的物质，这一特性是X线成像的基础。

(2) 荧光效应：X线能激发荧光物质产生肉眼可见的荧光。这种效应是透视检查的基础。

(3) 感光效应：X线能使胶片上的溴化银感光，产生潜影，经显影定影处理便形成黑白影像，这种效应是X线摄片检查的基础。

(4) 电离与生物效应：X线通过任何物质都可以使该物质发生电离，分解成为正负离子。X线进入人体发生电离产生生物效应，它是放射防护学和治疗学的基础。

2. X线成像基本原理　X线之所以能使人体在荧光屏上或胶片上形成影像，一方面是由于X线具有上述特性，另一方面是由于人体组织具有密度和厚度的差异。当X线穿透人体组织结构时，密度高、组织厚的部分吸收X线较多，密度低、组织薄的部分吸收X线较少，因此，到达荧光屏或胶片上的X线的量就有不同，从而形成黑白明暗对比不同的影像。

人体组织结构的密度可归纳为三类：属于高密度的有骨组织和钙化灶等；中等密度的有软骨、肌肉、神经、实质器官、结缔组织以及体内液体等；低密度的有脂肪组织以及存在于呼吸道、胃肠道、鼻窦和乳突内的气体等。当强度均匀的X线穿透厚度相等的不同密度组织结构时，由于吸收程度不同，将出现不同密度的影像。

X线穿透低密度组织时，被吸收少，剩余X线多，使X线胶片感光多，经光化学反应还原的金属银也多，故X线胶片呈黑影，高密度组织则相反。如胸部的肋骨密度高，对X线吸收多，照片上呈白影；肺部含气体密度低，X线吸收少，照片上呈黑影。

病理变化也可使人体组织密度发生改变。例如，肺结核病变可在原属低密度的肺组织内产生中等密度的纤维性改变和高密度的钙化灶。在胸片上，于肺影的背景上出现代表病变的白影。

人体组织结构和器官形态不同，厚度也不一致。厚的部分，吸收X线多，透过的X线少，薄的部分则相反，在X线片和荧屏上显示出的黑白对比和明暗差别以及由黑到白和由明到暗，都与它们厚度间的差异密切相关。

### 二、X线检查的方法

#### (一) 普通检查

包括透视和摄片。透视的主要优点是设备简单、方便、费用经济、诊断快速，能

笔记

在动态下观察，并能对器官进行功能检查。缺点是影像对比度较差，受器官密度和厚度的影响，而且不能永久记录，不便于随访观察和会诊。摄片的优点是对比度和清晰度都较好，随摄片条件的调整一般不受组织密度和厚度的影响，可以作为客观记录留存，便于随访和会诊。缺点是对于功能方面的观察不如透视方便和直观。

### （二）造影检查

造影检查是将密度高于或低于该结构或组织的物质即对比剂引入缺乏自然对比的器官内或其周围，使之产生对比以显影，即为造影检查。引入的物质称为对比剂。

1. 对比剂　通常分两类，即高密度对比剂和低密度对比剂。临床常用的高密度对比剂有钡剂和碘剂。用于消化道检查的钡剂是药用硫酸钡，因为它不溶于水和脂质，所以不会被胃肠道黏膜吸收，因此对人基本无毒性。钡餐造影即消化道钡剂造影，是指用硫酸钡作为对比剂，在X线照射下显示消化道有无病变的一种检查方法；碘剂种类繁多，应用广，分有机碘和无机碘制剂两类。低密度对比剂为气体，已少用。

2. 造影方法　有直接引入法和间接引入法。直接引入法有口服法、灌注法和穿刺注入法，如采用输卵管导管装置和超滑导丝，按常规操作，在电视荧光屏监视下，将导管插至输卵管开口，经导管注入60%泛影葡胺，见输卵管全程显影，动态观察输卵管的走行和伞端情况；间接引入法包括吸收性与排泄性两类，吸收性比如淋巴管造影，排泄性如静脉胆道造影或静脉肾盂造影和口服法胆囊造影等。前二者是经静脉注入造影剂后，造影剂聚集于肝、肾，再排泄入胆管或泌尿道内。后者是口服造影剂后，造影剂经肠道吸收进入血液循环，再到肝胆并排入胆囊内，即在蓄积过程中摄影，现已少用。

3. 检查前准备和注意事项　检查前准备、过敏试验、对比剂反应的处理及预防等。

在造影剂中，钡剂较安全，气体造影时应防止气栓的发生。造影反应中，以碘造影剂过敏较常见并较严重。在选用碘造影剂行造影时，以下几点值得注意：①了解患者有无造影的禁忌证，如严重心、肾疾病和过敏体质等。②做好解释工作，争取患者合作。③造影剂过敏试验，一般用1ml 30%的造影剂静脉注射，观察15分钟，如出现胸闷、咳嗽、气促、恶心、呕吐和荨麻疹等，则为阳性，不宜造影检查。④作好抢救准备，严重反应包括周围循环衰竭和心脏停搏、惊厥、喉水肿、肺水肿和哮喘发作等。遇此情况，应立即终止造影，并进行抗休克、抗过敏和对症治疗。呼吸困难应给氧，周围循环衰竭应给去甲肾上腺素，心脏停搏则需立即进行心脏按压。

## 三、X线检查的临床应用

### （一）呼吸系统

1. 检查方法　分透视和摄片两种。透视是最常用的方法。转动患者观察，可以发现被心脏、骨骼等遮盖的病变。呼吸时，可以观察肺野透明度的改变、膈肌活动度的改变和病变形态的变化。摄片检查常规摄胸部正位片，也就是后前位片，还可以根据需要选择侧位、前弓位和斜位等不同位置摄片。

2. 正常的X线表现　正常胸部X线影像是胸腔内、外各种组织和器官重叠的综合投影。只有熟悉各种影像的正常和变异表现，才能对疾病的各种异常征象进行认识和分析。

（1）胸廓：由软组织和骨髓组成，胸片上能显示的软组织有胸锁乳突肌和锁骨上

笔记

皮肤皱褶、胸大肌、女性乳房和乳头等。构成胸廓的骨性结构包括肋骨、肩胛骨、锁骨、胸骨和胸椎。

(2) 纵隔：正常纵隔位置居中，位于胸骨之后、胸椎之前，介于两肺之间，卧位或呼气时短而宽，立位及吸气时窄而长。病理情况下，纵隔可以出现移位，或在呼吸时发生纵隔左右摆动。

(3) 膈肌：正常呈圆顶形，左右两叶。膈肌在外侧及前、后方与胸壁相交形成肋膈角，在内侧与心脏形成心膈角。左右两叶呈对称运动，平静呼吸时，活动范围为1~3cm，深呼吸时可达3~6cm。

(4) 胸膜：分为脏层和壁层，正常时不显影。

(5) 气管、支气管：气管起于环状软骨下缘，在5、6胸椎水平分为左右主支气管，分叉部下壁形成隆突。

(6) 肺：含有空气的肺在胸片上表现为透明区域，称为肺野。肺门影是肺动静脉、支气管和淋巴组织的复合投影。肺纹理由肺动脉、肺静脉及淋巴管组成，在胸片上表现为起自肺门的向肺野呈放射状分布的逐渐变细的干树枝状影。

3. 基本病变的X线表现

(1) 支气管阻塞性改变：依阻塞程度不同分为支气管不完全阻塞引起的阻塞性肺气肿和完全阻塞引起的阻塞性肺不张。

1) 阻塞性肺气肿：分为局限性和弥漫性两种。局限性肺气肿的X线主要表现为局部透光度增强，肺纹理变细，可见肺大泡。弥漫性肺气肿的X线表现为两肺野透明度增强，呼气与吸气时透明度变化不大；肺纹理稀疏、变细、变直，肋间隙增宽；胸廓前后径增宽，呈桶状胸；膈肌位置低平，活动度明显减弱；心影狭长呈垂位心。

2) 阻塞性肺不张：因阻塞部位不同，X线表现也不同。其共同特征是阻塞远端的肺组织体积缩小，密度增高，周围结构呈向心性移位。

(2) 肺部病变

1) 渗出：渗出是机体急性炎症的反应。渗出性病变表现为密度略高、较均匀的云絮状影，边缘模糊，常见于各种急性炎症、渗出性肺结核、肺出血及肺水肿。

2) 增殖：病灶一般不大，多限于腺泡范围内，呈结节状，密度较高，边缘较清楚，或似梅花瓣状，无明显融合趋势。增殖性病变常见于肺结核、各种慢性肺炎及肉芽肿性肺炎。

3) 纤维化：表现为索条状影，密度高，走行僵直。如病变被较大的纤维组织取代，则形成密度高，边缘清晰的块影，气管、纵隔、肺门可被牵拉移位。局限性纤维化见于肺炎、肺脓肿和肺结核等。弥漫性纤维化多见于弥漫性间质肺炎、尘肺、特发性肺间质纤维化等。

4) 钙化：钙化呈高密度、边缘锐利、形状不一的斑点状、团块状或球形影。不同病变的钙化可以不同，有些具有一定的特征性，如乳房内的钙化灶有大小之分，粗大的钙化灶常为乳房的良性病变，如乳房内动脉的老化、陈旧性的损伤以及炎症等，细小的钙化灶通常位于细胞生长分裂较快的部位。若局部有多个细小的钙化点聚集成簇，则提示可能有小的乳腺癌病灶存在。钙化多见于肺或淋巴结干酪性结核病灶的愈合阶段，某些肺内肿瘤组织或囊肿壁也可以发生钙化。

5) 肿块：肺内肿瘤以形成肿块为特征，表现为密度较高的团块状阴影，良性肿瘤

如中心型肿瘤瘤体较小时胸片很少见到瘤体，偶见肺门圆形阴影，仅能显示其继发的肺部病变，如肺不张、阻塞性肺炎等。气管正侧位像有助于发现、定位气管内肿瘤，以侧位像更为清晰。周围型良性肿瘤的胸片为边缘清晰、密度均匀、致密的肿物影，无空洞，偶见钙化；恶性肿瘤多见肺门处或肺周边的占位表现，密度不均，边界可不清晰，可呈分叶、毛刺，其内可有偏心性空洞，纵隔可出现移位，胸膜转移时出现胸水。

6）空洞：肺组织坏死后，坏死物沿引流支气管排出体外，在肺内残留的腔隙即成为空洞。空腔是指肺内腔隙的病理性扩大，其X线表现与空洞相似，但壁很薄，内无液平。空洞的X线表现有：①厚壁空洞：洞壁厚度超过3mm，表现为片状、肺段或肺叶阴影内的透光区，也可表现为肿块内的空洞。②肺脓肿空洞：洞腔较大，内缘光滑或略不光整，洞内有液平。③癌性空洞：内缘不规则，可有壁结节，一般无液平面。④干酪型肺炎空洞：腔小、多发、内缘不整齐。⑤薄壁空洞：洞壁薄，多在3mm以下，由薄层纤维及肉芽组织所形成，表现为境界清晰，内缘光整的透明区，内多无液平面。常见于肺结核的慢性阶段，如慢性纤维空洞型肺结核。

7）空腔：为肺部原有腔隙病理性扩大所形成的含气囊腔。如肺大泡、肺气囊及含气的肺囊肿和囊状支气管扩张。洞壁呈菲薄的圆形透亮影，一般无液体，周围无实变。当合并其他病变时可见液平及周围炎性病变。

（3）胸膜病变

1）胸腔积液：多种疾病可累及胸膜产生胸腔积液。积液量在300ml以上时，X线表现为一侧肋膈角变平、变钝。中量积液上缘在第4肋前端水平以上，第2肋前端水平以下，表现为胸腔下部均匀致密影，上缘呈外高内低的斜形弧线，同侧肋膈角消失，膈肌显示不清。大量积液上缘达第2肋前端水平以上，患侧肺野广泛呈均匀致密影，肋间隙增宽，纵隔向健侧移位。

2）气胸与液气胸：气胸是指空气进入胸腔，使原有负压消失，肺组织被压向肺门，被压缩的肺与胸壁间出现无肺纹理的透亮区。胸腔内液体和气体并存者称为液气胸。明显的液气胸立位检查时可见横贯胸腔的液面，液面上面为空气和压缩的肺。气体较少时，则可见液面而不易看到气腔。

3）胸膜肥厚、粘连和钙化：轻度表现为肋膈角变浅变平，呼吸时膈运动受限，膈顶牵拉平直，膈上缘幕状突起；广泛胸膜肥厚呈现沿胸廓内缘分布的带状致密影，同侧肋间隙变窄，纵隔向患侧移位；胸膜钙化表现为片状、不规则点状或条状高密度影。

4. 常见疾病的X线表现

（1）慢性支气管炎：慢性支气管炎是一种常见病、多发病。多发生在中老年。临床表现以咳嗽、咳痰、喘息为主要特征。单纯型者X线表现为肺纹理增重、扭曲、分布紊乱、边缘毛糙，以中下肺野为重。喘息型者有明显的弥漫性肺气肿，肺纹理相对变细，走行僵直。随着病程延长，肺内均可出现索条状、网格状及小点状影，系肺纤维增生所致，并且常出现肺部反复感染征象。

（2）大叶性肺炎：多由肺炎双球菌引起。好发于冬春季节，多见于青壮年。临床起病急，以突然高热、恶寒、胸痛、咳嗽、咳铁锈色痰为主要临床表现。早期X线可无阳性发现，或仅表现为病变区肺纹理增多。实变期表现为密度均匀的致密影，病变累及肺段表现为片状或三角形致密影，边缘清楚或模糊（图9-1）。由于实变的肺组织与含气的支气管相衬托，有时在实变的肺组织中可见透明的支气管影，即支气管气象。

笔记

消散期表现为高密度致密影中出现散在、大小不等、分布不规则的密度减低区。

(3) 支气管肺炎：又称小叶性肺炎，多见于婴幼儿、老年及极度衰弱者或手术后并发症。临床表现有高热、咳嗽、咳泡沫黏液脓性痰、呼吸困难等。X 线表现为两肺中下野、内中带肺纹理增多、增粗和模糊。沿肺纹理分布的斑片状模糊致密影，密度不均。病灶融合表现为大片状影。

(4) 肺结核：是由结核杆菌侵入人体后引起的慢性传染性肺疾病。基本病理变化为渗出、增殖和变质。机体免疫力和细菌致病力直接影响病变的性质和转归。

根据 1998 年中华医学会结核病学会修订的结核病分类法，我国将结核病统一分为以下五种类型：

1）Ⅰ型：原发型肺结核，为初次感染所发生的结核。多见于儿童和青少年。X 线表现为：①原发浸润灶：为局限性斑片状阴影，多位于中上肺野，周边较淡而模糊。②淋巴管炎：自原发病灶走向肺门的索条状致密影。③肺门和纵隔淋巴结肿大：表现为肺门增大或纵隔淋巴结突向肺野。三者合称为原发综合征（图 9-2）。当原发病灶吸收消散后，淋巴结炎可伴不同程度的干酪坏死，愈合较慢。当原发灶已吸收或病灶小被掩盖不能发现时，则原发型肺结核即只表现为肺门或纵隔淋巴结肿大，为胸内淋巴结结核。

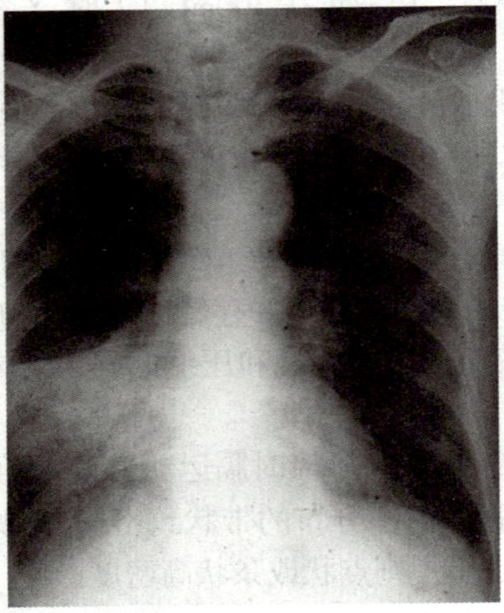

图 9-1 大叶性肺炎

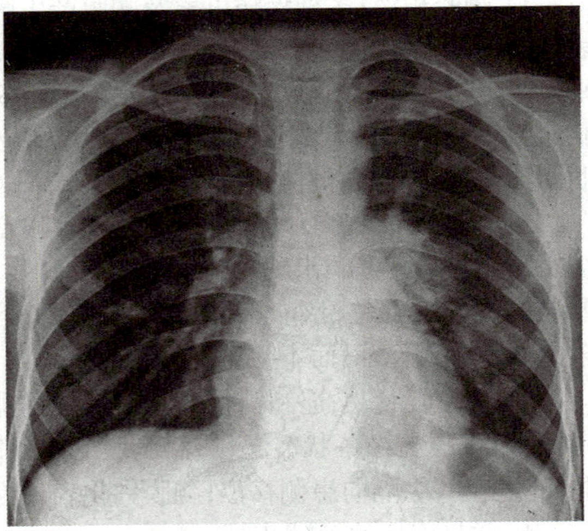

图 9-2 肺结核原发综合征

2）Ⅱ型：血行播散型肺结核，儿童多来源于原发性肺结核；成人多由原发感染灶中的结核菌破溃进入血行引起。本型肺结核发生于免疫力极度低下者。根据结核杆菌进入血液循环的途径、数量、次数以及机体反应，可以分为急性粟粒性肺结核、亚急性血行播散性肺结核和慢性血行播散型肺结核。急性粟粒性肺结核 X 线征象为两肺野出现分布均匀、大小一致(1.5~2mm)、密度相同的粟粒状阴影，正常肺纹理不能显示。亚急性和慢性血行播散性肺结核由于患者抵抗力较好、病灶多以增殖为主，X 线表现为两肺中上野分布不均、大小不等、密度不同的病灶。

3）Ⅲ型：继发型肺结核，为成人结核最常见类型，病变发展过程较为复杂，可以有渗出、增殖、播散、纤维和空洞等多种性质的病灶同时存在，可出现结核球和干酪性肺炎，X 线表现多种多样。好发于两肺上叶尖后段或下叶背段，在此区域出现中心密度较高而边缘模糊的致密影，或小片云絮状影，病灶范围可在肺段或呈肺叶性浸润。

4）Ⅳ型：结核性胸膜炎：多见于儿童和青少年。病变可单独发生，也可与肺结核同时出现。X 线表现为胸腔积液或胸膜肥厚粘连。胸腔积液为渗出液，草绿色，淋巴细胞为主，腺苷脱氨酶（adenosine deaminase，ADA）明显升高。

5）Ⅴ型：其他肺外结核。可按结核病变部位及脏器命名，如骨结核、肾结核等。影像学表现呈现多种多样。

（5）原发性支气管肺癌：起源于支气管上皮、腺体、细支气管或肺泡上皮。其发病率有逐年增长的趋势。临床表现多种多样，最常见的是咳嗽、咳痰、咯血、胸痛及发热等。在影像学上根据肺癌的发生部位可将其分为两型：①中央型：系发生于肺段以上支气管的肺癌。②周围型：系发生于肺段以下支气管直到细支气管以上的肺癌。

1）中央型肺癌：多见于鳞癌，其次是小细胞癌和腺癌。X 线上肺门影增大或肺门区肿块阴影为其直接征象，同时可出现阻塞性肺气肿、阻塞性肺不张、阻塞性肺炎等间接征象（图 9-3）。

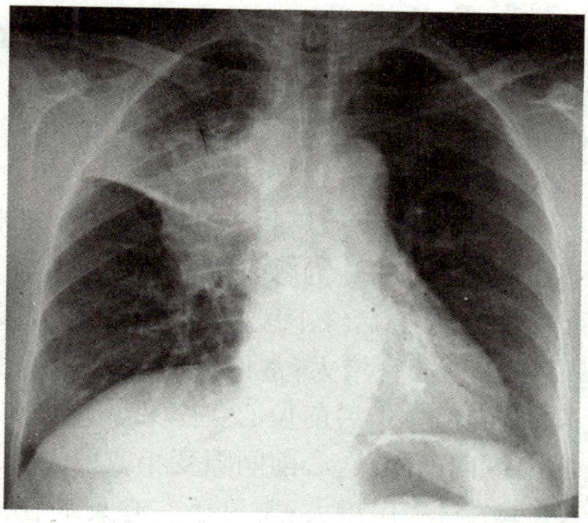

图 9-3　右肺中央型肺癌

2）周围型肺癌：多见于腺癌，其次为鳞癌或腺鳞癌。X 线表现为肺内密度增高、轮廓模糊的结节状或球形肿块阴影。边缘毛糙，可有分叶、短的毛刺及厚壁空洞形成。

## （二）循环系统

X 线检查不仅可以观察心脏大血管的外形轮廓，而且可以观察与研究心脏、大血管的大小、形态以及搏动情况。

1. 正常心脏、大血管的 X 线表现　心脏各房室在平片上的投影相互重叠，仅能显示各房室及大血管的轮廓，心内结构不能显示。常用的摄片位置有后前位、右前斜位和左前斜位。

（1）后前位：有左右两缘。心右缘分上下两段，上段略平直，为上腔静脉与升主动脉的复合投影；下段由右心房组成。心左缘可分 3 段，自上而下依次为主动脉结、肺动脉段、左心室（图 9-4）。

（2）右前斜位：前缘自上而下为升主动脉、肺动脉、右心室前壁和左心室。后缘上段为左心房，下段为右心房。

（3）左前斜位：前缘上段为右心房，下段为右心室。后缘上方为左心房，下方为左心室，后者与脊椎前缘相邻近。此斜位可显示主动脉窗。

2. 基本病变的 X 线表现

（1）心脏增大

1）左心房增大：常见于二尖瓣病变、左心衰竭、动脉导管未闭等。X 线表现为：①后前位心左缘出现四弓影，或称为“新三弓”，心右缘出现双房影。②右前斜位(吞钡)

笔记

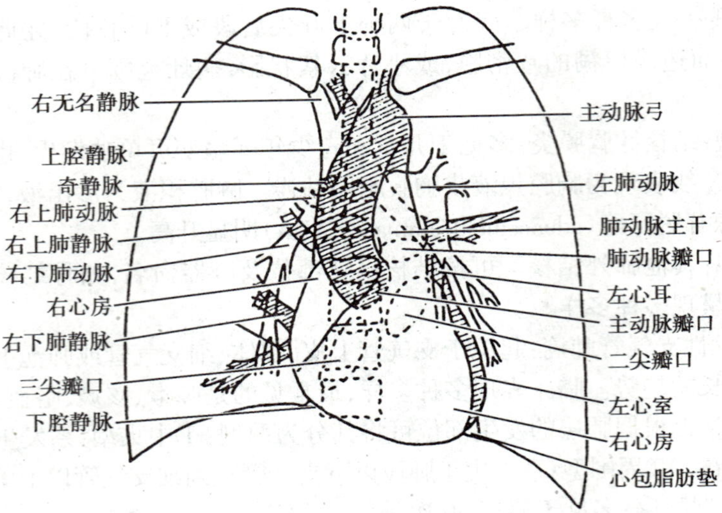


图 9-4 后前位正常心影示意图

食管左房段压迹明显向后移位。③左前斜位增大的左心房使左主支气管向上后方移位或变窄。

2）左心室增大：常见于高血压、主动脉病变、二尖瓣关闭不全、某些先天性心脏病等。X线表现为：①后前位可见左室段延长，心尖下移；心腰凹陷呈"主动脉型"心脏。②左前斜位心后缘下段向后向下凸出，转动60°以后左室仍与脊柱重叠。

3）右心室增大：常见于二尖瓣狭窄、肺源性心脏病、肺动脉高压、Fallot四联症等。X线表现为：①后前位心尖上翘、圆隆，肺动脉段凸出、相反搏动点下移。②右前斜位心前缘向前隆凸，心前间隙变小或消失。③左前斜位右室隔段延长，室间沟向后移位。

4）右心房增大：常见于右心衰竭、房间隔缺损等。X线表现为：①后前位右心缘下段向右膨凸，常以右房高大于心高一半为增大表现。②左前斜位心前缘上段向上或向下膨凸，有时与其下方心室段构成成角现象。

(2) 肺循环异常

1）肺充血：指肺动脉中血流量增多。常见于左向右分流的先天性心脏病、甲状腺功能亢进和贫血等。X线表现为肺动脉段突出，两肺门影增大，肺纹理成比例增粗，向外伸展，边缘清楚、锐利。透视可见肺动脉段和两侧肺门血管搏动增强，即"肺门舞蹈"征。

2）肺淤血：指静脉回流受阻，血液淤滞于肺内。常见于二尖瓣疾病或左心功能不全。X线表现为两肺纹理增多、增粗，边缘模糊，以中、下肺野明显。肺淤血严重时于肋膈角处可见到与外侧胸壁垂直的间隔线（Kerley B线），长约2~3cm，宽约1mm，为肺静脉压升高引起渗出液存留在小叶间隔内所致。

3）肺血减少：指肺血流量减少，由右心排血受阻所引起。X线表现为肺门影缩小；肺野内肺纹理普遍细小、稀疏；肺野透明清晰。严重肺血减少时，可由支气管动脉建立侧支循环，在肺野内显示为很多细小、扭曲而紊乱的网状血管影。

3. 常见疾病的X线表现

(1) 风湿性心瓣膜病：风湿性心瓣膜病是常见的器质性心脏病之一。各瓣膜病变

笔记

中以二尖瓣病变最多见。

1）二尖瓣狭窄：二尖瓣狭窄时，左心房排血受阻，压力升高而扩大。肺静脉回流受阻，出现肺淤血，继之肺动脉压升高，进一步导致右心室肥大增厚。左心室及主动脉因血流量减少可萎缩。X线表现为：①心脏呈二尖瓣型，即中、重度二尖瓣狭窄左心房显著增大时，心影呈梨形，是肺动脉总干、左心耳和右心室扩大所致。②左心房和右心室增大，伴有三尖瓣关闭不全时右房也可增大。③左心室及主动脉结缩小。④二尖瓣可见钙化，呈片状或分散小斑片状密度增高阴影。⑤肺淤血和间质性肺水肿。

2）二尖瓣关闭不全：在心室收缩期，左心室内血液部分反流入左心房。在心室舒张期，左心房内相应过量血液又流入左心室，左心房、左心室皆因血流量负荷增加而增大，其程度与反流量成正比。X线表现为：①轻度反流者，左房可轻度增大。②中度以上反流时，左心房、左心室明显增大，出现肺淤血、肺静脉高压表现，左心房、左心室搏动增强。

（2）肺源性心脏病：肺源性心脏病是由长期肺部原发病变所引起的心脏病。X线表现为：①肺部慢性病变，常见慢性支气管炎、广泛肺组织纤维化及肺气肿表现。②肺动脉高压的表现：常出现在心影形态改变之前，表现为肺动脉段凸出，右下肺动脉主干超过15mm。③右心室增大时，心脏呈二尖瓣型，心胸比率不大或比正常还小。

（3）高血压性心脏病：指由于长期动脉血压过高引起的心脏病。早期X线无心脏形态的变化，长期血压增高可使左心室增大显著，心腰凹陷，主动脉结明显突出，主动脉升部、弓部及降部扩张延长，心脏呈主动脉型。左心衰竭时，心影可明显增大。

### （三）消化系统

由于消化系统的器官缺乏自然对比，普通检查不能显示，必须借助人工对比才能显示其形态及解剖关系等。因此，造影检查是胃肠道X线检查最常用的方法。

1. 正常胃肠道的X线表现

（1）食管：有3个压迹，自上而下为主动脉弓、左主支气管和左心房压迹。食管黏膜皱襞表现为2~6条纤细纵行条状透亮影，下端与胃小弯黏膜皱襞相连。食管充盈时宽度达2~3cm，边缘光整。在吞咽动作或受食团刺激时出现对称性、波浪形、自上而下的蠕动波。

（2）胃：分为胃底、胃体、胃窦3部分。胃黏膜皱襞的可塑性很大，与疏松的黏膜下层组织密切相关。胃的形态与体型和胃本身的张力有关，一般分为牛角胃、鱼钩胃、无力胃和瀑布胃。正常胃底部的皱襞粗而弯曲呈不规则网状，胃体部小弯侧黏膜皱襞较细、整齐与小弯平行，靠大弯处渐粗而斜行，胃窦部黏膜皱襞与小弯平行或斜行。

（3）十二指肠：分为球部、降部、水平部和升部。球部呈轮廓光滑整齐的等腰三角形或圆锥形，黏膜皱襞呈纵行条纹，降部黏膜皱襞呈羽毛状。

（4）空回肠：空回肠之间无明显分界。空肠主要位于左上、中腹部，黏膜皱襞分布较密，呈羽毛状，回肠位于右中、下腹部和盆腔，黏膜皱襞较稀少。

（5）结肠：充盈时可见大致对称的结肠袋，降结肠以下黏膜皱襞稀少，以纵行为主。

2. 基本病变的X线表现

（1）龛影（niche sign）：指胃壁局限性溃疡形成的凹陷为钡剂充盈，在切线位投照时呈局限性突出于胃肠轮廓之外或之内的钡影。腔内龛影多见于恶性肿瘤。

笔记

(2) 充盈缺损(filling defect):指钡充盈时胃轮廓由于来自胃壁的肿块向腔内突出而造成局限钡剂不能充盈。

3. 常见疾病的X线表现

(1) 食管静脉曲张:食管静脉曲张是门静脉高压的重要并发症。X线表现为食管中下段黏膜皱襞增宽,迂曲,呈蚯蚓状或串珠状充盈缺损,管壁边缘呈锯齿状,管壁柔软且伸缩自如。

(2) 食管癌:40岁以上男性多见,主要症状为进行性吞咽困难。X线表现为:①黏膜皱襞消失、中断、破坏,代之以癌肿表面杂乱不规则的影像。②管腔狭窄,钡餐通过受阻,其上方食管扩大。③腔内充盈缺损、形状不规则、大小不等。④不规则的龛影,其长径一般与食管的纵轴一致。以上表现常可同时存在。

(3) 胃及十二指肠溃疡:是消化道较常见的疾病。临床主要症状为上腹部疼痛,具有周期性、节律性和反复性等特点。X线表现为:①胃溃疡:其直接征象为龛影,多见于小弯侧,切线位呈乳头状、锥状、或其他形状,边缘光滑整齐,密度均匀,底部平整或稍不平。其口部有一圈由黏膜水肿所致的透明带,为良性溃疡的特征。轴位像观察龛影呈白色钡点或钡斑,周围黏膜皱襞呈星芒状向龛影口部集中(图9-5)。②十二指肠溃疡:90%位于球部,龛影是十二指肠溃疡的直接征象,由于十二指肠球部腔小壁薄,发生溃疡后容易变形,表现为“山”字形、花瓣形或管状等,此时龛影常不易显示。间接X线征象有激惹现象,表现为钡剂不在球部停留,迅即通过。

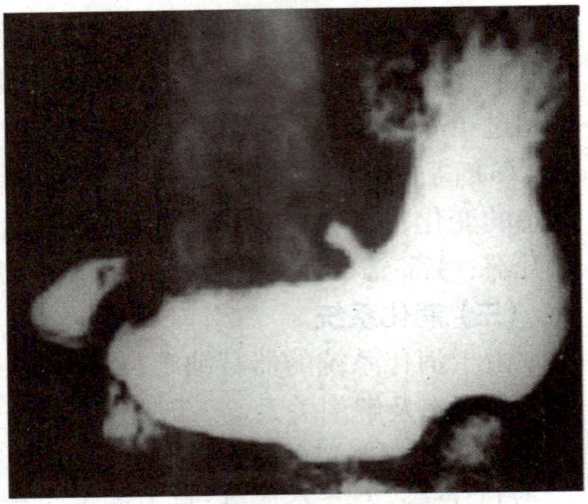

图9-5　胃小弯溃疡

(4) 胃癌:胃癌是消化道最常见的肿瘤。多发生在40岁以上的男性,X线检查是早期发现病变的检查方法之一。胃癌可以发生在胃的任何部位,但以胃窦部和胃小弯最为常见。中晚期的X线表现为:①局部扁平的充盈缺损,形状不规则。②胃腔狭窄,胃壁僵硬。③龛影边缘不整,位于胃腔轮廓内,可见“半月征”。④黏膜皱襞破坏、中断、消失。

(5) 结肠癌:好发于直肠和乙状结肠。临床表现主要有便血、腹泻或便秘。X线表现为:①充盈缺损,大小不等的结节。②肠管不规则狭窄,可偏于一侧或形成环状狭窄。③龛影形状不规则,边缘有尖角,周围常有不同程度的充盈缺损,肠壁僵硬,结肠袋消失。

### (四) 骨与关节系统

骨与关节的疾病种类繁多而较复杂,X线能反映这些疾病的部位及某些病理变化,应用相当普遍。

1. 正常骨的X线表现　人体骨髓因形状不同分为长骨、短骨、扁骨和不规则骨4类。

(1) 长骨:成人长骨的外形与小儿长骨相似,但骨发育完全。只有骨干和由松质骨构成的骨端。骨端有一薄层壳状骨板，为骨性关节面，表面光滑。其外方覆盖一层软骨，即关节软骨，X线上不能显示（图9-6a）。小儿长骨可分为骨干骺端、骺核骺板，主要特点是有骺软骨，且未完全骨化（图9-6b）。

（2）脊柱：脊柱由脊椎和其间的椎间盘所组成。除颈1、2椎体，每一脊椎分椎体和椎弓两部分。椎弓由椎弓根、椎板、棘突、横突和关节突组成。

正位片上，椎体呈长方形，从上而下逐渐增大，主要由松质骨构成，周围为一层致密的骨皮质。椎体两侧有横突影。在横突内侧可见椭圆形环状致密影，为椎弓根横断面影像，称椎弓环。在椎弓根的上、下方为上、下关节突的影像。

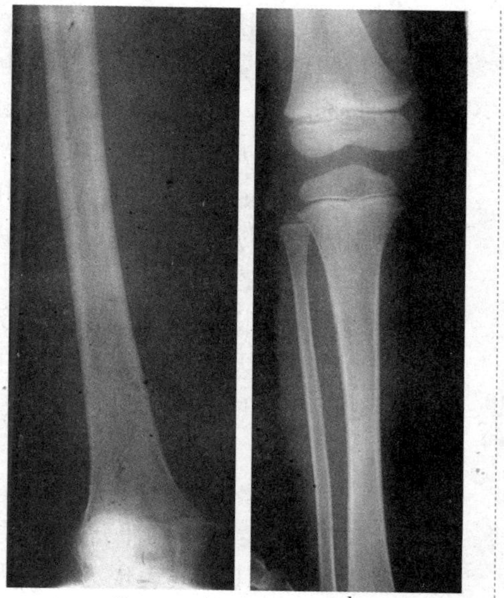
a　b

图9-6　正常长骨

侧位片上，椎体也呈长方形，其上、下缘与后缘呈直角。椎弓居其后方。在椎体后方的椎管显示为纵行的半透明区。椎板位于椎弓根与棘突之间。棘突在上胸段斜向后下方，不易观察，于腰段则向后突，易于显示。椎间盘系软组织密度，呈宽度匀称的横行透明影，称椎间隙。椎间孔居相邻椎弓、椎体、关节突及椎间盘间，呈半透明影。

（3）关节：四肢关节的基本构造是关节囊、关节面、关节软骨和关节腔。

1）关节囊（joint capsule）：连接包绕整个关节，分为两层，外层为纤维层，内层为滑膜层。滑膜能分泌滑液，以润滑关节和营养软骨。在X线片上关节囊和周围其他软组织相似而不易区分。

2）骨关节面（bony joint surface）：是关节骨端的一层骨皮质。正常骨关节面光滑整齐、完整。

3）关节间隙（joint space）：由关节软骨及解剖学上的关节腔所形成。因此，X线上的关节间隙和解剖学上的关节腔不同。前者是关节软骨和关节腔的总和，要比后者宽。X线片上显示两相对骨关节面之间的透光间隙，宽度均匀，其宽度因年龄和部位不同而异。如儿童由于骨骺周围的软骨尚未完全骨化，关节间隙比成人宽。

2. 基本病变的X线表现

（1）骨的基本病变

1）骨质疏松：指一定单位体积内正常钙化的骨组织减少，但1g骨内的钙盐含量比例正常。X线主要表现为骨密度减低，松质骨中骨小梁变细、减少，间隙增宽，骨皮质出现分层和变薄现象。

2）骨质软化：指一定单位体积内骨组织有机成分正常，矿物质含量减少。X线主要表现为骨密度减低，与骨质疏松不同的是骨小梁和骨皮质边缘模糊。

3）骨质破坏：指局部骨组织被病理组织所代替。X线表现为骨质局限性密度减低，骨小梁疏松或形成骨质缺损。

4）骨质增生硬化：指一定单位体积内骨量的增多。X线表现为骨质密度增高，骨

笔记

小梁增多、增粗、密集，骨皮质增厚、致密，骨髓腔变窄或消失。

5）骨膜增生：又称骨膜反应，系因骨膜受到刺激，骨膜内层成骨细胞活动增加所引起的骨质增生。X线表现为一段长短不定与骨皮质平行或垂直的细线状致密影，呈线状、层状、针状、放射状、葱皮样。

6）骨质坏死：指骨组织局部代谢的停止，坏死的骨质称为死骨。形成死骨的原因主要是血液供应的中断。X线表现为骨质局限性密度增高。

7）软组织病变：骨骼X线片上可见肌肉、肌间隙和皮下脂肪等影像。外伤和感染引起软组织肿胀时，X线表现为局部软组织肿胀、密度增高、正常软组织层次模糊不清。开放性损伤厌氧杆菌感染时，皮下或肌纤维间可见气体。软组织肿瘤或恶性骨肿瘤侵犯软组织时，可见软组织肿块影。肢体运动长期受限，可见肢体变细、肌肉萎缩变薄。

（2）关节的基本病变

1）关节肿胀：关节肿胀常由于关节积液或关节囊及其周围软组织充血、水肿、出血和炎症所致。其X线表现为关节周围软组织肿胀、密度增高，大量关节积液可见关节间隙增宽。

2）关节破坏：关节破坏是关节软骨及其下方的骨性关节面骨质为病理组织侵犯、代替所致。其X线表现为当破坏累及关节软骨时，仅见关节间隙变窄，累及关节面骨质时，则出现相应区的骨质破坏和缺损，严重时可引起关节半脱位和变形。

3）关节退行性变：早期改变开始于软骨，为缓慢发生的软骨变性、坏死和溶解。继而造成骨性关节面骨质增生硬化，并与边缘形成骨赘。早期X线主要表现为骨性关节面模糊、中断、消失。中、晚期表现为关节间隙狭窄、软骨下骨质囊变和骨性关节面边缘骨赘形成，不发生明显骨质破坏，一般无骨质疏松。这种变化多见于老年，是组织衰退老化的表现。

4）关节强直：可分为骨性与纤维性两种。骨性强直系由于关节明显破坏后，关节骨端由骨组织连接所致。X线表现为关节间隙明显变窄或消失，并有骨小梁通过关节连接两侧骨端。纤维性强直也是关节破坏的后果。虽然关节活动消失，但X线上仍可见狭窄的关节间隙，且无骨小梁贯穿。常见于关节结核。

5）关节脱位：关节脱位是组成关节骨骼的脱离和错位。有完全脱位和半脱位两种。X线主要表现常伴有关节囊的撕裂，有时还伴有骨折。成人大关节脱位，特别是完全脱位征象明确，临床不难诊断。成人小关节脱位和骨骺未完全骨化的关节脱位，特别是不完全脱位，X线征象不明确，诊断较难，常需对照健侧进行比较才能确诊。

3. 常见疾病的X线表现

（1）骨关节外伤

1）长骨骨折：骨折是骨的连续性中断。骨折断裂多为有规则的断面，X线上呈不规则的透明线，称为骨折线，于骨皮质显示清楚整齐，在松骨质则表现为骨小梁中断、扭曲和错位。当中心X线通过骨折断面时，则骨折线显示清楚，否则可显示不清，甚至难以发现。严重骨折时骨骼常弯曲变形。嵌入性或压缩型骨折时骨小梁紊乱，甚至因骨密度增高而看不到骨折线。

儿童长骨骨折由于骨骺常未与骨干部结合，外力可经过骨骺板达干骺部引起骨骺分离，即骺离骨折。由于骨骺板软骨不显影，所以骨折不能显示，X线片上只见骺

笔记

线增宽，骨骺与干骺端对位异常。儿童的骨骺柔韧性大，外力不易使骨质完全断裂，仅见局部骨皮质和骨小梁的扭曲，而不见骨折线或只引起骨皮质发生皱折、凹陷或隆起，即青枝骨折。

2）脊椎骨折：暴力使脊柱骤然高度弯曲，可致应力的脊椎发生骨折。多发生在活动度较大的胸椎下段和腰椎上段，以单个椎体多见。X线表现为椎体压缩呈楔形，不见骨折线，可见不规则线状致密带。有时，椎体前上方有分离的骨碎片，上、下椎间隙一般保持正常。严重时常并发脊椎后突成角、侧移，甚至发生椎体错位。

3）椎间盘脱出：椎间盘脱出多为慢性损伤的结果。X线平片可见：①椎间隙均匀或不对称性狭窄。②椎体边缘，尤其是后缘出现骨赘。此外，脊椎排列变直或有侧弯现象。

(2) 骨结核：是以骨质破坏和骨质稀疏为主的慢性病，系继发性结核病，原发灶主要在肺部，多发生于儿童和青年。结核杆菌经血行到骨，停留在血供丰富的松质骨内。脊椎是好发部位，其次是髋和膝部。多为单发，临床经过缓慢。

1）长骨结核：好发部位为骺及干骺端。干骺端结核病灶内干酪坏死物可形成脓肿。X线可见松质骨中出现一局限性类圆形、边缘较清楚的骨质破坏区，邻近无明显骨质增生现象。骨膜反应较少见或轻微，在骨质破坏区有时可见碎屑状死骨，密度不高，边缘模糊，成为"泥沙"状死骨。病变发展易破坏骨骺而侵入关节，形成关节结核。干骺部结核很少向骨干发展，但病灶可破坏骨皮质和骨膜，穿破软组织而形成瘘管，并引起继发感染。此时则可出现骨质增生和骨膜增生。骨干结核少见。

2）脊椎结核：以腰椎最多。病变常累及相邻的两个椎体，附件较少受累，椎体结核主要引起松质骨的破坏。由于骨质破坏和脊柱承重的关系，椎体塌陷变扁或呈楔形。病变开始多累及椎体的上下缘，邻近软骨板，较早就引起软骨板破坏而侵入椎间盘，使椎间隙变窄，甚至消失，椎体可互相嵌入融合而难于分辨，表现为局限性软组织肿胀，边缘清楚。主要X线表现是椎体骨质破坏、变形，椎间隙变窄或消失及冷性脓肿的形成。

(3) 骨软骨瘤：骨软骨瘤是常见的良性骨肿瘤，好发于长骨的两端，肿瘤生长慢，成年时停止生长。可单发或多发，多发患者有家族史和恶变的可能。X线表现为自长骨骨端一侧向外生长的骨性突起，常背向骨骺，肿瘤以细蒂或广基与骨相连，瘤体内为松质骨，外缘为一层薄的骨皮质，顶部覆盖一层软骨，不钙化者不显影。软骨钙化则呈不规则斑片状致密影(图9-7)。

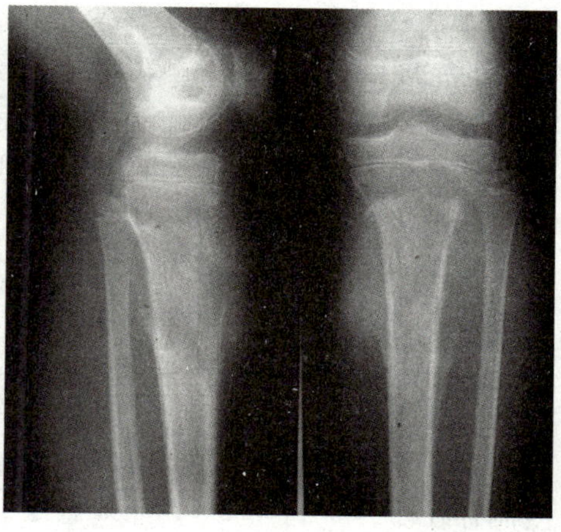

图9-7 骨软骨瘤

(4) 骨巨细胞瘤：骨巨细胞瘤是起源于骨骼非成骨性结缔组织的骨肿瘤。肿瘤局部破坏性大，有良性、生长活跃与恶性之分，故需重视。骨巨细胞瘤好发于四肢长骨，X线表现典型，多为偏侧性骨破坏，边界清楚，有不规则、多少不等的骨嵴，破坏区似有分隔为大小不等的小房，呈泡沫状表现。局部骨骼膨大，骨皮质变薄，但轮廓光整，易发生骨折，如无骨折很少有骨膜增生。肿瘤明显膨胀生长时，周围只留薄层骨壳包绕。骨壳不完整，并于周围软组织中出现肿块影者表示肿瘤恶变。

(5) 骨肉瘤：骨肉瘤是起于骨间叶组织最常见的恶性骨肿瘤。多见于青年，男性较多。好发于股骨下端、胫骨上端和肱骨上端。干骺端为好发部位。病变进展迅速。X线表现为骨髓腔内不规则骨质破坏和增生；骨皮质破坏、不同形式（平行、层状或放射针状等）骨膜增生及骨膜新生骨的破坏；软组织肿胀和肿瘤骨形成等，表现较为典型（图9-8）。一般根据其瘤骨形成和骨质破坏的程度不同大致分为成骨型、溶骨型和混合型。

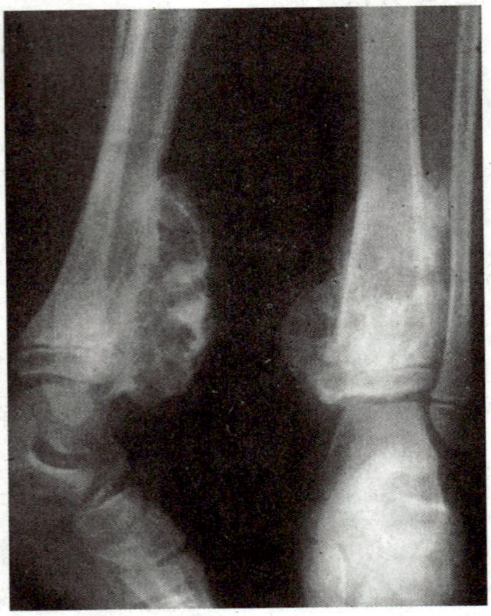

图9-8 骨肉瘤

## (五) 泌尿系统

泌尿系统由肾、输尿管、膀胱和尿道组成，均属于软组织，X线检查多需造影才能使其显影。

1. 正常泌尿系统的X线表现

(1) 肾：肾长12~13cm，宽5~6cm，其上缘约在第12胸椎上缘，下缘位于第3腰椎下缘水平。一般右肾略低于左肾。

(2) 输尿管：全长约25cm，上接肾盂，下连膀胱。有3个生理狭窄，即肾盂输尿管连接处、越过骨盆边缘处和进入膀胱处。

(3) 膀胱：正常容量为200~300ml时，形态、大小取决于充盈的程度。充盈满意的膀胱呈卵圆形，横置于耻骨联合之上，其下缘多与耻骨上缘相平。边缘光滑整齐，密度均匀。

2. 常见疾病的X线表现

(1) 泌尿系统结石：可发生于肾至尿道的任何部位，最常见部位为肾和膀胱。90%结石在平片即可发现。

1) 肾结石：男性比女性发病率高，结石一般位于一侧或双侧的肾盂或肾盏内。X线平片显示一侧或双侧肾盂肾盏有一个或数个大小不等的圆形、卵圆形、鹿角形或不定形的密度增高结石影。侧位摄片，肾结石常与椎体相重叠。

2) 输尿管结石：常由肾结石移行而来，一般较小。平片可见圆形、卵圆形、桑椹形或枣核样结石影，多发生于输尿管生理狭窄处。结石上方输尿管和肾盂常有不同程度的扩张和积水。

3) 膀胱结石：结石多为阳性，位于骨盆中下部、耻骨联合上方，呈卵圆形或椭圆形致密影，大小不等、边缘光整或毛糙，密度均匀、不均或分层。

(2) 泌尿系统结核：主要侵犯肾，然后蔓延至输尿管及膀胱，多为单侧性。平片检查X线表现多无异常，有时可见肾内有云絮状、环状和花瓣状钙化，有时可描绘出脓腔轮廓。全肾致密钙化为肾自截。肾结核钙化并不代表病灶痊愈，而表示有干酪样空洞存在。

1) 肾结核：诊断肾结核有赖于尿路造影检查。肾结核初期表现为肾小盏顶端圆钝且边缘不齐如虫蚀状。当病变发展为肾盏、肾盂广泛破坏或形成肾盂积脓时，排泄性尿路造影常不显影或显影延迟。逆行肾盂造影肾盏、肾盂呈一个不规则的腔，常波及整个肾脏。

2）输尿管结核：表现为病侧输尿管边缘不整齐、宽窄不等，有时呈假串珠状表现或短缩而僵直。晚期可出现管壁条状钙化。

3）膀胱结核：轻微膀胱结核X线变化不明显。病变发展广泛时膀胱挛缩，体积可变小，边缘不整齐及毛糙。

（3）泌尿系统肿瘤

1）肾癌：中老年多见，男性多于女性。临床表现主要为无痛性血尿，有时可触及腹部肿物。腹部平片可见肾影局部增大，呈分叶或局限性隆凸。肾癌的诊断主要依赖于超声和CT检查。

2）膀胱癌：多为乳头状，可单发或多发。临床表现为血尿，可伴有尿痛、尿急及膀胱区疼痛。膀胱造影可显示大小不同的结节状或菜花状充盈缺损。

## 第二节　其他X线检查方法

### 一、电子计算机体层摄影

CT是计算机体层成像（computed tomography）的简称。由Hounsfield 1969年首先设计成功，经神经放射诊断学家Ambrose应用于临床。计算机体层成像（CT）从1971年在英国做第1例患者开始。目前已发展至超高速CT（UFCT）、多层螺旋CT（MSCT）、双源CT及宝石CT。CT的空间分辨率和密度分辨率均明显优于普通X线图像，从而扩大了人体的检查范围，提高了病变的检出率和诊断的准确率。

#### （一）CT成像的基本原理

CT是用X线束对人体某部位一定厚度的层面进行多方向扫描，由对侧的探测器接收透过该层面组织的X线，将其转变为可见光后，由光电转换器转变为电信号，再经模拟/数字转换器转为数字，输入计算机处理。图像处理时将选定的层面分成若干个体积相同的长方体，称为体素（voxel），扫描所得信息经过计算而获得每个体素的X线衰减系数或吸收系数，再排列成数字矩阵，经数字/模拟转换器把数字矩阵中的每个数字转为由黑到白不等灰度的小方块，即像素（pixel），并按原有矩阵排列，构成CT图像。所以，CT图像是由一定像素组成的计算机重建的断面图像。

#### （二）CT设备

CT设备包括3部分：①扫描部分，由X线管、探测器和扫描架组成，用于对检查部位进行扫描。②计算机系统，将扫描收集的数据信息进行处理、存储及图像重建。③图像显示和存储系统，将经计算机处理、重建的图像显示在显示器上，或用照相机拍摄于照片上，也可存储于光盘或磁盘中（图9-9）。

CT设备发展迅速，探测器从原始的1个发展到现在的4800个，扫描方式也从平移/旋转式发展到螺旋CT扫描（spiral CT，SCT）。SCT采用滑环技术，对目标区进行不间断的容积性数据采集，扫描时间大大缩短。

笔记

### (三) CT 图像的特点

CT 图像是断面图像，常用的是横断面，系由一定数目自黑到白不同灰度的像素按矩阵排列所构成的灰阶图像。像素反映的是相应体素的 X 线吸收系数。与 X 线图像一样，密度高的组织为白影，密度低的组织为黑影。CT 的密度分辨率高，人体软组织之间的密度差别虽小，也能形成对比，在良好的解剖图像上显示出病变的图像。

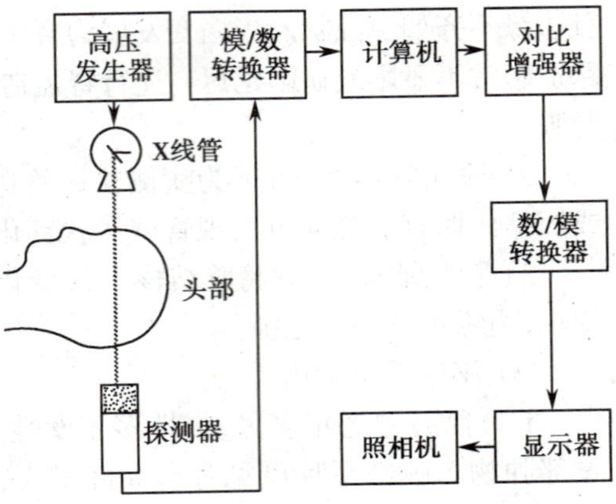

图 9-9　CT 装置示意图

CT 图像不仅以不同灰度显示组织密度的高低，还可将组织对 X 线吸收系数换算成 CT 值，说明其密度高低的程度。临床 CT 值单位用 HU（Hounsfield unit）表示。将水的 CT 值定为 0HU，人体中骨皮质线吸收系数最高，CT 值定为 +1000HU，气体密度最低，定为 -1000HU，人体中密度不同的各种组织的 CT 值则居于 -1000HU 到 +1000HU 的 2000 分度之间。

CT 图像通过重建技术，还可重建成冠状面和矢状面图像。

### (四) CT 检查技术

1. 平扫　指不用造影增强或造影的普通扫描。一般检查时都是先做平扫。

2. 造影增强扫描　是经静脉注入对比剂后再行扫描的方法，目前临床较为常用。现在，对比剂多为非离子型碘剂，血液内碘浓度增高后，血供丰富的器官或病变组织与缺乏血供的组织内碘的浓度形成密度差，可使血管、病变区显影更清楚。

3. 造影扫描　是先做器官和结构的造影，再行扫描的方法，临床应用不多。

## 二、数字 X 线摄影

### (一) 计算机射线照相检测（computed radiography，简称 CR）

传统的 X 线成像是经 X 射线透照被检查物件，将影像信息记录在胶片上，在显定影处理后，影像才能在照片上显示。CR 则不同，它是一种模拟数字照相成像系统，将透过物体的 X 射线影像信息记录在由辉尽性荧光物质制成的存储荧光板（storage phosphor plate，简称 SPP）上，这种存储荧光板又称影像板或成像板（image plate，简称 IP），即用成像板取代传统的 X 射线胶片来接受 X 射线照射，成像板感光后在荧光物质中形成潜影，将带有潜影的成像板置入读出器中用激光束进行精细扫描读取，再由计算机处理得到数字化图像，经数字 / 模拟转换器转换，在监视器荧光屏上显示出灰阶图像。因此，CR 的成像要经过影像信息的记录、读取、处理和显示等步骤（图 9-10）。

CR 的装置包括影像采集部分（IP 板）、影像扫描部分（读出器）及影像后处理和记录部分（计算机、打印机和其他存储介质）。CR 的工作原理分为两部分：

1. 成像板技术(IP Technique)　成像板又称为无胶片暗盒、拉德成像板(RADVIEW IMAGING PLATES）等，可以与普通胶片一样分成各种不同大小规格以满足实际应用需要。成像板是基于某些荧光发射物质（可受光刺激的感光聚合物涂层）具有保留潜在图像信息的能力，当对它进行 X 射线曝光时，这些荧光物质内部晶体中的电子被投射到成像板上的射线所激励并被俘获到一个较高能带（半稳定的高能状态），形成潜在

笔记

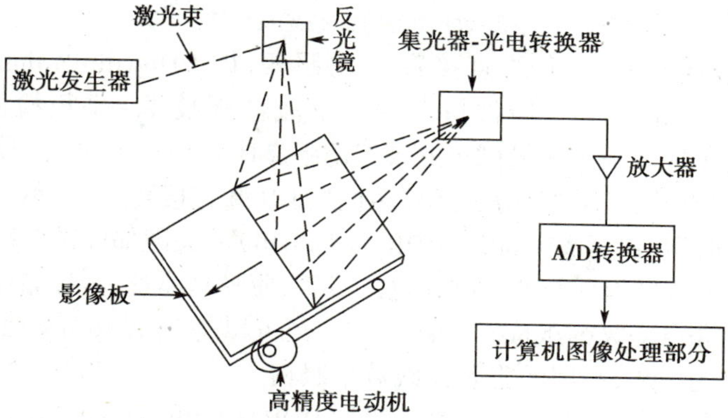


图 9-10　CR 装置示意图

影像(光激发射荧光中心),再将该成像板置入 CR 读出设备(读出器,CR 阅读器)内用激光束扫描该板,在激光激发下(激光能量释放被俘获的电子),光激发射荧光中心的电子将返回它们的初始能级,并产生可见光发射,这种光发射的强度与原来接收的射线剂量成比例(成像板发射荧光的量依赖于一次激发的 X 射线量,可在 1∶104 的范围内具有良好的线性),光电接收器接收可见光并转换为数字信号送入计算机进行处理,从而可以得到数字化的射线照相图像。

2. 读出　经 X 射线曝光后保留有潜在图像信息的成像板置入 CR 读出设备内,用激光束以 2510×2510 的像素矩阵(像素约 0.1mm 大小)对匀速移动的成像板整体进行精确而均匀的扫描,激发出的蓝色可见光被自动跟踪的集光器(光电接收器)收集,再经光电转换器转换成电信号,放大后经模拟 / 数字转换器(A/D)转换成数字化影像信息,送入计算机进行处理,最终形成射线照相的数字图像并通过监视器荧光屏显示出人眼可见的灰阶图像供观察分析。

CR 除了具备所有数字化影像的共同优点外,其最大优势在于仅以成像板代替 X 射线胶片,现有的传统 X 射线透照设备(周向、定向射线机)以及爬行器都可以继续使用。CR 与普通 X 射线照片的不同在于其信号经光电转换最终得到数字化图像,可以在荧光屏上观看或进行不同的后处理,作业过程基本与常规的胶片照相相同,不需要对操作者进行特殊的培训,使用方便,适用于各种检查,特别是适合于传统射线机和野外恶劣环境施工。

表 9-1　射线照相胶片与 CR 系统基本操作过程比较

| | 胶片方法 | CR 系统 |
|---|---|---|
| 拍摄操作 | 胶片置入暗盒、遮光袋中,用射线机进行 X 射线照射 | 与胶片方法基本相同,但采用可反复使用的 IP 板代替胶片 |
| 显影(可视化) | 在暗室环境中通过显定影等对胶片进行化学处理(湿式) | 在明亮的环境下通过专用的读出装置进行光学处理(干式) |
| 检查操作 | 使用高亮度观片灯对经过显定影加工的胶片(底片)进行检查 | 通过高分辨率的 CRT 进行检查,可实现更易看清的图像处理 |
| 保管和数据利用 | 把底片作为证据物保管,如要使用于电脑等,必须经过扫描方式变换为数字信息图像 | 数字化的图像被记录于大容量的 DVD-RAM,可被更有效与充分利用,储存方便,可靠和时间长 |

笔记

### （二）数字化 X 射线照相检测（digital radiography，简称 DR）

DR 成像技术是狭义上的直接数字化照相，即 DDR（direct digital radiography）或者 DR（direct radiography），通常指采用电子成像板技术 - 平板检测器技术（FPD Technique）。电子成像板由大量微小的带有薄膜晶体管（TFT）的探测器成阵列排列而成。由于电子转换模式不同又分为间接转换型 DR 和直接转换型 DR：

1. 间接转换型 DR 系统（indirect DR，简称 IDR）的关键部件是获取图像的平板探测器（FPD），由 X 线转换层与非晶硅光电二极管、薄膜晶体管、信号储存基本像素单元及信号放大与信号读取等组成。FPD 目前已经可以达到 127μm×127μm 像素和 17 英寸 ×17 英寸的面积，可用做普通 X 线数字照相。

2. 直接转换型 DR 系统（direct DR，简称 DDR）应用的 DirectRay 技术可以直接获取和转换 X 射线能量成为数字信号，不需要通过媒介或其他方法获取和转换入射的 X 射线能量。目前有两种，一种为线扫描，一种为 FPD。

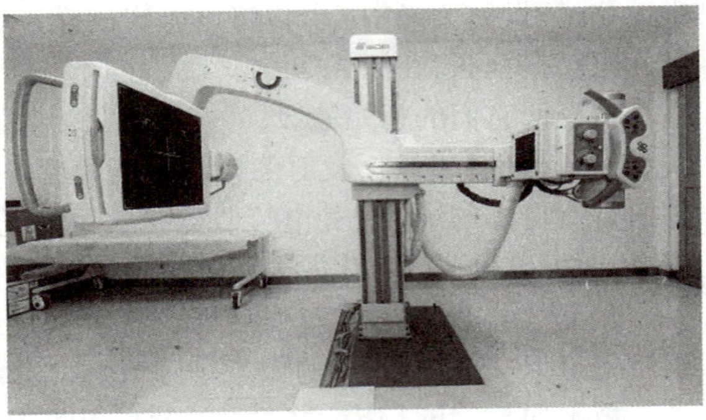

图 9-11　DR 装置图

因此，DR 检测系统的组成可以简单地表述为：射线源 - 检测对象 - 射线成像探测器 - 图像数字化系统 - 数字图像处理系统。DR 的装置包括射线成像探测器及影像后处理和记录部分（计算机、打印机和其他存储介质）。

与传统胶片法照相检测相比，CR 与 DR 技术的应用不需要洗片过程，没有了显影、定影液等化学药品的消耗，不但能节约大量胶片、药水、洗片机、暗室处理的辅助设备器材以及胶片存储等的费用，节省了环保投资，还能比较好地进行质量的控制。数字化图像可存储在光盘，磁带和磁盘等存储器中，为电子存档与通讯系统的应用创造了条件，并可借助网络发送到其他地方进行远程评定。在一块硬盘或一片光盘上可以存储大量的图像，每一幅图像的存储成本就很低，随着数字存储技术的不断发展，存储成本还可以进一步降低。在使用硬拷贝的地方，还可以使用激光打印机打印输出。通常以光盘储存最好，因为光盘占用储存空间极小，而且储存的信息 20 年以上也不会发生影像质量变化。数字化照相的应用提高了无损检测的管理水平和效率，可方便、迅速、可靠地归档，长时间存储其信噪比也不会变坏，且任意调用不会丢失信息，从而将从根本上改变传统的对胶片的手工管理方式，防止丢片和片损情况的发生。数字化存储不但节约了大量胶片，还节约了大量用于底片的存储空间和管理人员，也可以使资料的存储时间得以延长，从而降低底片的存档成本。

表 9-2　CR 与 DR 的比较

| | CR | DR |
|---|---|---|
| 成像原理 | X 射线间接转换，利用 IP 板作为 X 射线检测器，成像环节相对于 DR 较多 | X 射线直接转换，直接创建有数字格式的图像，利用硒作为 X 射线检测器，成像环节少 |
| 工作效率 | 与 DR 相比操作较复杂，工作效率较低 | 曝光时间可比 CR 更短，工作效率更高 |

续表

| | CR | DR |
|---|---|---|
| 图像分辨率 | 由于自身的结构，存在光学散射，使图像模糊，降低了图像分辨率，时间分辨率较差，图像质量略逊于 DR | 无光学散射而引起的图像模糊，其清晰度主要由像素尺寸大小决定，比 CR 系统有更好的空间分辨率和对比度，图像层次丰富、影像边缘锐利清晰，细微结构表现出色，成像质量更高 |
| X 射线剂量 | 低 | 由于提高了 X 线光子转化效率(DQE)，使射线的剂量更低 |
| 价格费用 | 较 DR 低，无需改变现有设备 | 昂贵，需改装已有的 X 线机设备 |
| 发展方向 | 与 DR 有相当长的共存时期并行发展 | 最终将取代 CR |

## 三、数字减影血管造影

### (一) 概述

数字减影血管造影(digital subtraction angiography，DSA)是通过电子计算机进行辅助成像的血管造影方法，是 20 世纪 70 年代以来应用于临床的一种崭新的 X 线检查新技术。它是应用计算机程序进行两次成像完成的。在注入造影剂之前，首先进行第一次成像，并用计算机将图像转换成数字信号储存起来。注入造影剂后，再次成像并转换成数字信号。两次数字相减，消除相同的信号，得到一个只有造影剂的血管图像。这种图像较以往所用的常规脑血管造影所显示的图像，更清晰和直观，一些精细的血管结构亦能显示出来，尤其对脑血管疾病的诊断意义更大。

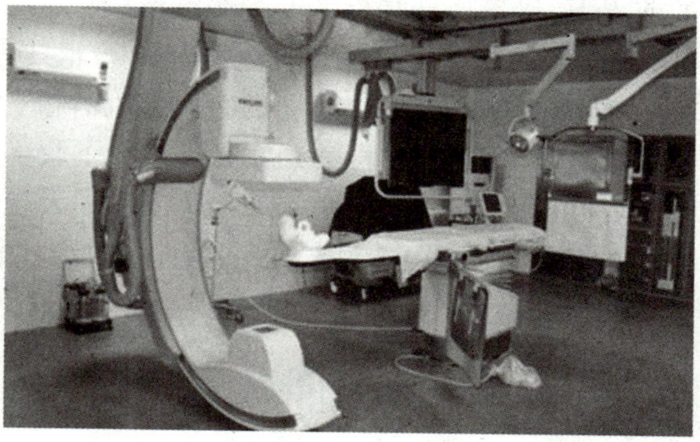

图 9-12　数字减影机

DSA 是一种行之有效的诊断方法。然而，由于它是一种创伤性检查，所以对脑血管病等不应作为首选或常规检查方法，需要掌握好适应证和禁忌证，并做好有关准备工作。以脑血管疾病的诊断为例，介绍适应证和禁忌证如下。

### (二) 适应证

1. 颅内血管性疾病　如动脉粥样硬化、栓塞、狭窄、闭塞性疾病、动脉病、动静脉畸形、动静脉瘘等。

2. 颅内占位性病变　如颅内肿瘤、脓肿、囊肿、血肿等。

3. 颅脑外伤所致各种脑外血肿。

4. 手术后观察脑血管循环状态。

### (三) 禁忌证

1. 对造影剂过敏者。

笔记

2. 严重高血压，舒张压大于 110mmHg（14.66kPa）者。
3. 严重肝、肾功能损害者、患者恶液质、昏迷等。
4. 近期有心肌梗死和严重心肌疾患、心力衰竭及心律不齐者。
5. 甲状腺功能亢进及糖尿病未控制者。

# 第三节　X 线检查中的防护原则与检查前准备

## 一、X 线检查中的防护原则

### （一）概述

当人体受到一定量 X 线的照射时，可引起造血功能障碍，出现外周血中白细胞异常；生育能力下降、皮肤发生急性或慢性放射损伤以及眼晶状体混浊；还可以诱发白血病、恶性肿瘤和遗传性疾患；胚胎或胎儿在发育的不同阶段受到较大剂量的射线照射时，可出现致死、致畸、致严重智力低下和致癌等危害。

### （二）防护原则

在我们的医疗实践中，既要广泛地应用 X 线诊断技术为人民的健康服务，又要尽可能地减少或避免由于广泛应用 X 线可能带来的危害，所以要合理地应用 X 线，减少一切不必要的 X 线检查；放射科医护人员在实施 X 线检查时，要在保证影像诊断质量的前提下，尽量降低受检者的受照剂量。

由于胚胎和胎儿对射线比较敏感，除非具有特定的临床适应证，一般孕妇要尽量避免 X 线检查。有生育计划的育龄妇女，随时会有怀孕的可能，而在妊娠的早期，往往未被察觉。因此，对育龄妇女必须进行下腹部的 X 线检查时，为避免胚胎受到照射，首先要问清是否已经怀孕，并严格掌握“十天规则”，即在月经来潮后的前十天内进行检查，这时怀孕的可能性最小。儿童对射线比较敏感，最易受到辐射的损伤，会影响正常的生长发育，因此，要严格掌握适应证，避免一切不必要的照射。

## 二、X 线检查前的准备

### （一）透视检查前准备

应简单向患者说明检查的目的和需要配合的姿势，以消除患者进入暗室的恐惧心理。应尽量除去透视部位的厚层衣物及影响 X 线穿透的物品，如发夹、金属饰物、膏药、敷料等，以免干扰检查结果，影响诊断治疗。

### （二）摄影检查前准备

应向患者解释摄影的目的、方法、注意事项，除急腹症外，腹部摄片前应先清理肠道，以免气体或粪便影响摄片质量。创伤患者摄片时，应尽量少搬动，危重患者摄片必须有临床医护人员监护。

### （三）造影检查前准备

应向患者作必要的解释，以取得合作。一定要了解患者有无造影的禁忌证，如严重心、肾疾病或过敏体质等。对接受含碘造影剂检查的患者，需做碘过敏试验。

1. 静脉肾盂造影检查前准备

(1) 饮食要求：造影前禁饮食 12 小时以上，以免造影剂被稀释影响造影部位的

笔记

显影。

(2) 过敏试验：造影前进行碘过敏试验。

(3) 清洁肠道：造影前一天的晚间服用缓泻剂导泻。必要时行清洁灌肠。

(4) 排空尿液：开始造影前嘱咐被检查者要排空尿液，以防尿液潴留影响显影。

2. 子宫输卵管造影前准备

(1) 择期造影：选择月经后 7~10 天进行造影，造影前 3 天不宜过性生活。

(2) 过敏试验：检查前做碘过敏试验。

(3) 清洁肠道：检查前 1 天晚上服缓泻剂导泻，必要时进行清洁灌肠。

(4) 局部准备：造影前应冲洗阴道，嘱咐被检查者排空大小便。

#### (四) 胃肠钡餐检查

检查前 3 天禁服影响胃肠道功能的药物和含钾、镁、钙等重金属药物；禁食 10 小时以上；有幽门梗阻者检查前应先抽出胃内滞留物。

#### (五) 钡剂灌肠检查

检查前 1 天进少渣半流质饮食，下午至晚上饮水 1000ml 左右；如做钡气双重造影，检查前 1 天晚需服用番泻叶导泻；检查当日禁早餐；检查前 2 小时做彻底清洁灌肠。

## 第四节　超 声 检 查

### 一、超声检查的原理

#### (一) 概述

超声（ultrasound，US）检查是利用超声波的物理特性和人体器官组织声学特性相互作用后产生的信息，并将其接收、放大和信息成立后形成图形、曲线或其他数据，借此进行疾病诊断的非创伤性检查方法。US 是指振动频率在每秒 20 000 赫兹(Hz)以上，超过人耳听觉阈值上限的声波，通常用于医学诊断的超声波频率为 1~5MHz。

超声检查操作简便、无创伤、无痛苦、可多次重复检查，能及时获得结论，应用很广泛，无禁忌证，也无放射性损伤，在西医学影像诊断中占有重要地位。

#### (二) 超声检查的基本原理

1. 超声波的产生　声波是物体机械振动状态（或能量）的传播形式。所谓振动是指物质的质点在其平衡位置附近进行的往返运动形式。如鼓面经敲击后，它就上下振动，这种振动状态通过空气媒质向四周传播，这便是声波。超声波是指振动频率在 20 000Hz 以上，其每秒的振动次数（频率）甚高，超出了人耳听觉的一般上限（20 000Hz），人们将这种听不见的声波叫做超声波。超声和可闻声本质上是一致的，它们的共同点都是一种机械振动模式，通常以纵波的方式在弹性介质内传播，是一种能量的传播形式，其不同点是超声波频率高，波长短，在一定距离内沿直线传播具有良好的束射性和方向性。

2. 超声成像基本原理　超声成像是利用超声波呈现不透明物内部形象的技术。把从换能器发出的超声波经声透镜聚焦在不透明试样上，从试样透出的超声波携带了被照部位的信息（如对声波的反射、吸收和散射的能力），经声透镜汇聚在压电接

笔记

收器上，所得电信号输入放大器，利用扫描系统可把不透明试样的形象显示在荧光屏上。

一般超声设备均有换能器（探头）、信号处理系统（主机）和显示器。探头发射出一定频率的超声波，穿透人体多层界面组织进行传播，在每一层界面上均可发生不同程度的反射回波。这些回波含有超声波传播途中所经过的不同组织的声学信息，被探头接收并经过主机处理，在显示器上以不同的形式显示为波形或图像。

## 二、超声成像的种类

利用超声成像诊断的设备种类很多，以成像类型可分为五类。有一维图像显示、断层显示、时间 - 运动型、多普勒型和其他处于实验阶段的超声诊断技术，如声全息成像及综合型等。

此外，按照人体组织器官声学类型还可以分为无反射型、少反射型、多反射型和全反射型。

## 三、超声检查的临床应用

超声诊断已广泛应用于内科、外科、妇产科和儿科等临床各科，成为许多脏器、软组织器官病变首选的影像学检查方法，而且可以在超声引导下进行一些治疗。

### （一）肝脏

1. 正常声像图　正常肝脏切面轮廓清晰，被膜呈细线状回声，光滑完整。肝实质呈均匀细小的点状中等度回声。肝内显示的管道结构主要为门静脉和肝静脉及其分支，门静脉壁较厚，回声较强，肝静脉壁较薄，回声弱，汇流至下腔静脉（图 9-13）。

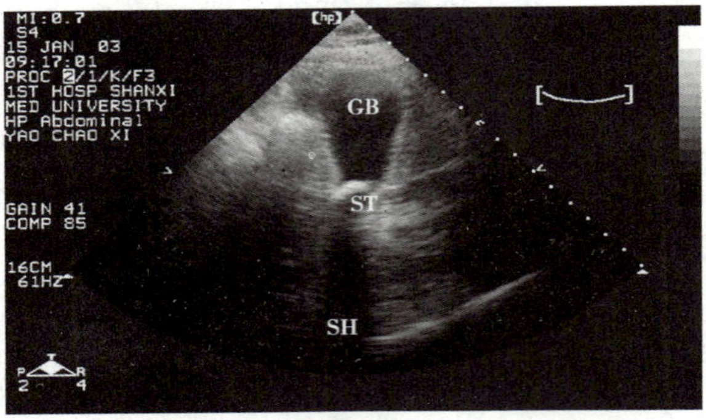


图 9-13　肝脏正常声像图

2. 常见病声像图

(1) 肝硬化：肝硬化声像图表现为：①肝脏形态失常，体积缩小，被膜不光整，典型者呈锯齿状。②肝实质回声不均匀增强。③肝静脉变细，迂曲，走向不清。④门脉高压征象：门静脉主干内径大于 1.4cm、脾静脉扩张，脐静脉再通，脾肿大、厚度大于 4cm，腹腔内可见腹水形成的不规则液性无回声暗区。⑤胆囊壁增厚呈双边影。

(2) 肝癌：原发性肝癌肝实质内有多发或单发的圆形或类圆形团块，多数呈膨胀性生长，肿块内部可显示均匀或不均匀的弱回声、强回声和混杂回声。肿瘤周围可见完整或不完整的低回声包膜，形成静脉或胆管内癌栓时，在扩张的血管或胆管内可见高回声的转移灶。继发性肝癌多在肝内出现多发的、大小及图形特征相似的强回声或低回声结节。淋巴瘤、肉瘤、胃癌、食管癌及泌尿系统癌肿肝转移灶多为高回声结节。

(3) 肝脓肿：可见单发或多发的低回声或无回声肿块，脓肿壁显示强回声，厚薄不

笔记

等，外壁光滑，内壁不整。脓肿周围显示由亮渐暗的环状回声的水肿带。脓肿内出现气体时，在后方出现狭长的带状强回声。

### （二）胆道系统

1. 正常声像图　横切面和纵切面胆囊的形状表现为圆形、类圆形或长圆形，大小直径约 4~5cm，轮廓清晰，壁薄光滑，厚度约 0.2~0.3cm。囊内均匀无回声，后方回声增强。肝外胆管上段位于门静脉前方，与门静脉平行形成双管结构，其内径小于或等于门静脉的 1/3；下段因受肠道气体的干扰，超声不易显示。

2. 常见病声像图

（1）胆囊炎

1）急性胆囊炎：单纯性胆囊炎胆囊略增大，囊壁略厚且粗糙。形成化脓性胆囊炎后可见：①胆囊体积增大，囊壁模糊增厚，厚度超过 0.3cm，可呈现“双边影”。②囊内可见疏散或密集的细小或粗大斑点状回声。③多伴有胆囊结石。④胆囊发生穿孔时，可见胆囊局部膨出或缺损，以及胆囊周围的局限性积液。

2）慢性胆囊炎：轻者无明显的声像图特征，仅仅囊壁稍增厚。典型者可见胆囊肿大或萎缩，囊壁增厚，腔内可见结石或由组织碎屑所致的沉积性回声图像。多数胆囊丧失收缩功能。

（2）胆囊结石：典型胆囊结石的声像图为：①胆囊或胆管内一个或数个强回声团。②在强回声团后方伴有声影，其宽度与结石大小一致。③随体位改变强回声团移动。同时具有以上 3 个特性是超声诊断胆囊结石的可靠条件（图 9-14）。

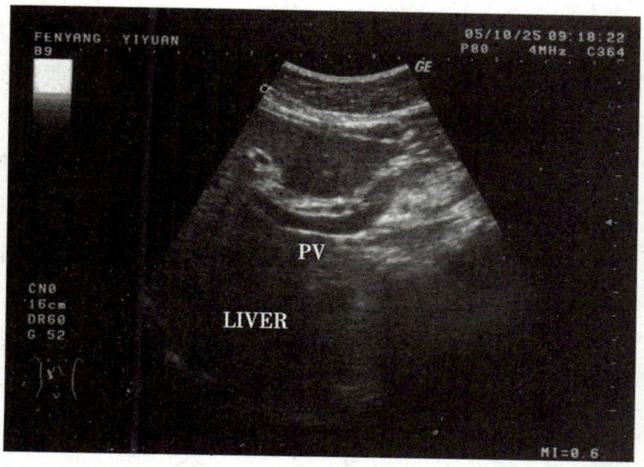

图 9-14　典型胆囊结石声像图

### （三）泌尿系统

1. 正常声像图

（1）肾：肾随着扫查方向不同可以呈圆形、卵圆形或豆形，被膜清晰光滑，呈强回声线影。外周肾实质呈低回声，间有少许散在点状回声；中央部为肾盂、肾盏、肾内血管及脂肪构成的肾窦区，呈不规则的高回声区，其宽度因人而异，一般约占肾宽度的 1/2~2/3。

（2）膀胱：充盈时，横切面呈圆形、椭圆形或四方形，纵切面略呈三角形。浆膜层呈强回声带，显示清晰，有良好的连续性。膀胱内尿液为均匀液性无回声区。

（3）前列腺：可经腹壁、直肠或会阴部探查。经腹壁探查时，横切面呈左右对称而圆钝的三角形或栗子形。包膜整齐而明亮，实质呈均匀低回声。其上下径为 3cm，前后径为 2cm，左右径为 4cm。

2. 常见病声像图

（1）肾结石：肾窦区内可见一个或多个点状或团块状强回声区，直径大于 0.3cm 的结石后方可伴有声影。超声检查可发现 X 线平片检查阴性的结石，弥补了 X 线检查的不足。

（2）肾积水：超声极易诊断，表现为肾窦强回声分离扩张，其内出现前后径超过

笔记

1.5cm 的长条形、椭圆形无回声区，呈饱满感，多个液腔互相通连。轻度肾积水肾外形及肾实质无改变；中度肾积水肾窦区呈手套状或烟斗状无回声区；重度肾积水肾窦区被巨大无回声区所代替，肾实质受压变薄，肾体积明显增大。

(3) 膀胱结石：膀胱无回声区内出现单个或多个点状或团块状强回声，其后伴有声影。强回声团可随体位改变而移动。

(4) 前列腺增生症：前列腺各径线均增大，以前后径增大更为重要，严重者可突入膀胱腔内。前列腺断面呈圆形或接近球形，大多数外形规整，左右对称。内外腺比例异常，由正常时的 1∶1 变为(2.5~7)∶1。多数患者在前列腺内出现单个或多个低回声的增生结节。

(5) 膀胱肿瘤：表现为膀胱壁上有向腔内突起的赘生物，大小形态不一，呈中等强度回声，表面不光滑，呈菜花状或海藻样，有蒂肿瘤随体位变化可有漂浮感。

### (四) 妇产科

超声检查对妇产科疾病的诊断有较高的应用价值。可了解子宫、附件的大小、形态及有无发育异常；诊断子宫、附件病变，确定节育环的位置；早期妊娠诊断；监测胎儿发育情况，有无畸形，以及羊水、胎盘情况等；并可在超声引导下进行诊断性穿刺和治疗。

1. 正常子宫声像图　子宫位于充盈的膀胱后方，纵切面子宫一般呈倒置的梨形，横面子宫底部呈三角形，体部呈椭圆形，轮廓清晰，被膜光滑，子宫肌层呈均匀中等回声，宫腔呈线状强回声。

2. 子宫肌瘤　是妇科最常见的良性肿瘤，其声像图显示子宫增大，形态不规则，尤其多发性子宫肌瘤形态更不规则；肌瘤结节呈圆形低回声或等回声，周边有假性包膜形成的回声晕；壁间肌瘤子宫内膜移向对侧且变形，黏膜下肌瘤则内膜增宽或显示出瘤体。

3. 正常妊娠子宫的诊断

(1) 早孕：超声诊断早孕的依据是在宫腔内(或其他部位)发现妊娠囊。一般在妊娠第 5 周时即可显示，第 6 周时妊娠囊的检出率达 100%，声像图表现为圆形或椭圆形光环，其内呈无回声；第 7 周妊娠囊内可见胚芽回声；第 8 周可发现原始血管搏动。

(2) 中晚期妊娠：超声很容易诊断，超声检查多系要求明确妊娠有无异常或评定胎儿生长发育情况与孕龄估计或做胎儿生理评分，以便采取相应措施。

### (五) 其他

1. 眼　眼球位置比较表浅，结构精细，高频超声检查可对内膜(视网膜、脉络膜)性病变、眼内或眶内肿瘤性病变及眼外伤等多种疾病进行诊断。

2. 甲状腺与乳腺　高频超声可探查病灶并判断物理特性，初步鉴定病灶的良恶性。

3. 介入性超声　是现代超声医学的一门新技术。其主要特点是在实时超声引导或监视下，完成各种穿刺活检、抽吸引流、X 线造影及注药治疗等操作，以满足临床诊断及治疗的需要，如实性肿物穿刺活检、肝肾囊肿的抽吸硬化治疗、肿瘤的局部药物治疗等。

笔记

## 四、超声检查前的准备

### (一) 常规准备

检查前应就检查的必要性、安全性和检查步骤对受检者做必要的解释和说明，以缓解其紧张心理，配合检查。

### (二) 常规肝脏、胆囊、胆道及胰腺检查

一般空腹进行，必要时饮水 400~500ml，使胃充盈作为透声窗，以使胃后方的胰腺及腹部血管等结构充分显示。

### (三) 胃检查

检查前需饮水及服造影剂，以显示胃黏膜及胃腔。

### (四) 早孕、妇科、膀胱以及前列腺的检查

患者于检查前 2 小时饮水 400~500ml 以充盈膀胱。

### (五) 心脏、大血管、外周血管、浅表器官、组织和颅脑检查

一般无需做特殊准备。

### (六) 婴幼儿

检查不合作者，可给水合氯醛灌肠，待安静入睡后再进行检查。

### (七) 超声引导下穿刺

包括：怀疑有出血者，术前检测血小板计数、凝血酶原时间及活动度；禁食 8~12 小时；向受检者说明与检查有关的并发症，征得受检者或其亲属知情、签字后方可进行检查。

# 第五节　磁共振成像检查

## 一、磁共振成像的原理

### (一) 概述

磁共振成像（magnetic resonance imaging，MRI）是利用原子核在强磁场内发生共振所产生的信号经图像重建的一种影像技术。1946 年 Block 和 Purcell 就发现了物质的磁共振现象并应用于化学领域，形成了磁共振波谱学。1973 年 Paul Lauterbur 等将磁共振首先应用于临床医学领域，近年来磁共振成像技术发展十分迅速，磁共振血管成像（MRA）、磁共振波谱（MRS）、灌注成像（PWI）、弥散加权成像（DWI）、脑功能成像等新技术亦渐趋成熟。MRI 的临床应用，开创了影像诊断的新纪元。

### (二) 磁共振成像的基本原理

1. 原子核在磁场内的特性　原子核在其自旋过程中产生的自旋磁动力（核磁矩）是由其所组成的质子和中子的情况决定的。含有偶数质子或中子的原子核其自旋磁矩成对地相互抵消，整体上不呈现磁场。而含有奇数质子或中子的原子核具有核磁矩的物理特性，核磁矩的大小是原子核的固有特性，它决定 MRI 信号的敏感性。从理论上讲，很多元素都可以用磁共振来成像，然而，MRI 主要应用于氢的成像，其原因一是氢的原子核最简单，具有单一的质子，具有最强的磁矩；二是氢在人体内含量最高，所产生的磁共振信号是其他原子的 1000 倍。

笔记

2. 磁共振的发生　正常情况下，氢原子磁矩取向是杂乱无章的，因而磁矩相互抵消。如果将氢核（人体）置于静磁场中，磁矩取向不再是无规律的，而是按磁场的磁力线方向取向。其中大部分质子的磁矩顺磁场排列，位能低，呈稳态；少部分逆磁场排列，位能高。于是机体开始带有磁性，数秒钟之后达到平衡。这个过程即磁化，磁化的强度是一个可以测量的矢量。达到平衡时的磁化方向与机体纵轴，即Z轴方向一致。此时，向氢核（人体）按照 Larmor 频率（原子核的共振频率）发射射频脉冲（无限电波）对其激发，氢核获得能量出现共振，即磁共振现象。

3. MRI 信号的产生及图像的形成　射频脉冲停止激发后，被激发的氢核将吸收的能量逐步释放出来，其相位和能级随之恢复到激发前的状态，这一恢复过程称为弛豫，恢复到原先平衡状态所需要的时间称为弛豫时间。有两种弛豫：纵向磁化恢复，其过程为纵向弛豫；横向磁化消失，其过程则为横向弛豫。纵向弛豫反映自旋核把吸收的能量传给周围晶格所需的时间，称 $T_1$；横向弛豫时间，反映横向磁化衰减、丧失的过程，即横向磁化所维持的时间，称 $T_2$。

人体不同器官的正常组织与病理组织的 $T_1$ 是相对恒定的，而且它们之间有一定差别，$T_2$ 也是如此。这种组织间弛豫时间上的差别是 MRI 成像的基础。

弛豫过程是一个释放能量和产生 MR 信号的过程。其中产生的 MR 信号通过射频系统所接收并传给计算机图像处理系统，以不同灰度或颜色的图像加以显示。（图 9-15）

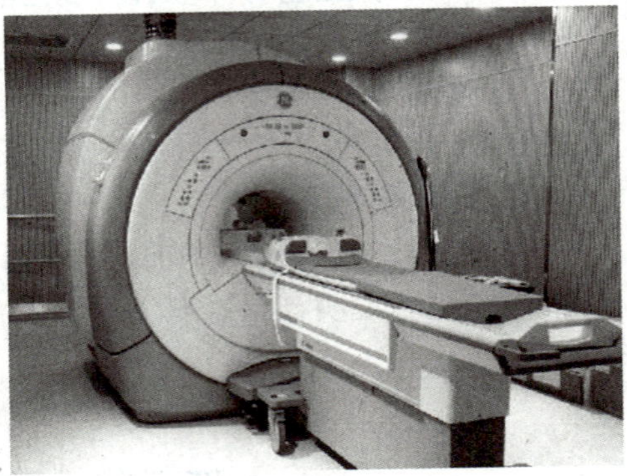

图 9-15　MRI 设备图

## 二、磁共振成像的临床应用

1. MRI 在神经系统的应用日趋成熟并广泛应用于临床。对颅底区、脊髓神经的显示明显优于 CT。除对颅骨骨质和颅内超急性出血不敏感外，对脑部的炎性病变、脑脱髓鞘疾病、早期脑梗死、肿瘤、先天性异常等诊断价值较高。

2. MRI 显示纵隔时，能将脂肪和血管形成良好的对比，有利于心脏和大血管病变的诊断，也可用于观察纵隔肿瘤及其与血管之间的解剖关系、肺门肿块以及纵隔淋巴结的转移情况。近年来，MRI 应用在鉴别良恶性肺结节中有临床意义。

3. MRI 对乳腺良恶性肿瘤的诊断有较高的应用价值。

4. MRI 广泛应用于肝、肾、膀胱、前列腺和子宫等疾病的诊断。

5. MRI 在显示骨骼、肺、胃肠道方面有一定的局限性，但是对于肌肉软组织和韧带较其他影像学检查具有诊断优势。

6. MRI 用于对血流量、生物化学和代谢功能方面进行研究，对恶性肿瘤的早期诊断提供重要的影像资料。

## 三、磁共振成像前的准备

1. 检查时应携带血管检查资料，尤其是相关检查部位的 X 线片、CT、MR 等影像

笔记

检查资料，供 MRI 检查时参考。

2. 腹部检查前 4 小时禁食禁水。

3. 对于进行 MRCP（胆道水成像）的患者需在检查前一天晚 10 点后禁食禁水。

4. 设备具有强磁场，如装有心脏起搏器、体内有金属（如弹片、金属假肢）或磁性物植入的患者和妊娠 3 个月以内的早孕患者不能进行检查，以免发生意外。

5. 患者勿穿戴任何有金属的内衣，检查头、颈部的患者应在检查前日洗头，勿擦头油。

6. 磁共振检查时间较长，且患者所处环境幽暗、噪声较大；嘱其要有思想准备，不要急躁，在医师指导下保持体位不动，耐心配合。

7. 有意识障碍、昏迷、精神症状等不能有效配合检查的患者，除非经相关专业临床医师同意，否则不能进行此检查。

8. 不能配合的儿童患者须采取镇静措施，如水合氯醛灌肠等。

9. 宫内节育器有可能对检查产生影响，必要时须将其取出后再行检查。

### 四、护理工作在磁共振检查中作用

由于设备、检查环境的特殊性，将检查者置身于一个密闭的狭小空间，检查时的射频噪音和检查时间长等因素，使受检查者易产生焦虑、抑郁、幽闭恐惧症等情绪，不能很好地配合检查，反应过于强烈时，部分受检者甚至不能完成检查。而在检查过程中通过对患者进行有效的沟通交流，能缓解患者的紧张、焦虑、幽闭恐惧症等心理，提高其心理应激，使其顺利配合完成 MRI 检查，可以提高工作效率，提高患者对 MRI 检查护理工作的满意度，能充分体现了护理服务的人性化。因此，心理护理在 MRI 检查中具有重要作用。

## 第六节　核医学检查

### 一、概述

#### （一）核医学检查的诊断原理和特点

核医学就是利用放射性核素进行疾病诊断与治疗的医学学科。分为基础核医学和临床核医学；临床核医学又分为诊断核医学和治疗核医学。通常所讲的放射性核素显像即为诊断核医学。

将放射性核素及其标记化合物引入体内并进行脏器成像的诊断方法称为放射性核素显像。用于显像的放射性核素或其标记化合物称为显像剂或示踪剂。将显像剂通过静脉注射、口服或吸入等途径引入体内后，依其化学性质和生物学特性，可选择性聚集在某组织器官中或参与某种细胞的新陈代谢。显像剂在组织中的聚集程度与脏器的功能、病变性质等密切相关，并形成脏器或病变部位与周围邻近组织的放射性分布差异。应用放射性核素显像仪器在体外接收放射性核素衰变过程中发射出的射线，以一定方式成像，即可显示脏器或组织的位置、大小、形态及其功能变化。

#### （二）核医学检查的内容

内容非常广泛，主要包括神经系统、心血管系统、内分泌系统、呼吸系统、消化系

笔记

统、骨骼系统、泌尿系统。如神经系统的脑血管灌注显像，心血管系统的心功能显像，内分泌系统的甲状腺吸 $^{131}$I 率测定，呼吸系统的肺通气显像及消化系统的肝胶体显像等。

## 二、核医学检查的临床应用

### （一）内分泌系统

1. 甲状腺吸碘试验　甲状腺吸 $^{131}$I 率正常值因地域不同，食物、饮水中碘含量不同而有所不同，但共同规律是随着时间的推移而增加，摄 $^{131}$I 高峰为 24 小时。本试验主要用于甲状腺功能亢进症 $^{131}$I 小于治疗患者 $^{131}$I 用量的计算；亚急性甲状腺炎的诊断；甲状腺功能亢进症、甲状腺功能减退症的辅助诊断等。

2. 甲状腺激素抑制试验　抑制率 >50% 为正常抑制，25%~50% 为部分抑制，<25% 为不抑制。本检查主要用于鉴别突眼的性质，如有些甲状腺功能亢进突眼者，临床症状不典型，血清甲状腺激素正常，而以垂体 - 甲状腺轴调节关系被破坏为主要特征，其抑制率 <25%。

3. 促甲状腺激素（TSH）兴奋试验　其兴奋值 >11%。主要用于鉴别原发性和继发性甲状腺功能减退症；判断甲状腺储备功能，指导甲状腺功能减退症患者用药；功能自主性甲状腺结节的诊断和鉴别诊断。

4. 甲状腺显像　主要用于甲状腺结节功能的判定、异位甲状腺的诊断、甲状腺癌转移灶的探测、颈部肿块与甲状腺关系的确定、甲状腺质量的估计、亚急性甲状腺炎和慢性淋巴细胞性甲状腺炎的辅助诊断。

### （二）心血管系统

1. 放射性核素心功能显像　主要应用于冠心病心肌缺血的诊断及心功能评价；心脏疾病治疗前后心功能的判断；室壁瘤的诊断与鉴别诊断；束支传导异常及预激综合征的辅助诊断；心肌病、心肌炎及瓣膜疾病的辅助诊断和心功能评价。

2. 心肌血流灌注显像　正常心肌灌注显像左室显影，右心室显影不明显。左室各壁放射性分布均匀，心尖部位稍稀疏（图 9-16）。异常灌注图像表现为在两个不同断面向一心肌节段连续出现 2 个或 2 个以上层面的放射性分布稀疏或缺损区。

此项检查主要应用于冠心病的早期诊断、危险程度及预后评估；评价心肌细胞活力；评价心肌缺血患者动脉搭桥术；评价急性心肌梗死患者溶栓疗效；心肌病和心肌炎的辅助诊断等。

3. 心肌葡萄糖代谢显像　与心肌血流灌注图像相似，主要用于冠心病心肌活性测定。

### （三）神经系统

1. 脑血流灌注显像　放射性药物静脉注入人体后，可以通过血 - 脑脊液屏障，进入脑实质内，并可在脑实质内停留足够的时间，其进入脑实质细胞的量与局部脑血流量成正相关。

此项检查多用于脑血管疾病的早期诊断、血流灌注和功能受损范围的评价；癫痫致病灶的定位诊断；Alzheimer 病和多发性脑梗死痴呆的诊断与鉴别诊断；锥体外系和共济失调疾病的诊断与鉴别诊断；偏头痛的定位诊断与疗效评价；精神心理疾病的辅助诊断；震颤麻痹的诊断；小儿缺血缺氧性脑病的诊断等。

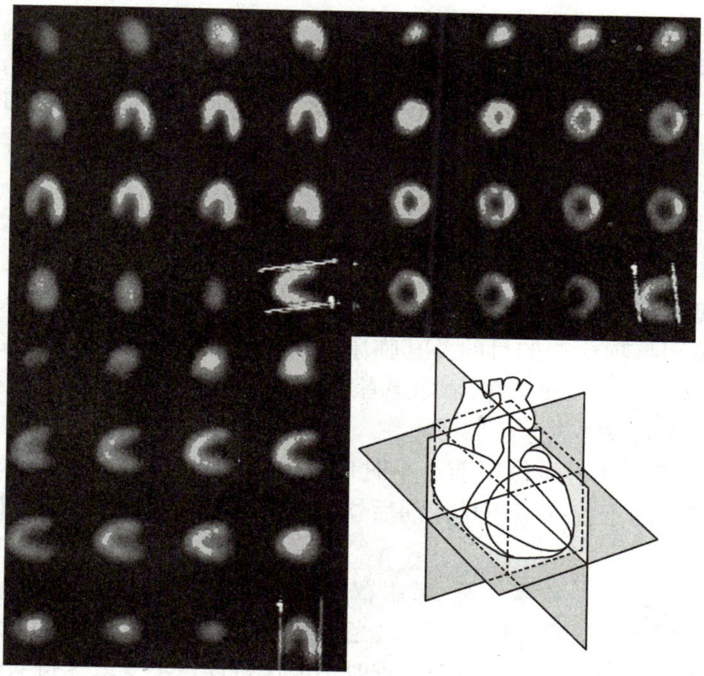

图 9-16　正常心肌血流灌注图像

2. 脑葡萄糖代谢显像　正常脑葡萄糖代谢影像与脑血流灌注影像相似。局部放射性异常增高或减低区皆为糖代谢异常。

### (四) 呼吸系统

1. 肺通气显像　用核医学显像装置在体外可获得放射性气溶胶在呼吸道的分布情况,据此判断气道通畅情况。

2. 肺灌注显像　应用核医学显像装置在体外可获得反映肺部血流灌注的图像。当肺血管阻塞时,相应部位的血流灌注减少或中断,肺灌注图像上表现为相应部位的放射性稀疏或缺损区。

以上两种检查方法主要用于肺动脉血栓栓塞症的诊断和疗效评价、慢性阻塞性肺部疾病的诊断、肺血管高压的诊断、肺癌的诊断和根治切除的可能性估计。

### (五) 消化系统

1. 肝胶体显像　主要用于观察肝脏位置、形态、大小及功能状态;肝内有无占位性病变及其部位、数量等。

2. 肝血流灌注和肝血池显像　对诊断肝海绵状血管瘤有较高的特异性。

3. 肝胆动态显像　主要用于急性胆囊炎的诊断;新生儿肝炎与新生儿胆道闭锁的鉴别诊断;胆管先天性囊状扩张的诊断;胆总管梗阻的诊断;肝胆手术后评价等。

4. 胃肠道出血显像　主要用于急性下消化道出血的定位诊断和间歇性下消化道出血的定位诊断。

### (六) 骨骼系统

骨显像用于早期诊断肿瘤骨转移、确定骨转移范围、指导治疗方案的选择及疗效监测。还可用于探测不明原因骨痛是否由肿瘤骨转移引起,原发性骨肿瘤的诊断与

笔记

鉴别诊断、确定肿瘤侵犯范围并指导治疗。

### (七) 泌尿系统

1. 肾图与肾动态显像 可了解肾脏位置、大小和形态,了解肾脏功能,进行尿路梗阻、尿道损伤的诊断以及移植肾监护等。

2. 利尿肾图 可以鉴别单纯性与机械性尿路梗阻。

## 三、核医学检查前的准备

### (一) 常规准备

向患者说明该项检查的目的及其临床意义,取得患者的理解和配合。向患者解释检查的必要性、优点和安全性,清除患者对核素检查的畏惧心理。

### (二) 脑血流灌注显像

1. 器官封闭 注射显像剂前 1 小时口服过氯酸钾 400mg,抑制脉络丛分泌,减少对脑灌注图像的干扰。服用显像剂后饮水 200ml 加以稀释,减少药物腐蚀性等不良反应。

2. 视听封闭 令受检者安静、戴眼罩和耳塞 5 分钟后,注射显像剂,并继续封闭 5 分钟,保持周围环境安静,以减少声音、光线等对脑血流灌注和功能的影响。

3. 保持体位不变和安静 对于检查时不能保持体位不变或保持安静的患者或患儿,需应用镇静剂。

4. 相对禁忌证 脑压升高性疾病是介入试验的相对禁忌证。

### (三) 脑葡萄糖代谢显像

1. 检查前禁食 4~8 小时。

2. 视听封闭 同脑血流灌注显像。注射显像剂后继续保持安静 45 分钟后进行 PET 显像。

### (四) 心肌灌注显像

1. 检查前 2 日停服 β 受体阻滞药及抗心绞痛的药物。

2. 检查当日空腹 4 小时以上。

3. $^{99m}$Tc-MIBI 显像时带脂餐。

### (五) 心肌灌注负荷试验

1. 运动试验前 1 天停用氨茶碱及普萘洛尔等 β 受体阻滞药。

2. 检查当日饮食应清淡,忌咖啡类饮料。

3. 药物负荷试验前 1 天停用双嘧达莫及氨茶碱类药物。

### (六) 心肌代谢显像

1. 检查当日至少空腹 12 小时。

2. 显像前监测患者血糖水平,血糖高于正常者或糖尿病患者应调节血糖水平至正常范围。

### (七) 甲状腺吸碘率测定

1. 停用影响甲状腺摄碘的食物和药物。

2. 检查当日空腹,保证 $^{131}$I 的充分吸收。

### (八) 肝胆动态显像

检查前禁食 4~12 小时。

### （九）胃肠道出血显像

注射显像剂前 1 小时口服 $KClO_4$，减少胃黏膜摄取和分泌 $^{99m}TcO_4$ 以免进入肠道造成干扰。

### （十）全身骨显像

1. 注射骨显像剂后嘱患者多饮水，促进显像剂的排出，避免放射性膀胱炎的产生。
2. 显像前排空尿液，不要污染衣裤及皮肤，以免造成假阳性结果；若发现污染，及时更换衣裤和擦洗皮肤。
3. 输尿管肠道吻合口术后患者的尿袋需尽量排空。
4. 显像前去除受检者戴有的金属物品，防止影响检查结果的判断。

### （十一）肾动态显像和肾图检查

1. 尽可能在检查前 3 天停服任何利尿药物，前 2 天不进行静脉肾盂造影。
2. 检查前 30 分钟饮水 300ml，检查前排尿，以减少因肾血流量减少及憋尿对结果的判断。

## 学习小结

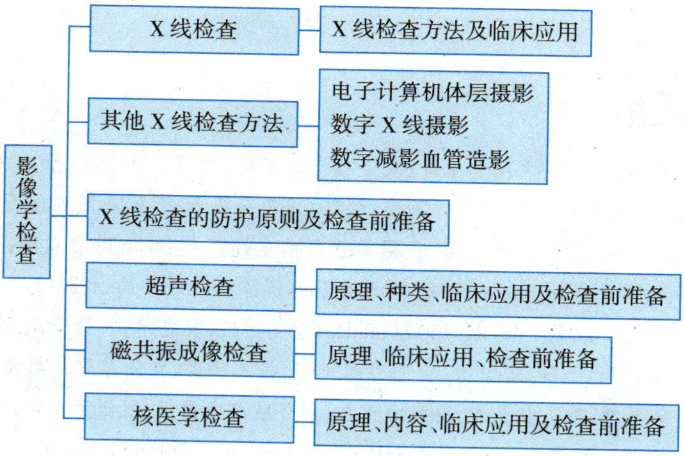


（张明辉）

## 复习思考题

1. 影像学检查包括哪些内容？
2. X 线检查的防护原则是什么？
3. 超声检查前患者需要哪些准备？
4. 介入治疗中全程护理工作的主要要求及护理工作的意义如何？

笔记

# 第十章

# 健康评估记录

## 学习目的

通过学习本章的内容，掌握健康评估记录书写的内容及格式，熟悉健康评估记录的基本要求，了解健康评估记录的重要意义。

## 学习要点

健康评估记录的基本要求，入院患者护理评估记录表、健康宣教计划表的书写内容及格式。

## 案例导入

患者张××，男，80岁，农民。主诉：双下肢活动不灵、言语不清2年，加重3天。现病史：患者2年前出现双下肢活动不灵、言语不清，颅脑CT检查提示：双侧多发脑梗死，经治疗好转，但遗留双下肢活动不灵，站立不能，言语謇涩；3天前上述症状加重，时有烦躁，无发热、头痛、头晕，无恶心、呕吐，无视物旋转或耳鸣，无黑蒙及意识障碍。既往高血压12年。体格检查：T 36.1℃，P 74次/分，R 17次/分，BP 150/80mmHg，老年男性，神志清，表情淡漠，形体消瘦，言语不清晰，反应迟钝，听力下降，理解力、定向力尚正常，推入病房，左侧鼻唇沟略浅，口角无歪斜，伸舌居中，心肺无异常，双上肢肌力、肌张力正常，双下肢肌力Ⅲ级，肌张力正常，双侧膝腱、跟腱反射正常存在，双侧巴宾斯基征、奥本海姆征、查多克征、霍夫曼氏征(–)。实验室检查：血细胞分析：红细胞总数：$3.53\times10^{12}$/L、血红蛋白：119g/L，凝血酶系列：凝血酶原时间：15.2秒、凝血酶原活动度：63.50%、凝血酶原比率：1.27、活化部分凝血酶时间：44.5秒、凝血酶时间：23.2秒；颅脑CT检查提示：多发性脑梗死、软化灶、脑脱髓鞘。

分析：1. 按照健康评估记录的基本要求，填写入院患者健康评估记录单。

2. 根据上述资料填写健康教育计划表。

## 重点提示

试从健康评估记录的基本要求，入院健康评估记录单、护理计划、健康教育计划单的书写方面进行考虑。

健康评估记录是护理文件的一部分，是护理人员将通过问诊、体格检查和实验室及其他辅助检查获得的资料进行总结归纳、分析和整理，并为解决护理对象的健康问题、提供护理服务全过程的书面记录或电子记录。一份完整有效的健康评估记录是有关护理对象的健康状况、护理诊断、护理计划、护理措施、预期目标及效果评价等护理活动动态的系统记录，是住院病历的重要组成部分。

健康评估记录既可以对患者的信息进行存档、又可为循证护理科研和护理教学提供原始资料，体现着护理质量和专业水平，直接促进护理学科的发展，同时在医疗纠纷及诉讼中也是重要的法律依据之一。因此，以认真负责、实事求是的工作态度书写好健康评估记录是护理人员最基本的职责。

## 第一节 健康评估记录基本要求

### 一、内容全面，记录客观

健康评估记录内容必须以客观真实为准则，反映护理对象的健康状况、病情变化以及实施护理计划后的结果等，这不仅关系到病历质量，更能体现护士的品德和作风。健康评估各项记录须保持完整，不可漏记或丢失。

因此，评估者应认真仔细、全面系统地收集护理对象的有关资料，依据被评估者的实际情况变化和治疗进行客观、公正、完整的描述与记录，绝不能掺杂“我认为……”、“患者主诉正常”等个人主观意见、臆想和虚构的描述。

### 二、描述精练，用词准确

健康评估记录要求所记录的资料准确无误，同时语言表述要具体确切，不能用“大概”、“估计”、“也许”等词，并且文字工整；使用通用的医学词汇和术语表达病情和治疗护理情况，避免使用俗语和地方习语。

健康评估记录书写应使用中文或通用的外文缩写，无正式译名的症状、体征或疾病名称等可以使用外文书写。度量单位一律使用国家统一规定的名称和标准。书写内容力求精炼、具逻辑性，重点突出、条理清晰，不重复记录。

### 三、格式规范，记录及时

健康评估记录（health assessment record）是记录患者健康状况、生理、心理、社会需求以及护理人员对其进行治疗、抢救、所采取护理措施的依据与见证，所以应按规定格式，适时、适地、有效地记录，以随时反映护理对象的健康状况，并进行比较分析，避免记录与患者病情的客观事实出现偏差。一般新入院患者记录书写应在 24 小时内完成。因抢救急、危患者，未能及时书写时，评估者应在抢救结束后 6 小时内据实补充记录并加以说明。

### 四、字迹清晰，署名齐全

健康评估记录书写要字迹工整，不得采用刮、粘、涂、擦等方式掩盖或去除原来的字迹。如书写中出现错字、错句时，应用双线划在其上，并在其上方写上正确的内容，

笔记

并签全名和注明修改时间，保持原始记录清晰可辨。上级评估者有审查修改下级评估者书写记录的责任。

署名处要求签全名以明确责任；若是实习学生、试用期护士、未取得护士资格证书或未经注册的护士，须经本医疗机构具有合法执业资格的护士审阅、修改并签全名；进修护士由接受进修的医疗机构认定其工作能力后方可书写护理病历。署名方式是：老师姓名 / 学生姓名；按照有关规定需要患者书面签名的，应由患者本人签署，患者不具备完全民事能力，或保护性医疗措施不宜向患者说明情况，或因疾病无法签名时，应当由其近亲属签字，没有近亲属的由患者的法定代理人或关系人签字，并及时记录。

## 第二节 健康评估记录的内容与格式

健康评估记录书写的内容主要包括入院患者护理评估表、护理计划单、护理记录单和健康教育计划单等，书写格式基本采取表格式。

### 一、入院护理评估单

入院护理评估单是护理病历的首页，是对患者的健康状况经过客观分析整理后所做的系统的、总结性的首次健康评估记录。其内容包括患者一般资料、功能性健康型态评估、生理 - 心理 - 社会评估等信息。

#### (一) 书写内容

1. 一般资料包括患者姓名、性别、年龄、职业、文化程度、民族、婚姻状况、联系电话、入院时间、入院方式及书写记录时间等，现有健康状况（医疗诊断）、既往史（包括疾病史、手术或外伤史、输血史、预防接种史、过敏史等）、家族史等。

2. 通过护理体检进行身体、心理、社会状况评估。

3. 其他相关实验室检查及器械检查、护理诊断等。

#### (二) 书写要求

1. 应由责任护士或值班护士在患者入院后 24 小时内完成。

2. 必须由护士通过问诊、体格检查、查阅记录及诊断报告等方式取得患者各项健康资料，经评估而逐项填写。

3. 患者的年龄为实足年龄。

4. 填写要求无漏项，凡栏目前面有“□”，应当根据评估结果在相应“□”内打“√”；有横线的地方，根据评估结果填写具体的内容。

5. 建议按照时间由近及远、病情由急到缓、病史资料从重点到一般的原则进行询问和记录，即主诉 - 现病史 - 日常生活状况 - 既往史 - 婚姻史 - 生育史 - 月经史 - 家族史 - 系统回顾 - 心理评估 - 社会评估。

#### (三) 书写格式

首次入院护理评估表的书写格式有直接填写式、表格式、混合式三种，临床多采用以表格为主，填写为辅的混合式评估记录表。因其记录方式以在备选项中打“√”为主，必要时可添加简单的文字描述，可有效地减少书写时间与书写负担。但又因其形式固定，在一定程度上限制了使用者的主动性和评判思维能力的发挥。

笔记

国内外有关入院患者护理评估表的格式和内容并无统一的规定。目前国内应用较多的是按戈登（Gordon）的11个功能性健康型态模式，或生理－心理－社会模式，或介于两者之间的模式组织护理评估表的内容。只要既能够体现整体护理的理念和需要，又简洁省时，还能起到标准化护理评估表的作用，哪一种记录格式和内容都是可行的。表10-1是参照戈登的11个功能性健康型态模式设计的。

1. 功能性健康型态模式

（1）一般资料：包括姓名、性别、年龄、民族、职业、婚姻状况、文化程度、宗教信仰、入院时间、入院方式、入院诊断、书写记录时间、联系电话等。

（2）病史：包括主诉、现病史、既往史、目前用药情况和功能性健康型态所属11个方面的问诊内容。

（3）体格检查：包括一般状况/生命体征及全身各系统检查。

（4）实验室及其他辅助检查：包括可作为护理诊断依据的各种实验室、器械检查结果。

（5）初步护理诊断。

2. 生理－心理－社会模式

（1）一般资料：同功能性健康型态模式。

（2）健康史：包括入院原因（主诉和现病史）、既往史（包括疾病史、手术史、输血史、过敏史、预防接种史等）、婚育史、月经史（女性）、日常生活状况、家族史、系统回顾和心理社会史。

（3）体格检查：包括生命体征和各系统生理功能的评估。重点检查与护理工作相关的、有助于发现护理问题的项目，比如皮肤、营养、视力、听力等。吸氧、气管插管、气管切开、留置导尿、造瘘、引流、牵引等的评估，也应包含在此项目中，可统称为“专科评估/情况”。

（4）辅助检查：包括对医疗和护理诊断有支持意义的实验室及器械检查的结果。

（5）初步护理诊断：护理诊断应属于护理工作的范畴，所涉及的问题能通过护理干预得以解决。同时注意护理诊断的名称应准确，表述应规范。

不同医疗机构可以上述内容为基础，结合专科特色对评估项目进行调整和增减。例如，入院护理评估单可包含“住院患者跌倒/坠床危险因素评估”、“压疮危险因素评估”和“导管滑脱危险因素评估”等内容。

**表10-1 入院患者护理评估记录表**

姓名______ 性别______ 年龄______ 科别______ 病区______ 床号______ 住院号______

一、一般资料

入院日期、时间__________ 工作单位____________________

职业_______ 文化程度_______ 民族_______ 出生地_______ 婚否_______

家庭住址____________________ 电话__________ 邮编_______

紧急时联系人_______ 与患者关系_______ 联系电话_______

入院医疗诊断：________________________________

既往史：________________________________

过敏史：__________ 家族史：__________ 预防接种史：__________

入院方式：□步行 □扶行 □轮椅 □平车 □担架 □其他_______

入院护送：□家属　□邻里　□其他________
由何处来院：□家　□门诊　□急诊　□福利院　□外院　带入自理药：□有　□无
入院带入：□门诊卡 □急诊病历 □辅助检查资料________
病历保管：□患者 □家属 □医生 □其他人________

二、体格检查

T　℃　P　次/分　R　次/分　BP　/　mmHg　体重　kg　身高　cm
面容：□正常　□特殊面容
精神：□正常　□萎靡　□倦怠　□昏迷　□其他________
意识状态：□清醒　□嗜睡　□昏睡　□意识模糊　□昏迷　□谵妄　□其他________
呼吸：□如常　□气促　□缓慢　□气粗断续　□张口呼吸　□动则气急　□其他________
咳嗽：□无　□有　痰：□无　□有（痰色：□白　□黄　□血性　□脓性　□其他________）
皮肤：□正常　□苍白　□发绀　□黄染　□出血点　□瘀痕　□水肿　□皮疹　□褥疮
□其他________
寒热：□正常　□恶寒　□恶热　□烦热　□潮热　□壮热　□其他________

三、功能性健康型态评估

1. 健康感知 - 健康管理型态
自觉健康状况：□良好　□一般　□较差
嗜好：□无　□有（□吸烟：________　□嗜酒：________　□其他________
对疾病认识：□有　□无　□部分了解
家属对疾病认识：□有　□无　□部分了解　□无法评估
寻求健康的行为：□无　□有________
遵从医护人员健康指导：□是　□否（原因：________________）

2. 营养 - 代谢型态
饮食型态：□普食　□软食　□半流质　□流质　□其他____　摄取量：____g/d
□禁食　□忌食______　□治疗饮食：描述________________
食欲：□正常　□增加　□减少　□不思饮食　□厌食油腻　□恶心　□其他________
饮水：□正常　□多饮　□少饮　饮水量：________ml/d
吞咽（咀嚼）困难：□无　□有（原因：________）
形体：□正常　□肥胖　□消瘦
近期体重：□增加　□减轻　□无明显变化

3. 排泄型态
大便：□正常　□便秘　□腹泻　□黑便　□失禁　□其他________
气味：□无　□臭________
小便：□正常　□潴留　□失禁　□浑浊　□血尿　□尿频　□尿急　□尿痛
□增多　□减少　尿量：________ml/d
引流：□无　□有（类型________引流液性质________量________ml）
汗：□无　□有　□自汗　□盗汗　□大汗　□头汗　□手足汗　□半身汗　□其他

4. 活动 - 运动型态
形态：□步履自如　□步履艰难　□步履蹒跚　□活动受限　□卧床　□其他________
生活自理能力：(1~3 级)

| | 自理 =1 级 | 协助 =2 级 | 完全依赖 =3 级 |
|---|---|---|---|
| 进食： | □ | □ | □ |
| 洗漱： | □ | □ | □ |

笔记

如厕： □ □ □
洗澡： □ □ □
穿衣： □ □ □
行走： □ □ □
上下楼梯： □ □ □

活动耐力：□正常 □易疲劳

5. 睡眠 - 休息型态

睡眠：□正常 □入睡困难 □多梦 □早醒 睡眠时间：____h/d

辅助睡眠：□无 □有________

6. 认知 - 感知型态

感知：□正常 □疼痛 □瘙痒 □麻木 □其他______（部位：________）

定向力：□正常 □障碍

注意力：□正常 □分散

记忆力：□良好 □减退（□短时记忆 □长时记忆） □丧失

语言能力：□正常 □失语 □谵语 □呻吟 □言语不利 □其他________

7. 自我感知 - 自我概念型态

自我感觉：□良好 □不良

情绪：□平静 □开朗 □抑郁 □焦虑 □易怒 □淡漠 □悲观 □其他________

8. 应对 - 应激耐受型态

对疾病和住院的反应：□适应 □一般 □否认 □依赖

家庭应对：□良好 □一般 □忽视 □过分关心

适应能力：□良好 □一般 □差

9. 角色 - 关系型态

就业状况：工作性质_________紧张程度_________

家庭状况：□美满 □一般 □欠佳

夫妻关系：□和睦 □欠佳 □离异 □丧偶 □其他________

人际关系：□良好 □一般 □欠佳

社会支持：□良好 □一般 □缺乏 □其他________

10. 性 - 生殖型态

月经：初潮_____岁 周期_____天 经期_____天 色_____量_____孕次_____产次______
□绝经

性功能：□正常 □障碍

11. 价值 - 信念型态

宗教信仰：□无 □有：________其他：________

四、入院教育：□患者 □家属 □其他人________

□发放入院须知 □环境 □浴室制度 □用餐时间 □卫生安全

□电灯 / 铃牌使用 □空调使用 □电话使用 □跌倒防护 □床栏使用

□账目查询 □请假制度 □贵重物品（保管） □无 □有（ ）

□床位护士 □床位医师

五、主要护理诊断：

______________________________________________

记录时间：________ 护士签名________ 护士长（护师）签名________

## 二、健康教育计划

医院健康教育(hospital health education)是通过有组织、有计划、有系统的教育活动，向患者及其家属提供患者个人健康状况和相关疾病诊疗、护理及康复等知识，以增进患者与医护人员的沟通、理解与合作，提高其参与决策的意识和自我护理能力，充分发挥家庭、社会等支持系统的作用，从而共同促进患者身心康复，降低伤残率、死亡率，减少医患纠纷。主要内容包括：入院宣教、住院期间教育、出院教育等。健康教育的内容和方式应根据患者的自身情况和现有条件等具体制定，可采用讲解、示范、录像、提供书面或视听材料等方式进行，切忌照本宣科。

### (一) 记录内容

1. 入院宣教　指患者入院时由医护人员对患者及家属进行的健康教育，以便患者和陪护人员尽快熟悉住院环境，稳定情绪，遵守住院制度，积极配合治疗。主要包括科室环境和设施、责任医师和护士介绍，安全教育，标本留取方法等。

2. 住院期间教育　是患者住院期间对其进行的健康教育，是住院教育的重点。主要包括疾病教育、用药指导、检查(或操作)指导、术前、术后指导等。

3. 出院教育　是在患者出院前对患者及家属进行的健康教育，旨在使患者在出院后巩固住院治疗效果，防止疾病复发和意外情况的发生。主要包括营养和饮食、用药、功能锻炼、预防疾病复发和复诊等的指导。

### (二) 书写要求

1. 入院教育由在班护士在本班内完成。

2. 眉栏填写清楚后，即对患者或其亲属做健康教育，在相对应的项目栏内打“√”，并让患者或其亲属签名，当班护士签全名。

3. 标准健康教育计划表(单)中未涉及但需要对患者进行健康教育的项目，应在其他项目内填写。

4. 由于某种原因导致健康教育中止，应在其他栏目内注明。

5. 重复进行的健康教育内容可在其他项目内注明。

6. 每位住院患者健康教育不得少于三次，即入院、住院和出院各一次。出院教育在出院前 3 天内完成。

7. 手术患者及特殊检查(或操作)前、后都应有一次健康教育。

8. 应根据住院期间患者的健康需求，有的放矢地确定健康教育的内容。

9. 内容应该基本、简单、重要、有用，并多次重复，以便患者熟知。

### (三) 格式

在实际工作中，为简化程序、便于操作、保证健康教育效果，可根据疾病特点，针对不同护理单元，健康教育计划的详细内容都应有相应的标准版本，不同科室采取的表格应根据健康教育侧重点不同有所区别(表 10-2~ 表 10-5。入院教育要当班完成，出院指导在出院的前 3 天内完成。

笔记

表 10-2　内科健康教育计划表

病区________　床号________　姓名________　住院号________　诊断________

<table>
<tr><th colspan="3" rowspan="2">内容</th><th colspan="2">对象</th><th colspan="3">效果评价</th><th rowspan="2">护士签名</th><th rowspan="2">日期</th></tr>
<tr><th>患者</th><th>家属</th><th>未掌握</th><th>部分掌握</th><th>完全掌握</th></tr>
<tr><td colspan="2" rowspan="3">入院教育</td><td>1. 病室环境、设施</td><td rowspan="3"></td><td rowspan="3"></td><td rowspan="3"></td><td rowspan="3"></td><td rowspan="3"></td><td rowspan="3"></td><td rowspan="3"></td></tr>
<tr><td>2. 医院规章制度(作息、探视、陪护、卫生、安全、物品保管、外出请假、标本留取方法等)、分级护理</td></tr>
<tr><td>3. 介绍床位负责护士、责任医师</td></tr>
<tr><td rowspan="9">住院教育</td><td rowspan="7">疾病教育</td><td>1. 疾病的病因和诱因</td><td rowspan="7"></td><td rowspan="7"></td><td rowspan="7"></td><td rowspan="7"></td><td rowspan="7"></td><td rowspan="7"></td><td rowspan="7"></td></tr>
<tr><td>2. 疾病的临床表现、诊治方法</td></tr>
<tr><td>3. 疾病的饮食宜忌、营养</td></tr>
<tr><td>4. 疾病的护理要点</td></tr>
<tr><td>5. 心理指导</td></tr>
<tr><td>6. 手术前、后护理要点</td></tr>
<tr><td>7. 疾病的预防方法</td></tr>
<tr><td>用药指导</td><td>用药目的、作用、不良反应、注意事项<br>药物名称 1.____________<br>2.____________<br>3.____________<br>4.____________</td><td></td><td></td><td></td><td></td><td></td><td></td><td></td></tr>
<tr><td>特殊检查/治疗</td><td>检查/治疗目的、配合、注意事项<br>名称:1. ____________<br>2. ____________<br>3. ____________<br>4. ____________</td><td></td><td></td><td></td><td></td><td></td><td></td><td></td></tr>
<tr><td colspan="2" rowspan="7">出院教育</td><td>1. 生活起居、寒暖调摄</td><td rowspan="7"></td><td rowspan="7"></td><td rowspan="7"></td><td rowspan="7"></td><td rowspan="7"></td><td rowspan="7"></td><td rowspan="7"></td></tr>
<tr><td>2. 休息、活动、锻炼</td></tr>
<tr><td>3. 膳食营养</td></tr>
<tr><td>4. 用药知识</td></tr>
<tr><td>5. 自我保健、保护知识和方法</td></tr>
<tr><td>6. 随诊与复查的注意事项</td></tr>
<tr><td>7. 其他</td></tr>
</table>

笔记

表 10-3 外科健康教育计划表

病区________ 床号________ 姓名________ 住院号________ 诊断________

| 内容 | | | 对象 | | 效果评价 | | | 护士签名 | 日期 |
|---|---|---|---|---|---|---|---|---|---|
| | | | 患者 | 家属 | 未掌握 | 部分掌握 | 完全掌握 | | |
| 入院教育 | | 1. 病室环境、设施 | | | | | | | |
| | | 2. 医院规章制度(作息、探视、陪护、卫生、安全、物品保管、外出请假、标本留取)、分级护理 | | | | | | | |
| | | 3. 介绍床位负责护士、责任医师 | | | | | | | |
| 住院教育 | 特殊检查 / 治疗 | 检查 / 治疗目的、配合、注意事项<br>名称:1. ____________<br>2. ____________<br>3. ____________<br>4. ____________ | | | | | | | |
| | 饮食 | 1. 合理结构____________<br>2. 宜、忌______________ | | | | | | | |
| | 用药指导 | 用药目的、作用、不良反应、注意事项<br>药物名称 1. ____________<br>2. ____________<br>3. ____________<br>4. ____________ | | | | | | | |
| | 术前指导 | 1. 心理指导 | | | | | | | |
| | | 2. 术前准备 肠道、皮肤、体位 | | | | | | | |
| | | 3. 床上便器使用 | | | | | | | |
| | | 4. 有效咳嗽、咳痰 | | | | | | | |
| | | 5. 个人卫生 沐浴、剃须、剪指甲 | | | | | | | |
| | 术后指导 | 1. 术后进食的时间和种类 | | | | | | | |
| | | 2. 卧位目的及配合 | | | | | | | |
| | | 3. 各类导管目的及注意事项 | | | | | | | |
| | | 4. 切口疼痛缓解方法 | | | | | | | |
| | | 5. 床上床下活动目的、时间、方法 | | | | | | | |
| | | 6. 各类造口 空肠 / 膀胱造瘘等 | | | | | | | |
| | | 7. 功能锻炼的方法与步骤 | | | | | | | |
| 出院教育 | | 1. 用药指导及注意事项 | | | | | | | |
| | | 2. 心理与疾病的关系 | | | | | | | |
| | | 3. 饮食种类与注意事项 | | | | | | | |
| | | 4. 康复锻炼与自我保健知识、方法 | | | | | | | |
| | | 5. 出院后随访及注意事项 | | | | | | | |
| | | 6. 其他 | | | | | | | |

笔记

表 10-4 综合重症监护(ICU)患者健康教育计划表

病区________ 床号________ 姓名________ 住院号________ 诊断________

| 序号 | 健康教育项目 | 教育形式 | | | | 教育对象 | | 效果评价 | | | 执行者 | 执行日期 | 质控者 |
|---|---|---|---|---|---|---|---|---|---|---|---|---|---|
| | | 讲解 | 资料 | 示范 | 录像 | 家属 | 患者 | 未掌握 | 部分掌握 | 完全掌握 | | | |
| 1 | ICU 环境、设施、床位医生和护士介绍 | | | | | | | | | | | | |
| 2 | 探视制度的介绍 | | | | | | | | | | | | |
| 3 | 探视中的注意事项 | | | | | | | | | | | | |
| 4 | 隔离制度的介绍 | | | | | | | | | | | | |
| 5 | 入 ICU 的准备(物品、联系电话) | | | | | | | | | | | | |
| 6 | 饮食指导 | | | | | | | | | | | | |
| 7 | 特殊用药的注意事项 | | | | | | | | | | | | |
| 8 | 自我病情观察指导 | | | | | | | | | | | | |
| 9 | 翻身叩背的目的 | | | | | | | | | | | | |
| 10 | 约束的目的及注意事项 | | | | | | | | | | | | |
| 11 | 术后功能锻炼(床上练习) | | | | | | | | | | | | |
| 12 | 深呼吸锻炼 | | | | | | | | | | | | |
| 13 | 术后镇痛的注意事项 | | | | | | | | | | | | |
| 14 | 保留各种引流管注意事项 | | | | | | | | | | | | |
| 15 | 雾化吸入目的及注意事项 | | | | | | | | | | | | |
| 16 | 针对性心理护理 | | | | | | | | | | | | |
| 17 | 主要仪器使用目的及注意事项 | | | | | | | | | | | | |
| 18 | 利用手语、图表、写字等与患者交流 | | | | | | | | | | | | |
| 19 | 办理离开 ICU 手续的指导 | | | | | | | | | | | | |
| 20 | 其他 | | | | | | | | | | | | |

笔记

表 10-5 急诊健康教育计划表

病区________ 床号________ 姓名________ 住院号________ 诊断________

| 内容 | | | | 对象 | | 效果评价 | | | 护士签名 | 日期 |
|---|---|---|---|---|---|---|---|---|---|---|
| | | | | 患者 | 家属 | 未掌握 | 部分掌握 | 完全掌握 | | |
| 入院教育 | 1. 病室环境、设施 | 分诊区 | 分科挂号、健康教育宣传栏及相关图片的介绍 | | | | | | | |
| | | 抢救室 | 指导患者配合现场救治 | | | | | | | |
| | | 换药室 | 换药间隔时间、拆线时间及注意事项、自我处理及康复知识 | | | | | | | |
| | | 留观区 | 规章制度(作息、陪护、卫生、安全、物品保管、标本留取方法等)、分级护理 | | | | | | | |
| | | 输液区 | 宣传输液程序、告知权、需要皮试的用药、特殊用药的解释、输液常识 | | | | | | | |
| | 2. 介绍负责护士、责任医师 | | | | | | | | | |
| 住院教育 | 疾病教育 | 1. 疾病的病因和诱因 | | | | | | | | |
| | | 2. 疾病的临床表现、诊治方法 | | | | | | | | |
| | | 3. 疾病的饮食宜忌、营养 | | | | | | | | |
| | | 4. 疾病的护理要点 | | | | | | | | |
| | | 5. 心理指导 | | | | | | | | |
| | | 6. 疾病的预防 | | | | | | | | |
| | 用药指导 | 药物作用、不良反应、注意事项<br>药物名称 1. ________<br>2. ________<br>3. ________<br>4. ________ | | | | | | | | |
| | 特殊检查/治疗 | 检查/治疗目的、配合、注意事项<br>名称:1. ________<br>2. ________<br>3. ________<br>4. ________ | | | | | | | | |
| 出院教育 | 1. 生活起居、寒暖调摄 | | | | | | | | | |
| | 2. 休息、活动、锻炼 | | | | | | | | | |
| | 3. 膳食营养 | | | | | | | | | |
| | 4. 用药知识 | | | | | | | | | |
| | 5. 急救和自我保健的知识和方法 | | | | | | | | | |
| | 6. 随诊与复查的注意事项 | | | | | | | | | |
| | 7. 其他 | | | | | | | | | |

笔记

## 学习小结

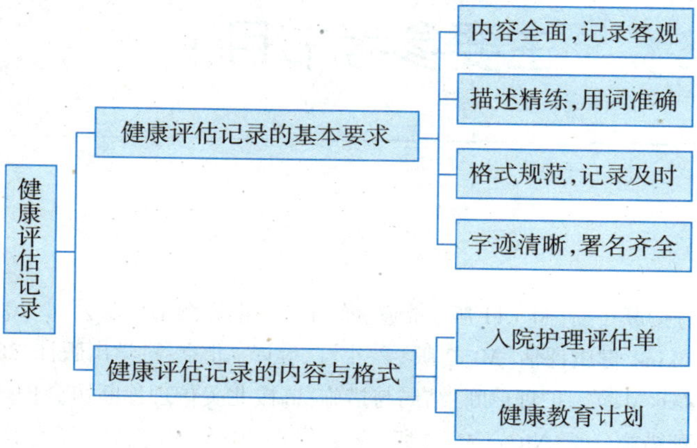


(高燕鲁)

### 复习思考题

1. 你认为哪种护理理论作为护理评估的框架比较好？或者其他你认为更好的理念，请阐述理由。

2. 目前关于健康评估记录的内容，你认为还有哪些不够完善，需要修正或添加？

# 主要参考书目


1. Carpenito-Moyet. L.J. 护理诊断手册[M].11 版 . 景曜，译 . 西安：世界图书出版公司，2008.
2. Lippincott Williams & Wilkins. 健康评估[M].2 版 . 蔡小红，等译 . 北京：科学出版社，2014.
3. JohnsonM.，Moorhead S，Maas M，等 . 护理诊断、结局与措施：链接北美护理诊断协会护理诊断（NANDA）、护理结局分类（NOC）与护理措施分类（NIC）[M].2 版 . 吴袁剑云，等译 . 北京：北京大学医学出版社，2009.
4. 刘成玉 . 健康评估[M].2 版 . 北京：人民卫生出版社，2006.
5. 张立力 . 健康评估[M].2 版 . 北京：科学出版社，2013.
6. 陈家旭，邹小娟 . 中医诊断学[M].2 版 . 北京：人民卫生出版社，2014.
7. 陈文彬，潘祥林 . 诊断学[M].7 版 . 北京：人民卫生出版社，2011.
8. 陈璇 . 健康评估[M]. 武汉：湖北科学技术出版社，2014.
9. 成战鹰 . 诊断学基础[M]. 北京：人民卫生出版社，2012.
10. 董荟，杨辉 . 健康评估[M]. 武汉：武汉大学出版社，2013.
11. 葛均波，许永健 . 内科学[M]，8 版，北京：人民卫生出版社，2013.
12. 何国平 . 健康评估[M]. 长沙：中南大学出版社，2011.
13. 康熙雄，万学红 . 诊断学[M].7 版 . 北京：人民卫生出版社，2010.
14. 刘成玉 . 健康评估[M].3 版 . 北京：人民卫生出版社，2014.
15. 吕探云，孙玉梅 . 健康评估[M].3 版 . 北京：人民卫生出版社，2012.
16. 吕探云，王蓓玲 . 健康评估[M]. 上海：复旦大学出版社，2008.
17. 吕探云 . 健康评估[M].2 版 . 北京：人民卫生出版社，2006.
18. 欧阳钦 . 临床诊断学[M].2 版 . 北京：人民卫生出版社，2010.
19. 万学红，卢雪峰 . 诊断学[M].8 版 . 北京：人民卫生出版社，2013.
20. 王琦 . 健康评估[M].9 版 . 北京：中国中医药出版社，2012.
21. 王绍锋，李玉翠 . 健康评估[M]. 南京：江苏科学技术出版社，2013.
22. 吴江 . 神经病学[M].2 版 . 北京：人民卫生出版社，2010.
23. 尹志勤，王瑞莉 . 健康评估[M].2 版 . 北京：人民卫生出版社，2015.
24. 尹志勤，张清格 . 健康评估[M].2 版 . 北京：清华大学出版社，2014.
25. 尤黎明，吴瑛 . 内科护理学[M].5 版 . 北京：人民卫生出版社，2012.
26. 余丽君，姜亚芳 . 健康评估[M]. 北京：中国协和医科大学出版社，2012.
27. 张伯礼，薛博瑜 . 中医内科学[M].2 版 . 北京：人民卫生出版社，2014.
28. 张静平 . 健康评估[M]. 长沙：中南大学出版社，2010.
29. 张立力 . 健康评估[M].2 版 . 北京：人民卫生出版社，2013.
30. 张雅丽，王瑞莉 . 健康评估[M]. 北京：人民卫生出版社，2012.
31. 张雅丽 . 新编健康评估[M]. 上海：复旦大学出版社，2011.

# 全国中医药高等教育教学辅导用书推荐书目

## 一、中医经典白话解系列

| | |
|---|---|
| 黄帝内经素问白话解（第2版） | 王洪图　贺娟 |
| 黄帝内经灵枢白话解（第2版） | 王洪图　贺娟 |
| 汤头歌诀白话解（第6版） | 李庆业　高琳等 |
| 药性歌括四百味白话解（第7版） | 高学敏等 |
| 药性赋白话解（第4版） | 高学敏等 |
| 长沙方歌括白话解（第3版） | 聂惠民　傅延龄等 |
| 医学三字经白话解（第4版） | 高学敏等 |
| 濒湖脉学白话解（第5版） | 刘文龙等 |
| 金匮方歌括白话解（第3版） | 尉中民等 |
| 针灸经络腧穴歌诀白话解（第3版） | 谷世喆等 |
| 温病条辨白话解 | 浙江中医药大学 |
| 医宗金鉴·外科心法要诀白话解 | 陈培丰 |
| 医宗金鉴·杂病心法要诀白话解 | 史亦谦 |
| 医宗金鉴·妇科心法要诀白话解 | 钱俊华 |
| 医宗金鉴·四诊心法要诀白话解 | 何任等 |
| 医宗金鉴·幼科心法要诀白话解 | 刘弼臣 |
| 医宗金鉴·伤寒心法要诀白话解 | 郝万山 |

## 二、中医基础临床学科图表解丛书

| | |
|---|---|
| 中医基础理论图表解（第3版） | 周学胜 |
| 中医诊断学图表解（第2版） | 陈家旭 |
| 中药学图表解（第2版） | 钟赣生 |
| 方剂学图表解（第2版） | 李庆业等 |
| 针灸学图表解（第2版） | 赵吉平 |
| 伤寒论图表解（第2版） | 李心机 |
| 温病学图表解（第2版） | 杨进 |
| 内经选读图表解（第2版） | 孙桐等 |
| 中医儿科学图表解 | 郁晓微 |
| 中医伤科学图表解 | 周临东 |
| 中医妇科学图表解 | 谈勇 |
| 中医内科学图表解 | 汪悦 |

## 三、中医名家名师讲稿系列

| | |
|---|---|
| 张伯讷中医学基础讲稿 | 李其忠 |
| 印会河中医学基础讲稿 | 印会河 |
| 李德新中医基础理论讲稿 | 李德新 |
| 程士德中医基础学讲稿 | 郭霞珍 |
| 刘燕池中医基础理论讲稿 | 刘燕池 |
| 任应秋《内经》研习拓导讲稿 | 任廷革 |
| 王洪图内经讲稿 | 王洪图 |
| 凌耀星内经讲稿 | 凌耀星 |
| 孟景春内经讲稿 | 吴颢昕 |
| 王庆其内经讲稿 | 王庆其 |
| 刘渡舟伤寒论讲稿 | 王庆国 |
| 陈亦人伤寒论讲稿 | 王兴华等 |
| 李培生伤寒论讲稿 | 李家庚 |
| 郝万山伤寒论讲稿 | 郝万山 |
| 张家礼金匮要略讲稿 | 张家礼 |
| 连建伟金匮要略方论讲稿 | 连建伟 |
| 李今庸金匮要略讲稿 | 李今庸 |
| 金寿山温病学讲稿 | 李其忠 |
| 孟澍江温病学讲稿 | 杨进 |
| 张之文温病学讲稿 | 张之文 |
| 王灿晖温病学讲稿 | 王灿晖 |
| 刘景源温病学讲稿 | 刘景源 |
| 颜正华中药学讲稿 | 颜正华　张济中 |
| 张廷模临床中药学讲稿 | 张廷模 |
| 常章富临床中药学讲稿 | 常章富 |
| 邓中甲方剂学讲稿 | 邓中甲 |
| 费兆馥中医诊断学讲稿 | 费兆馥 |
| 杨长森针灸学讲稿 | 杨长森 |
| 罗元恺妇科学讲稿 | 罗颂平 |
| 任应秋中医各家学说讲稿 | 任廷革 |

## 四、中医药学高级丛书

| | |
|---|---|
| 中医药学高级丛书——中药学（上下）（第2版） | 高学敏　钟赣生 |
| 中医药学高级丛书——中医急诊学 | 姜良铎 |
| 中医药学高级丛书——金匮要略（第2版） | 陈纪藩 |
| 中医药学高级丛书——医古文（第2版） | 段逸山 |
| 中医药学高级丛书——针灸治疗学（第2版） | 石学敏 |
| 中医药学高级丛书——温病学（第2版） | 彭胜权等 |
| 中医药学高级丛书——中医妇产科学（上下）（第2版） | 刘敏如等 |
| 中医药学高级丛书——伤寒论（第2版） | 熊曼琪 |
| 中医药学高级丛书——针灸学（第2版） | 孙国杰 |
| 中医药学高级丛书——中医外科学（第2版） | 谭新华 |
| 中医药学高级丛书——内经（第2版） | 王洪图 |
| 中医药学高级丛书——方剂学（上下）（第2版） | 李飞 |
| 中医药学高级丛书——中医基础理论（第2版） | 李德新　刘燕池 |
| 中医药学高级丛书——中医眼科学（第2版） | 李传课 |
| 中医药学高级丛书——中医诊断学（第2版） | 朱文锋等 |
| 中医药学高级丛书——中医儿科学（第2版） | 汪受传 |
| 中医药学高级丛书——中药炮制学（第2版） | 叶定江等 |
| 中医药学高级丛书——中药药理学（第2版） | 沈映君 |
| 中医药学高级丛书——中医耳鼻咽喉口腔科学（第2版） | 王永钦 |
| 中医药学高级丛书——中医内科学（第2版） | 王永炎等 |